普通高等院校生物医学类"十四五"重点建设教材

生物医学基础

主 编 卢晓英 吴 熹

熊开琴 赵安莎

西南交通大学出版社
·成 都·

图书在版编目（CIP）数据

生物医学基础 / 卢晓英等主编. —成都：西南交通大学出版社，2022.8
ISBN 978-7-5643-8825-6

Ⅰ. ①生… Ⅱ. ①卢… Ⅲ. ①生物医学工程 Ⅳ.
①R318

中国版本图书馆 CIP 数据核字（2022）第 144355 号

Shengwu Yixue Jichu

生物医学基础

主　编／卢晓英　　吴　熹　　熊开琴　　赵安莎

责任编辑／刘　昕
助理编辑／姜远平
封面设计／何东琳设计工作室

西南交通大学出版社出版发行

（四川省成都市金牛区二环路北一段 111 号西南交通大学创新大厦 21 楼　610031）
发行部电话：028-87600564　　028-87600533
网址：http://www.xnjdcbs.com
印刷：成都蜀雅印务有限公司

成品尺寸　185 mm×260 mm
印张　22.5　　字数　562 千
版次　2022 年 8 月第 1 版　　印次　2022 年 8 月第 1 次

书号　ISBN 978-7-5643-8825-6
定价　58.00 元

前　言
PREFACE

　　随着社会经济发展和科技进步,生命健康已成为人们密切关注的焦点。而建立在生物学、医学和工程学等学科基础上发展起来的一门新兴的交叉边缘学科——生物医学工程,正是综合运用工程学、生物学和医学的理论和方法,解决医学中的有关问题,保障人类健康。目前,世界各国尤其是发达国家都将生物医学工程列入高技术领域,重点投资优先发展。在我国,生物医学工程正作为一种新兴高技术产业,其发展的内涵"生物医药""新思维材料""医疗健康""智慧医疗"等已成为国家"十四五"规划发展的战略性新兴产业,这就需要高校为其输送大量优秀的生物医学工程专业的学生。作为高素质的生物医学工程专业的学生,不仅需要掌握一定的工程学知识,还需要掌握大量的生物学和医学的基础知识,这些知识既是后期高年级专业课程学习的基础,更是整个专业课程学习的最终应用点。

　　《生物医学基础》一书整合了生物学、细胞生物学、人体解剖学、生理学、组织学、胚胎学、生物化学、分子生物学、医学免疫学、病原微生物学、医学寄生虫学、病理解剖学和病理生理学等十多门学科,这些学科是学生认识人体的结构与功能以及理解疾病、诊断疾病的知识和理论基础。全书共分为2篇11章,依次介绍生命的起源与特征、细胞的结构与生理、病原微生物的基本性状与感染、人体免疫系统与免疫应答、机体疾病与修复、人体主要系统的疾病表现及治疗等内容。全书内容详尽丰富,覆盖面广。在编写过程中,编者力图保持教材内容具有基础性、科学性和前沿性,把握好拓宽知识的分寸,使学生感到学有所用,激发学生学习的内在动机和热情,为后续专业课程学习打好基础,为将来进行相关的生物医学科学研究作好准备。

　　本教材编写具有以下特点:① 打破了学科界限。体现了知识的连贯性与整体性,淡化了学科观念,强化了目标意识,根据培养目标来组织课程内容。② 注重实用性与适用性。

按照专业"共用"的必备知识和"专用"的知识能力，强化有利于理解人体正常与异常功能的知识，淡化那些与研究或与疑难问题有关的知识和理论，突出专业需求。③ 联系临床，进行横向整合。以临床问题为中心、以系统为背景、以疾病为导向来组织所需要的知识体系，直接把生物医学的基本理论应用于解释临床问题，形成关于人体、健康和疾病的整体印象。

本书适用于高等工科院校生物医学工程专业低年级本科生，也可作为高等院校生物医学相关专业的本科生或研究生的教材或参考书。不同院校可根据学习对象、学时数、学校专业特色及科研优势等具体情况，在教学中对不同章节进行调整和取舍。

本书在编写过程中，得到了西南交通大学教务处和西南交通大学出版社的大力支持，同时也获得西南交通大学材料科学与工程学院的领导及生物医学工程系全体老师的鼓励和帮助，在此一并表示感谢。

本书所涉及的生物医学工程属新兴交叉学科，专业所需的生物医学基础知识面甚广，编写这样一本横向整合、涉及多门学科的教材，是一次非常艰难而又很有价值的尝试。由于编者知识水平及经验有限，加之编写时间短促，书中难免有疏漏和不妥之处，敬请专家和同仁以及广大读者批评指正，以便以后及时修订，使之日臻完善。

卢晓英

2022 年 3 月

目 录
PREFACE

下篇 临床医学

上篇 基础医学

第一章 生命简介

第一节 生命的起源

关于地球的起源、地球上生命的起源和人类的起源问题，被喻为地球科学的三大难题。尤其是地球的起源问题，长期以来西方信奉上帝创造世界的宗教观念，而哥白尼、伽利略、开普勒和牛顿等人的发现彻底推翻了神创说。之后开始出现各种关于地球和太阳系起源的假说，如今"宇宙大爆炸"学说已成为大家普遍接受的关于地球起源的学说。

地球是人类美好的家园，地球表面约有 71%被水覆盖，29%是由大陆和岛屿组成的陆地。陆地上长满各种各样的生物——森林、草地、各种农作物、各种动物以及各种微生物等。大气层的存在，给动植物提供了它们各自所需的气体，同时也保护了它们免受各种空间射线的伤害；太阳的存在，给地球送来光和热。在寻找生命起源的时候，人们首先要问的是：地球，你从何处来?又从何时开始?

"宇宙大爆炸"假说认为：时间和空间，都是从大约 100 多亿年前一个致密的奇点爆炸后膨胀开始的。大爆炸时宇宙体积视为零，无限热，密度无限大。爆炸一开始，以极快速度向外扩张，开始温度非常高，但每当它膨胀尺度大到 2 倍时，温度大约降低一半。在大爆炸 1 秒钟后，温度约是 100 亿℃，只有光子、电子、中微子和它们的反粒子。大爆炸约 3 分钟后，温度降到 10 亿℃，这时质子和中子不再有足够能量逃脱核力的吸引，一些非常轻的原子如氘、氚和氦产生，且还产生两种更重的元素锂和铍。大爆炸约半小时后，温度下降到 3 亿℃，新原子核的合成过程停止。在这以后的 100 万年里，宇宙只是继续膨胀。最后当温度降低到几千℃时，电子和核子间没有足够能量抵抗彼此的引力，开始结合成稳定的原子。随后，物质开始凝聚，形成星系和恒星，地球就在这种情况下，大约在 45 亿~50 亿年前诞生了。

远古的地球非常热，且没有大气。随着时间的推移，地球不断冷却，并从岩石中喷出气体和水蒸汽。此时大气以水、碳酸气和 H_2S 为主，气压是现在的 100 多倍。后来，大气温度下降，大气中的水蒸汽变成了水，在地球原始地壳的低洼处，水不断积聚在这里，就形成远古的海洋、河流和湖泊。已有的各种气体（如 CH_4、NH_3、H_2 和水蒸汽）在太阳紫外线、电闪及宇宙射线的作用下，开始形成小分子的有机物（如简单氨基酸），这些有机物随雨水冲到海洋。生命必需的含 C、H、O、N 和 P 的各种小分子化合物的存在，为最初生命的发生提供条件。各种有机化合物在适合条件下，合成了核酸和蛋白质，从而构成了生命的基础。

大约在 32 亿年前地球上出现了最原始的生物，这些单细胞的小生命遍布海洋，孤独地生活了大约 20 亿年。单细胞生物慢慢地演变成多细胞生物，依靠光合作用吸收二氧化碳，释放出氧气来生活。它们一点一点地使地球大气中充满了氧气。直到大约 2.25 亿年前，生物才浮出水面。当海水退下去，海洋生物登上陆地，逐渐形成了今天的动物、植物、微生物等万千变化的生物圈。当然，人也是其中的一员。而最后出现的人类主宰了地球。

第二节　生命的本质

就像哲学家难以回答"人是什么"，美学家难以回答"美是什么"，生物学家也难以回答"生命是什么"。生命（Life）是什么?或者说生命与非生命的本质区别是什么?这是生命科学最基本的问题，但至今尚未有一个普遍接受的定义。

在古代，自然哲学家就已经十分关心生命本质的问题，但是"生命"作为一个一般科学概念提出来却是在19世纪初，与"生物学"作为一个学科出现差不多同步。那时人们已经认识到动物与植物具有某些共同的基本特征，它们都是"生物"，它们都有"生命"。人们想用"生命"概念把生物与非生物区别开来，想用"生物学"代表一个与原有的动物学和植物学不同的、以研究生命的共同特征、生物共同的发展规律为目标的新的研究领域。

19世纪的著名生物学家们大多是从活力论（Vitalism）观点认识生命的。比夏（Bichat，1771—1802）把生命定义为"抵抗死亡的机能的总和"；居维叶（Cuvler，1769—1832）、李比希（Liebig，1803—1873）等人把生命理解为同物理和化学力的对抗，物理和化学力作用的结果是破坏性的，而生命的作用在于形成和维护有机体的结构与功能；巴斯德根据自己对发酵作用的研究结果，坚持把发酵归之于微生物的生命活动。19世纪中叶也有人尝试依据生命的特征来描述生命，例如贝尔纳田（Bernard，1813—1878）在他的《论动植物共有的生命现象》中论述了生命的5种特征，即组织、繁殖、营养、生长以及对疾病和死亡的敏感性。

机械论观点（Mechanistic View）则认为可以用物理和化学定律解释生命现象，生命问题说到底是物理和化学问题。19世纪路德维希（Ludwig，1816—1895）、赫姆霍兹（Helmholtz，1821—1894）等人阐述这一观点，这种观点对现代分子生物学家影响更大。

至于生命本质的问题，最近一些有影响的观点与其说是来自生物学家，不如说是来自物理学家。玻尔（Bohr，1885—1962）1932年在"光和生命"（Light and Life）的演说中指出，想借对原子的认识透彻了解生命现象是绝对不可能的，生命也许有某些特征尚未为人们掌握。薛定锷（Schrödinger，1887—1961）1945年在题为《什么是生命》（What is Life）的小册子中说："目前的物理和化学虽然还缺乏说明（在生物体中发生的各种事件）的能力，然而丝毫没有理由怀疑它们是不可能用物理学和化学去说明的"。薛定锷还认为，通过生物学研究有可能发现"新的物理学定律"。受薛定锷这一极富诱惑力的预言的驱动，不少物理学家离开了他们本来的研究领域，转而致力于研究生命科学问题，尽管这种研究至今未能发现"新的物理学定律"，但却促进了生物学向分子水平的发展，也进一步增强了还原论的观点。对生命本质的认识虽然还在不断发展，但至今仍然没有一个被大家普遍接受的定义，还需要人们不断的努力。孜孜不倦地探讨，努力寻找问题的答案，这就是科学研究的态度。

第三节　生命的特征

虽然我们还难以给生命的本质下一个确切的定义，但我们仍然可以讨论生命的特征，认识生命与非生命物质的根本区别。

一、生命的基本特征

有生命的个体就是生物体，而生物体的生命活动形形色色、千姿百态。那么，怎样才能判断一个物体是否有生命呢?生物学家通过广泛而深入的研究，发现新陈代谢、兴奋性和生殖是各种生物体生命活动的基本特征。

（一）新陈代谢

新陈代谢（Metabolism）是生命的基本特征之一，是维持生物体生长、繁殖、运动等生命活动过程的化学变化的总称，简称"代谢"。新陈代谢是指机体与环境之间进行物质和能量交换，实现自我更新的过程。

生物体是一个开放的系统，同周围环境不断地在进行着物质和能量的交换。新陈代谢包括合成代谢（同化作用）和分解代谢（异化作用）。合成代谢是指机体不断地从环境中摄取营养物质来合成自身新的物质，并贮存能量的过程；分解代谢是指机体不断分解自身旧的物质，释放能量供生命活动的需要，并把分解产物排出体外的过程。

物质的合成和分解称为物质代谢。伴随物质代谢而产生的能量的贮存、释放、转移和利用过程称为能量代谢。在新陈代谢中，物质代谢和能量代谢同时进行，两者不可分割地联系在一起。

生命过程中的一切功能活动都是建立在新陈代谢基础上的，新陈代谢一旦停止，生命也就随之终结，所以新陈代谢是生命的最基本特征。

（二）兴奋性

生物体与环境的关系不仅表现在物质和能量代谢方面，还表现在当环境条件发生变化时能引起机体功能活动的改变，生物体由此不断主动地适应环境并得以生存。

1. 刺激与反应

作用于机体的环境条件变化称为刺激。刺激按其性质可分为：① 物理刺激，如声、光、电流、射线、温度等。② 化学刺激，如酸、碱、药物等。③ 生物性刺激，如细菌、病毒等。④ 社会心理性刺激，如情绪激动、社会变革等。在人类，社会因素和心理活动构成的刺激对人体的生理功能和疾病的发生、发展具有十分重要的作用。

接受刺激后，机体内部的代谢活动及其外表状态发生相应的变化称为反应。例如，寒冷刺激可使机体分解代谢加强，产热量增加；同时皮肤血管收缩，散热减少；甚至发生肌肉颤抖等，这就是机体对寒冷刺激的反应。

刺激的种类很多，但并非所有的刺激都能引起机体发生反应。实验表明，任何刺激要引起机体或组织产生兴奋反应必须具备三个条件：强度（刺激强度）、时间（刺激持续时间）和强度变率（刺激强度变化速度）。如使刺激的持续时间和强度变率保持不变，刺激必须要达到一定的强度，才能引起组织反应。能引起组织发生反应的最小刺激强度称为阈强度或阈值。强度等于阈值的刺激称为阈刺激；强度大于阈值的刺激称为阈上刺激；强度小于阈值的刺激则称为阈下刺激。阈刺激和阈上刺激都能引起组织发生反应，所以是有效刺激，而单个阈下刺激则不能引起组织的反应。

2. 兴奋与抑制

当机体接受到刺激而发生反应时，从其外表活动特征来看有两种基本表现形式，即兴奋和抑制。兴奋是指机体接受刺激后由相对静息状态变为明显的活动状态，或活动由弱增强。例如，人在遇到紧急情况时，心跳加快、呼吸急促、肌紧张增强、动作迅速，表现为兴奋反应。抑制是指机体接受刺激后由活动状态转入静息状态，或活动由强减弱。例如，人体吸入过多的 CO_2 时可使呼吸运动减弱甚至暂停，表现为呼吸抑制。

机体接受刺激后究竟发生兴奋还是抑制，主要取决于两个方面：① 刺激的质和量。机体处于同样的功能状态时，刺激的强弱不同，反应可不同。例如，疼痛刺激可引起心率加快、呼吸加快、血压升高等，这是兴奋的表现；而过于剧烈的疼痛则引起心率减慢、呼吸变慢、血压降低等，甚至意识丧失，这是抑制的表现。② 机体的功能状态。机体的功能状态不同时，同样的刺激，引起的反应可不同。例如，饥饿、厌食或不同精神状态的人，对食物的反应可截然不同。

3. 兴奋性与阈强度

机体对刺激发生反应的能力或特性称为兴奋性（Excitability）。兴奋性是一切生物体所具有的另一基本特征，其能使生物体对环境的变化做出应变，因此是生物体生存的必要条件。

组织的兴奋性与阈强度成反比关系，即阈强度越小，说明组织的兴奋性越高；阈强度越大，说明组织的兴奋性越低，各种组织的兴奋性高低是不同的，阈强度可作为衡量组织兴奋性高低的客观指标。

（三）繁殖（生殖）

生物体生长发育到一定阶段后，能产生与自己相似的子代个体，这种功能为繁殖（Reproduction），或称为生殖。每个生物体都是其亲本生命的延续。一条小虫、一棵小草、人体的每个细胞，其生命都可以上溯至远古时代最原始的生命。生命个体不断死亡，但生命永存。从这个意义上说，生命比任何非生命物体都要耐久。海可枯、石可烂，而生命一直在延续着。有人把生命理解为同疾病和死亡的对抗，理解为同物理、化学等非生命力的对抗，这是其依据之一。

二、其他特征

（一）生　长

一棵树的幼苗可以长成一棵大树，一头小象可以长成一头大象。当我们看到一种东西在不断长大时，一般我们会说它是"活"的，是有生命的。生长（Growth）是生物普遍具有的一种特征。

食盐晶体、冬天的冰柱、岩洞中垂下的石笋等无生命物体虽然也会长大，但它们的长大是在表面附加同类物质，而生物体是由内部长大，其"材料"也不是环境供给的现成物质，而是经生物自身吸收改造后形成的物质。

（二）细　胞

细胞（Cell）是生物体的基本结构单位，生物体通过细胞的活动体现各种生命功能。生物的生长发育，实际上就是细胞生长分裂与分化的过程。生物的病变，实际上就是它的细胞机能失常。

（三）原生质

生物体都是由原生质（Protoplasm）构成。"原生质"一词的本义是生命的原始物质和首要物质，后来泛指生物细胞的全部的生命物质，包括细胞膜、细胞质和细胞核三部分，其主要化学成分是核酸和蛋白质。研究原生质就是研究生命。

（四）调　节

新陈代谢是在高度自动、非常精细的调节（Regulation）下进行的，这也是生命的一个基本特征。其产物的种类和数量，都是通过反馈调节机制精密控制。即使现在最高级的人造自动控制装置，其控制能量释放与物质合成的精度可能也比不上生物调控系统。若一个人的体温突然升高了1℃，或者血液的成分发生些许变化，那就意味着有可能生病了。

（五）应激性

生命的另一重要特征是应激性（Irritability），也就是能对由环境变化引起的刺激做出相应反应。一定的温度能使鸡蛋变成小鸡，而不能使石头变成小鸡，这是鸡蛋中的受精卵对温度变化的刺激做出了反应，而石头不能。绿色植物枝叶会向着阳光生长，人手碰到烫的东西会马上缩回来，诸如此类的现象都是生物应激性的表现。一旦应激性完全丧失，生命活动也就终止了。

第四节　特殊的生命——病毒

根据上述生命特征，一般说来我们可以判定某物是否有生命。生命现象，就是生物的表现，反过来也可以说，表现出生命特征的物体就是生物。但是，当我们以这样的原则去判断病毒时，答案就不那么明确了。

病毒没有细胞结构，也不含完整组织的原生质，在它侵入寄主细胞之前，它不能繁殖，连新陈代谢活动也没有，却可以像无机物一样结晶。由此看来，生命的许多基本特征它都不具有，它似乎应属非生命的。但是它的身体构成中有最基本的两种生命大分子——蛋白质和核酸，一旦它侵入寄主细胞，其核酸分子就能与寄主细胞的核酸分子整合，借助寄主细胞的一套生命物质系统复制自己，大量繁殖，这又明显表现出了生命的特点。生物学家通过研究病毒知道，生命与非生命之间并没有绝对界限，除了"非此即彼"，还有"亦此亦彼"。

关于病毒的结构，我们在第三章会重点详述。

第二章　细　胞

细胞是组成生物体的基本结构单元，是生物体进行代谢、能量转换、遗传以及其他生理活动的基本场所。由于细胞的发现，我们不仅知道一切高等有机体都是按照一个共同规律发育和生长的，而且通过细胞的变异，能改变自己，向更高的发育道路迈进。

恩格斯把细胞学说、能量守恒和转换定律、达尔文进化论一起誉之为 19 世纪自然科学的三大发现。

第一节　细胞概述

一、细胞的种类

根据生物的进化程度，细胞可以分为三大类：原核细胞（Prokaryote cell）、真核细胞（Eukaryote cell）和古核细胞（或古细菌，Archaebacterial）。

原核细胞没有核膜，无成形的细胞核，遗传物质集中在一个没有明确界限的低电子密度区。其 DNA 为裸露的环状分子，通常没有结合蛋白，环的直径约为 2.5 nm，周长约几十纳米。原核细胞没有恒定的内膜系统，核糖体为 70S 型，原核细胞构成的生物称为原核生物（Prokaryote），均为单细胞生物，通常称为细菌（Bacterium）。

真核细胞有核膜包被的真正的细胞核，有功能不同的多种细胞器，如线粒体、高尔基体、内质网等。大多数动物、植物细胞均为真核细胞。化石研究表明，地球上大约 35 亿年前就出现了原核细胞，在大约 12 亿~14 亿年前才出现真核细胞。原核细胞与真核细胞的区别见表 2-1。

古细菌是一类很特殊的细菌，多生活在极端的生态环境中，如海底的高温、高压热水环境。古细菌具有原核生物的某些特征，如无核膜及内膜系统；也有真核生物的特征，如以甲硫氨酸起始蛋白质的合成、核糖体对氯霉素不敏感、RNA 聚合酶和真核细胞的相似、DNA 具有内含子并结合组蛋白；此外还具有既不同于原核细胞也不同于真核细胞的特征，如：细胞膜中的脂类是不可皂化的；细胞壁不含肽聚糖，有的以蛋白质为主，有的含杂多糖，有的类似于肽聚糖，但都不含胞壁酸、D 型氨基酸和二氨基庚二酸。以下为几类主要的古细菌。

表 2-1　原核细胞与真核细胞的区别

区别		原核细胞	真核细胞
大小		1~10 μm	10~100 μm
区别		原核细胞	真核细胞
细胞核		无核膜	有双层的核膜
染色体	形状	环状 DNA 分子	线性 DNA 分子
	数目	一个基因连锁群	2 个以上基因连锁群
	组成	DNA 裸露或结合少量蛋白质	DNA 同组蛋白和非组蛋白结合
DNA 序列		无或很少有重复序列	有重复序列
基因表达		RNA 和蛋白质在同一区间合成	RNA 在核中合成和加工；蛋白质在细胞质中合成
细胞分裂		二分或出芽	有丝分裂和减数分裂，少数出芽生殖
内膜		无独立的内膜	有，分化成各种细胞器
鞭毛构成		鞭毛蛋白	微管蛋白
光合与呼吸酶分布		质膜	线粒体和叶绿体
核糖体		70S（50S+30S）	80S（60S+40S）
营养方式		吸收，有的行光合作用	吸收，光合作用，内吞
细胞壁		肽聚糖、蛋白质、脂多糖、脂蛋白	纤维素（植物细胞）

（1）极端嗜热菌（Hyperthermophiles，Extreme thermophiles）：能生长在 90 ℃以上的高温环境，是生物界耐受高温的冠军。如 Pyrolobus fumarii 可以生活在 90~113 ℃，pH4.0~6.5 的环境中。其最适生存温度为 106 ℃，低于 85 ℃和高于 115 ℃则不生长，能在 121 ℃的高温中存活 1 小时。极端嗜热菌以化能自养（Chemoautotroph）的方式生活，许多以硫为电子受体获取能量。

（2）极端嗜盐菌（Extreme Halophiles）：生活在高盐度环境中，盐度可达 25%，如死海和盐湖中，它们通过其细胞膜上光驱动的质子泵，产生质子动力势，合成 ATP。

（3）极端嗜酸菌（Extreme Acidophiles）：能生活在 pH1 以下的环境中，往往也是嗜高温菌，生活在火山地区的酸性热水中，能氧化硫，硫酸作为代谢产物排出体外。

（4）极端嗜碱菌（Extreme Alkaliphiles）：多数生活在盐碱湖或碱湖、碱池中，生活环境 pH 可达 11.5 以上，最适 pH 为 8~10。

（5）产甲烷菌（Metnanogens）：是严格厌氧的生物，能利用 CO_2 使 H_2 氧化，生成甲烷，同时释放能量，可用下式表示：

$$CO_2 + 4H_2 \rightarrow CH_4 + 2H_2O + 能量$$

由于古细菌所栖息的环境和地球发生的早期有相似之处，如高温、缺氧，且在结构和代谢上的特殊性，可能代表最古老的细菌，故将其从原核生物中分出，成为与原核（即真细菌 eubacteria）、真核生物并列的一类。

二、细胞的形态与大小

细胞一般很小,用显微镜才能观察到。例如,人的一滴血中约有 500 万个红细胞,一只眼睛的瞳孔中约有 1.25 亿个感光细胞。细胞靠表面接受外界的信息,并和外界进行物质交换。细胞体积小,而单位体积的表面积相对较大,有利于细胞的生命活动。

由于细胞的结构、功能和所处环境的不同,各类细胞形态千差万别,有圆形、椭圆形、柱形、方形、多角形、扁形、梭形,甚至不定形,如图 2-1 所示。原核细胞的形状常与细胞外沉积物(如细胞壁)有关,如细菌细胞呈棒形、球形、弧形、螺旋形等不同形状。单细胞的动物或植物形状更复杂一些,如草履虫像鞋底状,眼虫呈梭形且带有长鞭毛,钟形虫呈袋状。

高等生物的细胞形状和功能之间有密切关系。例如,神经细胞会伸展几米,且有很多是分支或突起,这是因为伸长的神经细胞有利于接受和传导外界的刺激信息。高大的树木为什么能郁郁葱葱,这是因为植物内的导管、筛管细胞是管状的,有利于水分和营养的运输。动物体内具有收缩功能的肌肉细胞呈长条形或长梭形;红细胞为圆盘状,有利于 O_2 和 CO_2 的气体交换。植物叶表皮的保卫细胞成半月形,两个细胞围成一个气孔,以利于呼吸和蒸腾。细胞离开了有机体分散存在时,形状往往发生变化,如平滑肌细胞在体内成梭形,而在离体培养时则可成多角形。

不同种类的细胞间大小差距悬殊。一般说来,真核细胞的体积大于原核细胞,卵细胞大于体细胞。大多数动植物细胞直径一般为 20~30 μm。最大的细胞,如鸵鸟的蛋黄,细胞直径可达 70 mm。最小的细胞是支原体,直径仅约 0.1 μm。

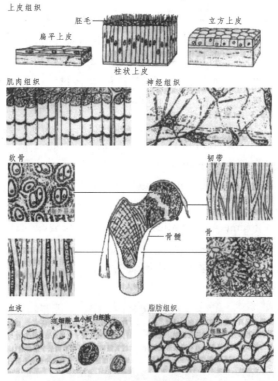

图 2-1 细胞的形态

第二节　细胞的结构

一、细胞的化学组成

细胞是一切生命活动的基本结构和功能单位。一般认为，组成细胞的基本元素有 O、C、H、N、Si、K、Ca、P、Mg 等。其中 O、C、H、N 四种元素占 90% 以上。从化学物质的角度来看，组成细胞的化学物质可分为两大类：无机物和有机物。在无机物中水是最主要的成分，占细胞物质总含量的 75%~80%。

（一）水和无机盐

1. 水是原生质最基本的物质

水在细胞中不仅含量最大，而且由于它具有一些特有的物理化学属性，使其在生命起源和形成细胞有序结构方面起着关键的作用。可以说，没有水，就不会有生命。

水在细胞中以两种形式存在：一种是游离水，约占 95%；另一种是结合水，通过氢键或其他键同蛋白质结合，占 4%~5%。随着细胞的生长和衰老，细胞的含水量逐渐下降，但是活细胞的含水量不会低于 75%。

水在细胞中的主要作用是溶解无机物、调节温度、参加酶反应、参与物质代谢和形成细胞有序结构。水之所以具有这么多的重要功能是和水的特有属性分不开的。

从化学结构上看，水分子似乎很简单，仅是由 2 个氢原子和 1 个氧原子构成（H_2O）。然而水分子中的电荷分布是不对称的，一侧显正电性，另一侧显负电性，从而表现出电极性，是一个典型的偶极子。正是由于水分子具有这一特性，它既可以同蛋白质中的正电荷结合，也可以同负电荷结合。蛋白质中每一个氨基酸平均可结合 2.6 个水分子。由于水分子具有极性，可产生静电作用，因而它是一些离子物质（如无机盐）的良好溶剂。

由于水分子是偶极子，因而在水分子之间以及水分子与其他极性分子间可建立弱作用力的氢键。在水中每一氧原子可与另两个水分子的氢原子形成两个氢键。氢键作用力很弱，因此分子间的氢键经常处于断开和重建的过程中。

水分子可解离为氢氧离子（OH^-）和氢离子（H^+）。在标准状况下总有少量水分子解离为离子，大约有 10^{-7} mol/L 水分子解离，相当于每 10^9 个水分子中就有 2 个解离。但是水分子的电解并不稳定，总是处于分子与离子相互转化的动态平衡之中。

2. 无机盐

细胞中无机盐的含量很少，约占细胞总重的 1%。盐在细胞中解离为离子，离子的浓度除了具有调节渗透压和维持酸碱平衡的作用外，还有许多重要的作用。

主要的阴离子有 Cl^-、PO_4^- 和 HCO_3^-，其中磷酸根离子在细胞代谢活动中最为重要：① 在各类细胞的能量代谢中起着关键作用；② 是核苷酸、磷脂、磷蛋白和磷酸化糖的组成成分；③ 调节酸碱平衡，对血液和组织液 pH 起缓冲作用。

主要的阳离子有：Na^+、K^+、Ca^{2+}、Mg^{2+}、Fe^{2+}、Fe^{3+}、Mn^{2+}、Cu^{2+}、Co^{2+}、Mo^{2+}。阳离子在细胞中的作用见表 2-2。

表 2-2　阳离子在细胞中的作用

离子种类	在细胞中的作用
Fe^{2+} 或 Fe^{3+}	血红蛋白、细胞色素、过氧化物酶和铁蛋白的组成成分
Na^+	维持膜电位
K^+	参与蛋白质合成和某些酶促合成
Mg^{2+}	叶绿素、磷酸酶、Na^+-K^+ 泵
Mn^{2+}	肽酶
Cu^{2+}	酪氨酸酶、抗坏血酸氧化酶
Co^{2+}	肽酶
Mo^{2+}	硝酸还原酶、黄嘌呤氧化酶
Ca^{2+}	钙调素、肌动球蛋白、ATP 酶

（二）有机物

细胞中有机物达几千种之多，它们主要由 C、H、O、N 等元素组成。有机物主要由四大类分子所组成，即蛋白质、核酸、脂类和糖，这些分子约占细胞干重的 90% 以上。

1. 蛋白质

在生命活动中，蛋白质是一类极为重要的大分子，几乎各种生命活动无不与蛋白质的存在有关。蛋白质不仅是细胞的主要结构成分，而且更重要的是，生物专有的催化剂——酶，它是一种蛋白质，因此细胞的代谢活动离不开蛋白质。一个细胞中约含有 10^4 种蛋白质，分子的数量可达 10^{11} 个。

根据蛋白质在生物体内所起作用的不同，可将蛋白分为五大类：结构蛋白、运载蛋白、抗体、激素、酶蛋白。

2. 核　酸

核酸是生物遗传信息的载体分子，所有生物均含有核酸。核酸是由核苷酸单体聚合而成的大分子。核酸可分为核糖核酸（RNA）和脱氧核糖核酸（DNA）两大类。

20 世纪 40 年代，生化学家证明核酸是生物的遗传物质。从此核酸成了生物学研究的焦点。

3. 糖　类

细胞中的糖类既有单糖，也有多糖。细胞中的单糖是作为能源以及与糖有关的化合物的原料存在。重要的单糖为五碳糖（戊糖）和六碳糖（己糖），其中最主要的五碳糖为核糖，最重要的六碳糖为葡萄糖。葡萄糖不仅是能量代谢的关键单糖，而且是构成多糖的主要单体。

多糖在细胞结构成分中占有主要的地位。细胞中的多糖基本上可分为两类：一类是营养储备多糖；另一类是结构多糖。作为食物储备的多糖主要有两种，在植物细胞中为淀粉（Starch），在动物细胞中为糖原（Glycogen）。在真核细胞中结构多糖主要有纤维素（Cellulose）和几丁质（Chitin）。

4. 脂　类

脂类种类丰富，包括脂肪酸、中性脂肪、类固醇、蜡、磷酸甘油酯、鞘脂、糖脂、类胡萝卜素等。脂类化合物难溶于水，而易溶于非极性有机溶剂。其中甘油酯（Triglyceride）是脂肪酸的羧基同甘油的羟基结合形成的甘油三酯。甘油酯是动物和植物体内脂肪的主要贮存形式。当体内碳水化合物、蛋白质或脂类过剩时，即可转变成甘油酯贮存起来。甘油酯为能源物质，氧化时可比糖或蛋白质释放出高两倍的能量。当体内营养缺乏时，就要动用甘油酯以提供能量。

二、细胞结构与功能

细胞是生物形态结构和生理功能的基本单位。细胞的形态、大小千差万别。但它们都有一个共同特点，即细胞的结构均由细胞膜、细胞质及细胞核三部分组成（图 2-2）。

（一）细胞膜

细胞膜（Cell membrane）又称质膜（Plasmolemma），包在细胞表面。细胞膜厚度为 7.5~10 nm，透射电镜下观察细胞膜呈"两暗一明"的三层结构。暗层电子致密，为内外两层，厚度为 2.5~3.0 nm，电镜下透明的中间夹层，厚度为 3.5~4.0 nm。细胞膜的化学成分主要是脂类、蛋白质和糖类。根据目前公认的生物膜液态镶嵌模型，脂类常排列成双分子层，蛋白质通过非共价键与其结合，构成膜的主体，糖类通过共价键与膜的某些脂类或蛋白质组成糖脂或糖蛋白（图 2-3）。

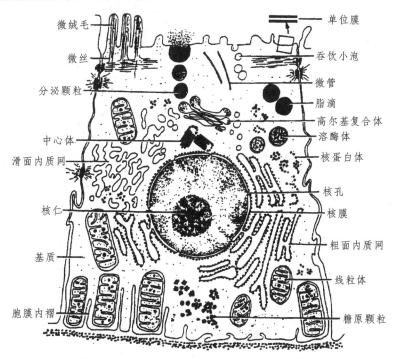

图 2-2　细胞超微结构模式图

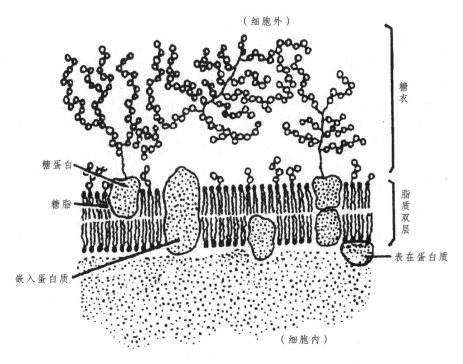

（细胞外）

糖衣

脂质双层

糖蛋白

糖脂

表在蛋白质

嵌入蛋白质

（细胞内）

图 2-3　细胞膜液态镶嵌模式图

　　细胞膜中的脂类以磷脂为主，并含有胆固醇与糖脂。它们均为兼性分子，由一个亲水的头部和一个疏水的尾部组成。疏水的尾部埋在膜里面，即膜的中央，亲水的头部露在外面，朝向膜的内外表面。在细胞膜内，脂类分子一方面以自身长轴为中心作垂直于膜平面的旋转，另一方面在单层内作侧向移动，膜脂从而呈现整体的流动性，膜的流动性对于细胞许多功能是至关重要的。

　　膜蛋白是膜执行各种功能的物质基础，可构成膜受体、载体、酶和抗原等。膜蛋白的70%~80%以不同深度镶嵌于双层脂类中，称为内在蛋白，又称跨膜蛋白。内在蛋白表面兼具有亲水性和疏水性的氨基酸基团，前者与类脂的亲水性相结合，暴露于细胞膜的内外表面；后者则包埋于类脂双层的疏水性区域。其余 20%~30% 的膜蛋白表面仅有亲水性氨基酸基团，附着在细胞膜的内、外表面，称外在蛋白或外周蛋白。膜蛋白可在细胞膜中侧向移动，执行其多样化功能。

　　糖脂只分布于细胞膜外表面，以寡糖链的形式分别与膜脂和膜蛋白结合，形成糖蛋白或糖脂。现已知大部分膜蛋白为糖蛋白，寡糖链参与构成其表面功能基团。糖脂增强质膜外层的坚固性，并参与调节细胞生长、细胞分化过程中的细胞识别和免疫调节等重要功能。

（二）细胞核

　　细胞核（Nucleus）是储存遗传信息的中心，是调控细胞的代谢、分化、增殖的枢纽。通常细胞只有一个核，只有少数细胞含有两个或两个以上核。核的形状一般与细胞形状相适应，有圆形、卵圆形、分叶状等。核的位置多位于中央，也有位于周边部的。间期细胞核包括核膜、染色质、核仁及核基质等。

1. 核 膜

核膜（Nuclear Envelope）是包围在核表面的界膜，由平行的内外两层膜构成。两层膜的间隙（10~15 nm）称为核周隙。核被膜上有核孔穿通。外层核膜附着有核糖体，常与粗面内质网相连接，有合成蛋白质的功能。内层表面光滑，核质面有厚 20~80 nm 的核纤层，是一层由细丝交织形成的致密网状结构。核纤层不仅对核膜有支持、稳定作用，也是染色质纤维两端的附着部位。

核孔是直径 50~80 nm 的圆形孔。一般认为，离子和核苷等小分子物质可以直接通透核被膜；而 RNA 与蛋白质等大分子则经核孔出入。在不同类型的细胞或同一种细胞的不同功能状态下，核孔的数目和大小都有很大变化。

核膜使核与胞质相隔，包围染色体及核仁，构成核内微环境，保证遗传物质的稳定性，有利于细胞核的各种生理机能的完成。

2. 核 仁

大多数细胞具有 1~2 个核仁（Nucleolus），合成蛋白质旺盛的细胞中，核仁多而大。光镜下的核仁是一深染圆形致密的结构。电镜下，核仁无膜包裹，电子密度高。核仁是由丝状成分、颗粒成分及核仁相随染色质构成。丝状成分和颗粒成分都由 rRNA 和蛋白质组成。核仁相随染色质分两部分：一部分为异染色质包在核仁周围，另一部分为常染色质，深入核仁内，为合成 rRNA 提供模板。核仁同核膜一样，当细胞有丝分裂时消失，以后再重建。

核仁的主要功能是加工和部分装配核糖体亚单位，因此它是合成核糖体的场所。

3. 染色质与染色体

染色质（Chromatin）是指细胞间期核内分布不均、易被碱性染料着色的物质。光镜下，染色较浅的部分称常染色质，染色较深的部分称异染色质。在进行有丝分裂时，染色质细丝螺旋盘绕成为具有特定形态结构的染色体（Chromosome）。分裂结束后，染色体解除螺旋化，分散核内重新形成染色质。染色质与染色体的组成都是 DNA 和蛋白质，其中 DNA 是遗传物质，蛋白质对 DNA 活动起调节作用。染色质和染色体是同一物质，只是在细胞间期和分裂期时的不同形态表现。

4. 核基质与核骨架

细胞核内除染色质和核仁以外，充满黏稠透明的核基质，除含水、酶类和无机盐外，还有多种蛋白形成的三维纤维网架结构，即核骨架，并与核被膜核纤层相连，对核孔、核仁及染色质有支持、定位和调整作用。

（三）细胞质

细胞质（Cytoplasm）又称胞浆，是由细胞质基质、细胞器（Organelle）、细胞骨架和包含物组成。

1. 细胞质基质

细胞质基质（Cytoplasmic matrix），也称为胞质溶胶（Cytosol），是均质而半透明的胶体物质，内含有水、无机盐离子、脂类、氨基酸、核苷酸、蛋白质、脂蛋白、RNA、多糖等。

细胞质基质为各种细胞器维持其正常结构和功能提供所需要的微环境。

2. 核糖体

核糖体（Ribosome）是一种颗粒状结构，直径约 15~25 nm，主要由核糖核酸（RNA）和蛋白质组成。它由两个大小不等的亚基构成，大亚基中央有一中央管，合成的肽链沿此管释出。

核糖体呈单个存在的为单核糖体，有的呈串珠状，由一条信使 RNA（mRNA）细丝穿行于大小亚基之间串联成多核糖体。

核糖体游离于细胞质内称为游离核糖体，附着于膜上的称为附着核糖体。前者主要合成结构蛋白，供细胞的代谢、生长繁殖的需要，因此，它常见于未分化细胞和生长增殖旺盛的细胞；后者主要合成向细胞外面释放的分泌蛋白质。核糖体丰富的细胞，光镜下细胞质呈嗜碱性。

3. 内质网

内质网（Endoplascic Reticulum）是由一层细胞膜围成的囊状结构。这种结构在细胞质内纵横交错，互连成网。根据网膜上有无核糖体附着可将内质网分为粗面内质网和滑面内质网。

（1）粗面内质网：大多为扁平囊状，膜表面附着有核糖体，核糖体的大亚基一端与内质网膜相连，中央管开口于网池。粗面内质网既可合成结构蛋白质，也能合成分泌蛋白质，如酶、抗体等。

（2）滑面内质网：表面光滑，无核糖体附着，其形态呈管状或泡状，常互连成网状的管泡系统。在某些细胞中滑面内质网特别丰富，如分泌类固醇激素的肾上腺皮质细胞、睾丸间质细胞及黄体细胞。滑面内质网的功能较为复杂，在不同的细胞里具有不同的功能。例如在肝细胞、小肠吸收细胞、胃腺壁细胞、骨骼肌和心肌细胞，滑面内质网的膜上分布有各种酶系及钙泵，分别与类固醇的合成、脂类和糖代谢、解毒作用、钙离子和氯离子的释放与贮存等功能有关。

4. 线粒体

线粒体（Mitochondria）是一种重要的细胞器，除成熟的红细胞外，存在于各种细胞中。光镜下，线粒体呈线状或颗粒状。电镜下，线粒体呈椭圆形，由内外两层膜构成，外膜表面光滑，包绕整个线粒体，膜上有 1~2 nm 直径的小孔，分子量 10 000 以内的物质可自由通过。线粒体内膜向内折叠形成管状、泡状或板层状的线粒体嵴（Mitochondrial Crista）。外膜与内膜之间约有 8 nm 的间隙称内腔。内腔充满线粒体基质，其内含有 DNA、RNA 及核糖体等。由此证明，线粒体能自由合成线粒体蛋白质。用负染色法可观察到线粒体内膜和嵴膜的内表面分布有许多内膜颗粒称为基本粒子，其由头、柄和基片三部分组成，头、柄两部分突出于内膜表面。头部含有一种可溶性的 ATP 酶，在氧化磷酸化中起耦联作用。

线粒体通过含有各种生物氧化酶进行三羧酸循环。电子传递和氧化磷酸化过程产生大量 ATP，供给细胞活动所需的能量，故线粒体有细胞供能站之称。

5. 高尔基复合体

高尔基复合体（Golgi complex）在光镜下呈网状，故又称内网器，位于细胞核的一侧，中心体附近。电镜下可将高尔基复合体分为三部分,即扁平囊、小泡和大泡。扁平囊是主体,常以 5~10 个互相通连平行排列,一面为凹形向着细胞表面称为成熟面,另一面凸形对着细胞核称为生成面。小泡多位于生成面,是由附近的粗面内质网芽生而来,也称运输小泡。大泡位于扁平囊的成熟面,由扁平囊以出芽方式形成。大泡含有分泌颗粒,与扁平囊分离形成分泌泡,向细胞表面移动,最后和细胞膜融合,通过胞吐作用把分泌物释放到细胞外。大泡还可能是初级溶酶体,如是则离开高尔基复合体,分散到细胞各部。

高尔基复合体的功能主要是:① 由粗面内质网合成的蛋白质运到高尔基复合体进行加工浓缩形成分泌颗粒。② 在高尔基复合体的扁平囊内有多种糖基转移酶,可在肽链上加上大量糖基形成糖蛋白分泌物。③ 由粗面内质网合成多种水解酶,运转到高尔基复合体形成初级溶酶体。

6. 溶酶体

溶酶体(Lysosome)是由一层单位膜包绕的小体,直径约 25~50 nm,电子密度较高,呈均质状。溶酶体存在于各种细胞,尤其在白细胞和巨噬细胞内更为丰富。根据溶酶体中是否含有被消化的底物,可将其分为初级溶酶体、次级溶酶体和残余体等。

(1)初级溶酶体:刚从高尔基复合体扁平囊形成的,其内不含被消化的底物。

(2)次级溶酶体:初级溶酶体与来自细胞内、外物质相融合后而成。根据其融合物质来源的不同又分为吞噬溶酶体和自噬溶酶体,前者是融合的外源性物质,后者是融合的内源性物质。

(3)残余体:又称终级溶酶体,是次级溶酶体内进行消化后所残留的物质,此时酶的活性消失,具有不同形态和电子密度。常见的残余体有脂褐素和髓样结构。

溶酶体内含有 40 余种酸性水解酶,如酸性磷酸酶、组织蛋白酶、胶原蛋白酶等,能分解机体内各种成分,因此它是细胞内的消化器官,消除有害物质,并把有用的留下加以利用。在机体缺氧、中毒、创伤时溶酶体膜常常破裂,放出水解酶从而引起细胞溶解。近来的研究证明,溶酶体与肿瘤、类风湿、休克、肝炎和矽沉着症的发生有密切关系。

7. 微体

微体(Microbody)又称过氧化物体(Peroxisome),一般为圆形或椭圆性,直径约 0.2~0.4 μm,外有界膜包围,多见于肝细胞与肾小管上皮细胞。在人类其内容物为低密度的均质状,某些动物含有电子致密核心。微体内可存有 40 种以上的酶,其中主要的有过氧化氢酶、过氧化物酶和氧化酶等。过氧化氢酶及过氧化物酶能消除对细胞有害的过氧化氢,防止细胞的中毒。

8. 中心体

中心体(Centrosome)多位于细胞核周围,由一对互相垂直的中心粒构成。中心粒呈短圆筒状,长 0.5 μm,直径为 0.2 μm。由 9 组三联微管与少量电子致密的均质状物质构成其壁。相邻的三联微管相互斜向排列。在壁外侧有时可见 9 个球形的中心粒卫星。细胞分裂时,以中心粒卫星为起点形成纺锤体,参与染色体分离。中心粒也可以形成纤毛和鞭毛。

9. 细胞骨架

细胞骨架（Cytoskeleton）是细胞质内细丝结构的总称。包括微管、微丝、中间丝及微梁网等。

（1）微管（Microtubule）是粗细均匀、外形笔直而长的中空管状结构，长度因细胞不同而异。神经细胞内的微管长度可与轴突等长。微管在细胞质内，常数根平行排列。微管由微管蛋白聚合而成，许多微管蛋白单体彼此首尾相接形成微管蛋白原丝，再由13条原丝环列组成圆筒状的微管。

微管除作为细胞支架外，还有参与细胞运动、细胞分裂、细胞内物质运输和细胞分化的功能。如巨噬细胞的变形运动，吞噬、吞饮活动，神经细胞伸出的突起，细胞分裂时微管组成的纺锤体，牵拉染色体向细胞两极移动等，如果加入秋水仙素使微管蛋白解聚，细胞的这些活动都要停止。

（2）微丝（Microfilament）是存在于细胞质内的一种细丝状结构。细丝常呈网状、成束或散在分布。不同细胞内和细胞处于不同生理状态，微丝的形态和空间分布也不同。

存在于肌细胞和非肌细胞内的微丝都可以分为细丝和粗丝两种。细丝直径 6 nm，长 1 μm，主要是由肌动蛋白组成，又称肌动蛋白丝，即通常所指的微丝。粗丝直径 10~15 nm，长 1.5 μm，主要由肌球蛋白组成，又称肌球蛋白丝。

在骨骼肌细胞内细丝和粗丝是恒定的，它们按着一定的空间构型，有规则地排列成肌原纤维，完成肌细胞收缩的功能，而非肌细胞内一般只能看到细丝，粗丝可能多以肌球蛋白分子状态存在，不易见到。细丝在细胞内交联成网构成细胞骨架的一部分，并维持细胞质基质的胶质状态。细丝与粗丝的局部相互作用能引发运动。细丝除支持细胞形态外，细胞的许多功能也都有细丝的参与，如吞饮、吞噬、微绒毛收缩、伪足伸缩、颗粒移动和排泌等。如果加入细胞松弛素 B，使微丝解聚，这些活动都要受到抑制。

（3）中间丝（Intermediate Filament）又称中等纤维，直径约 8~11 nm，介于细丝与粗丝之间。用免疫组织化学方法可将中间丝分为以下五种，它们由不同的蛋白质构成，存在于不同的细胞内。

① 角质蛋白丝：又称张力丝，成束分布于上皮细胞内，复层扁平上皮内尤其丰富。多附着于细胞连接-桥粒处，起支持和保持细胞弹性和韧性的作用。

② 波形蛋白丝：存在于成纤维细胞、软骨细胞及来源于间充质分化的细胞内，由波形蛋白组成。波形蛋白丝主要在核周形成网架，功能是保持核位置的稳定，也可能对核分裂、核-质通路的调节起作用。

③ 结蛋白丝：分布于肌细胞、神经细胞及成纤维细胞内，由结蛋白组成。多与肌动蛋白连接，使肌丝位置固定，如骨骼肌纤维的细丝固定连接 Z 线上，平滑肌细胞内细丝连接在密体和密斑上。

④ 神经丝：分布于神经细胞胞体和突起内，由神经丝蛋白组成。除构成细胞骨架外，还参与细胞代谢物质的转运。

⑤ 神经胶质丝：分布于中枢神经系统的神经胶质细胞内，由胶质原纤维酸性蛋白组成。多聚集成束，交织走行于胞体和突起内。

（4）微梁网（Microtrabecular Lattict）是应用高压电镜观察到的细胞内三维网络结构，由直径 3~6 nm 的细丝构成网络状，分布于细胞质内。

10. 包涵物

包涵物是细胞质中本身没有代谢活性、却有特定形态的结构。有的是贮存的能源物质，如糖原颗粒、脂滴；有的是细胞产物，如分泌颗粒、黑素颗粒；残余体也可视为包涵物。

动物细胞与植物细胞相比较，具有很多相似的地方，如动物细胞也具有细胞膜、细胞质、细胞核等结构。但是动物细胞与植物细胞又有一些重要的区别，如动物细胞的最外面是细胞膜，没有细胞壁；动物细胞的细胞质中不含叶绿体，也不形成中央液泡。

总之，不论是植物还是动物，都是由细胞构成的。细胞是生物体结构和功能的基本单位。

知识拓展

关于人体细胞的一些小知识

（1）人体最大的细胞是成熟的卵细胞（直径 0.1 mm）。

（2）人体最小的细胞是淋巴细胞（直径 6 μm）。

（3）人体寿命最长的细胞是神经细胞。

（4）人体寿命最短的细胞是白细胞。

第三节　细胞生理

一、细胞的跨膜运输

（一）物质的跨膜运输

活细胞不停地进行新陈代谢作用，它必须不断地与周围环境交换物质。生物体能够通过细胞表面进行物质交换。生物体的细胞表面为细胞壁和细胞膜，细胞壁只对大颗粒的物体起阻挡作用，在物质进出细胞中的作用不大。而细胞膜由于具有高度选择通透性，在营养物质进入与代谢产物排出的过程中起着极其重要的作用。

细胞膜具有磷脂双分子层结构，所以物质的通透性与物质的脂溶性程度直接有关。一般来说，物质的脂溶性（或非极性）越高，越容易透过细胞膜。另外，物质的通透性也与其大小有关，气体（如 O_2 和 CO_2）与小分子物质（如乙醇）比较容易透过细胞膜。许多大分子物质如糖类、氨基酸、核苷酸、离子（如 H^+、Na^+、K^+、Ca^{2+}）以及细胞的代谢产物等虽然都是非脂溶性的，但它们借助于细胞膜上的转运蛋白可以自由进出细胞。水虽然不溶于脂，但由于其分子小，不带电以及水分子的双极性结构，所以也能迅速地透过细胞膜。

细胞膜的构成以脂双层为基本框架，中间镶嵌着各种蛋白质。细胞膜的结构决定了它的选择通透性。一般说来，外界环境中，脂溶性的非极性分子容易透过细胞膜；水溶性的强极性的分子，不容易透过细胞膜。不少较大分子的透过需要膜上的蛋白质以各种方式"帮助"。更大的不溶性颗粒，由于其远远超出细胞膜可通过的范围则需经过"细胞内吞"（Endocytosis）

的方式进入细胞。

目前，一般认为营养物质进入细胞主要有四种方式：单纯扩散，促进扩散，主动运输和基团移位。前两者不需能量，是被动的；后两者需要消耗能量，是主动的，并在营养物质的运输中占主导地位。

1. 渗透压决定水进出细胞

水可以进出细胞膜。影响水进出细胞的主要因素是渗透压。水溶液中溶质（溶解的大、小分子）数量决定该溶液的渗透压。在做细胞培养试验时，使用的培养液为等渗（Isotonic）溶液，这就意味着，培养液的渗透压与细胞内的渗透压相等，对于人体细胞来讲，0.9%的生理盐水是等渗溶液。若胞外溶液为低渗（Hypotonic）溶液，说明细胞内液渗透压较高，水将从胞外流入胞内，细胞便膨胀起来。

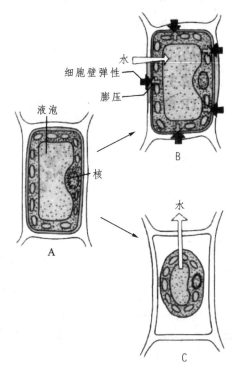

A：在等渗溶液中的正常细胞；B：在低渗溶液中产生膨压；C 在高渗溶液中发生质壁分离

图 2-4　在不同渗透压环境中的植物细胞

就植物细胞来讲，原生质吸水膨胀形成对细胞壁的压力，称为膨压（Turgor Pressure）（图2-4B），这时细胞壁有了弹性。膨压对整个植株的支撑与形状的保持很重要，使植株看上去新鲜挺拔。动物细胞没有细胞壁，在高渗溶液环境中，很可能因吸水过度而胀破。反过来，若胞外为高渗（Hypertonic）溶液，意味着细胞内渗透压相对较低，水则从胞内流向胞外。植物细胞失水会导致原生质与细胞壁脱离，称为质壁分离（Plasmolysis）（图2-4C）。这时，细胞壁未经受膨压，失去了弹性，整个植株则显得萎蔫不振。过度失水对动物细胞也是很危险的状况，如人患霍乱时，严重腹泻则引起过度失水，可能危及生命。

2. 小分子物质进出细胞的运输方式

溶于水的小分子物质进入细胞主要有四种方式：简单扩散、协助扩散、主动运输和基团移位。前两种方式推动物质进入细胞的动力来自物质的浓度差；后两种方式，物质逆浓度梯度进入细胞，需要细胞消耗能量才能做到。

营养物质顺着浓度梯度，以扩散方式进入细胞的过程称为被动扩散。被动扩散主要包括简单扩散和协助扩散。两者的显著差异在于前者不借助载体，后者需要借助载体进行。

（1）简单扩散。简单扩散又叫单纯扩散，主要是指在无载体蛋白参与下，物质顺浓度梯度以扩散方式进入细胞的一种物质运送方式。这是物质进出细胞最简单的一种方式。通过这种方式运送的物质主要是一些气体（如 O_2、CO_2）、水、一些水溶性小分子（如乙醇、甘油）、少数氨基酸。

该过程基本是一个物理过程，运输的分子不发生化学反应。其推动力是物质在细胞膜两侧的浓度差，不需要外界提供任何形式的能量。物质运输的速率随着该物质在细胞膜内外的浓度差的降低而减小，当膜两侧物质的浓度相等时，运输的速率降低到零，单纯扩散就停止。

影响单纯扩散的因素主要有被运输物质的大小、溶解性、极性、膜外 pH、离子强度和温度等。通常情况下，相对分子质量小、脂溶性、极性小、温度高时营养物质容易被吸收。该过程没有特异性和选择性，扩散速度很慢，因此不是细胞获取营养物质的主要方式。

（2）协助扩散。协助扩散又叫促进扩散，主要指物质借助存在于细胞膜上的特异性载体蛋白，顺浓度梯度进入细胞的一种物质运送方式。通过这种方式运送的物质主要是各种带电离子，以及较大分子如糖、氨基酸等。

在协助扩散过程中，被运输的营养物质与膜上的特异性载体蛋白发生可逆性结合，载体蛋白像"渡船"一样把溶质从细胞膜的一侧运送到另一侧，运输前后载体本身不发生变化，载体蛋白的存在只是加快运输过程，所以载体蛋白有时也称作渗透酶、移动酶。载体蛋白的外部是疏水性的，但与溶质的特异性结合部位却是高度亲水的。载体亲水部位取代极性溶质分子上的水合壳，实现载体与溶质分子的结合。具有疏水性外表的载体将溶质带入脂质层，到达另一侧。因为胞内溶质浓度低，所以溶质就会在胞内侧释放。

协助扩散过程对被运输的物质有高度的立体专一性。某些载体蛋白只转运一种分子，如葡萄糖载体蛋白只转运葡萄糖；大多数载体蛋白只转运一类分子，如转运芳香族氨基酸的载体蛋白不转运其他氨基酸。

协助扩散通常在微生物处于高营养物质浓度的情况下发生。与简单扩散一样，协助扩散的驱动力也是浓度梯度，因此整个过程中不需要消耗能量。这种特异性的扩散，主要在真核生物中存在，例如，葡萄糖通过协助扩散进入酵母菌细胞；在原核生物中协助扩散比较少见，但甘油可通过协助扩散进入沙门氏菌、志贺氏菌等肠道细菌细胞。

（3）主动运输。对大多数微生物而言，环境中营养物质的浓度总是低于细胞内的浓度，也就是说，这些物质的摄取必需逆浓度梯度地"抽"到细胞内。显然，这个过程需要能量，并且需要载体蛋白。将营养物质逆自身浓度梯度由稀处向浓处移动，并在细胞内富集的过程称为主动运输。细胞要吸收大分子和颗粒性物质主要就是依靠主动运输方式来实现的。

主动运输是通过细胞膜上特异性载体蛋白构型变化，同时消耗能量，使膜外低浓度物质进入膜内，且被运输的物质在运输前后并不发生任何化学变化的一种物质运送方式。

主动运输这种运送方式也需要载体蛋白参与，因而对被运输的物质有高度的立体专一性，被运输的物质和载体蛋白之间存在亲和力，而且在细胞膜内外亲和力不同，膜外亲和力大于膜内亲和力。因此，被运输的物质与载体蛋白在胞外能形成载体复合物，当进入膜内侧时，载体构象发生变化，亲和力降低，营养物质便被释放出来。

主动运输过程和促进扩散一样需要膜载体的参与，并且被运输物质与载体蛋白的亲和力改变也与载体蛋白构型的改变有关。两者不同的是在主动运输过程中载体蛋白构型的变化需要消耗能量。

由于主动运输可以逆浓度差将营养物质输送入细胞，因此必须由外界提供能量。微生物不同，能量来源也不同，细菌中主动运送所需能量大多来自质子动势，质子动势是一种来自膜内外两侧质子浓度差（膜外质子浓度＞膜内质子浓度）的高能量级的势能，是质子化学梯度与膜电位梯度的总和。质子动势可在电子传递时产生，也可在 ATP 水解时产生。

完成主动运输的主要条件是：特异的载体蛋白和 ATP 提供能量。图 2-5 中的 Na^+-K^+-ATP 酶是主动运输的一个很好的例子。Na^+-K^+-ATP 酶是广泛存在于动物细胞的一种蛋白质，它的任务是从水解 ATP 得到能量，从细胞内把 Na^+ 逆浓度梯度泵到胞外去，同时从细胞外把 K^+ 逆浓度梯度泵入细胞，从而维持细胞的渗透性，保持细胞的体积，并维持低 Na^+ 高 K^+ 的细胞内环境，维持细胞的静息电位。每秒钟可有 100 个 ATP 分子被水解，每水解一个 ATP 分子，可泵出 3 个 Na^+，泵入 2 个 K^+。

一般认为 Na^+-K^+-ATP 酶是由 2 个大亚基、2 个小亚基组成的 4 聚体。Na^+-K^+-ATP 酶通过磷酸化和去磷酸化过程发生构象的变化，导致与 Na^+、K^+ 的亲和力发生变化。在膜内侧 Na^+ 与酶结合，激活 ATP 酶活性，使 ATP 分解，酶被磷酸化，构象发生变化，于是与 Na^+ 结合的部位转向膜外侧，这种磷酸化的酶对 Na^+ 的亲和力低，对 K^+ 的亲和力高，因而在膜外侧释放 Na^+、而与 K^+ 结合；K^+ 与磷酸化酶结合后促使酶去磷酸化，酶的构象恢复原状，于是与 K^+ 结合的部位转向膜内侧，K^+ 与酶的亲和力降低，使 K^+ 在膜内被释放，而又与 Na^+ 结合。其总的结果是每一循环消耗一个 ATP，转运出三个 Na^+，转进两个 K^+。

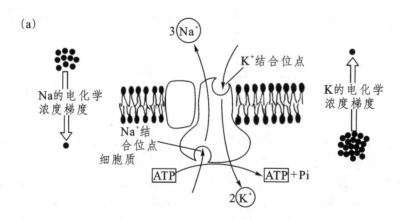

(a)

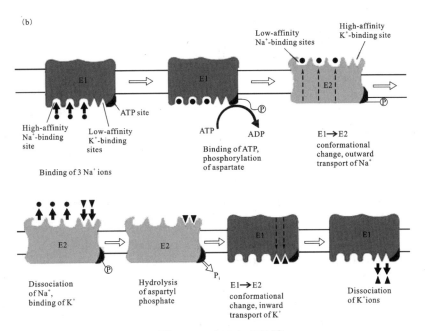

图 2-5　K$^+$-Na$^+$-ATP 酶

钾钾泵的一个特性是其对离子的转运循环依赖自磷酸化过程，ATP 上的一个磷酸基团转移到钠钾泵的一个天冬氨酸残基上，导致构象的变化。通过自磷酸化来转运离子的离子泵叫作 P-type，与之相类似的还有钙泵和质子泵。它们组成了功能与结构相似的一个蛋白质家族。

乌本苷（Ouabain）、地高辛（Digoxin）等强心剂能抑制心肌细胞 Na$^+$-K$^+$-ATP 酶的活性，从而降低钠钙交换器效率，使内流钙离子增多，加强心肌收缩，因而具有强心作用。

主动运输是微生物吸收营养物质的主要方式，很多无机离子、有机离子和一些糖类（如乳糖、葡萄糖、麦芽糖等）是通过该方式进入细胞的，对于很多生存于低浓度营养环境中的微生物来说，主动运输是影响其生存的重要营养吸收方式。

（4）基团移位。基团移位是指被运输的物质在膜内受到化学修饰，以被修饰的形式进入细胞的一种物质运送方式。基团移位也有特异性载体蛋白参与，并需要消耗能量。除了营养物质在运输过程中发生了化学变化这一特点外，该过程的其他特点都与主动运输方式相同。基团移位主要用于运送各种糖类（如葡萄糖、果糖、甘露糖和 N-乙酰葡萄糖胺等）、核苷酸、丁酸和腺嘌呤等物质。

基团移位的最典型例子是磷酸转移酶系统，该系统通常由酶Ⅰ、酶Ⅱ、酶Ⅲ和热稳载体蛋白（HPr）等 4 种蛋白组成。酶Ⅰ是非特异性的，是磷酸烯醇式丙酮酸-己糖磷酸转移酶。酶Ⅱ共有三种：Ⅱa、Ⅱb、Ⅲc，其中Ⅱa 为细胞质蛋白，无底物特异性；Ⅱb 和Ⅱc 均为膜蛋白，具有底物特异性，可通过诱导产生，种类较多。酶Ⅲ是膜结合的特异性酶，对糖有专一性。HPr 是一种低分子质量的可溶性蛋白，结合在细胞膜上，起着高能磷酸载体的作用。磷酸转移酶系统每输入 1 个葡萄糖分子，需要消耗 1 个 ATP 的能量。具体运送分两步进行：

① 热稳载体蛋白（HPr）的激活。细胞内高能化合物——磷酸烯醇式丙酮酸（PEP）的磷酸基团通过酶Ⅰ的作用而把 HPr 激活。

② 糖经磷酸化而运入细胞膜内。膜外环境中的糖分子先与细胞膜外表面上的底物特异膜蛋白——酶Ⅱc结合，接着糖分子被由P~HPr→酶Ⅱa→酶Ⅱb逐级传递来的磷酸基激活。最后通过酶Ⅱc再把这一磷酸糖释放到细胞质中。

由于膜对大多数极性的磷酸化合物有高度的不渗透性，所以磷酸化后的糖不易再流出细胞，马上可以进入分解代谢。

上述四种跨膜运输方式的比较见表2-3。

3. 大分子和颗粒性物质进出细胞

蛋白质这样的大分子，在水溶液中以亲水胶体颗粒形式存在，还有更大的不溶性颗粒，甚至病毒颗粒、细菌细胞这样大的物体，它们进入细胞不能仅仅依靠细胞膜上载体帮助来完成，而是需动用局部细胞膜的参与。这些物质由于与细胞膜上的某些蛋白质有特异的亲和力而附着在膜上，然后这部分细胞膜内陷，形成小囊，这些物质就被包围在内。接着，小囊从细胞膜上分离下来而形成小泡并进入细胞内部，这种现象叫作内吞作用（Endocytosis）。

表 2-3　四种跨膜运输方式的比较

	简单扩散	协助扩散	主动运输	基团移位
特异载体蛋白	无	有	有	有
运送速度	慢	快	快	快
溶质运送方向	由浓到稀	由浓到稀	由稀到浓	由稀到浓
平衡时内外浓度	相等	相等	内部浓度高得多	内部浓度高得多
运送分子	无特异性	特异性	特异性	特异性
能量消耗	不需要	不需要	需要	需要
运送前后的溶质分子	不变	不变	不变	改变
载体饱和效应	无	有	有	有
与溶质类似物	无竞争性	有竞争性	有竞争性	有竞争性
运送抑制剂	无	有	有	有
运送对象举例	H_2、CO_2、O_2、甘油、乙醇、少数氨基酸、盐类、代谢抑制剂	SO^{2-}、PO_3^{4-}、糖（真核生物）	氨基酸、乳糖等糖类、Na^+、Ca^{2+}等无机离子	葡萄糖、果糖、甘露糖、嘌呤、核苷、脂肪酸

内吞过程又可分为两种：

① 吞噬作用（Phagocytosis）：细胞摄入较大的固体颗粒。

② 胞饮作用（Poinocytosis）：细胞摄入水及水中溶解或悬浮着的大分子或颗粒。

此两种过程摄入的内吞泡，在进入细胞后，一般都和溶酶体融合成为食物泡，利用溶酶体中的酶对吞入的食物加以消化分解。

当固体物质进入细胞时，主要以吞噬作用来进行。吞噬作用主要指以大的囊泡形式来内吞较大的固体颗粒（直径达几微米）的复合物、微生物及细胞碎片等过程，如高等动物的免疫系统的巨噬细胞内吞内侵的细菌。而液体物质进出细胞，主要采用胞饮作用来进行。胞饮作用主要指以小的囊泡形式将细胞周围的微滴状液体（直径<1μm）吞入细胞内的过程。此

外，还有一种为受体介导的内吞作用，它主要是指内吞物（配体，是蛋白质或小分子）与细胞表面的专一受体结合，并随即引发细胞膜的内陷，形成的囊泡将配体裹入并输入细胞内的过程。

与内吞作用相反，有些物质在细胞膜内被一层膜所包围，形成小泡，小泡逐渐移到细胞表面，小泡膜与细胞膜融合在一起，并且向细胞外张开，使内含物质排出细胞之外，这种现象叫作细胞的外排作用（Exocytosis）。一般其他细胞消化液中残余成分，分泌细胞中高尔基体内合成的一批蛋白质多糖等分泌成分，如激素、神经递质，均通过这种方式排出体外。

（二）信息的跨膜传递

细胞膜上有接受不同信息的专一性受体，这些受体能识别和接受各种特殊信息，然后将不同的信息分别传递给有关的靶细胞，并产生相应的效应以调节代谢、控制遗传和其他生理活动。如环磷酸腺苷信使途径、环磷酸鸟苷信使途径、磷脂酸肌醇信使途径和 Ca^{2+} 的信使机制等。

信息跨膜传递的特点是：细胞膜上有很多种受体蛋白，一些外源性刺激直接传给膜上受体，经酶的调节产生信号，再激发另一酶的活性显示出生物学效应。

二、细胞的生物电现象

恩格斯在 100 多年前总结自然科学成就时指出："地球几乎没有一种变化发生而不同时显示出电的现象"，生物体当然也不例外。事实上，在埃及残存史前古文字中，已有电鱼击人的记载。但对于生物电现象的研究，只能是在人类对于电现象一般规律和本质有所认识以后，并随着电测量仪器的精密化而日趋深入。目前，对健康人和患者进行心电图、脑电图、肌电图，甚至视网膜电图、胃肠电图的检查，已经成为发现、诊断和估量疾病进程的重要手段。人体和各器官的电现象的产生，是以细胞水平的生物电现象为基础的，并且在生理学的发展历史上，生物电现象的研究是同生物组织或细胞的另一重要特性——兴奋性的研究相伴随进行。

生物电现象是以细胞为单位产生的，是以细胞膜两侧带电离子的不均匀分布和选择性离子跨膜转运为基础的。

（一）兴奋性和兴奋

20 世纪中后期的生理学家用两栖类动物做实验时，发现青蛙或蟾蜍的某些组织在离体的情况下，当这些组织受到一些外加的刺激因素（如机械的、化学的、温热的或适当的电刺激）作用时，可以应答性出现一些特定的反应或暂时性的功能改变。这些活组织或细胞对外界刺激发生反应的能力，就是生理学最早对于兴奋性（Excitability）的定义。例如，把蟾蜍的腓肠肌和支配它的神经由体内剥离出来，制成神经-肌肉标本，这时如果在神经游离端一侧轻轻地触动神经，或通以适当的电流，那么在经过一个极短的潜伏期后，可以看到肌肉出现一次快速的收缩和舒张；如把刺激直接施加于肌肉，也会引起类似的收缩反应；而且只要刺激不造成组织的损伤，上述反应可以重复出现。这就是神经和肌肉组织具有兴奋性的证明。实际上，几乎所有活组织或细胞都具有某种程度的对外界刺激发生反应的能力，只是反应的灵敏度和反应的表现形式有所不同。在各种动物组织中，一般以神经和肌细胞，以及某些腺细胞表现出较高的兴奋性，这就是说它们只需接受较小程度的刺激，就能表现出某种形式的反应，因此称为可兴奋细胞或可兴奋组织。不同组织或细胞受刺激而发生反应时，外部可见的反应形式有可能不同，如各种肌细胞表现机械收缩，腺细胞表现分泌活动等，但所有这些变化都是由刺激引起的，因此把这些反应称之为兴奋（Excitation）。

随着电生理技术的发展和研究资料的积累，兴奋性和兴奋的概念有了新的含义。大量事实表明，各种可兴奋细胞处于兴奋状态时，虽然可能有不同的外部表现，但它们都有一个共同的、最先出现的反应，这就是受刺激处的细胞膜两侧出现一个特殊形式的电变化（它由细胞本身所产生，不应与作为刺激使用的外加电刺激相混淆），这就是动作电位；而各种细胞所表现的其他外部反应，如机械收缩和分泌活动等，实际上都是由细胞膜的动作电位进一步触发和引起的。因此在近代生理学中，兴奋性被理解为细胞在受刺激时产生动作电位的能力，而兴奋一词就成为产生动作电位的过程或动作电位的同义词了。只有那些在受刺激时能出现动作电位的组织，才能称为可兴奋组织；只有组织产生了动作电位时，才能说组织产生了兴奋。这样的理解显然比原定义更严格些。

（二）刺激引起兴奋的条件

具有兴奋性的组织和细胞，并不对任何程度的刺激都能表现兴奋或出现动作电位。刺激可以泛指细胞所处环境因素的任何改变；亦即各种能量形式的理化因素的改变，都可能对细胞构成刺激。但实验表明，刺激要引起组织细胞发生兴奋，必须在以下三个参数达到某一临界值：刺激的强度、刺激的持续时间以及刺激强度对于时间的变化率（即强度对时间的微分）；不仅如此，这三个参数对于引起某一组织和细胞的兴奋并不是一个固定值，它们存在着相互影响的关系。

为了说明刺激的各参数之间的相互关系，可以先将其中一个参数固定于某一数值，然后观察其余两个参数的相互影响。例如，当使用方波刺激时，由于不同大小和持续时间的方波上升支都以同样极快的增加速率达到某一预定的强度值，因而可以认为上述第三个参数是固定不变的，而每一方波电刺激能否引起兴奋，就只决定于它所达到的强度和持续的时间了。在神经和肌组织进行的实验表明，在强度-时间变化率保持不变的情况下，在一定的范围内，引起组织兴奋所需的最小刺激强度，与这一刺激所持续的时间呈反比的关系；这就是说，当刺激的强度较大时，它只需持续较短的时间就足以引进组织的兴奋，而当刺激的强度较弱时，这个刺激就必须持续较长的时间才能引起组织的兴奋。但这个关系只是当所用强度或时间在一定限度内改变时是如此。如果将所用的刺激强度减小到某一数值时，则这个刺激不论持续多么长也不会引起组织兴奋；与此相对应，如果刺激持续时间逐渐缩短时，最后也会达到一个临界值，即在刺激持续时间小于这个值的情况下，无论多么大的强度，也不能引起组织的兴奋。因此，简单地用刺激强度这一个参数表示不同组织兴奋性的高低或同一组织兴奋性的波动，就必须使所用刺激的持续时间和强度-时间变化率固定于某一（应是中等程度的）数值；这样，才能把引起组织兴奋、即产生动作电位所需的最小刺激强度，作为衡量组织兴奋性高低的指标，这个刺激强度称为阈强度或阈刺激，简称阈值（Threshold）。强度小于阈值的刺激，称为阈下刺激；强度高于阈值的刺激，称为阈上刺激。阈下刺激不能引起兴奋或动作电位，但并非对组织细胞不产生任何影响。

（三）静息电位和动作电位

目前已经确知，生物电现象是以细胞为单位产生的，是以细胞膜两侧带电离子的不均衡分布和选择性离子跨膜转运为基础的。

细胞水平的生物电现象主要有两种表现形式，分别是在安静时具有的静息电位和受到刺激时产生的动作电位。体内各种器官或多细胞结构所表现的多种形式的生物电现象，大都可以根据细胞水平的这些基本电现象来解释。

静息电位指细胞未受刺激时存在于细胞内外两侧的电位差。在所有被研究过的动植物细胞中（少数植物细胞例外），静息电位都表现为膜内较膜外为负；如规定膜外电位为 0，则膜内电位大都为 $-10 \sim -100$ mV。例如，枪乌贼的巨大神经轴突和蛙骨骼肌细胞的静息电位为 $-50 \sim -70$ mV，哺乳动物的肌肉和神经细胞为 $-70 \sim -90$ mV，人的红细胞为 -10 mV，等等。静息电位在大多数细胞是一种稳定的直流电位（一些有自律性的心肌细胞和胃肠平滑肌细胞例外），只要细胞未受到外来刺激而且保持正常的新陈代谢，静息电位就稳定在某一相对恒定的水平。

当神经纤维在安静状况下受到一次短促的阈刺激或阈上刺激时，膜内原来存在的负电位将迅速消失，并且进而变成正电位，即膜内电位在短时间内可由原来的 $-70 \sim -90$ mV 变到 $+20 \sim +40$ mV 的水平，由原来的内负外正变为内正外负。这样，整个膜内外电位变化的幅度是 $90 \sim 130$ mV，这构成了动作电位变化曲线的上升支；如果是计算这时膜内电位由零值变正的数值，则应在整个幅值中减去膜内电位由负上升到零的数值，在图 2-6 中约为 35 mV，即动作电位上升支中零位线以上的部分，称为超射值。但是，由刺激所引起的这种膜内外电位的倒转只是暂时的，很快就出现膜内电位的下降，由正值的减小发展到膜内出现刺激前原有的负电位状态，这构成了动作电位曲线的下降支。由此可见，动作电位实际上是膜受刺激后在原有的静息电位基础上发生的一次膜两侧电位的快速而可逆的倒转和复原；在神经纤维，它一般在 $0.5 \sim 2.0$ ms 的时间内完成，这使它在描记的图形上表现为一次短促而尖锐的脉冲样变化，因而人们常把这种构成动作电位主要部分的脉冲样变化，称之为锋电位。在锋电位下降支最后恢复到静息电位水平以前，膜两侧电位还要经历一些微小而较缓慢的波动，称为后电位，一般是先有一段持续 $5 \sim 30$ ms 的负后电位，再出现一段延续更长的正后电位，如图 2-6 所示。锋电位存在的时期就相当于绝对不应期，这时细胞对新的刺激不能产生新的兴奋；负后电位出现时，细胞大约正处于相对不应期和超常期，正后电位则相当于低常期。

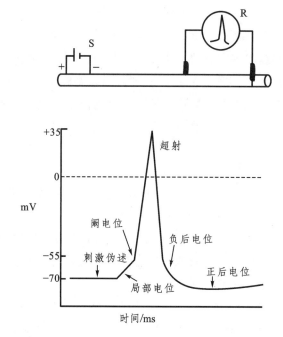

图 2-6　单一神经纤维动作电位的实验模式图

动作电位或锋电位的产生是细胞兴奋的标志，它只在刺激满足一定条件或在特定条件下刺激强度达到阈值时才能产生。在不同的可兴奋细胞，动作电位虽然在基本特点上类似，但变化的幅值和持续时间可以各有不同。例如，神经细胞和骨骼肌细胞的动作电位的持续时间以一个或几个毫秒计，而心肌细胞的动作电位则可持续数百毫秒。虽然如此，这些动作电位都表现出"全或无"的性质。

三、细胞识别（Cell Recognition）

细胞识别是指细胞通过表面受体（或分子）的作用，对同种和异种细胞、自我和非我细胞进行选择性辨别的功能。识别的结果，可引起不同的细胞反应，许多生命活动都与细胞膜的识别能力有关。

多细胞生物有机体中有三种识别系统：抗原-抗体的识别、酶与底物的识别、细胞间的识别。第三类包括通过细胞表面受体与胞外信号分子的选择性相互作用，从而导致一系列的生理生化反应的信号传递。无论是哪一种识别系统，都有一个共同的基本特性，就是具有选择性，或是说具有特异性。

细胞识别是细胞发育和分化过程中一个十分重要的环节，细胞通过识别和黏着形成不同类型的组织，由于不同组织的功能是不同的，所以识别本身就意味着选择。

细胞间识别在植物和动物细胞间普遍存在，它对生物的生长、发育、代谢、神经传递等都具有重要的作用。

下面重点讲述一下动物细胞间识别情况。

在动物体内，每一类细胞都具有独特的受体蛋白，它们使细胞能够识别相应的信号分子并起反应。这些信号分子的结构，和其功能一样，变化很大，包括小肽、较大的蛋白质分子、糖蛋白、甾体、脂肪酸的衍生物等。对某信号分子来说，具有能识别它的、独特受体的细胞称为靶细胞。

激素识别就属这一类。激素通过血流影响分布全身各部分的靶细胞，以协调各种生理活动。许多激素是蛋白质，也有一些是甾体。甾体激素不溶于水，但可与专一的载体蛋白结合而成为可溶性的；一旦从载体释放，它们就可通过靶细胞的细胞膜，和细胞质中专一的甾体激素受体蛋白结合，然后到细胞核中进一步起作用。每一甾体激素只识别一个受体蛋白，但是同一受体蛋白在不同的靶细胞中可调控不同的基因，也就是说，受体是相同的，被激活的基因却不相同。因此，同一激素和相同的受体蛋白结合，在不同细胞中所引起的效应也就不同。

另一种信号分子和激素不同，它们可非常迅速地被附近靶细胞摄取，或者就在合成部位附近被专一的酶破坏，以致进入血循环的量一般是微不足道的。如分属 9 类的 16 个不同的前列腺素中，有许多都能和不同的细胞表面受体结合并具有不同的生物效应。

分子识别的复杂性在神经系统达到了最高峰。神经细胞和靶细胞形成独特的连接——化学突触。通常是电冲动带着信号沿着神经突起传递，到达神经突触时，神经突起末端释放一种神经递质，电冲动转换为化学信号。在这里化学传递的本质也是递质和受体的相互作用。神经递质可以是乙酰胆碱、去甲肾上腺素、多巴胺和其他生物胺，也可以是氨基酸，如谷氨酸、天冬氨酸、γ-氨基丁酸和甘氨酸。突触受体蛋白位于细胞膜上，高度疏水并与膜的脂类紧密相连。并已从电鳐（Torpedo）的电板、骨骼肌、脑、平滑肌和甲壳动物的心肌中分离出这种受体蛋白，它们或是胆碱能的、或是肾上腺素能的、或和氨基酸如谷氨酸有关。电板的胆碱能的受体的分子量约为 270 000，由几个亚单位组成。

在胚胎发育中，识别的现象也起重要作用。已经从海胆精子的头部（顶体）分离出结合蛋白，这种分子只和同种卵的质膜结合；另一方面，也发现卵子质膜中含有物种专一的糖蛋白，它和结合蛋白在黏着中相互作用。哺乳类中则是精子质膜中含有一种物质，可以和卵子透明带中的专一糖蛋白直接结合以达到受精的目的。

目前认为，细胞识别的分子机制可能是两个细胞间有相同的受体，可相互识别，形成相互对称的双受体分子复合体；也可能是两个细胞有相同的受体，可以共同识别一个游离大分子，这个游离大分子实际成为两个细胞受体间的连接装置。细胞识别实际是质膜受体的识别，尤其是糖链分子的识别。

细胞表面的糖链由于糖基的种类、数目、排列顺序和结合部位的不同，可形成各种寡糖的异构物，使糖链具有多样性和复杂性，能够识别细胞外各种信息分子，其中的唾液酸对细胞识别具有重要作用。

四、细胞黏着（Cell Adhesion）

细胞黏着是指细胞之间相互识别并发生不同程度的亲和黏聚的过程。由于细胞黏着的过程，才使细胞的分化、诱导、细胞的运动和增殖能够正常的进行。而且，不但细胞之间存在着黏着关系，在细胞与细胞外基质之间也存在着识别和黏着关系，称细胞基质黏着，也称基质黏着。

细胞黏着是在细胞识别的基础上，同类细胞发生聚集形成细胞团或组织的过程。它对于胚胎发育及成体的正常结构和功能都有重要的作用。在发育过程中，由于细胞间细胞黏着的强度不同，决定着细胞在内、中、外三胚层的分布。在器官形成过程中，通过细胞黏着，使具有相同表面特性的细胞聚集在一起形成器官。

细胞黏着有三种形式：

（1）相邻细胞表面同型分子互相黏着。

（2）相邻细胞表面异型分子结构互补结合。

（3）细胞表面受体被细胞外基质黏着分子介导细胞相互作用。

第四节　细胞增殖与分化

生命的基本特征之一是细胞增殖，种族的繁衍、个体的发育、机体的修复等都离不开细胞增殖和分化。一个受精卵发育为初生婴儿，细胞数目增至约 10^{12} 个，长至成年约有 10^{14} 个，而成人体内每秒钟仍有数百万新细胞产生，以补偿血细胞、小肠黏膜细胞和上皮细胞的衰老和死亡。

一、细胞增殖

细胞增殖是通过细胞周期（Cell Cycle）来实现的，而细胞周期的有序运行是通过相关基因的严格监视和调控来保证的。细胞若无限制增长对个体来说意味着癌症，个体若无限制繁殖对地球来说则意味着灾难。一个大肠杆菌若按每 20 min 分裂一次，并保持这一速度，则两天后大肠杆菌的质量即可超过地球的质量。

（一）细胞增殖的类型

细胞增殖方式在不同生物中是不同的。在原核生物和植物中采用直接分裂（或无丝分裂，Amitosis）的方式；在动物界中采用间接分裂的方式，包括有丝分裂（Mitosis）和减数分裂（Meiosis）两种类型。

无丝分裂又称为直接分裂，由 R. Remark（1841 年）首次发现于鸡胚血细胞。无丝分裂表现为细胞核伸长，从中部缢缩，然后细胞质分裂，其间不涉及纺锤体形成及染色体变化，故称为无丝分裂。无丝分裂不仅发现于原核生物，同时也发现于高等动植物，如植物的胚乳细胞，动物的胎膜、间充组织及肌肉细胞等。

有丝分裂又称为间接分裂，由 E. Strasburger（1880 年）首次发现于植物及 W. Fleming（1882 年）首次发现于动物。有丝分裂的特点是有纺锤体染色体出现，子染色体被平均分配到子细胞，这种分裂方式普遍见于高等动植物。

减数分裂（Meiosis）是指染色体复制一次而细胞连续分裂两次的分裂方式，是高等动植物配子体形成的分裂方式。其特点是 DNA 复制一次，而细胞连续分裂两次，形成单倍体的精子和卵子，通过受精作用又恢复为二倍体。减数分裂过程中同源染色体间发生交换，使配子的遗传多样化，增加了后代的适应性，因此减数分裂不仅是保证生物种染色体数目稳定的机制，而且也是物种适应环境变化不断进化的机制。

（二）细胞周期

细胞周期（Cell Cycle）指由细胞第一次分裂结束到下一次细胞分裂结束所经历的过程，所需的时间叫细胞周期时间。细胞周期可分为分裂间期和分裂期两个阶段，也可分为四个阶段（图 2-7）：① G_1 期（Gap1，DNA 合成前期），指从有丝分裂完成到 DNA 复制之前的间隙时间；② S 期（Synthesis phase，DNA 合成期），指 DNA 复制的时期，只有在这一时期 H^3-TDR 才能掺入新合成的 DNA 中；③ G_2 期（Gap2，DNA 合成后期），指 DNA 复制完成到有丝分裂开始之前的一段时间；④ M 期又称 D 期（Mitosis or Division），细胞分裂开始到结束。

1. 分裂间期

（1）G_1 期。

G_1 期是从上一次细胞周期完成后开始的，形成两个细胞，此期的细胞物质代谢活跃，迅速合成 RNA 和蛋白质，为 DNA 复制作好物质和能量的准备。

细胞进入 G_1 期后，可能出现三种情况：① 增殖细胞，这种细胞能及时从 G_1 期进入 S 期，并保持旺盛的分裂能力，如消化道上皮细胞及骨髓细胞等。② 暂不增殖细胞（G_0 期），这种细胞进入 G_1 期后不立即转入 S 期，如损伤、手术等需要时，才进入 S 期继续增殖，如肝细胞等。③ 不增殖细胞，这种细胞进入 G_1 期后失去分裂能力，最后通过分化、衰老直到死亡，如神经细胞、成熟红细胞等。

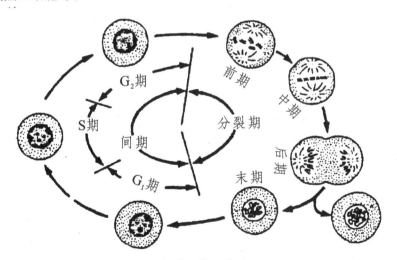

图 2-7　细胞周期示意图

（2）S 期。

这期的主要特点是复制 DNA，使 DNA 含量增加一倍，保持分裂后子细胞的 DNA 含量不变。细胞只要 DNA 复制一开始，增殖活动就会进行下去，直到分成两个子细胞。每条染色质丝都转变为由着丝点相连的两条染色质丝，同时，合成组蛋白、中心粒复制。S 期需几个小时。

（3）G₂期。

该期主要为有丝分裂做准备，中心粒已复制完毕，还合成 RNA 和微管蛋白等。G₂期比较恒定，需 1~1.5 小时。

2. 分裂期（M 期）

有丝分裂是一个连续变化的过程，主要表现在染色体的形成过程，它可分前期（Prophase）、前中期（Premetaphase）、中期（Metaphase）、后期（Anaphase）和末期（Telophase）等五个阶段。从时间上看，它只占整个细胞周期的 5%~10%，一般需 1~2 小时。

（1）前期。

前期的主要事件是：① 染色质凝缩；② 分裂极确立与纺锤体开始形成；③ 核仁解体；④ 核膜消失。

前期最显著的特征是染色质通过螺旋化和折叠，变短变粗，形成有固定数目和形状的染色体盘曲在核内，形成光学显微镜下可以分辨的染色体，每条染色体包含 2 个染色单体。人的染色体为 46 个，44 个为常染色体，2 个为性染色体。男性的染色体组型为 44+XY；女性为 44+XX。

（2）前中期。

前中期指由核膜解体到染色体排列到赤道面（Equatorial Plane）这一阶段。纺锤体微管向细胞内部侵入，与染色体的着丝点结合。着丝点处的分子马达使染色体向微管的负端移动。在光镜下可以看到，此时染色体既向一极移动也向另一极移动，是以振荡的方式移向纺锤体中部的。其原因是姊妹染色单体的着丝点都结合有微管和分子马达。

（3）中期。

中期指从染色体排列到赤道面上，到姊妹染色单体开始分向两极的一段时间。纵向观动物染色体呈辐射状排列。染色体移到细胞赤道平面，每条染色体已纵裂为两条单体，中间由着丝点相连。每对中心粒已移到细胞两极，由它发出微管分别与每个染色体的着丝点相连接，构成纺锤体。

（4）后期。

后期纺锤体微管收缩，姊妹染色单体分开并移向细胞两极，全部染色体分成相等的两群。与此同时，细胞中部逐渐缩窄。当子染色体到达两极后，标志这一时期结束。

后期可以分为两个方面：① 后期 A，指染色体向两极移动的过程。这是因为染色体着丝点微管在着丝点处去组装而缩短，在分子马达的作用下染色体向两极移动，体外实验证明即使在不存在 ATP 的情况下，染色体着丝点也有连接到正在去组装的微管上的能力，使染色体发生移动。② 后期 B，指两极间距离拉大的过程。这是因为一方面极体微管延长，结合在极体微管重叠部分的马达蛋白提供动力，推动两极分离，另一方面星体微管去组装而缩短，结合在星体微管正极的马达蛋白牵引两极距离加大。可见染色体的分离是在微管与分子马达的共同作用下实现的。

（5）末期。

末期指从子染色体到达两极，至形成两个新细胞为止的时期。在这个时期中，染色体逐渐解螺旋，重新出现染色质、核仁和核膜。细胞赤道部缩窄加深，最后形成两个子细胞。

二、细胞分化

在个体发育中，细胞后代在形态结构和功能上发生差异的过程称为细胞分化（Differentiation）。细胞分化不仅发生在胚胎发育中，而是在个体的一生都进行着，以补充衰老和死亡的细胞，如多能造血干细胞分化为不同血细胞的细胞分化过程。

（一）细胞的分化潜能

受精卵能够分化出各种细胞、组织，形成一个完整的个体，所以把受精卵的分化潜能称为全能性（Totipotent）。随着分化发育的进程，细胞逐渐丧失其分化潜能。从全能性到多能性，再到单能性，最后失去分化潜能成为成熟定型的细胞。

植物的枝、叶、根都有可能长成一株完整的植株，细胞培养的结果也证明即使高度分化的植物细胞也可以培养成一个完整的植株，因此可以说绝多数植物细胞具有全能性（图 2-8）。

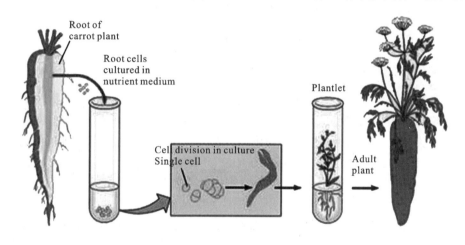

图 2-8　植物细胞的全能性

成熟动物细胞显然不具备全能性。其原因并非在细胞核而在细胞质，如大量的核移植实验证实，分化细胞的核仍保留完整的基因组 DNA。我国发育生物学家童第周 1978 年成功地将黑斑蛙成熟的细胞核移入去核的受精卵细胞内，培育出了蝌蚪。20 世纪 60 年代的爪蟾和 80 年代小鼠的核移植以及 90 年代末多利羊的诞生，都证明了分化细胞具有完整的基因组 DNA。

在人的一生中，皮肤、小肠和血液等组织需要不断地更新，这个任务是由干细胞完成的。干细胞是一类具有分裂和分化能力的细胞（图 2-9），多能干细胞可以分化出多种类型的细胞，但它不可能分化出足以构成完整个体的所有细胞，所以多能干细胞的分化潜能称为多能性（Pluripotent）。单能干细胞来源于多能干细胞，具有向特定细胞系分化的能力，也称为祖细胞（Progenitor）。

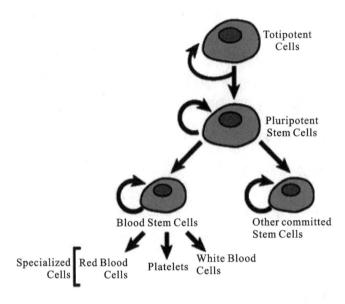

图 2-9 干细胞的分化潜能

（二）干细胞的特点

干细胞具有以下生物学特点：① 终生保持未分化或低分化特征；② 在机体中的数目、位置相对恒定；③ 具有自我更新能力；④ 能无限制地分裂增殖；⑤ 具有多向分化潜能，能分化成不同类型的组织细胞、造血干细胞、骨髓间充质干细胞、神经干细胞等，成体干细胞具有一定的跨系、甚至跨胚层分化的潜能；⑥ 分裂的慢周期性，绝大多数干细胞处于 G_0 期；⑦ 通过对称分裂和不对称分裂这两种方式分裂，前者形成两个相同的干细胞，后者形成一个干细胞和一个祖细胞。

根据干细胞的分化能力，可以分为全能干细胞、多能干细胞和单能干细胞。全能干细胞可以分化为机体内的任何一种细胞，直至形成一个复杂的有机体。多能干细胞可以分化为多种类型的细胞，如造血干细胞可以分化为 12 种血细胞。

有些文献中将分化潜能更广的细胞叫做多潜能干细胞（Pluripotent stem cell），如骨髓间充质干细胞；把向某一组织类型细胞分化的干细胞叫作多能干细胞（Multipotent stem cell），如前面提到的造血干细胞。单能干细胞只能分化为一种类型的细胞，而且自我更新能力有限。

知识拓展

器官再生与重建

狭义地讲，再生是指生物的器官损伤后，剩余的部分长出与原来形态功能相同的结构的现象，如壁虎的尾、蝾螈的肢、螃蟹的足，在失去后又可重新形成，海参可以形成全部内脏，水螅、蚯蚓、蜗虫等低等动物的每一段都可以形成一个完整的个体等等。但是从广义的角度来看，再生是生命的普遍现象，从分子、细胞到组织器官都具有再生现象。

再生的形式有两种，即生理性再生（即细胞更新，如人体内每秒中约有 600 万个新生的红细胞替代相同数量死亡的红细胞）和修复性再生（许多无脊椎动物用这种方式来形成失去的器官，如上述提到的壁虎的尾和螃蟹的肢）。

重建是人工实验条件下的特殊现象。如人为将水螅的一片组织分散成单个细胞。在悬液中，这些细胞重新聚集，在几天至几周以后，形成一条新的水螅。

关于再生存在着许多引人思索的问题：

（1）机体如何意识到失去的部分，又是如何知道丢失的部位及丢失的多少？即再生如何起始，如何控制？

（2）替代物来此何处？是剩余的原胚细胞、干细胞还是已分化的细胞又去分化的结果？

（3）原结构的重建是补充的新组织，还是由伤口处一些细胞增殖代替了缺失的结构？

现在普遍认为再生是细胞去分化、细胞迁移和细胞增殖的组合，而不是单纯的补充或增殖。如蝾螈的前肢被切除后，再生包括以下的过程：① 伤口处细胞的黏着性减弱，通过变形运动移向伤口，形成单层细胞封闭伤口。这层细胞称为顶帽或顶外胚层帽。② 顶帽下方的细胞，如骨细胞、软骨细胞、成纤维细胞、肌细胞和神经胶质细胞迅速去分化，形成胚芽。③ 胚芽内部缺氧，pH 下降，提高了溶酶体的活性，促进受伤组织的清除。④ 胚芽细胞加快分裂和生长，最后细胞又开始分化构成一个新的肢体。

从蝾螈断肢再生的实验发现：① 当臂神经被完全切除时不再发生断肢再生。这是因为神经能产生再生促进因子，其中有一种被鉴定为神经胶质生长因子（Glial Growth Factor，GGF）。② 利用视黄酸处理前臂断肢芽基，肢干将忽略已存在的肱骨、桡骨、尺骨，而形成一只从肱骨到指骨的完整手臂。说明视黄酸能干扰正常的位置信息，现在认为位置信息与同源异形基因的表达有关。

（三）胚胎干细胞

根据个体发育过程中出现的先后次序不同，干细胞又可分为胚胎干细胞和成体干细胞。胚胎干细胞（Embryonic Stem Cells，ESC）是指从胚胎内细胞团或原始生殖细胞筛选分离出的具有多能性或全能性的细胞，此外也可以通过体细胞核移植技术获得。

ESC 的用途主要有：① 克隆动物。由体细胞作为核供体进行克隆动物生产，虽然易于取材，但克隆动物个体中表现出严重的生理或免疫缺陷，而且多为致命性的。② 转基因动物。以 ESC 细胞作为载体，可大大加快转基因动物生产的速度，提高成功率。③ 组织工程。人工诱导 ESC 定向分化，培育出特定的组织和器官，用于医学治疗的目的。

第五节　细胞衰老与死亡

衰老（Aging，Senescence，Senility）又称老化，通常指生物发育成熟后，在正常情况下随着年龄的增加，机能减退，内环境稳定性下降，结构中心组分退行性变化，趋向死亡的不可逆的现象。衰老和死亡是生命的基本现象，衰老过程发生在生物界的整体水平、种群水平、个体水平、细胞水平以及分子水平等不同的层次。生命要不断地更新，种族要不断地繁衍。而这种过程就是在生与死的矛盾中进行的。至少从细胞水平来看，死亡是不可避免的。

身体衰老源于细胞衰老。基因衰老导致细胞衰老，细胞衰老导致组织、器官、整体衰老。不管是体内或体外培养的细胞，都存在着衰老和死亡，都具有一定的寿命轨迹。

一、细胞有一定的寿命——Hayflick 界限

任何体细胞都存在着衰老和死亡，都具有一定的寿命轨迹。Hayflick 界限是指关于细胞增殖与寿命是有限的观点。

1961 年 Hayflick 在体外培养人的体细胞时，发现细胞有一定寿命，它们的增殖能力是有一定界限的。在试验中，他比较成人肺和胎儿肺中的成纤维细胞的体外传代能力，结果表明前者只能传代 20 次，而后者可传代 50 次。这说明细胞增殖能力与个体年龄有关。为确定体外培养的人类体细胞衰老是由细胞本身还是培养环境的恶化所决定的，因此在进一步试验中，他将老年男人和年轻女人的细胞在同一环境中进行单独或混合培养，结果发现年老细胞在年轻细胞增殖旺盛时它就停止生长了。这说明决定细胞衰老的因素是在细胞内部而不是在外部环境。但究竟是细胞的哪个组成部分决定其细胞的衰老的，则需要进一步的试验来探究。接下来他把年轻细胞质与年老的完整细胞融合时，得到的细胞却不能分裂。相反，年老细胞质与年轻的完整细胞融合时，杂种细胞分裂能力与年轻细胞几乎相同。因此证明了是细胞核而不是细胞质决定着细胞的衰老。

细胞的生长、发育、衰老和死亡都是有一定的固有的生命轨迹和期限。Hayflick 界限证明人的体细胞由于受到那些抑制细胞增殖、促进细胞程序死亡的基因控制，平均只能传代 50次。有个非常重要的规律，如果人的细胞在体外培养已传代 20 次，这时若把细胞冻在液氮中，经过一两年后，使细胞复苏，重新生长繁殖，结果该细胞只能再传代 30 次。如果把这些细胞前后多次冷冻和复苏，它们总传代次数相加，仍然还是 50 次。50 次，这是一个不可改变的生命极限，且在任何次数的中断之后，仍保持着非常精确的延续性，不会因环境的剧变而忘记它已走过的生命轨迹。

二、细胞衰老的特征

（一）形态变化

衰老细胞的形态变化主要表现在细胞皱缩，膜通透性、脆性增加，核膜内折，细胞器数量特别是线粒体数量减少，胞内出现脂褐素等异常物质沉积，最终出现细胞凋亡或坏死（表2-4）。总体来说老化细胞的各种结构呈退行性变化。

表 2-4　衰老细胞的形态变化

细胞内容物	变化
核	增大、染色深、核内有包含物
染色质	凝聚、固缩、碎裂、溶解
质膜	黏度增加、流动性降低
细胞质	色素积聚、空泡形成
线粒体	数目减少、体积增大、mtDNA 突变或丢失
高尔基体	碎裂
尼氏体	消失
包含物	糖原减少、脂肪积聚
核膜	内陷

（二）分子水平的变化

衰老细胞会出现脂类、蛋白质和 DNA 等细胞成分损伤，细胞代谢能力降低，主要表现在以下几个方面。

（1）DNA：复制与转录受到抑制，但也有个别基因会异常激活，端粒 DNA 丢失，线粒体 DNA 特异性缺失，DNA 氧化、断裂、缺失和交联，甲基化程度降低。

（2）RNA：mRNA 和 tRNA 含量降低。

（3）蛋白质：合成下降，细胞内蛋白质发生糖基化、氨甲酰化、脱氨基等修饰反应，导致蛋白质稳定性、抗原性、可消化性下降，自由基使蛋白质肽断裂，交联而变性。氨基酸由左旋变为右旋。

（4）酶分子：活性中心被氧化，金属离子 Ca^{2+}、Zn^{2+}、Mg^{2+}、Fe^{2+} 等丢失，酶分子的二级结构、溶解度、等电点发生改变，总的效应是酶失活。

（5）脂类：不饱和脂肪酸被氧化，引起膜脂之间或与脂蛋白之间交联，膜的流动性降低。

三、细胞衰老的机理

关于细胞衰老的机理有许多不同的学说，概括起来主要有差错学派（Error theories）和遗传学派（Genetic /Programmed theories）两大类，前者强调衰老是由于细胞中的各种错误积累引起的，如代谢废物积累学说、自由基学说、体细胞突变与 DNA 修复学说等；后者强调衰老是遗传决定的自然演进过程，如程序性衰老（Programmed Senescence）、复制性衰老（Replicative Senescence）等学说。其实，现在看来这两者是相互统一的。

关于细胞衰老的学说目前所公认的是细胞程序死亡论。细胞程序死亡是指大多数细胞发育到一定阶段后出现正常的自然死亡。细胞程序死亡的现象普遍存在。两栖动物发育过程中，尾和腮都会自然及时消失。动物在乳腺的退化过程中，多数产奶的分泌型上皮细胞在几天内会消失。这都是通过细胞程序死亡而实现的。

一般的细胞程序死亡过程，最明显的形态学变化是细胞核内染色质浓缩，DNA 降解成寡聚核苷酸片段，这是细胞程序死亡的本质。

四、细胞死亡

多细胞生物个体的一生中，不断发生着构成身体的细胞的死亡。在生物体中，细胞死亡有两种，一是因环境因素突变或病原物入侵而死亡，称为病理死亡或细胞坏死（Cell Necrosis）；另一个是因个体正常生命活动的需要，一部分细胞必定在一定阶段死亡，称为细胞凋亡（Cell Apoptosis）。细胞凋亡是一个主动的由基因决定的自动结束生命的过程，常被称为细胞编程死亡。细胞凋亡普遍地存在于自然界中。

在细胞凋亡过程中，细胞质膜反折，包裹断裂的染色质片段或细胞器，然后逐渐分离，形成众多的凋亡小体（Apoptotic Bodies），凋亡小体则为邻近的细胞所吞噬。整个过程中，细胞质膜的整合性保持良好，死亡细胞的内容物不会逸散到胞外环境中去，因而不会引发炎症反应。相反，在细胞坏死时，细胞质膜发生渗漏，细胞内容物包括膨大和破碎的细胞器以及染色质片段，会释放到胞外，从而导致炎症反应。凋亡细胞中仍需要合成一些蛋白质，但是在坏死细胞中 ATP 和蛋白质的合成受阻或终止；凋亡细胞中核酸内切酶活化，导致染色质 DNA 在核小体连接部位断裂，形成约 200 bp 整数倍的核酸片段，凝胶电泳图谱呈梯状，相反，在细胞坏死时，染色质 DNA 的凝胶电泳图谱呈带状。细胞凋亡和细胞坏死的主要区别特征见表 2-5。

表 2-5　细胞凋亡和细胞坏死的区别

区别点	细胞凋亡	细胞坏死
起因	生理或病理性	病理性变化或剧烈损伤
范围	单个散在细胞	大片组织或成群细胞
细胞膜	保持完整，一直到形成凋亡小体	破损
染色质	凝聚在核膜下呈半月状	呈絮状
细胞器	无明显变化	肿胀、内质网崩解
细胞体积	固缩变小	肿胀变大
凋亡小体	有，被邻近细胞或巨噬细胞吞噬	无，细胞自溶，残余碎片被巨噬细胞吞噬
基因组 DNA	有控降解，电泳图谱呈梯状	随机降解，电泳图谱呈涂抹状
蛋白质合成	有	无
调节过程	受基因调控	被动进行
炎症反应	无，不释放细胞内容物	有，释放内容物

细胞凋亡的发生过程，在形态学上可分为以下三个阶段。

（1）凋亡的起始：细胞表面的特化结构如微绒毛消失，细胞间接触消失，但细胞膜依然完整；线粒体大体完整，但核糖体逐渐从内质网上脱离，内质网囊腔膨胀，并逐渐与质膜融合；染色质固缩，形成新月形帽状结构等形态，沿着核膜分布。

（2）凋亡小体的形成：核染色质断裂为大小不等的片段，与某些细胞器如线粒体一起聚集，为反折的细胞质膜所包围。细胞表面产生了许多泡状或芽状突起，逐渐形成单个的凋亡小体。

（3）凋亡小体逐渐为邻近的细胞吞噬并消化。

凋亡细胞的生化特征之一就是在凋亡细胞中转谷氨酰胺酶 tTG（tissue Transglutaminase）积累并达到较高水平。tTG 是依赖于钙离子的酶，在正常细胞中，由于 Ca^{2+} 浓度较低，tTG 的活性较低，当凋亡起始时，Ca^{2+} 浓度上升，而使 tTG 活化，其作用是保持凋亡小体的完整性，防止有害物质的逸出。凋亡细胞的生化特征还有就是形成大小为 180~200 bp 特征性的梯状 DNA。

细胞凋亡和细胞增殖都是生命的基本现象，是维持体内细胞数量动态平衡的基本措施。在胚胎发育阶段通过细胞凋亡清除多余的和已完成使命的细胞，保证了胚胎的正常发育；在成年阶段通过细胞凋亡清除衰老和病变的细胞，保证了机体的健康。和细胞增殖一样，细胞凋亡也是受基因如 *Caspase* 家族、*ICE*、*Apaf-1*、*Bcl-2*、*Fas/APO-1*、*c-myc*、*p53*、*ATM* 等基因的精确调控过程。

第六节　细胞的研究方法

一、细胞形态的观察——显微技术

显微镜是观察细胞的主要工具。根据光源不同，显微镜可分为光学显微镜和电子显微镜两大类。前者以可见光（紫外线显微镜以紫外光）为光源，后者则以电子束为光源。表 2-6 为不同光源的波长。

表 2-6　不同光源的波长

名　称	可见光	紫外光	X 射线	α射线	电子束	
					0.1 Kv	10 Kv
波长/nm	390~760	13~390	0.05~13	0.005~1	0.123	0.012 2

（一）光学显微镜

1. 普通光学显微镜（Ordinarg Optical Microscope）

普通光线的波长为 400~700 nm，因此显微镜分辨率数值不会小于 0.2 μm，人眼的分辨率是 0.2 mm，所以一般显微镜设计的最大放大倍数通常为 1 000×。

2. 荧光显微镜（Fluorescence Microscope，FM）

细胞中有些物质，如叶绿素等，受紫外线照射后可发出荧光；另有一些物质本身虽不能发出荧光，但如果用荧光染料或荧光抗体染色后，经紫外线照射亦可发出荧光，荧光显微镜就是对这类物质进行定性和定量研究的工具之一。

该显微镜的特点有：① 光源为紫外线，波长较短，分辨率高于普通显微镜；② 有两个特殊的滤光片；③ 照明方式通常为落射式，即光源通过物镜投射于样品上。

该显微镜用于观察能激发出荧光的结构。常用于免疫荧光观察、基因定位、疾病诊断等。

3. 激光共聚焦扫描显微镜（Laser Confocal Scanning Microscope，LCSM）

激光共聚焦扫描显微镜是采用激光作扫描光源，逐点、逐行、逐面快速扫描成像，扫描的激光与荧光收集共用一个物镜，物镜的焦点即扫描激光的聚焦点，也是瞬时成像的物点。由于激光束的波长较短，光束很细，所以共焦激光扫描显微镜有较高的分辨率，大约是普通光学显微镜的 3 倍。系统经一次调焦，扫描限制在样品的一个平面内。调焦深度不一样时，就可以获得样品不同深度层次的图像，这些图像信息都可储于计算机内，通过计算机分析和模拟，就能显示细胞样品的立体结构。

激光共聚焦扫描显微镜既可以用于观察细胞形态，也可以用于细胞内生化成分的定量分析、光密度统计以及细胞形态的测量。

4. 暗视野显微镜（Dark Field Microscope，DFM）

暗视野显微镜的聚光镜中央有挡光片，使照明光线不直接进入物镜，只允许被标本反射和衍射的光线进入物镜，因而视野的背景是黑的，物体的边缘是亮的。利用这种显微镜能见到小至 4~200 nm 的微粒子，分辨率可比普通显微镜高 50 倍。

5. 相差显微镜（Phase Contrast Microscope，PCM）

相差显微镜由 P. Zernike 于 1932 年发明，并因此获得 1953 年诺贝尔物理奖。这种显微镜最大的特点是可以观察未经染色的标本和活细胞。

相差显微镜的基本原理是，把透过标本的可见光的光程差变成振幅差，从而提高了各种结构间的对比度，使各种结构变得清晰可见。光线透过标本后发生折射，偏离了原来的光路，同时被延迟了 $1/4\lambda$（波长），如果再增加或减少 $1/4\lambda$，则光程差变为 $1/2\lambda$，两束光合轴后干涉加强，振幅增大或减小，提高反差。

6. 偏光显微镜（Polarizing Microscope，PM）

偏光显微镜用于检测具有双折射性的物质，如纤维丝、纺锤体、胶原、染色体等。偏光显微镜和普通显微镜不同的是：其光源前有偏振片（起偏器），使进入显微镜的光线为偏振光，镜筒中有检偏器（一个偏振方向与起偏器垂直的起偏器），这种显微镜的载物台是可以旋转的，当载物台上放入单折射的物质时，无论如何旋转载物台，由于两个偏振片是垂直的，显微镜里也看不到光线；而放入双折射性物质时，由于光线通过这类物质时发生偏转，因此旋转载物台便能检测到这种物质。

7. 微分干涉差显微镜（Differential Interference Contrast Microscope，DICM）

1952 年，Nomarski 在相差显微镜原理的基础上发明了微分干涉差显微镜。微分干涉差显微镜又称 Nomarski 相差显微镜（Nomarki contrast microscope），其优点是能显示结构的三维立体投影影像。与相差显微镜相比，其标本可略厚一点，折射率差别更大，故影像的立体感更强。

微分干涉差显微镜的物理原理完全不同于相差显微镜，技术设计要复杂得多。DICM 利用的是偏振光，有四个特殊的光学组件：偏振器（polarizer）、DIC 棱镜、DIC 滑行器和检偏器（analyzer）。偏振器直接装在聚光系统的前面，使光线发生线性偏振。在聚光器中则安装了石英 Wollaston 棱镜，即 DIC 棱镜，此棱镜可将一束光分解成偏振方向不同的两束光（x 和 y），二者成一小夹角。聚光器将两束光调整成与显微镜光轴平行的方向。最初两束光相位一致，在穿过标本相邻的区域后，由于标本的厚度和折射率不同，引起两束光发生了光程差。在物镜的后焦面处安装了第二个 Wollaston 棱镜，即 DIC 滑行器，它把两束光波合并成一束。这时两束光的偏振面（x 和 y）仍然存在。最后光束穿过第二个偏振装置，即检偏器。在光束形成目镜 DIC 影像之前，检偏器与偏光器的方向成直角。检偏器将两束垂直的光波组合成具有相同偏振面的两束光，从而使二者发生干涉。x 波和 y 波的光程差决定着透光的多少。光程差值为 0 时，没有光穿过检偏器；光程差值等于波长一半时，穿过的光达到最大值。于是在灰色的背景上，标本结构呈现出亮暗差。为了使影像的反差达到最佳状态，可通过调节 DIC 滑行器的纵行微调来改变光程差，光程差可改变影像的亮度。调节 DIC 滑行器可使标本的细微结构呈现出正或负的投影形象，通常是一侧亮，而另一侧暗，这便造成了标本的人为三维立体感，类似大理石上的浮雕。

DICM 显微镜使细胞的结构，特别是一些较大的细胞器，如核、线粒体等，立体感特别强，适合于显微操作。目前像基因注入、核移植、转基因等的显微操作常在这种显微镜下进行。

8. 倒置显微镜（Inverse Microscope，IM）

倒置显微镜组成和普通显微镜一样，只不过物镜与照明系统颠倒，前者在载物台之下，后者在载物台之上，用于观察培养的活细胞，具有相差物镜。

进入 20 世纪 80 年代以来，光学显微镜的设计和制作又有了很大的发展，其发展趋势主要表现为注重实用性和多功能方面的改进。在装配设计上趋于采用组合方式，集普通光镜加相差、荧光、暗视野、DIC、摄影装置等于一体，从而操作灵活，使用方便。

（二）电子显微镜

1. 透射电子显微镜（Transmission Electron Microscope，TEM）

在光学显微镜下无法看清小于 0.2 μm 的细微结构，这些结构称为亚显微结构（Submicroscopic Structures）或超微结构（Ultramicroscopic Structures；Ultrastructures）。要想看清这些结构，就必须选择波长更短的光源，以提高显微镜的分辨率。1932 年 Ruska 发明了以电子束为光源的透射电子显微镜，电子束的波长要比可见光和紫外光短得多，并且电子束的波长与发射电子束的电压平方根成反比，也就是说电压越高波长越短。目前 TEM 的分辨率可达 0.2 nm。

电子显微镜与光学显微镜的成像原理基本一样，所不同的是前者用电子束作光源，用电磁场作透镜。另外，由于电子束的穿透力很弱，因此用于电镜的标本须制成厚度 50 nm 左右的超薄切片。这种切片需要用超薄切片机（Ultramicrotome）制作。电子显微镜的放大倍数最高可达近百万倍。电子显微镜由电子照明系统、电磁透镜成像系统、真空系统、记录系统、电源系统等 5 部分构成。

2. 扫描电子显微镜（Scanning Electron Microscope，SEM）

扫描电子显微镜于 20 世纪 60 年代问世，用来观察标本的表面结构。其工作原理是用一束极细的电子束扫描样品，在样品表面激发出次级电子，次级电子的多少与电子束的入射角有关，也就是说与样品的表面结构有关。次级电子由探测体收集，并在那里被闪烁器转变为光信号，再经光电倍增管和放大器转变为电信号来控制荧光屏上电子束的强度，显示出与电子束同步的扫描图像。图像为立体形像，反映了标本的表面结构。为了使标本表面发射出次级电子，标本在固定、脱水后，要喷涂上一层重金属微粒，重金属在电子束的轰击下发出次级电子信号。

目前扫描电镜的分辨率为 6~10 nm，人眼能够区别荧光屏上两个相距 0.2 mm 的光点，因此扫描电镜的最大有效放大倍率为 0.2 mm/10 nm=20 000×。

3. 扫描隧道显微镜（Scanning Tunneling Microscope，STM）

扫描隧道显微镜由 Binnig 等 1981 年发明，根据量子力学原理中的隧道效应而设计。当原子尺度的针尖在不到一个纳米的高度上扫描样品时，此处电子云重叠，外加一电压（2 mV~2 V），针尖与样品之间则产生隧道效应而有电子逸出，形成隧道电流。电流强度和针尖与样品间的距离有函数关系，当探针沿物质表面按给定高度扫描时，因样品表面原子凹凸不平，使探针与物质表面间的距离不断发生改变，从而引起电流不断发生改变。将电流的这种改变图像化即可显示出原子水平的凹凸形态。扫描隧道显微镜的分辨率很高，横向为 0.1~0.2 nm，纵向可达 0.001 nm。它的优点是三态（固态、液态和气态）物质均可进行观察，而普通电镜只能观察制作好的固体标本。

利用扫描隧道显微镜可直接观察生物大分子，如 DNA、RNA 和蛋白质等分子的原子布阵，以及某些生物结构如生物膜、细胞壁等的原子排列。

二、细胞组分的分析——生物化学与分子生物学技术

（一）细胞化学技术

组织化学或细胞化学染色（Histochemical or Cytochemical Staining）是利用染色剂可同细胞的某种成分发生反应而着色的原理，对某种成分进行定性或定位研究的技术。利用这种方法对细胞的各种成分几乎都能显示，包括有无机物、醛、蛋白质、糖类、脂类、核酸、酶等。

在该方法中，固定细胞是非常重要的阶段。固定的目的是将细胞的结构和化学物质双重地保存下来。固定细胞的方法有：

（1）物理固定：如血膜空气快速干燥、冷冻干燥或直接冷冻切片。

（2）化学固定：如甲醇、乙醇、丙酮、甲醛、戊二醛和锇酸等试剂均能对细胞结构和其中的某些化学物质加以固定保存。不同化学试剂所保存的化学成分、对酶活性的影响、保存结构的细腻度均不相同。因此，要根据实验要求和组化反应，选择最佳的固定方法和固定剂。如显示多糖常用乙醇固定，而显示酶类多用甲醛-丙酮缓冲液固定。

在该方法中，所使用的显示方法有以下几种：

① 金属沉淀法：利用金属化合物在反应过程中生成有色沉淀，借以辨认所检查的物质

或酶活性。如磷酸酶分解磷酸酯底物后，反应产物可最终生成 CoS 或 PbS 有色沉淀，从而显示出酶活性。

② 偶氮偶联法：酚类化合物与偶氮染料结合后可以形成耐晒染料。

③ Schiff 反应：细胞中的醛基可使 Schiff 试剂中的无色品红变为红色。这种反应通常用于显示糖和脱氧核糖核酸（Feulgen 反应）。

④ 联苯胺反应：过氧化物酶可分解 H_2O_2，产生新生氧，后者再将无色的联苯胺氧化成联苯胺蓝，进而变成棕色化合物。

⑤ 普鲁士蓝反应：三价铁可与酸性亚铁氰化钾作用，形成普鲁士蓝。

⑥ Formazane 反应：显示脱氢酶。

⑦ "Nadi" 反应：显示细胞色素氧化酶。

⑧ 脂溶染色法：借苏丹染料溶于脂类而使脂类显色。

⑨ 茚三酮反应：显示蛋白质。

（二）免疫细胞化学

免疫细胞化学（Immunocytochemistry）是根据免疫学原理，利用抗体同特定抗原专一结合，对抗原进行定位测定的技术。抗原主要为大分子或与大分子相结合的小分子，抗体则是由浆细胞针对特定的抗原分泌的 γ 球蛋白。如果将抗体结合上标记物，再与组织中的抗原发生反应，即可在光镜或电镜下显示出该抗原存在于组织中的部位。

常用的标记物有荧光素和酶。荧光素标记的称为免疫荧光法（Immunofluorescent Technique），常用的荧光素有异硫氰酸荧光素（Fluorescein Isothiocyanate）、罗丹明（Rhodamine）等。酶标记的称为酶标免疫法（Enzyme-labeled Antibody Method），常用的酶有辣根过氧化物酶（Horseradish Peroxidase）。酶与底物发生反应后形成不透明的沉积物，从而显示出抗原存在的部位。

抗体与抗原的结合方法可分为直接法和间接法两种。直接法是将带有标记的抗体与抗原反应，从而显示出抗原存在的部位；而间接法则是在抗体抗原初级反应的基础上，再用带标记的次级抗体同初级抗体反应，从而使初级反应得到放大，显示增强。

（三）显微光谱分析技术

细胞中有一些成分具有特定的吸收光谱，如核酸、蛋白质、细胞色素、维生素等都有自己特征性的吸收曲线。其中，核酸的吸收波长为 260 nm，而蛋白质的吸收波长则为 280 nm。有的成分经组织化学染色后，对可见光可有特定的吸收光谱。根据细胞成分所具有的这种特性，可利用显微分光光度计对某些成分进行定位、定性，甚至定量测定。

（四）放射自显影术

放射自显影术（Radioautography，Autoradiography）用于研究标记化合物在机体、组织和细胞中的分布、定位、排出以及合成、更新、作用机理、作用部位等。其原理是将放射性同位素（如 ^{14}C 和 ^3H）标记的化合物导入生物体内，经过一段时间后，将标本制成切片或涂片，并涂上卤化银乳胶，经一定时间的放射性曝光，组织中的放射性即可使乳胶感光。然后经过显影、定影处理，显示还原的黑色银颗粒，即可得知标本中标记物的准确位置和数量。

放射自显影的切片还可再用染料染色，这样便可在显微镜下对标记上放射性的化合物进行定位或相对定量测定。

这种技术与电镜样品处理，则为电镜放射自显影。

由于有机大分子均含有碳、氢原子，故实验室一般常选用 ^{14}C 和 ^{3}H 标记。^{14}C 和 ^{3}H 均为弱放射性同位素，半衰期长，^{14}C 为 5 730 年，^{3}H 为 12.5 年。一般常用 ^{3}H 胸腺嘧啶脱氧核苷（^{3}H-TDR）来显示 DNA，用 ^{3}H 尿嘧啶核苷（^{3}H-UDR）来显示 RNA；用 ^{3}H 氨基酸研究蛋白质，用 ^{3}H 甘露糖、^{3}H 岩藻糖等研究多糖。

（五）分子杂交技术

分子杂交技术（Molecular Hybridization）是在研究 DNA 分子复性变化基础上发展起来的一种技术。其原理是，具有互补核苷酸序列的两条单链核苷酸分子片段，可在适当条件下通过氢键结合，形成 DNA-DNA、DNA-RNA 或 RNA-RNA 杂交的双链分子。这种技术可用来测定单链分子核苷酸序列间是否具有互补关系。

该技术常用的有以下几种方法：

1. 原位杂交（ *in situ* hybridization ）

该方法用来检测染色体上的特殊 DNA 序列。最初是使用带放射性的 DNA 探针，通过放射自显影来显示位置。后来又发明了免疫探针法，将探针核苷酸的侧链加以改造，探针杂交后，其侧链可被带有荧光标记的抗体所识别，从而显示出位置。

2. Southern 杂交

Southern 杂交是体外分析特异 DNA 序列的方法。操作时先用限制性内切酶将核 DNA 或线粒体 DNA 切成 DNA 片段，经凝胶电泳分离后，转移到醋酸纤维薄膜上，再用标记的探针杂交，通过放射自显影，即可辨认出与探针互补的特殊核苷序列。

（六）PCR 技术

聚合酶链式反应（Polymerase Chain Reaction，PCR）用于在体外将微量的目标 DNA 大量扩增，以便进行分析。

反应体系包括：① 样品 DNA。② 引物（primer），是人工合成的一对寡核苷酸链（约 15~20 个核苷酸），用于扩增夹在双引物与模板 DNA 互补区之间的区域。③ 4 种 dNTP。④ *Taq* DNA 聚合酶，是从一种嗜热水生菌（ *Thermus aquaticus* ）中分离出来的。此酶最适作用温度为 75~80 ℃，但短时间在 95 ℃下不失活。⑤ 适宜的缓冲体系和适量的 Mg^{2+}。

PCR 反应过程分为以下几步。① 变性：将反应液置于 PCR 仪中，提高温度（90~95℃）使 DNA 双链解离。② 复性：降温（60℃左右）退火，使引物与模板结合；③ 延伸：升温度至 70~75℃，在引物的引导下合成模板单链的互补链，从而形成 DNA 双链片段。④ 重复上述"变性—复性—延伸"的过程。最初几次循环中形成的长链 DNA 较多，但随着反应的进行，长链 DNA 则以算术级数增加，而夹在两个引物之间的目标 DNA 则以指数级数增长，经大约 20~30 次循环后，扩增产物中主要是目标 DNA。

（七）细胞分离技术

1. 细胞离心技术

离心是研究如细胞核、线粒体、高尔基体、溶酶体和微体，以及各种大分的子基本手段。一般认为，转速为 10~25 kr/min 的离心机称为高速离心机；转速超过 25 kr/min，离心力大于 89 kg 者称为超速离心机。目前超速离心机的最高转速可达 100 kr/min，离心力超过 500 kg。

1）差速离心（Differential Centrifugation）

差速离心是在密度均一的介质中由低速到高速逐级离心，用于分离不同大小的细胞和细胞器。

在差速离心中细胞器沉降的顺序依次为：细胞核、线粒体、溶酶体与过氧化物酶体、内质网与高尔基体，最后为核蛋白体。

由于各种细胞器在大小和密度上相互重叠，而且某些慢沉降颗粒常常被快沉降颗粒裹到沉淀块中，一般重复 2~3 次效果会好一些。

差速离心只用于分离大小悬殊的细胞，更多用于分离细胞器。通过差速离心可将细胞器初步分离，常需进一步通过密度梯离心再行分离纯化。

2）密度梯度离心（Density Gradient Centrifugation）

该方法用一定的介质在离心管内形成一连续或不连续的密度梯度，将细胞混悬液或匀浆置于介质的顶部，通过重力或离心力场的作用使细胞分层、分离。这类分离又可分为速度沉降和等密度沉降平衡两种。密度梯度离心常用的介质为氯化铯、蔗糖和多聚蔗糖。分离活细胞的介质要求：① 能产生密度梯度，且密度高时，黏度不高；② pH 中性或易调为中性；③ 浓度大时渗透压不大；④ 对细胞无毒。

（1）速度沉降。

速度沉降（Velocity Sedimentation）主要用于分离密度相近而大小不等的细胞或细胞器。这种方法所采用的介质密度较低，介质的最大密度应小于被分离生物颗粒的最小密度。

生物颗粒（细胞或细胞器）在十分平缓的密度梯度介质中按各自的沉降系数以不同的速度沉降而达到分离。

（2）等密度沉降。

等密度沉降（Isopycnic Sedimentation）适用于分离密度不等的颗粒。细胞或细胞器在连续梯度的介质中经足够大的离心力和足够长的时间，则沉降或漂浮到与自身密度相等的介质处，并停留在那里达到平衡，从而将不同密度的细胞或细胞器分离。

等密度沉降通常在较高密度的介质中进行。介质的最高密度应大于被分离组分的最大密度，而且介质的梯度要求有较高的陡度，不能太平缓。再者，这种方法所需要的力场通常比速率沉降法大 10~100 倍，故往往需要高速或超速离心，离心时间也较长。大的离心力、长的离心时间都对细胞不利。大细胞比小细胞更易受高离心力的损伤，而且停留在等密度介质中的细胞比处在移动中的细胞易受到更大的损伤。因此，这种方法适于分离细胞器，而不太适于分离和纯化细胞。

2. 流式细胞术

流式细胞术是对单个细胞进行快速定量分析与分选的一门技术。在分析或分选过程中，包在鞘液中的细胞通过高频振荡控制的喷嘴，形成包含单个细胞的液滴，在激光束的照射下，这些细胞发出散射光和荧光，经探测器检测，转换为电信号，送入计算机处理，输出统计结果，并可根据这些性质分选出高纯度的细胞亚群，分离纯度可达99%（图2-10）。包被细胞的液流称为鞘液，所用仪器称为流式细胞计（Flow Cytometer）。

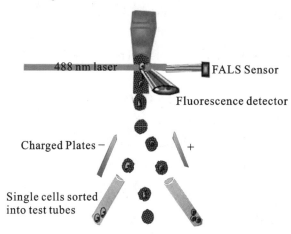

图 2-10　用流式细胞计分选细胞

3. 细胞电泳

在一定 pH 值下细胞表面带有净的正或负电荷，能在外加电场的作用下发生泳动，这种现象称为细胞电泳（Cell Electrophoresis）。引起细胞电泳的电位值称为ξ电位。

各种细胞或处于不同生理状态的同种细胞荷电量有所不同，故在一定的电场中的泳动速度不同。在恒定的电场条件下，同种细胞的电泳速度相当稳定，因而可通过测定电泳速度来推算出细胞的ξ电位。ξ电位常因细胞生理状态和病理状态而异，因此在诊断疾病上有一定价值。此外，由于不同类型的细胞在电场中的泳动速度不同，细胞电泳尚可用来分离不同种类的细胞，例如可把淋巴细胞与造血细胞分开。

三、细胞培养与细胞融合

（一）细胞培养

高等生物是由多细胞构成的整体，在整体条件下要研究单个细胞或某一群细胞在体内（*in vivo*）的功能活动是十分困难的。但是如果把活细胞拿到体外（*in vitro*）培养进行观察和研究，则要方便得多。活细胞离体后要在一定的生理条件下才能存活和进行生理活动，特别是高等动植物细胞要求的生存条件极其严格，稍有不适就会死亡。所以细胞培养技术（Cell Culture）就是选用最佳生存条件对活细胞进行培养和研究的技术。

动物细胞的生存环境与植物细胞差别很大，因而二者的培养方法很不相同。下面主要对动物细胞的培养进行详细介绍。

动物细胞培养方式大致可分为两种：一种是群体培养（Mass Culture），即将含有一定数量细胞的悬液置于培养瓶中，让细胞贴壁生长，汇合后形成均匀的单细胞层；另一种是克隆培养（Clonal Culture），即将高度稀释的游离细胞悬液加入培养瓶中，各个细胞贴壁后，彼此距离较远，经过生长增殖，每一个细胞形成一个细胞集落，称为克隆（Clone）。一个细胞克隆中的所有细胞均来源于同一个祖先细胞。此外，为了制取细胞产品而设计了转鼓培养法，该方法使用大容量的圆培养瓶，在培养过程中不断地转动，使培养的细胞始终处于悬浮状态之中而不贴壁。

表 2-7 为实验室中常用的几种细胞系。

表 2-7　实验室中常用的几种细胞系

细胞系名称	细胞类型	来源
3T3	成纤维细胞	小鼠
HeLa	宫颈癌上皮细胞	人
BHK21	成纤维细胞	叙利亚仓鼠
PtKl	上皮细胞	袋鼠
L6	成肌细胞	大鼠
PCI2	嗜铬细胞	大鼠
SP2	浆细胞	小鼠
SP2 / 0	骨髓瘤浆细胞	小鼠
CHO	卵巢细胞	中国地鼠

正常细胞培养的世代数有限，如人胚成纤维细胞可传 30~50 代，相当于 150~300 个细胞增殖周期。癌细胞和发生转化的细胞则能无限培养下去，所谓转化是指正常细胞在某种因子的作用下发生突变而具有癌性的细胞。目前世界上许多实验室所广泛选用的 HeLa 细胞系就是 1951 年从一位名叫 Henrietta Lacks 的妇女身上取下的宫颈癌细胞培养而成，此细胞系一直沿用至今。

下面是有关细胞培养的几个概念。

（1）原代培养（Primary Culture）：也叫初代培养，指直接从体内取出的细胞、组织和器官进行的第一次的培养物。一旦已进行传代培养（Subculture）的细胞，便不再称为原代培养，而改称为细胞系。

（2）传代（Passage）：将细胞从一个培养瓶转移到另外一个培养瓶即称为传代或传代培养。培养细胞的"一代"，不表示细胞分裂一次，而是指培养细胞从接种到再次转移培养的过程。在一次传代培养中，细胞能倍增 3~6 次。

（3）细胞系（Cell Line）：原代培养物成功传代后，则称之为细胞系。如细胞系的生存期有限，则称之为有限细胞系（Finite Cell Line）；已获无限繁殖能力能持续生存的细胞系，称连续细胞系或无限细胞系（Infinite Cell Line）。无限细胞系大多已发生异倍化，具异倍体核型，有的可能已成为恶性细胞，因此本质上已是发生转化的细胞系。无限细胞系有的只有永生性（或不死性），但仍保留接触抑制和无异体接种致癌性；有的不仅有永生性，异体接种也有致瘤性。

（4）细胞株（Cell Strain）：通过选择法或克隆形成法从原代培养物或细胞系中获得的

具有特殊性质或标志的细胞群称为细胞株。细胞株的特殊性质或标志必须在整个培养期间始终存在。再由原细胞株进一步分离培养出与原株性状不同的细胞群，亦可称之为亚株（Substrain）。

（5）克隆（Clone）：亦称无性繁殖系或简称无性系。对细胞来说，克隆是指由同一个祖先细胞通过有丝分裂产生的遗传性状一致的细胞群。

（6）二倍体细胞（Diploid Cells）：染色体数目与原供体二倍细胞染色体数相同或基本相同（2n 细胞占 75% 或 80% 以上）的细胞群。二倍体细胞在正常情况下具有限生命期，故属有限细胞系。

（二）细胞融合

通过培养和诱导，两个或多个细胞合并成一个双核或多核细胞的过程称为细胞融合（Cell Fusion）或细胞杂交（Cell Hybridization）。

同种细胞在培养时 2 个靠在一起的细胞自发合并，称自发融合；异种间的细胞必须经诱导剂处理才能融合，称诱发融合。

诱导细胞融合的方法有三种：生物方法（病毒）、化学方法（聚乙二醇 PEG）以及物理方法（电激和激光）。某些病毒如：仙台病毒、副流感病毒和新城鸡瘟病毒的被膜中有融合蛋白（Fusion Protein），可介导病毒同宿主细胞融合，也可介导细胞与细胞的融合，因此可以用紫外线灭活此类病毒诱导的细胞融合。化学和物理方法可造成膜脂分子排列的改变，去掉作用因素之后，质膜恢复原有的有序结构，在恢复过程中便可诱导相接触的细胞发生融合。

细胞融合不仅可用于基础研究，而且还有重要的应用价值，在植物育种方面已经成功的有萝卜＋甘蓝、粉蓝烟草＋郎氏烟草、番茄＋马铃薯等。

单克隆抗体技术是细胞杂交技术的成功应用，正常 B 淋巴细胞（如小鼠脾细胞）具有分泌特异抗体的能力，但不能在体外长期培养；瘤细胞（如骨髓瘤）可以在体外长期培养，但不分泌特异抗体。于是英国人 Kohler 和 Milstein 于 1975 将两种细胞杂交而创立了单克隆抗体技术，获 1984 年诺贝尔奖。

人工诱导小鼠脾细胞和骨髓瘤细胞融合后，细胞将以多种形式出现，如脾细胞-瘤细胞、脾细胞-脾细胞、瘤细胞-瘤细胞、细胞多聚体、未融合的脾细胞和瘤细胞等，其中只有脾细胞-瘤细胞的融合体是有用的。正常的脾细胞在培养基中存活仅 5~7 天，无需特别筛选，细胞多聚体形也容易死去，关键问题是要去除未融合的瘤细胞。选择的培养基具有 3 种关键成分：次黄嘌呤（Hypoxanthine）、氨甲蝶呤（Aminopterin）和胸腺嘧啶核苷（Thymidine），故名 HAT 培养基。这种培养基通过抑制瘤细胞的核苷酸合成，达到去除未融合瘤细胞的目的。细胞有两条基本途径合成嘌呤核苷酸：一条是从磷酸核糖、氨基酸、CO_2 和 NH_3 等化合物开始，叶酸是重要的辅酶，而氨甲蝶呤是叶酸的拮抗剂，可阻断瘤细胞通过这一途径合成核苷酸。另一条途径是利用已存在的碱基，经特异的磷酸核糖转移酶催化合成核苷酸；如次黄嘌呤经过次黄嘌呤磷酸核糖转移酶（HGPRT）转变为嘌呤核苷酸。融合所用的瘤细胞是选择出来的 HGPRT 缺陷细胞株，因此不能在 HAT 培养基中生长，而且不合成或不分泌免疫球蛋白。只有融合细胞具有亲代双方的遗传性能，可在 HAT 培养基中长期存活与繁殖并分泌抗体。杂交瘤细胞选择成功后，还需要将细胞稀释为单个培养，用 ELISA 法鉴定和选择高分泌特异抗体的杂交瘤克隆（图 2-11）。

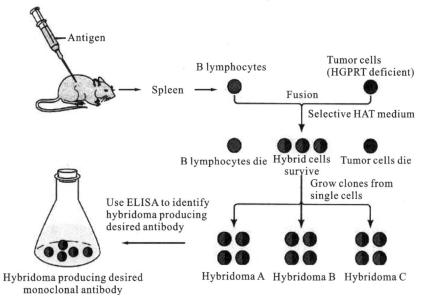

The Production of Monoclong! Antibodies

图 2-11 单克隆抗体技术

第三章　基础医学微生物

第一节　微生物概述

我们生活在一个充满微生物的世界里，空气中、桌子上、书籍里都有许多看不见的生物体存在，甚至在人身上也有数不清的微小生物。在这众多的微生物中，多数是人类生存的益友，它为人类提供各种各样的食物、饮料，甚至在金属冶炼中也有它的功绩；但是，有少数微生物可造成人类疾病的流行、动植物死亡、食品腐败变质，直接或间接危及人类的安全。让我们走进微生物的神秘世界，去探究它的奥秘吧。

一、微生物的基本概念

微生物（Microoganism）是广泛存在于自然界中的一类肉眼不能直接看见而必须借助光学显微镜或电子显微镜放大数百倍、数千倍甚至数万倍才能观察到的微小生物。它们广泛存在于自然界中，与人类关系密切。

微生物在自然界中的分布极其广泛，空气、土壤、水、物体表面、人和动物的体表以及与外界相通的腔道，均有种类不同、数量不等的微生物存在。绝大多数微生物对人类、动物和植物是有益无害的，有些甚至是必需的。自然界的物质循环要靠微生物的代谢活动来进行，没有微生物，植物就不能进行新陈代谢，人和动物也将无法生存。目前，人类已充分利用微生物，农业方面开辟了以菌造肥、以菌催长、以菌防病、以菌治病的农业增产新途径，工业方面以菌探矿、以菌开采、以菌冶炼、以菌制药，生活中以菌酿酒、以菌制醋、以菌防污等应用日趋广泛。人体身上的微生物亦有消化、营养、防病等作用，微生物与我们的日常生活、衣食住行、政治经济、未来发展有着极其密切的关系。因此，自然界中广泛存在着的各种微生物并不可怕，人们不应把微生物同疾病、死亡和灾难联系在一起而产生恐惧心理。

当然，微生物中确有一小部分可引起人类及动植物疾病，这些微生物称为病原微生物。有些微生物在正常情况下不致病，但在某些特定条件下可引起疾病，这些微生物称为条件性病原微生物或条件致病菌。致病或致工农业产品腐蚀和霉烂的微生物虽然只是少数，但我们不能忽视，要牢固树立无菌观念。

二、微生物的种类

微生物种类繁多，按其大小、结构、组成等，微生物可分为三大类（图3-1）：

1. 真核细胞型微生物

这类微生物如真菌，体积最大，不能通过细菌滤器；分化程度高，有典型的细胞结构，细胞核有核膜、核仁和染色体，细胞器完整，有内质网、线粒体、核糖体等，能人工培养。

2. 原核细胞型微生物

此类微生物众多，包括细菌、衣原体、支原体、立克次氏体、螺旋体、放线菌。其体积大小不一，L 型细菌、衣原体、支原体与病毒一样能通过细菌滤器，而细菌、立克次氏体、螺旋体、放线菌体积较大，不能通过细菌滤器。原核细胞型微生物分化程度和结构亦介于病毒与真菌之间，仅有原始核质，无核膜、核仁，缺乏完整的细胞器。细菌、支原体、螺旋体、放线菌能人工培养，而衣原体、立克次氏体只能在活细胞内生长繁殖。

3. 非细胞型微生物

这类微生物如病毒，体积最小，能通过细菌滤器；分化程度低，结构最简单，无典型的细胞结构，由核酸（DNA/RNA）或/和蛋白质所组成，缺乏酶系统，不能人工培养而只能在活细胞内生长繁殖。

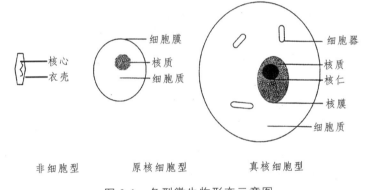

图 3-1　各型微生物形态示意图

三、微生物的特点

（一）个体小，结构简

微生物的测量单位多为微米或纳米。芬兰科学家 Kajander 等发现一种能引起尿结石的纳米细菌，直径最小仅为 50 nm，比最大的病毒更小一些。其分裂缓慢，三天才分裂一次，是目前所知最小的具有细胞壁的细菌。

迄今所知个体最大的细菌是一种硫细菌，大小一般在 0.1~0.3 mm，能够清楚地用肉眼看到。

德国科学家 H. N. Schulz 等于 1999 年在纳米比亚海岸的海底沉积物中发现的一种硫磺细菌（sulfur bacterium），其大小可达 0.75 mm。

（二）吸收多，转化快

微生物吸收和转化物质的能力比动物、植物要高很多倍，如在合适环境下，Escherichia

coli（埃希氏杆菌）每小时内可消耗其自重 2 000 倍的乳糖。Candidautilis（产朊假丝酵母）合成蛋白质的能力比大豆强 100 倍，比食用公牛强 10 万倍。并且微生物的食谱很广，纤维素、木质素、几丁质、角蛋白、石油、甲醇、甲烷、天然气、塑料、酚类、氰化物和各种有机物均可被微生物作为食物。

（三）生长旺，繁殖快

大肠杆菌一个细胞重约 10~12 g，平均 20 min 繁殖一代。24 h 后，大肠杆菌可产生 4.72×10^{23} 个后代，质量可达到 4.722×10^6 kg；48 h 后，可产生 2.2×10^{43} 个后代，质量可达到 2.2×10^{28} kg，相当于 4 000 个地球的质量。

一头 500 kg 的食用公牛，24 h 生长 0.5 kg 蛋白质，而同样质量的酵母菌，以质量较次的糖液（如糖蜜）和氨水为原料，24 h 可生产 50 000 kg 蛋白质。

（四）种类多，分布广

目前已定种的微生物只有大约 10 万种，远较动植物为少，目前认为人类所发现的微生物还不到自然界中微生物总数的 1%。有分析表明，微生物约占地球生物总量的 60%。

微生物的分布广，人迹可到之处，微生物的分布必然很多，而人迹不到的地方，如强酸、强碱、高热的极端环境，常年封冻的冰川等，也有大量的微生物存在。

（五）适应强，易变异

微生物有极其灵活的适应性，这是高等动植物无法比拟的，诸如抗热性、抗寒性、抗盐性、抗酸性、抗压力等能力。

科学家发现一种食铁微生物可在 121 ℃高温下繁殖。在 2003 年《科学》杂志（Science, Vol. 301, Issue 5635, 976-978, August 15, 2003）发表的一篇论文表明，研究人员发现了一种能够在 121 ℃高温下生存繁殖的食铁微生物。马萨诸塞大学的研究人员发现这种微生物并将之称为"121 株"，目前该微生物还没有科学名称。科学家在太平洋深海海床火山口发现这种微生物，该地的温度可高达 400 ℃。研究人员将"121 株"放在 121 ℃的烤箱中，结果发现这种微生物竟然很适合这一温度，菌落大小很快就增大到原来的两倍。这比以前报告的微生物最高生存温度高出 8 ℃。研究员表示，研究这种食铁的"121 株"微生物可揭示 35 亿年前第一种生命形式演化所处的环境。

微生物易变异，能在短时间内产生大量的变异后代，突变率为 $10^{-5} \sim 10^{-10}$。

（六）休眠长，起源早

研究表明，在 38 亿年前生命在海洋中出现，在 26 亿年前，陆地上就可能存在微生物。最新研究发现，世界上最古老的活细菌（芽孢）出现在 2.5 亿年前。直到 300 年前人类才开始认识微生物。

四、医学微生物学的发展

微生物学（Microbiology）是研究微生物在一定条件下的形态结构、生命活动和规律以及与人类、动物、植物、自然界相互关系的一门学科，是生物学的一个重要分支。

医学微生物学（Medical Microbiology）是微生物学的一个分支，主要阐述与医学有关的病原及条件病原微生物的生物学特性、致病性、免疫性、微生物学检查和防治原则的一门学科。它是一门基础医学课程，主要包括细菌学、病毒学和真菌学三部分。学习医学微生物学的目的在于认识病原微生物的致病性，掌握病原生物性疾病的防治原则，为学习其他基础医学、临床医学、预防医学，尤其是为预防、控制和消灭传染病打下良好的基础。

微生物学的发展历经了经验时期、实验时期和现代微生物学时期，其中实验微生物学时期又历经了形态学时期、生理学时期和免疫学时期三个发展阶段。

古代人类虽未观察到微生物，但早已将微生物学知识应用于工农业生产和疾病防治中。公元前两千多年的夏禹时代就有仪狄酿酒的记载，北魏（公元386~534）贾思勰的《齐民要术》一书中详细记载了制醋方法。自古以来，民间就有盐腌、糖渍、烟熏、风干等方法以保存食物以及水煮沸后饮用、病人衣服蒸后再穿以抑制或消灭微生物的方法。我国明代隆庆年间（公元1567~1572）已广泛应用人痘预防天花。

1676年荷兰人Anthony Van Leeuwenhoek自磨镜片创制了一架能放大266倍的原始显微镜，他于镜下看到了污水、齿垢、粪便等中许多肉眼看不到的微小生物，并正确描述了微生物的形态，从而揭开了微生物学时代的序幕。1892年俄国的伊凡诺夫斯基发现了第一个病毒即烟草花叶病毒；1897年德国的Loeffler发现了牛口蹄疫病毒；1901年美国的Walter-Reed首先分离出对人类致病的黄热病毒。20世纪40年代电子显微镜问世后，病毒的研究有了很大发展。1955年中国的汤飞凡采用鸡胚卵黄囊接种法在世界上首次分离培养出沙眼衣原体，促进了对沙眼的研究。

1857年法国的Louis Pasteur证实酿酒中的发酵与腐败均由微生物引起，并创用巴氏消毒法来处理酿酒过程中的污染，开创了微生物生理学时代。同期德国的Robert Koch创用固体培养基、细菌染色和实验动物感染，从病人排泄物中分离培养、鉴定出各种病原菌，并提出了著名的科赫法则，此后相继分离出炭疽杆菌、结核杆菌、霍乱弧菌、白喉杆菌、伤寒杆菌等传染性病原菌。因此，Louis Pasteur和Robert Koch被认为是医学微生物学的奠基人。

1798年英国Jenner开创了牛痘接种预防天花，1883年俄国Mitchnikoff发现了白细胞吞噬作用并提出细胞免疫学说，1890年德国Behring创用白喉抗毒素治疗白喉，1897年德国Ehrlich提出了体液免疫学说，1903年英国Wright发现了调理素而统一了细胞免疫和体液免疫这两种学说。

近年来，由于科学技术的发展，尤其是细胞生物学、分子生物学、遗传学、生物化学等学科的发展，以及电镜、色谱、免疫标记、分子生物学技术、电子计算机技术的进步，大大促进了医学微生物学的发展，微生物的研究进入了分子水平。1971年美国Diener发现了RNA致病因子——类病毒，1982年美国Prusiner分离出传染性蛋白质分子——朊粒，1975年德国Kohler和英国Milstein制备了单克隆抗体，20世纪80年代末的聚合酶链式反应（PCR）技术等实验检测向着快速、准确、微量、高度灵敏的方向发展，多种减毒活疫苗、基因工程疫苗等人工主动免疫生物制品亦用于传染病预防。

但是，医学微生物学中的细菌耐药性、抗病毒药物、严重急性呼吸系统综合征（SARS）病原体、新型冠状病毒新变异株的出现等问题有待于我们进一步去研究解决。因此，必须加强学习、深入研究，为促进医学微生物学的发展、保障人类的健康做出应有的贡献。

第二节　细　菌

细菌（Bacterium）是一类具有细胞壁和核质的单细胞原核细胞型微生物，在八大类微生物中最常见。生活中，人们常常把细菌当作令人厌恶的东西来看待，新闻界的宣传也经常把细菌同疾病、死亡和灾难联系在一起，商业广告、亲朋好友也常会向你推荐一种好的抗生素、消毒剂或防腐剂，以杀灭或终止细菌的生长。其实，细菌与我们人类休戚相关，大多数的细菌对人类有益无害甚至是必需的，只有极少数对人不利。让我们走进细菌的"王国"，认识细菌的"真面目"吧！

一、细菌的基本性状

（一）大小与形态

细菌是在自然界分布最广、个体数量最多的有机体，是大自然物质循环的主要参与者。

细菌体形微小，需在光学显微镜下才能看到。通常以微米（μm）为测量单位。绝大多数细菌的直径大小在 0.5~5 μm。多数球菌直径约 1 μm，中等大小的杆菌长 2~3 μm、宽 0.3~0.5 μm。

细菌的基本形态有球形、杆形和螺旋形三种（图 3-2），可根据形状分为三类，即球菌、杆菌和螺旋菌（包括弧形菌）。

1. 球菌（Coccus）

球菌呈球形或近似球形（如肾形、豆形、矛头形等）。根据分裂平面和分裂后的排列方式不同，可分为双球菌、链球菌、四联球菌、八叠球菌、葡萄球菌等。

2. 杆菌（Bacillus）

杆菌呈杆状或近似杆状，也有的菌体细长弯曲。多数为分散存在，少数呈链状、栅栏状或分枝状排列，主要有小杆菌、球杆菌、链杆菌、棒状杆菌、分枝杆菌、芽孢杆菌和螺杆菌等。

3. 螺形菌（Spiriallar Bacterium）

螺形菌呈弧形或螺形。菌体只有一个弯曲的称弧菌（Vibrio）；菌体有数个弯曲的称螺菌（Spirillum）。

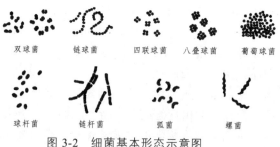

双球菌　链球菌　四联球菌　八叠球菌　葡萄球菌

球杆菌　链杆菌　弧菌　螺菌

图 3-2　细菌基本形态示意图

由于细菌是透明的，因此需用染色的方法，才可看见其轮廓、形态及结构。在细菌检测上，应用最多、最方便的染色方法是革兰氏染色。通过这一染色，可把几乎所有细菌分成两大类，即革兰阳性菌和革兰阴性菌，因此革兰氏染色是分类鉴定菌种时的重要指标。

革兰氏染色法是由丹麦医生 Gram 于 1884 年创立，其简要操作步骤分为初染→媒染→脱色→复染。如果染色得当，镜检可发现 G⁺菌体呈蓝紫色，G⁻菌体呈红色。其染色机制：通过初染和媒染操作后，在细菌细胞的膜或原生质体上染上了不溶于水的结晶紫与碘的大分子复合物。革兰阳性菌由于细胞壁厚、肽聚糖含量较高和其分子交联度较紧密，故在用乙醇洗脱时，肽聚糖网孔会因脱水而明显收缩，再加上它基本不含类脂，故用乙醇处理不能在壁上溶出缝隙，因此结晶紫与碘复合物仍牢牢阻留于其细胞壁内，使其菌体呈现蓝紫色。反之，革兰阴性细菌因其壁薄、肽聚糖含量低和交联松散，故遇乙醇后，肽聚糖网孔不易收缩，加上它的类脂含量高，所以当乙醇把类脂溶解后，在细胞壁上就会出现较大的缝隙，这样，结晶紫与碘的复合物就极易被溶出细胞壁，因此通过乙醇脱色后，细胞又呈无色。这时，再经番红等红色染料进行复染，就使革兰阴性菌的菌体呈现红色。

（二）结构与性质

1. 化学组成

细菌和其他生物细胞相似，含有多种化学成分，包括水、无机盐、蛋白质、糖类、脂质和核酸等。水分是细菌细胞重要的组成部分，占细胞总质量的 75%~90%。细菌细胞去除水分后，主要为有机物，包括碳、氢、氮、氧、磷和硫等，还有少数的无机离子，如钾、钠、铁、镁、钙、氯等，用以构成细菌的各种成分及维持酶的活性和跨膜化学梯度。细菌尚含有一些原核细胞型微生物特有的化学组成，如肽聚糖、胞壁酸、磷壁酸、D 型氨基酸、二氨基庚二酸、吡啶二羧酸等。这些物质在真核细胞中还未发现。核酸相对稳定，DNA 碱基配对中的鸟嘌呤（G）和胞嘧啶（C）在四种碱基总量中所占的百分比变化不大，故测定细菌 DNA 中 G+C 组分含量的摩尔百分比可作为细菌分类的主要依据之一。

2. 细菌结构

细菌的结构分为细菌生存不可缺少的或所有细菌都具有的基本结构和某些细菌在一定条件下所形成的特殊结构（图 3-3）。

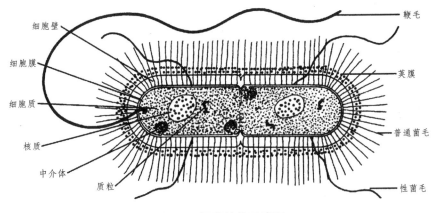

图 3-3　细菌结构示意图

1）基本结构

细菌从外向内依次为细菌壁、细胞膜、细胞质和核质。

（1）细胞壁（Cell Wall）。

细胞壁位于细菌最外层，包绕在细胞膜的周围，是一层坚韧而富有弹性的膜状结构。细胞壁厚度因细菌不同而异，一般为15~30 nm。其主要成分是肽聚糖（Peptidoglycan），由N-乙酰葡糖胺和N-乙酰胞壁酸构成双糖单元，以β（1-4）糖苷键连接成大分子。N-乙酰胞壁酸分子上有四肽侧链，相邻聚糖纤维之间的短肽通过肽桥（革兰阳性菌）或肽键（革兰阴性菌）桥接起来，形成了肽聚糖片层，像胶合板一样，黏合成多层。

肽聚糖是革兰阳性菌细胞壁的主要成分，凡能破坏肽聚糖结构或抑制其合成的物质，都有抑菌或杀菌作用。如溶菌酶是N-乙酰胞壁酸酶，青霉素可抑制转肽酶的活性，抑制肽桥形成。

肽聚糖中的多糖链在各物种中都一样，而横向短肽链却有种间差异。革兰阳性菌细胞壁厚为20~80 nm，有15~50层肽聚糖片层，每层厚约1 nm，含20%~40%的磷壁酸（Teichoic Acid），有的还具有少量蛋白质。革兰阴性菌细胞壁厚约10 nm，仅2~3层肽聚糖，其他成分较为复杂，由外向内依次为脂多糖、细菌外膜和脂蛋白，此外，其外膜与细胞之间还有间隙（图3-4）。

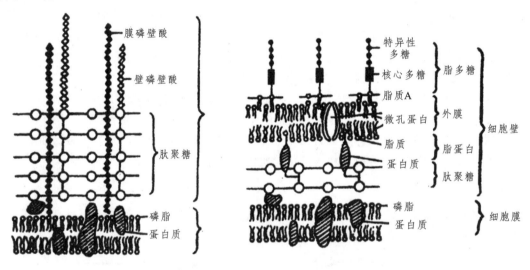

A.革兰阳性菌　　　　　　　　　B.革兰阴性菌

图3-4　细菌细胞壁肽聚糖结构示意图

① 细胞壁的化学组成和结构：主要成分是肽聚糖，又称黏肽（Mucopeptide）、糖肽（Glycopeptide）或胞壁质（Murein），为原核生物细胞所特有，但不同种类其含量有显著差异。革兰阳性菌的肽聚糖含量多，可达50层，占细胞壁干重的50%~80%，由N-乙酰葡糖胺（G）和N-乙酰胞壁酸（M）重复间隔排列，借β-1,4-糖苷键连接成聚糖骨架，在N-乙酰胞壁酸分子上连接四肽侧链，甘氨酸五肽桥与四肽侧链桥联，构成坚固致密的三维空间网状结构（图3-5A）。革兰阴性菌的聚糖含量少，仅1~2层，占细胞壁干重5%~20%，聚糖骨架与革兰阳性菌相同，但没有五肽桥，四肽侧链上第三位氨基酸不是赖氨酸而是二氨基庚二酸（DAP），

相邻的四肽侧链直接相连，形成较疏松的二维平面结构（图 3-5B）。

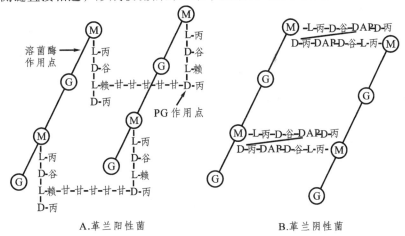

图 3-5　细菌细胞壁结构示意图

革兰阳性菌的特殊成分磷壁酸是重要的抗原物质，并有黏附作用而与致病有关；此外，某些革兰阳性菌细胞壁表面还有一些特殊的蛋白质，如金黄色葡萄球菌的 A 蛋白、A 群链球菌的 M 蛋白。革兰阴性菌的特殊成分是外膜，位于肽聚糖外层，由内向外依次为脂蛋白、脂质双层和脂多糖（LPS），LPS 即革兰阴性菌的内毒素，位于外膜的最外侧，由内向外包括脂质 A、核心多糖、特异性多糖三部分，脂质 A 是 LPS 的毒性部分，核心多糖是革兰阴性菌的属特异性抗原，特异性多糖是革兰阴性菌的种特异性菌体（O）抗原。

溶菌酶可破坏革兰阳性菌聚糖骨架的 β-1，4-糖苷键，使细菌裂解；青霉素能干扰五肽桥与四肽侧链上的 D-丙氨酸之间的连接，使细胞壁不能合成致细菌死亡。革兰阳性菌一般对青霉素和溶菌酶敏感；革兰阴性菌含肽聚糖少，又有外膜保护，故对青霉素和溶菌酶不敏感。可见，革兰阳性菌与革兰阴性菌的细胞壁化学组成和结构不同（表 3-1），从而导致这两类细菌的染色性、抗原性、致病性和对药物的敏感性等不同。

表 3-1　G⁺ 与 G⁻ 细胞壁化学组成和结构的比较

特征	G⁺细菌	G⁻细菌
厚度或含量	较厚，可达 50 层，占细胞壁干重 50%~80%	较薄，仅 1~2 层，占细胞壁干重 5%~20%
结构	由聚糖骨架、四肽侧链、五肽桥构成坚固致密的三维空间结构	由聚糖骨架、四肽侧链构成疏松的二维平面结构
肽聚糖	层厚	层薄
磷壁酸	有	无
类脂	极少	脂多糖
外膜	缺	有
壁质间隙	很薄	较厚
细胞状态	僵硬	僵硬或柔韧
酸消化的效果	原生质体	原生质球
对染料和抗生素的敏感性	很敏感	中度敏感

脱壁的细胞称为细菌原生质体（Bacterial Protoplast）或球状体（Spheroplast，因脱壁不完全），脱壁后的细菌原生质体的生存和活动能力大大降低。

② 功能。细菌细胞壁的功能包括：维持细菌的固有外形；保护细菌抵抗低渗、抗菌物质等的破坏作用；参与细胞内外的物质交换；带有多种抗原决定簇，具有免疫原作用，同时也决定了抗原特异性而可用于细菌的鉴别；革兰阳性菌的表面蛋白、革兰阴性菌的 LPS 等与细菌的致病性有关；介导细胞间相互作用（侵入宿主）；防止大分子入侵；协助细胞运动和分裂。

（2）细胞膜（Cell Membrane）。

细胞膜是典型的单位膜结构，厚为 8~10 nm，位于细胞壁内侧，为包绕细胞质的一层柔软、富有弹性、具有半渗透性的生物膜。某些革兰阴性菌还具有细胞外膜。其化学组成、结构和功能与其他生物细胞膜基本相同，为脂质双层，其间镶嵌着有多种特殊功能的载体蛋白和酶蛋白，主要起物质转运、生物合成、分泌和呼吸等作用。某些行光合作用的原核生物（如蓝细菌和紫细菌），其质膜内褶形成结合有色素的内膜，与捕光反应有关。有些细菌细胞膜向内凹陷、折叠形成中介体（中膜体或间体，Mesosome），从而扩大了细胞膜的表面积，增加了细胞膜的功能，提高了代谢效率，有拟线粒体（Chondroid）之称，此外还可能与 DNA 的复制有关。许多化学药物如苯扎溴铵（新洁尔灭）、酚类、表面活性剂等可破坏细菌细胞膜上的蛋白质而达消毒作用。

（3）细胞质（Cytoplasm）

细胞质为细胞膜所包绕的无色透明胶状物，其化学组成主要是水、蛋白质、脂质、核酸及少量的糖和无机盐，内含多种酶系统和核糖体、质粒等亚显微结构，是细菌新陈代谢的重要场所。

① 核糖体（Ribosome）：又称核蛋白体，是细菌仅有的细胞器。每个细菌细胞含 5 000~50 000 个核糖体，部分附着在细胞膜内侧，大部分游离于细胞质中。其化学成分为 RNA 和蛋白质，是合成蛋白质的场所。细菌核糖体的沉降系数为 70 S，由大亚单位（50 S）与小亚单位（30 S）组成，大亚单位含有 23 SrRNA、5 SrRNA 与 30 多种蛋白质，小亚单位含有 16 SrRNA 与 20 多种蛋白质。30 S 的小亚单位对四环素与链霉素很敏感，50 S 的大亚单位对红霉素与氯霉素很敏感，干扰蛋白质合成导致细菌死亡，而对人体细胞无影响。真核细胞核糖体的沉降系数为 80 S，由 40 S 和 60 S 两个亚基组成。

② 质粒（Plasmid）：染色体外的遗传物质，为裸露的闭合环状的双链 DNA，携带少量遗传信息，所含遗传信息量为 2~200 个基因，控制细菌某些特定的遗传性状。

质粒具有自我复制、传给子代、自然丢失、菌间传递、多种质粒共存等特点，它不是细菌生长所必需的结构，却是研究细菌遗传变异的重要工具，常用作基因重组与基因转移的载体。

医学上重要的质粒有：编码细菌性菌毛的 F 质粒；携带耐药性基因，使细菌产生抗菌药物耐药性的 R 质粒；编码大肠埃希菌细菌素的 Col 质粒；与细菌毒力有关的 Vi 质粒等。

③ 胞质颗粒（Cytoplasmic Granule）：大多为营养贮存物，包括多糖、脂质、多磷酸盐等，可随菌种、菌龄及环境而不同，并非是细菌生命所必需或恒定的结构。用特殊染色法可将它染成与细菌其他部位不同的颜色，故称异染颗粒，如白喉杆菌异染颗粒的形态和位置有助于鉴别细菌。

（4）核质（Nuclear Material）。

细菌和其他原核生物一样，没有核膜，DNA集中在细胞质中的低电子密度区，称核区或核质体（Nuclear Body）。细菌一般具有1~4个核质体，多的可达20余个。核质体是一条细长的环状的闭合双链DNA分子反复盘绕卷曲而成的松散状结构，所含的遗传信息量可编码2 000~3 000种蛋白质，空间构建十分精简，没有内含子。由于没有核膜，因此DNA的复制、RNA的转录与蛋白质的合成可同时进行，而不像真核细胞那样这些生化反应在时间和空间上是严格分隔开来的。

核质体为细菌的遗传物质，控制细菌的遗传性状，是细菌遗传变异的物质基础。紫外线可损伤细菌的DNA而达到消毒灭菌作用。

2）特殊结构

（1）荚膜（Capsule）。

荚膜是某些细菌在动物体内和营养丰富的培养基中合成分泌到细胞壁外的一层黏液性物质，如肺炎球菌。边界不明显的称为黏液层（Slime Layer），如葡萄球菌。其化学成分为多糖、多肽和透明质酸等，普通染色法不着色而在光学显微镜下仅见菌体周围一层透明圈（图3-6），特殊染色法可将荚膜染成与菌体不同的颜色。

荚膜对细菌的生存具有重要意义：可利用荚膜抵御不良环境；具有抗吞噬细胞的吞噬作用；保护细菌免受或抑制体内杀菌物质的杀伤作用；能有选择地黏附到特定细胞的表面上，使细菌易在体内大量繁殖致病，表现出对靶细胞的专一攻击能力，增加细菌的侵袭力。例如，伤寒沙门杆菌能专一性地侵犯肠道淋巴组织。细菌荚膜的纤丝还能把细菌分泌的消化酶贮存起来，以备攻击靶细胞之用。荚膜具有特异性抗原，可用来鉴别细菌。

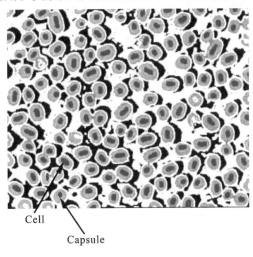

Cell

Capsule

图3-6　细菌的荚膜

（2）鞭毛（Flagellum）。

鞭毛是某些细菌的运动器官，在其表面附着的细长呈波状弯曲的丝状物，由一种称为鞭毛蛋白（Flagellin）的弹性蛋白构成，结构上不同于真核生物的鞭毛。细菌可以通过调整鞭毛旋转的方向（顺时针或逆时针）来改变运动状态。特殊染色后鞭毛在光学显微镜下可见（图3-7）。

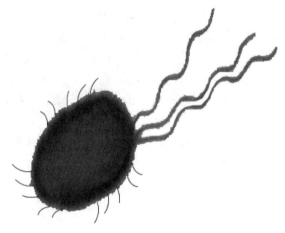

图 3-7　细菌的鞭毛

鞭毛按数目和排列方式可分为单毛菌、双毛菌、丛毛菌和周毛菌四种（图 3-8）。鞭毛是细菌的运动器官，并有很强的抗原性（称 H 抗原），可用来鉴别细菌；某些细菌鞭毛与致病性有关。

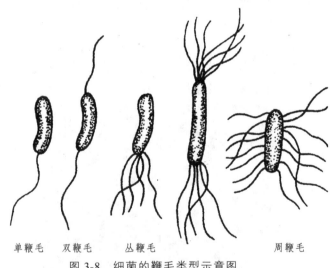

单鞭毛　　双鞭毛　　丛鞭毛　　　　　　　周鞭毛

图 3-8　细菌的鞭毛类型示意图

（3）菌毛（Pilus）。

许多革兰阴性菌、少数革兰阳性菌菌体表面附着的比鞭毛更细、短而直的丝状物称为菌毛。其化学成分为蛋白质，需在电子显微镜下才能看见。菌毛的特点是：细、短、直、硬、多；菌毛与细菌运动无关。

根据形态、结构和功能，菌毛可分为普通菌毛和性菌毛两种。普通菌毛短而细，约数百根，对宿主细胞具有黏附作用而使细菌定向致病，构成细菌的侵袭力；性菌毛粗长且中空呈管状，仅 1~4 根，通过接合方式来传递遗传物质，如 R 质粒等，使受体菌获得某些相应的性状。

（4）芽孢（Spore）。

芽孢为某些革兰阳性菌在营养物质缺乏、毒性代谢产物积聚等不良环境下，细胞质脱水浓缩形成的多层膜包裹、通透性低、折光性强的圆形或椭圆形小体。其化学成分与菌体相似，普通染色法不着色而光学显微镜下只见菌体内一无色透明的小体，其大小、形态和位置随着菌种不同而有差异，可以帮助鉴别细菌（图3-9）。

芽孢形成后菌体即失去活性，芽孢可暂留于菌体或脱落游离。芽孢带有细菌完整的核质、酶系统和合成菌体成分的亚显微结构，能保持细菌的全部生命活性，因此，芽孢是细菌抵抗恶劣环境的特殊存活方式，即细菌的休眠体，而不宜称为细菌的一种特殊结构。但芽孢不繁殖，若遇适宜的条件可发芽形成新的菌体（菌体具繁殖能力称繁殖体）。一个细菌只形成一个芽孢，一个芽孢也只能形成一个繁殖体。

芽孢具多层厚而致密的膜结构（图3-10），其含水量少，含大量耐热的吡啶二羧酸，对热、干燥、辐射和化学消毒剂等抵抗力强，在自然界可存活数年至数十年，成为某些传染病的重要传染源。如有些湖底沉积土中的芽孢杆菌经500~1 000年后仍有活力，肉毒梭菌的芽孢在pH 7.0时能耐受100 ℃煮沸5~9.5 h。

医疗实践中灭菌应以杀死芽孢为标准。在外科器材灭菌中，常以破伤风梭菌和产气荚膜梭菌两类致病性芽孢梭菌的芽孢耐热性作为灭菌程度的依据，即要在121 ℃下加压灭菌10 min或在115℃下灭菌30 min。

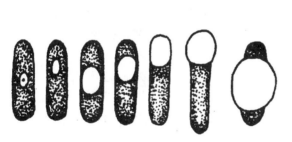 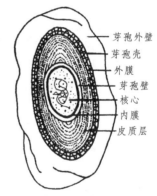

图3-9　细菌的芽孢形态与位置示意图　　图3-10　细菌的芽孢结构示意图

（三）生长繁殖与培养

细菌虽是单细胞原核细胞型微生物，但具有独立完成生命活动的能力。细菌的生长繁殖与环境条件密切相关。

1. 细菌的生长繁殖

对细菌（指病原菌）进行人工培养时，必须供给其生长所必需的各种成分，一般包括水、碳源、氮源、无机盐和生长因子等。

（1）细菌生长繁殖的条件：营养物质、能量和适宜的环境是细菌生长繁殖的必备条件。

① 营养物质。

水、碳源、氮源、无机盐等是多数细菌生长繁殖所需的基本营养物质。但不同类型的细菌对营养物质要求不同，某些细菌营养要求高而需要葡萄糖、血液等营养丰富的物质，还有一些细菌需要自身不能合成的 B 族维生素、某些氨基酸、嘌呤、嘧啶、X 因子、V 因子等生长因子。

② 温度。

各类细菌对温度的要求不一。藉此可将细菌分为三类：a.嗜冷菌，其生长范围 – 5~30 ℃，最适 10~20 ℃；b.嗜温菌，生长范围 10~45 ℃，最适 20~40 ℃；c.嗜热菌，生长范围 25~95 ℃，最适 50~60 ℃。多数病原菌在长期进化过程中适应人体环境，均为嗜温菌，最适生长温度为人的体温，即 37 ℃左右。细菌与动物或植物一样，当突然暴露于高出适宜生长温度的环境下，可暂时性合成热休克蛋白（Heat-shock proteins，Hsp）。这些蛋白质具有耐热性，因而对菌细胞内的热敏感蛋白质起到稳定作用。

③ 酸碱度。

每种细菌都有一个可生长的 pH 范围，以及最适生长的 pH。多数病原菌生长繁殖的最适 pH 为 7.2~7.6，在宿主体内极易生存；个别细菌如霍乱弧菌在 pH 8.4~9.2 生长最好，结核分枝杆菌生长的最适 pH 为 6.5~6.8。细菌通过细胞膜的质子转运系统调节细胞内的 pH。

④ 气体环境。

病原菌生长繁殖所需要的气体主要是氧和二氧化碳。根据细菌对氧的需要不同，分为：a.需氧菌：必须在有氧的环境下才能生长繁殖，如霍乱弧菌、结核分枝杆菌；b.厌氧菌：必须在无氧的环境中才能生长繁殖，如破伤风杆菌、脆弱拟杆菌；c.兼性厌氧菌：在有氧和无氧的环境中都能生长繁殖，大多数病原菌属于此类；d.微需氧菌：在低氧压（氧浓度 5%左右）环境中生长最好，当氧浓度大于 10%时对其有抑制作用，如幽门螺杆菌、空肠弯曲菌。细菌厌氧的原因是缺乏过氧化氢酶 / 过氧化物酶和细胞色素/细胞色素氧化酶。某些细菌如脑膜炎球菌、布氏杆菌初次分离时需供给浓度 5%~10%的二氧化碳才能生长。

⑤ 渗透压。

一般培养基的盐浓度和渗透压对大多数细菌是安全的，少数细菌如嗜盐菌（Halophilic Bacterium）需要在高浓度（3%）的 NaCl 环境中生长良好。细菌通过补偿 K^+ 主动转运和带有正电荷的有机多胺（丁二胺）的补偿性分泌来调节细胞内的渗透压和离子强度。因此，细菌可以耐受外部较大范围的渗透压和离子强度的变化。

（2）细菌生长繁殖的规律。

① 细菌个体的生长繁殖。

细菌一般以简单的二分裂方式（Binary Fission）进行无性繁殖。在适宜条件下，多数细菌繁殖速度很快。细菌分裂数量倍增所需要的时间称为代时（Generation Time），多数细菌为 20~30 min。个别细菌繁殖速度较慢，如结核分枝杆菌的代时达 18~20 h。

细菌分裂时菌体首先增大，染色体复制。革兰阳性菌的染色体与中介体相连，当染色体复制时，中介体一分为二，各向两端移动，分别将复制好的一条染色体拉向细胞的一侧。接着染色体中部的细胞膜向内陷入，形成横隔。同时细胞壁亦向内生长，最后肽聚糖水解酶使细胞壁肽聚糖的共价键断裂，分裂成为两个菌细胞。

革兰阴性菌无中介体，染色体直接连接在细胞膜上。复制产生的新染色体则附着在邻近的一点上，在两点间形成的新细胞膜将各自的染色体分隔在两侧。最后细胞壁沿横隔内陷，整个细胞分裂成两个子代细菌。

② 细菌群体的生长繁殖。

细菌生长速度很快，一般细菌约 20 min 分裂一次。若按此速度计算，一个细菌经 7 h 可繁殖到约 200 万个，10 h 后可达 10 亿以上，细菌群体将庞大到难以想象的程度。但事实上由于细菌繁殖中营养物质的逐渐耗竭，有害代谢产物的逐渐积累，细菌不可能始终保持高速度的无限繁殖。经过一段时间后，细菌繁殖速度渐减，死亡菌数增多，活菌增长率随之下降并趋于停滞。

将一定数量的细菌接种于适宜的液体培养基中，间隔不同时间取样检查活菌数，以培养时间为横坐标，培养物中活菌数的对数为纵坐标，可绘制出一条反映细菌群体生长繁殖规律的生长曲线（Growth Curve）（图 3-11）。

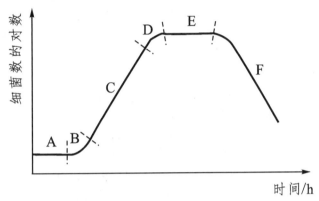

图 3-11　大肠埃希菌的生长曲线

根据细菌浓度，生长曲线可分为六期，即曲线 A 段~曲线 F 段，其中较重要的四个期分述如下。

a.迟缓期（曲线 A 段）：细菌进入新环境后的短暂适应阶段。该期菌体增大，代谢活跃，为细菌的分裂繁殖合成并积累充足的酶、辅酶和中间代谢产物；但分裂迟缓，繁殖极少。各类细菌迟缓期长短不一，按菌种、接种的菌龄和菌量，以及营养物等不同而异，一般为 1~4 h。

b.对数期（曲线 C 段）：又称指数期（Exponential Phase）。细菌在该期处于稳定状况，生长迅速，活菌数以恒定的几何级数增长，生长曲线图上细菌数的对数呈直线上升，达到顶峰状态。此期细菌的形态、染色性、生理活性等都较典型，对外界环境因素的作用敏感。因此，研究细菌的生物学性状（形态染色、生化反应、药物敏感试验等）应选用该期的细菌。一般细菌对数期在培养后的 8~18 h。

c.最大稳定期（曲线 E 段）：由于培养基中营养物质消耗，有害代谢产物积聚，该期细菌繁殖速度渐减，死亡数缓慢增加，生长分裂和死亡的菌细胞数处于平衡状态。需氧菌限制其生长的因素通常是氧，当细菌浓度超出 $1×10^7$/mL，生长速率就会下降；达到（4~5）×10^9/mL 时，即使振荡培养，氧扩散的速度也难以满足细菌生长的要求。该期细菌形态、染色性和生理性状常有改变。一些细菌的芽孢、外毒素和抗生素等代谢产物大多在最大稳定期产生。

d.衰亡期（曲线 F 段）：最大稳定期后细菌繁殖越来越慢，死亡数越来越多，并超过活菌数。该期细菌形态显著改变，出现衰退型或菌体自溶，难以辨认，生理代谢活动也趋于停滞。因此，陈旧培养的细菌难以鉴定。

细菌生长曲线只有在体外人工培养的条件下才能观察到。在自然界或人类、动物体内繁殖时，受多种环境因素和机体免疫因素的多方面影响，不可能出现在培养基中的那种典型的生长曲线。

细菌的生长曲线在研究工作和生产实践中都有指导意义。掌握细菌生长规律，可以人为地改变培养条件，调整细菌的生长繁殖阶段，更为有效地利用对人类有益的细菌。

③ 细菌生长繁殖的产物。

不同细菌的酶系统不同，因而其代谢产物也不同，主要有毒素、侵袭性酶、热原质、色素、抗生素、细菌素、维生素等合成代谢产物以及酸、二氧化碳、靛基质、硫化氢等糖、蛋白质分解代谢产物，在医学上有重要意义。

a.毒素与侵袭性酶：细菌可产生外毒素和内毒素这两类毒素，在细菌致病作用中甚为重要。外毒素（Exotoxin）是多数革兰阳性菌和少数革兰阴性菌在生长繁殖过程中释放到菌体外的蛋白质；内毒素（Endotoxin）是革兰阴性菌细胞壁的脂多糖，当菌体死亡崩解后游离出来，外毒素毒性强于内毒素。

某些细菌可产生具有侵袭性的酶，能损伤机体组织，促使细菌的侵袭和扩散，是细菌重要的致病物质。如产气荚膜梭菌的卵磷脂酶，金黄色葡萄球菌的血浆凝固酶，化脓性链球菌的透明质酸酶，链球菌的透明质酸酶等。

b.热原质（Pyrogen）：或称致热原，是细菌合成的一种注入人体或动物体内能引起发热反应的物质。产生热原质的细菌大多是革兰阴性菌，热原质即其细胞壁的脂多糖。

热原质耐高温，高压蒸气灭菌（121 ℃、20 min）亦不被破坏，250 ℃高温干烤才能破坏热原质。用吸附剂和特殊石棉滤板可除去液体中大部分热原质，蒸馏法效果最好。因此，在制备和使用注射药品过程中应严格遵守无菌操作，防止细菌污染。

c.色素（Pigment）：某些细菌能产生不同颜色的色素，有助于鉴别细菌。细菌的色素有两类，一类为水溶性，能弥散到培养基或周围组织，如铜绿假单胞菌产生的色素可使培养基或感染的脓汁呈绿色。另一类为脂溶性，不溶于水，只存在于菌体，使菌落显色而培养基颜色不变，如金黄色葡萄球菌的色素。细菌色素产生需要一定的条件，如营养丰富、氧气充足、温度适宜。细菌色素不能进行光合作用，其功能尚不清楚。

d.抗生素（Antibiotic）。某些微生物代谢过程中可产生一类能抑制或杀死某些其他微生物或肿瘤细胞的物质，称为抗生素。抗生素大多由放线菌和真菌产生，细菌产生的少，只有多粘菌素（Polymyxin）、杆菌肽（Bacitracin）等可产生。

e.细菌素（Bacteriocin）。某些菌株产生的一类具有抗菌作用的蛋白质称为细菌素。细菌素与抗生素不同的是作用范围狭窄，仅对与产生菌有亲缘关系的细菌有杀伤作用，如大肠埃希菌产生的细菌素称大肠菌素（Colicin），其编码基因位于 Col 质粒上。细菌素在治疗上的应用价值已不被重视，但可用于细菌分型和流行病学调查。

f.维生素（Vitamin）：细菌能合成某些维生素，除供自身需要外，还能分泌至周围环境中，如人体肠道内大肠埃希菌合成的 B 族维生素和维生素 K 可被人体吸收利用。

g.糖的分解产物：主要有酸、醛、醇、酮和二氧化碳等产物。不同细菌对糖的分解能力和代谢产物不同，故糖发酵试验可对细菌进行鉴定，如大肠埃希菌发酵葡萄糖和乳糖，产酸产气，用"⊕"表示；而伤寒沙门菌和痢疾志贺菌发酵葡萄糖产酸不产气用"+"表示，不发酵乳糖用" – "表示。甲基红（M）试验和 V-P 试验也可用于检测细菌分解糖的能力。

h.蛋白质的分解产物：不同细菌分解蛋白质和氨基酸的能力不同，某些细菌可分解氨基酸产生某些特殊产物，亦可借此进行生化反应试验以鉴定细菌。如大肠埃希菌、变形杆菌、霍乱弧菌等含色氨酸酶，能分解色氨酸产生靛基质（吲哚），加入对二甲基氨基苯甲醛试剂后形成玫瑰红色，为靛基质试验阳性；而产气杆菌无色氨酸酶，靛基质试验阴性。乙型副伤寒杆菌、变形杆菌含胱氨酸酶，能分解胱氨基酸产生硫化氢（H_2S），加入硫酸亚铁或醋酸铅等化合物后形成黑色硫化物沉淀，为硫化氢试验阳性；而痢疾杆菌无胱氨酸酶，硫化氢试验阴性。

2. 细菌的培养

满足细菌生长繁殖的条件，减少细菌生长繁殖的不利因素，在体外可对细菌进行人工培养，以鉴定细菌、制备生物制品和化学疗剂及用于工农业生产等。

根据不同标本及不同培养目的，可选用不同的接种和培养方法。病原菌的人工培养一般采用 35~37 ℃，培养时间多数为 18~24 h，但有时需根据菌种及培养目的作最佳选择，如细菌的药物敏感试验则应选用对数期的培养物。

（1）培养基（Culture Medium）。

培养基是由人工方法配制而成的，专供微生物生长繁殖使用的混合营养物制品。通常培养基 pH 为 7.2~7.6，少数细菌按生长要求调整 pH 偏酸或偏碱。许多细菌可在代谢过程中分解糖类产酸，故常在培养基中加入缓冲剂，以保持稳定的 pH。培养基制成后必须经灭菌处理。

根据培养基的物理状态不同，培养基可分为液体、固体和半固体三大类。在液体培养基中加入 1.5% 的琼脂粉，即凝固成固体培养基；琼脂粉含量在 0.3%~0.5% 时，则为半固体培养基。琼脂在培养基中起赋形剂作用，不具营养意义。液体培养基可用于大量繁殖细菌，但必须接种纯种细菌；固体培养基常用于细菌的分离和纯化，固体斜面培养基主要用于鉴别和纯培养；半固体培养基则用于观察细菌的动力和短期保存细菌。

根据培养基的性质和用途不同，培养基又可分为以下几类：① 基础培养基（Basic Medium）：含有多数细菌生长繁殖所需要的基本营养成分，它是配制特殊培养基的基础，也可作为一般培养基用。如营养肉汤（Nutrient Broth）、营养琼脂（Nutrient Agar）、蛋白胨水等。② 增菌培养基（Enrichment Medium）。若了解某种细菌的特殊营养要求，可配制出适合这种细菌而不适合其他细菌生长的增菌培养基。在这种培养基上生长的是营养要求相同的细菌群。它包括通用增菌培养基和专用增菌培养基，前者为基础培养基中添加合适的生长因子或微量元素等，以促使某些特殊细菌生长繁殖，例如链球菌、肺炎链球菌需在含血液或血清的培养基中生长；后者又称为选择性增菌培养基，即除固有的营养成分外，再添加特殊抑制剂，有利于目的菌的生长繁殖，如碱性蛋白胨水用于霍乱弧菌的增菌培养。③ 选择培养基（Selective Medium）。在培养基中加入某种化学物质，使之抑制某些细菌生长，而有利于另一些细菌生长，从而将后者从混杂的标本中分离出来，这种培养基称为选择培养基。例如培养肠道致病菌的 SS 琼脂，其中的胆盐能抑制革兰阳性菌，枸橼酸钠和煌绿能抑制大肠埃希菌，因而使致病的沙门菌和志贺菌容易分离到。若在培养基中加入抗生素，也可起到选择作用。④ 鉴别培养基（Differential Medium）。用于培养和区分不同细菌种类的培养基称为鉴别培养基。利用各种细菌分解糖类和蛋白质的能力及其代谢产物不同，在培养基中加入特定的作用底物和指示剂，一般不加抑菌剂，观察细菌在其中生长后对底物的作用，从而鉴别细菌。如常用的糖发酵管、三糖铁培养基、伊红-美蓝琼脂等。⑤ 厌氧培养基（Anaerobic Medium）：专供厌氧菌分离、培养和鉴别用的培养基。这种培养基营养成分丰富，含有特殊生长因子，在培养基中加入还原剂，并以石蜡或凡士林封口，造成无氧环境，专供厌氧菌培养用，如疱肉培养基、巯基乙酸钠培养基等。

（2）培养结果。

通常将细菌接种到适宜的培养基中，置 37 ℃温度下 18~24 h 即可观察到培养结果，包括细菌的生长现象和代谢产物。不同细菌在不同培养基中的生长现象和代谢产物不同，借此可鉴别细菌。

在液体培养基中生长情况：大多数细菌在液体培养基中生长繁殖后呈现均匀混浊状态；少数链状的细菌则呈沉淀生长；枯草芽孢杆菌、结核分枝杆菌等专性需氧菌呈表面生长，常形成菌膜。

在半固体培养基中生长情况：半固体培养基黏度低，有鞭毛的细菌在其中仍可自由游动，沿穿刺线呈羽毛状或云雾状混浊生长。无鞭毛细菌只能沿穿刺线呈明显的线状生长。

在固体培养基中生长情况：将标本或培养物划线接种在固体培养基的表面，因划线的分散作用，使许多原混杂的细菌在固体培养基表面上散开，称为分离培养。一般经过 18~24 h 培养后，单个细菌分裂繁殖成一堆肉眼可见的细菌集团，称为菌落（Colony）。挑取一个菌落，移种到另一培养基中，生长出来的细菌均为纯种，称为纯培养（Pure Culture）。这是从临床标本中检查鉴定细菌很重要的一步。各种细菌在固体培养基上形成的菌落，在大小、形状、颜色、气味、透明度、表面光滑或粗糙、湿润或干燥、边缘整齐与否，以及在血琼脂平板上的溶血情况等均有不同表现，这些均有助于识别和鉴定细菌。此外，取一定量的液体标本或培养液均匀接种于琼脂平板上，可计数菌落，从而推算标本中的活菌数。这种菌落计数法常用于检测自来水、饮料、污水和临床标本的活菌含量。

细菌的菌落一般分为以下三型。

① 光滑型菌落（Smooth Colony，S 型）：新分离的细菌大多呈光滑型菌落，表面光滑、湿润、边缘整齐。

② 粗糙型菌落（Rough Colony，R 型）：菌落表面粗糙、干燥、呈皱纹或颗粒状，边缘大多不整齐。R 型细菌多由 S 型细菌变异失去菌体表面多糖或蛋白质形成。R 型细菌抗原不完整，毒力和抗吞噬能力都比 S 型菌弱。但也有少数细菌新分离的毒力株就是 R 型，如炭疽芽孢杆菌、结核分枝杆菌等。

③ 黏液型菌落（Mucoid Colony，M 型）：黏稠、有光泽，似水珠样。多见于有厚荚膜或丰富黏液层的细菌，如肺炎克雷伯菌等。

3. 外界因素对细菌的影响

细菌的生长繁殖易受外界因素的影响。适宜的因素能促进其生长繁殖，不利的因素可使其发生变异、生长受抑制甚至死亡。

（1）物理因素。

① 温度：高温可杀菌而用于消毒灭菌，低温可抑菌而用于防腐或保存菌种。各种细菌或毒物对温度的抵抗力不同。外毒素不耐热，肉毒毒素煮沸 1 min 即被破坏。芽孢对热的抵抗力强，煮沸 1~2 h 才能被杀灭，杀灭芽孢最可靠的方法是高压蒸汽灭菌。热原质耐热，不

被高压蒸汽灭菌所破坏,须用 250 ℃干烤或采用特殊百棉滤板过滤或离子交换剂吸附等方法除去。

② 干燥:有些细菌繁殖体在空气中干燥时会很快死亡,如脑膜炎球菌、淋球菌、霍乱弧菌等。但有些细菌的抗干燥能力强,如溶血性链球菌在尘埃中可存活 25 d,结核杆菌可在干痰中数月不死;芽孢抗干燥能力更强,如破伤风杆菌在干燥的土壤和尘埃中可存活数年。冷冻真空干燥法是目前保存菌种的最好方法。

③ 电离辐射和超声波:紫外线、X 射线、Y 射线和阴极射线等能杀灭各种细菌,但芽孢相对耐辐射。超声波通过液体时发生空化作用而造成压力改变可致细菌死亡,尤其革兰阴性菌更为敏感,但往往有残存者,因此其在消毒灭菌方面并无实用价值,主要用于裂解细胞分离提取细胞组分或制备抗原。

(2)化学因素。

① 消毒剂、防腐剂。用于消毒的化学药物称为消毒剂(Disinfectant),用于防腐的化学药物称为防腐剂(Antiseptic),消毒剂和防腐剂一般对人体组织有害而只能外用或用于环境的消毒。不同细菌对消毒剂的敏感性不同,如金黄色葡萄球菌对甲紫(龙胆紫)敏感,肠道杆菌、霍乱弧菌对含氯百灰(漂白粉)敏感等;幼龄菌比老龄菌、无芽孢菌比芽孢菌对消毒剂敏感。某些低浓度消毒剂可用做防腐剂,但防腐剂的关键应是无毒性,常用的 0.01%硫柳汞、0.5%苯酚(石炭酸)和 0.1%~0.2%甲醛适用于生物制品等的防腐。

② 化学治疗剂:选择性地干扰病原体新陈代谢的某些环节而致病原菌死亡的化学药物,一般对人体的毒性小或无,可内服或注射。常用的有磺胺类、呋喃类、异烟肼等,不同细菌对其敏感性不同。

(3)生物因素。

① 抗生素。细菌对抗生素均敏感,一般革兰阳性菌对青霉素类等抗生素敏感,革兰阴性菌对氨基糖苷类等抗生素敏感。但耐药菌株越来越多,临床上应根据药敏试验合理使用抗生素。

② 中草药。鱼腥草、小檗碱等清热解毒中草药或中草药成分对细菌有杀菌或抑菌作用。

(四)遗传与变异

在一定条件下,细菌生物学性状相对稳定地传给子代的现象称为遗传,遗传使细菌的种属得以保存;在传代过程中,子代生物学性状与亲代之间存在不同程度的差异称为变异,变异保证了细菌在自然界不断地进化,以适应生存的需要。

1. 细菌的变异现象

(1)形态结构变异。

细菌的形态、大小及结构受外界环境条件的影响可发生变异。细菌在β-内酰胺类抗生素、抗体、补体和溶菌酶等因素影响下,细胞壁合成受阻,失去细胞壁变成 L 型细菌。有些细菌变异后可失去特殊结构。有鞭毛的伤寒沙门菌变异后可失去鞭毛,称为 H-O 变异。由于鞭毛的动力使细菌在固体培养基上呈弥散生长,菌落似薄膜,称 H 菌落(德语 hauch,意为薄膜)。失去鞭毛的细菌呈单个菌落生长,称 O 菌落(德语 Ohne Hauch,意为无薄膜)。变异的肺炎链球菌失去荚膜,同时毒力也降低。

(2)菌落变异。

肠道杆菌的菌落变异较为常见。由光滑型变为粗糙型,称 S-R 变异。这种变异是因为失去 LPS 的特异性寡糖重复单位引起的，往往伴有其他性状的改变，如毒力、抗原性和生化反应等。

（3）耐药性变异。

某些细菌可对某种抗菌药物由敏感变成耐药，而成为耐药菌株。有的细菌表现为同时对多种抗菌药物耐药，称为多重耐药菌株。自抗生素广泛应用以来，细菌对抗菌药物的耐药性不断增长而成为世界关注的问题。还有的细菌变异后产生对药物的依赖性，如痢疾志贺菌链霉素依赖减毒株（SmD 株），可用于痢疾的预防。

（4）毒力变异。

细菌的毒力变异包括毒力的增强和减弱。白喉棒状杆菌感染β-棒状杆菌噬菌体后变成溶原性细菌，获得产生白喉毒素的能力，由无毒株变成有毒株。卡-介（Calmette-Güérin）二氏将有毒力的牛型结核分枝杆菌在含胆汁、甘油和马铃薯的培养基上经 13 年传 230 代，获得毒力减弱而保留免疫原性的变异株，即卡介苗（Bacillus of Calmette- Güérin，BCG），用于结核病的预防。

（5）抗原性变异。

肠道杆菌的鞭毛抗原、菌毛抗原常发生变异。沙门菌属的 H 抗原可发生相变异，如由 I 相变成Ⅱ相，或由Ⅱ相变成 I 相。

2. 细菌遗传变异的物质基础

导致细菌遗传变异的物质基础，主要是由基因物质的变异所致，包括拟核区的染色体（为一条不含组蛋白的闭合环状双链 DNA）和细胞质的质粒（染色体外的遗传物质）的变异。

细菌表现的性状称为表型，由基因组和环境决定。表型变异是环境因素影响细菌基因表达的变化，并非基因结构发生改变，例如大肠埃希菌乳糖操纵子的表达。基因型变异是细菌基因结构发生变化，包括突变及基因转移和重组。

（1）突变。

细菌以无性二分裂方式进行繁殖，理论上讲 DNA 复制过程十分精确，子代与亲代的基因组应是完全相同的。但在少数情况下，子代细胞会出现可以通过复制而遗传的 DNA 结构的改变，称为突变（Mutation）。这一现象是在自然条件下发生的，称为自发突变。自发突变率约为每一世代 $10^{-10} \sim 10^{-6}$。没有发生突变的细菌称为野生株，其表型称为野生型。携带突变的细菌称为突变株。

从 DNA 序列改变多少可将突变分为点突变和多点突变，前者只有一个碱基对的变化，后者有两个以上碱基对的变化。点突变可以是碱基置换、碱基插入或碱基缺失。点突变往往是指碱基置换，包括转换和颠换，前者是嘌呤到嘌呤或嘧啶到嘧啶的变化，后者是嘌呤到嘧啶或嘧啶到嘌呤的变化。碱基的插入或缺失影响三联体密码的阅读框架，引起移码突变。多点突变时往往涉及广泛的染色体重排、倒位、重复或缺失。

（2）基因转移和重组。

细菌的进化需要不断产生基因型变异，变化的根本原因是突变，但对每一个细菌来讲突变发生的几率还是很少的，如果细菌只有突变而没有细菌之间的基因转移，则难以迅速产生适应环境需要的基因组合。因此，细菌之间的 DNA 转移（Transfer）与重组（Recombination）可以在短期内产生不同基因型的个体，适应环境条件，接受自然界的选择，这是形成细菌遗传多样性的重要原因。

供体菌（Donor）DNA 转移给受体菌（Recipient）的过程称为基因转移或基因交换。遗传重组（Genetic Recombination）是指进入受体菌的外源 DNA 能够复制，导致其基因型发生改变成为重组体或重组菌（Recombinant Bacteria）。细菌基因转移和重组的方式有转化、接合、转导、溶原性转换和原生质体融合。

① 转化（Transformation）：受体菌直接摄取供体菌 DNA，从而获得新的遗传性状的过程。

② 接合（Conjugation）：细菌通过性菌毛相互连接沟通，将质粒或染色体的 DNA 从供体菌转移给受体菌的过程。

③ 转导（Transduction）：以噬菌体为媒介，将供体菌 DNA 片段转移到受体菌内，使受体菌获得新的遗传性状。根据转导 DNA 片段的范围，可分为普遍性转导和局限性转导。

④ 溶原性转换（Lysogenic Conversion）：溶原性细菌因染色体上整合有前噬菌体而获得新的遗传性状。溶原性转换可使某些细菌发生毒力变异或抗原性变异。例如，不产生毒素的白喉棒状杆菌被β-棒状杆菌噬菌体感染成为溶原性细菌时，由于该噬菌体携带编码白喉毒素的结构基因 tox，宿主菌便可产生白喉毒素。

⑤ 原生质体融合（Protoplast Fusion）：分别将两种细菌经处理失去细胞，壁悬于高渗培养基中保持原生质体状态，然后将两种细菌的原生质体混合，滴加聚乙二醇促使原生质体融合。融合后的双倍体细胞可以短期生存，在此期间染色体之间可以发生基因的交换和重组，获得多种不同表型的重组融合体。

二、细菌的感染与免疫

细菌侵入机体生长繁殖并释放毒性物质与机体相互作用，从而引起不同程度的病理过程称为感染（Infection）或传染。能使宿主致病的细菌称为致病菌或病原菌。有些细菌在正常情况下并不致病，但在某些条件改变的特殊情况下可致病，称为条件致病菌或机会致病菌。致病菌入侵后，在建立感染的同时，能激发宿主免疫系统产生一系列免疫应答与之对抗。

（一）感染源

1. 外源性感染

病原体来自于宿主体外，包括病人、带菌者、患病或带菌动物及土壤、水、空气、食物、物品等外环境，通过各种途径进入机体引起感染。

① 病人：传染病的主要感染源，从疾病的潜伏期到恢复期都可能具有感染性。对病人早期诊断和隔离治疗，是控制和消灭传染病的根本措施之一。

② 带菌者：携带并不断向体外排出病原菌，但无临床症状者。因不易被人们察觉，因此是最重要的传染源，其危害性甚于病人。

③ 患病或带菌动物：人畜共患性病原菌可通过患病或带菌动物传染给人。

2. 内源性感染

病原体来自宿主自身体表或体内。正常人的体表以及与外界相通的腔道中存在的对人无害的微生物群，称为正常菌群（Normal Flora）。寄居于人体各部位的正常菌群见表 3-2。正常人体的血液、内脏、骨骼、肌肉等部位无菌。

表 3-2　人体常见的正常菌群

部 位	主要微生物种类
皮　肤	葡萄球菌、类白喉杆菌、铜绿假单胞菌、非结核分枝杆菌、短棒菌苗、白色念珠菌
口　腔	表皮葡萄球菌、甲型和丙型链球菌、肺炎链球菌、奈瑟菌、乳杆菌、类白喉杆菌、梭杆菌、螺旋体、放线菌、白色念珠菌
鼻咽腔	葡萄球菌、甲型和丙型链球菌、肺炎链球菌、奈瑟菌、梭杆菌、腺病毒、支原体、真菌
肠　道	大肠埃希菌、产气肠杆菌、变形杆菌、铜绿假单胞菌、葡萄球菌、粪链球菌、类杆菌、产气荚膜杆菌、破伤风梭菌、双歧杆菌、乳杆菌、腺病毒、白色念珠菌
尿　道	葡萄球菌、非结核分枝杆菌、类杆菌、大肠埃希菌、白色念珠菌
阴　道	乳酸杆菌、大肠埃希菌、类杆菌、白色念珠菌
眼结膜	葡萄球菌、结膜干燥杆菌、类白喉杆菌
外耳道	葡萄球菌、类白喉杆菌、铜绿假单胞菌

正常菌群对构成机体的生态平衡起着重要作用，其生理作用有以下几点：① 消化营养作用：肠道正常菌群参与物质代谢，促进消化和吸收，或者产生营养物质供人体利用。如双歧杆菌产酸造成的酸性环境有利于维生素 D 和钙、铁的吸收，大肠埃希菌可合成维生素 B、K 等。② 生物拮抗作用：正常菌群能通过竞争营养或产生细菌素等方式拮抗病原微生物，构成了皮肤黏膜的重要生物屏障，对机体有保护作用。如阴道内的乳酸杆菌可保持阴道内酸性环境而不利于其他微生物生长。③ 免疫作用：正常菌群可促进机体免疫器官的发育成熟，并刺激机体产生免疫物质，对具有交叉抗原的病原菌有一定程度的抑制或杀灭作用。此外，正常菌群还有利于宿主的生长、发育、长寿和抗癌。

正常菌群对构成机体的生态平衡起着重要作用，但在一定条件下也可成为条件致病菌。正常菌群在大面积烧伤或放疗、化疗等造成机体免疫力降低，外伤或手术等引起菌群移位，滥用或不合理使用抗生素等导致菌群失调等条件下，可成为条件致病菌而致病。

3. 医院内感染

医院内感染是指患者、陪护者或医务人员在医院内发生的感染。这类感染可以是外源性的，也可以是内源性的。主要方式有：

① 交叉感染：由医务人员或病人直接或间接接触传播。

② 医源性感染：在诊疗过程中所用器械等消毒不严造成的感染。

③ 内源性感染：由于机体免疫力低下、抗生素的不合理使用等使机体正常菌群成为条件致病菌。

因此，应注意加强医院管理、严格无菌操作、净化医院环境、实施消毒隔离、合理使用抗生素等以预防医院内感染的发生。

（二）感染途径

（1）呼吸道感染：吸入散布在空气中的病原菌或污染病原菌的尘埃、飞沫而受感染。

经呼吸道感染的疾病有肺结核、白喉、军团菌病等。

（2）消化道感染：食入被病原菌污染的水、食物等而感染。苍蝇、蟑螂等是消化道感染的重要媒介。经消化道感染的疾病有霍乱、伤寒、痢疾和食物中毒等。

（3）接触感染：通过与患者或带菌动物直接或间接接触经皮肤黏膜而感染，如麻风、淋病、梅毒等。

（4）创伤感染：病原菌侵入皮肤黏膜创伤处所致的感染，如化脓性炎症、破伤风等。

（5）虫媒感染：经媒介节肢动物而感染，如鼠疫由鼠蚤叮咬而感染。

有些病原菌可经多种途径感染，如结核杆菌经呼吸道引起肺结核、经消化道引起肠结核、经皮肤引起皮肤结核等。

（三）感染的影响因素

感染与细菌的致病性、机体的免疫力及环境因素等有密切关系。

1. 细菌的致病性

细菌的致病性（Pathogenicity）是指细菌侵入机体生长繁殖引起疾病的性能。病原菌能否致病与其毒力、数量密切相关。

1）细菌的毒力（Virulence）

细菌的毒力是指细菌致病性的强弱程度，是引起细菌感染的主要因素。常用半数致死量（Median Lethal Dose，LD_{50}）或半数感染量（Median Infective Dose，ID_{50}）表示，其含义是在单位时间内，通过一定途径使一定年龄和体重的某种实验动物半数死亡或感染所需要的最少细菌数或毒素量。

构成病原菌毒力的物质基础是侵袭力和毒素。

（1）侵袭力（Invasiveness）：病原菌突破机体的防御功能，在体内定居、繁殖及扩散、蔓延的能力。构成侵袭力的是菌体表面结构和侵袭性酶。

① 菌体表面结构。细菌的荚膜和某些细菌的微荚膜（如葡萄球菌 A 蛋白、A 群链球菌 M 蛋白、伤寒杆菌 Vi 抗原、大肠杆菌 K 抗原等）具有抵抗吞噬细胞及体液中杀菌物质的吞噬杀菌作用，使细菌得以在体内定居、繁殖而引起疾病；革兰阴性菌的普通菌毛、革兰阳性菌的膜磷壁酸具有黏附于机体细胞以避免被呼吸道上皮细胞纤毛运动、肠蠕动、黏液分泌或尿液冲洗所清除，同样有利于细菌在体内定向、繁殖而引起疾病。

② 侵袭性酶：细菌在感染过程中产生的保护细菌或协助细菌扩散的胞外酶。各种细菌的侵袭性酶不同，如金黄色葡萄球菌产生的血浆凝固酶使血浆中的纤维蛋白原变为纤维蛋白包绕在细菌表面，保护细菌以利于细菌定居、繁殖而引起疾病；A 群链球菌产生的透明质酸酶、链激酶、链道酶可分别分解组织中的大分子物质透明质酸、纤维蛋白、DNA 以利于细菌扩散而引起疾病。

（2）毒素（Toxin）：细菌在代谢过程中合成的有毒性作用的产物。按其来源、性质和作用等不同，分为外毒素和内毒素两种。

① 外毒素（Exotoxin）。某些细菌在生长繁殖过程中合成并分泌到菌体外的毒性蛋白质。产生外毒素的细菌主要是革兰阳性菌，如金黄色葡萄球菌、A 群链球菌、破伤风杆菌、肉毒杆菌、白喉杆菌等；也有某些革兰阴性菌，如产毒性大肠杆菌、痢疾杆菌、霍乱弧菌、鼠疫

杆菌等。常见的重要的外毒素见表 3-3。

表 3-3　重要的细菌外毒素

细菌	毒素	作用机理	体内效应
肉毒杆菌	毒素	阻断乙酰胆碱释放	神经中毒症状、麻痹
葡萄球菌	肠毒素	作用呕吐中枢	恶心、呕吐、腹泻
白喉杆菌	毒素	抑制易感细胞蛋白质合成	心肌损伤、外周神经麻痹
溶血性链球菌	红斑毒素	血管扩张	引起猩红热皮疹
霍乱弧菌	肠毒素	激活腺苷环化酶，使细胞内 cAMP 量上升	作用肠上皮细胞，使水分和电解质丢失
志贺杆菌	神经毒素	使结肠上皮细胞死亡，使体液从肠道丢失，脑血管内皮损伤	下痢、神经紊乱
产气荚膜杆菌	α 毒素(卵磷脂酶)	作用细胞膜	细胞坏死，溶血

外毒素的化学成分大多是蛋白质，性质不稳定，不耐热，易被热、酸、蛋白酶等分解破坏，如破伤风外毒素 60 ℃ 30 min 即可被灭活，但葡萄球菌肠毒素能耐 100 ℃ 30 min。外毒素多数由 A、B 两个亚单位组成，A 亚单位为毒性单位，B 亚单位为结合单位，但其毒性作用有赖于其分子结构的完整性。

外毒素的免疫原性强，可刺激机体产生抗毒素。在 0.3%~0.4% 甲醛作用下可脱毒制成类毒素，但仍可保持抗原性，临床广泛用于人工自动免疫。

外毒素的毒性极强，极少量即可使易感动物死亡，如 1 mg 肉毒毒素能杀死 2 亿只小白鼠，比氰化钾（KCN）毒性强 1 万倍，是目前已知的最剧毒毒物。各种外毒素对组织器官有高度的选择性，能引起特有的临床症状或病变，如破伤风痉挛毒素主要与中枢神经系统抑制性突触前膜结合，阻断抑制性介质释放，引起骨骼肌强直性痉挛收缩；而肉毒毒素可阻断胆碱能神经末梢释放乙酰胆碱，引起肌肉松弛性麻痹，出现软瘫。

根据外毒素对宿主细胞的亲和性和作用机制不同可分为细胞毒素、神经毒素和肠毒素三大类。

② 内毒素（Endotoxin）：革兰阴性菌细胞壁的外层结构，只有当细菌死亡裂解或用人工方法破坏菌体后才能释放出来。

内毒素的化学成分为脂多糖（LPS），由脂质 A、核心多糖和菌体 O 特异性多糖三部分组成，其中脂质 A 是内毒素的主要毒性成分。内毒素性质稳定，耐热，加热 100 ℃ 1 h 不被破坏，必须加热 160 ℃ 2~4 h 或用强碱、强酸或强氧化剂煮沸 30 min 才被灭活。

内毒素免疫原性弱，不能用甲醛脱毒制成类毒素，但能刺激机体产生中和作用较弱的抗体。

内毒素毒性作用相对较弱，对组织器官无选择性，不同革兰阴性菌的内毒素引起的病理变化和临床症状大致相同：① 发热反应：内毒素作为外源性致热原（即热原质）作用于粒细胞和单核细胞等，使之释放内源性致热原，引起发热。② 白细胞反应：内毒素能使大量白细胞移动并黏附于毛细血管壁，血循环中的中性粒细胞数骤减，1~2 h 后中性粒细胞数量显著增加，这是由于内毒素诱生的中性粒细胞释放因子刺激骨髓释放中性粒细胞进入血液所致。但伤寒杆菌内毒素可使血循环中白细胞减少。③ 内毒素血症与微循环障碍、休克、弥散性血管内凝血。当病原菌释放的大量内毒素入血时，可导致内毒素血症。内毒素作用于血小板、白细胞、补体系统、激肽系统可诱生白细胞介素-1（IL-1）、IL-6、IL-8、组胺、5-羟色胺、前列腺素、激肽等生物活性物质，使小血管功能紊乱而造成微循环障碍，严重时则导致以微循环衰竭和低血压为特征的内毒素休克；内毒素直接活化凝血系统，也可通过损伤血管内皮细胞间接活化凝血系统，造成血管内广泛凝血，形成微血栓广泛沉积于小血管中致弥散性血管内凝血（DIC）；由于广泛凝血消耗大量凝血因子，同时内毒素能直接活化纤溶系统，使血管内的凝血又被溶解，造成皮肤和内脏的出血和渗血，严重者可导致死亡。

细菌外毒素与内毒素的主要区别见表3-4。

表 3-4　细菌外毒素与内毒素的主要区别

区别要点	外毒素	内毒素
细菌来源	多以 G+菌的代谢产物，分泌释放到胞外	多以 G⁻菌细胞壁成分，菌体裂解释放出
化学成分	蛋白质	脂多糖（磷脂-多糖-蛋白质）
化学性质	不稳定，耐热差，60 ℃30 min 被破坏	稳定，耐热较好，160 ℃2~4 h 才被破坏
免疫原性	强，刺激机体形成抗毒素，甲醛处理可制成类毒素	弱，刺激机体形成抗体。甲醛处理不能制成类毒素
毒性作用	强，对组织器官有选择性毒性，引起特殊病变或症状	较弱，对组织器官无选择性作用，各菌引起的病变或症状相似，如发热、白细胞变化、休克、DIC 等

2）细菌侵入的数量

病原微生物引起感染，除必须有一定毒力和侵入途径外，还必须有足够的数量。一般病原菌毒力愈强，引起感染所需的菌量愈少；反之则需菌量愈多。例如，毒力较大的鼠疫杆菌，在无特定免疫力的机体中只需几个细菌侵入就可发生感染；而毒性较弱的肠沙门菌，常需摄入数亿个才能引起急性胃肠炎。

2. 机体的免疫性

机体抵御细菌感染的能力称为抗细菌免疫。致病菌侵入人体，首先非特异性免疫发挥作用，7~10 d 后机体产生特异性免疫，对于胞外菌感染和毒素等主要依靠抗体的特异性体液免疫，而对于胞内菌感染、肿瘤细胞等则主要依靠致敏 T 细胞的特异性细胞免疫。无论是非特异性免疫还是特异性免疫、体液免疫还是细胞免疫，它们都是相互配合、协力而杀灭病原菌。

3. 环境因素

感染的发生虽然主要取决于机体和病原菌，但也与环境因素有密切关系。如自然因素中的气候、季节、温度、湿度及地理条件等均可影响传染病的发生与流行，而社会因素中的战争、灾荒、贫困可等促使传染病的发生与流行。改善生活条件、开展卫生运动、计划预防接种及实施医疗保健制度等对控制传染病的发生起着重要作用。

（四）感染类型

感染的发生、发展和结局是机体与病原菌相互作用的复杂过程。根据双方力量对比，可出现以下类型：

1. 隐性感染

当机体免疫力较强或入侵的病原菌数量少且毒力较弱时，感染后对人体损害较轻，不出现明显的临床症状，称隐性感染（Inapparent Infection）。隐性感染后，机体常可获得特异性免疫力，能抵御同种病原菌的再次感染，但有时也可因携带病原菌而成为重要传染源。

2. 显性感染

当机体免疫力较弱或入侵的病原菌毒力较强且数量较多时，病原微生物在机体内生长繁殖并产生毒性物质致机体组织细胞受到不同程度的损害，生理功能也发生改变，出现明显的临床症状，称为显性感染（Apparent Infection），即感染病，通常称为传染病。

临床上按病情缓急将显性感染分为急性感染和慢性感染；也可按感染的部位分为局部感染和全身感染。

（1）局部感染（Local Infection）是指病原菌仅局限于机体某一部位，引起局部病变。如化脓性球菌引起的疖、痈等。

（2）全身感染（Systemic Infection）是指病原菌及其毒性产物向全身扩散，引起全身中毒症状。临床上常见以下几种情况：

① 菌血症（Bacteremia）：病原菌自局部病灶不断侵入血流，但由于机体免疫作用，病原菌不在血中繁殖。如伤寒早期的菌血症。

② 毒血症（Toxemia）：病原菌在局部生长繁殖而不入血，但其产生的毒素入血，引起独特的中毒症状。如白喉、破伤风等。

③ 败血症（Septicemia）：病原菌不断侵入血流，并在血中大量繁殖，释放毒素，造成机体严重损害，引起高热、皮肤黏膜出血点、肝脾肿大等全身中毒症状。如金黄色葡萄球菌引起的败血症等。

④ 脓毒血症（Pyemia）：化脓性细菌引起败血症时，由于细菌随血流扩散，在全身多个器官（如肝、肺、肾等）引起多发性化脓病灶。如金黄色葡萄球菌严重感染时引起的脓毒血症常引起肝脓肿、肾脓肿、皮下脓肿等。

3. 带菌状态

病原菌在显性或隐性感染后未被消灭，而在体内继续存在一定时间并不断向体外排菌，但无临床表现，称为带菌状态（Carrier state）。如伤寒、白喉等病后可出现带菌状态。处于带菌状态的人称为带菌者（Carrier），可分为健康带菌者、恢复期带菌者、慢性带菌者等，是医学上最重要的传染源。

（五）常见的细菌性感染及防治

1. 常见的人体细菌性感染

细菌借助表面的一些特殊成分和结构，吸附于人体皮肤黏膜的表面，然后以不同方式引起疾病。常见的人体细菌性感染有以下几种：

（1）皮肤的细菌性感染。

皮肤表面普遍存在着金黄色葡萄球菌和表皮葡萄球菌，因此皮肤最多见的感染系由葡萄球菌引起，如疖、毛囊炎等。严重的感染可发展到皮下组织形成蜂窝组织炎或痈等。其次可见大肠杆菌和产气荚膜杆菌感染，除后者感染皮下有气发展较快外，其他感染局部皮肤均有红、肿、热、痛，或有脓肿形成。

（2）眼、耳、鼻、喉、口的细菌性感染。

眼的细菌性感染有葡萄球菌、链球菌及流感杆菌引起的结膜炎、泪囊炎等。全眼球炎常与眼外伤或异物穿透伤有关。对闭合的伤口感染，除上述细菌外，需注意厌氧菌的感染。若母亲患有淋菌性阴道炎，胎儿娩出时易受感染而患淋菌性结膜炎。母亲阴道有 B 群链球菌、利斯特氏菌皆可感染新生儿致脑膜炎。

耳的细菌性感染有外耳道炎及中耳炎。常见病原菌有金黄色葡萄球菌、链球菌、流感杆菌和大肠杆菌。变形杆菌易引起耳源性脑膜炎。

鼻的细菌性感染有鼻前庭炎、鼻窦炎。病原菌以葡萄球菌和链球菌多见，厌氧菌及流感杆菌亦可引起鼻窦炎。

喉部的细菌性感染中，扁桃体炎最常见，其他尚有咽旁及咽后壁脓肿，病原菌主要是链球菌及葡萄球菌。

口腔的细菌性感染以牙周炎和牙龈脓肿最多见，腮腺炎、颌下腺炎少见。病原菌主要系厌氧的消化链球菌和化脓性链球菌等。

（3）肺及胸部的细菌性感染。

正常细支气管及肺泡应该是无菌的，若机体抵抗力下降，免疫功能受损，睡眠或昏迷时将咽喉处分泌物吸入可导致支气管炎、肺炎、胸膜炎。亦有因败血症引起肺脓肿及脓胸者。院外感染的常见病原菌有链球菌、金黄色葡萄球菌及流感杆菌等。院内感染者以革兰阴性菌多见，如克雷伯氏杆菌、大肠杆菌、变形杆菌和绿脓杆菌等。院内感染的肺炎死亡率较高。

（4）颅内细菌性感染。

脑膜炎双球菌、肺炎链球菌、流感杆菌等可引起化脓性脑膜炎。偶见头颅外伤后的金黄色葡萄球菌脑膜炎、败血症后的脑脓肿等。脑脊液检查对鉴别化脓性、病毒性和结核性脑膜炎帮助很大，脑脊液培养阳性者对诊断和治疗有极大的参考价值，有时脑脊液的即刻涂片对查找细菌亦有一定的意义。

（5）腹腔内的细菌性感染。

腹膜、胃肠道、胆道感染以革兰阴性杆菌多见，兼混合有厌氧的拟杆菌感染。病原菌有大肠杆菌、沙门氏杆菌、变形杆菌、克雷伯氏杆菌和拟杆菌等。症状根据感染部位的不同而有所区别。腹水检查对鉴别诊断有帮助。术后腹腔脓肿对病人有很大威胁，常引起多个器官功能衰竭，死亡率很高。

（6）泌尿及女性生殖系的细菌性感染。

这类感染可引起膀胱炎、肾盂肾炎、盆腔炎及附件炎等。病原菌同腹腔感染，亦以革兰阴性菌多见，尿常规和盆腔检查有助于诊断和鉴别诊断。

（7）心血管系统的细菌性感染。

心血管系统的细菌性感染可引起心内膜炎、心包炎、淋巴管炎和静脉炎等。病原菌以草绿色链球菌、肠球菌和金黄色葡萄球菌多见，亦有革兰阴性杆菌引起的。其症状各不相同。

2. 诊断与治疗

（1）诊断。

各种细菌性感染均有发冷或发热，局部红、肿、热、痛等表现，关键的检查是取血或脓液作培养，有时脓液涂片找菌有助于诊断。诊断包括病原学检查和血清学诊断两个方面。

① 病原学检查：包括检出病原菌及代谢产物、检测病原菌的抗原成份及核酸等内容。

② 血清学诊断：包括用各种方法检测患者血清中特异性抗体的有无和消长情况。血清学诊断常用方法包括直接凝集试验、乳胶凝集试验、沉淀试验、补体结合试验、中和试验、酶联免疫吸附测定（ELISA）等。

（2）治疗。

治疗的原则是引流和用抗生素，尽可能找出导致感染的基本原因，如糖尿病患者易患皮肤感染，若不控制糖尿病，感染将接连发生。对葡萄球菌可用新青霉素Ⅱ（苯甲异唑青霉素）或庆大霉素治疗，严重病例可二者合用。对耐青霉素的葡萄球菌可用头孢唑啉钠（先锋霉素Ⅴ号）加氨基糖苷类抗生素，对多种抗生素耐药的金黄色葡萄球菌株（MRSA）可选用万古霉素。对大肠杆菌、克雷伯氏杆菌等可选用氧哌嗪青霉素和氨基糖苷类抗生素，如果疗效不好可改用第三代头孢菌素。绿脓杆菌感染严重者可选用头孢塔齐定（头孢噻甲羧肟）。

第三节　病　毒

病毒以"病"和"毒"字冠名，似乎代表了所有疾病的病原，就连不属于微生物的无生命、传染性强、危害大的破坏计算机正常运行的隐蔽程序也称为病毒，可见病毒危害及其在人们心目中的分量。那么，病毒到底是什么？与细菌有何不同？为什么受到人们如此的关注？

病毒（Virus）是一类体积微小（能通过细菌滤器）、结构简单，只含有一种核酸（RNA或DNA），必须在活细胞内寄生，只能在一定种类的活细胞中以复制方式增殖的非细胞型微生物。

与其他微生物相比，病毒具有以下特点：① 无细胞结构，专性活细胞内寄生；② 没有酶或酶系统极不完全，也无蛋白质合成系统，不能进行代谢活动；③ 个体极小，能通过细菌滤器；④ 对一般抗生素不敏感，对干扰素敏感；⑤ 在宿主细胞协助下，通过核酸复制和核酸蛋白装配形式进行增殖，不存在个体生长和二均分裂等细胞繁殖方式；⑥ 在离体条件下，能以无生命的化学大分子状态存在，并可形成结晶。

病毒由于结构简单和常常来去踪迹难寻，所以是生命世界中迄今发现得最少、也是最难驾驭的一类。而在人类传染病中，约75%是由病毒引起的。病毒性疾病不仅传染性强、流行广泛，而且很少有特效药物，后遗症严重、死亡率高，并与肿瘤的发生有密切关系，如20世纪80年代初出现的艾滋病（获得性免疫缺陷综合征，AIDS）、2003年流行的严重急性呼吸系统综合征（SARS）都引起了全人类的关注。

一、病毒的基本性状

（一）大小与形态

完整的成熟的病毒颗粒称为病毒体（Virion）。它是细胞外的结构形式，具有典型的形态、结构和感染性。各种病毒的大小差别悬殊，最大约为 300 μm，如痘病毒；最小的如口蹄疫病毒，仅为 20 μm 左右；最长的如丝状病毒科病毒粒子大小为 80 nm×（790~14 000）nm。大多数病毒体小于 150 μm。除了痘病毒经适当染色后，可在光学显微镜下观察到外，其他病毒必须用电子显微镜放大数千至数万倍后才能观察到。病毒与其他微生物的大小比较见图3-12。

病毒体在电镜下观察常见有以下五种形态（图 3-13）：

（1）球形（Sphericity）：大多数人类和动物病毒为球形，如脊髓灰质炎病毒、疱疹病毒及腺病毒等。

（2）丝形（Filament）：多见于植物病毒，如烟草花叶病病毒等。人类某些病毒（如流感病毒）有时也可形成丝形。

（3）弹形（Bullet-shape）：形似子弹头，如狂犬病病毒等，其他多为植物病毒。

（4）砖形（Brick-shape）：如痘病毒（无花病毒、牛痘苗病毒等）。其实大多数呈卵圆形或"菠萝形"。

（5）蝌蚪形（Tadpole-shape）：由一卵圆形的头及一条细长的尾组成，如噬菌体。细菌病毒多为蝌蚪状。

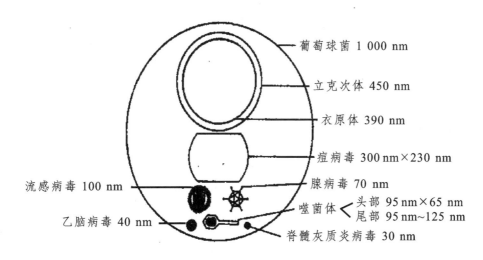

图 3-12　微生物的大小比较

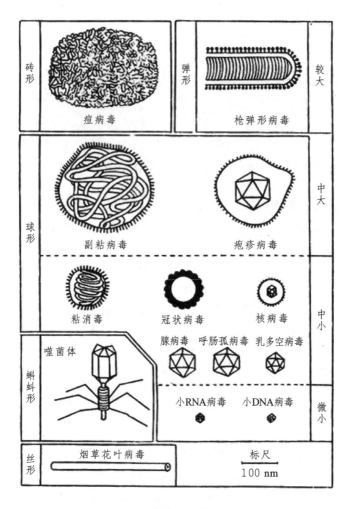

图 3-13 病毒体的常见形态

（二）结构与组成

1. 化学组成

（1）核酸：病毒核酸为 DNA 或 RNA。核酸可为单股或双股。人和动物的 DAN 病毒大多为双股，RNA 病毒则大多为单股。

（2）蛋白质：病毒蛋白质构成病毒衣壳成分及包膜的主要成分，具有保护病毒核酸的功能。衣壳蛋白可特异地吸附于易感细胞表面受体并促使病毒穿入细胞，是决定病毒对宿主细胞亲嗜性的重要因素。病毒蛋白具有良好的抗原性，可激发机体产生免疫应答。

（3）脂质和糖类：脂质主要存在于包膜中。脂溶剂可除去包膜，使包膜病毒失去吸附和侵入宿主细胞的能力而丧失其感染性。糖类和脂质均来自宿主细胞。

2. 病毒的结构

病毒的结构与细菌类似，有基本结构（核心、衣壳）和特殊结构（包膜、刺突、触须样纤维、非结构蛋白酶）。衣壳和核酸在一起称为核衣壳（Nucleocapsid），是结构完整的、具有传染性的病毒体。没有包膜的病毒称为裸露病毒（Naked Virus），有包膜的病毒称为包膜病毒（Enveloped Virus）（图 3-14）。

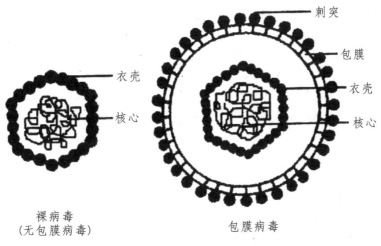

图 3-14　病毒的结构示意图

（1）裸露病毒（Naked Virus）：病毒体主要由核酸和蛋白质组成。核心结构成分为核酸。成熟的病毒只含有一种核酸，DNA 或 RNA。核酸构成病毒的基因组（Genome），控制病毒的生命特征，为病毒的增殖、遗传和变异等功能提供遗传信息。

根据核酸类型的不同，可将病毒分为 DNA 病毒和 RNA 病毒。病毒核酸外包绕的蛋白质外壳，称为衣壳（Capsid）。衣壳由一定数量的壳粒组成，与核酸一起构成核衣壳（Nucleocapsid），即完整的具有感染性的无包膜病毒体。这种无包膜的病毒称为裸露病毒。

根据壳粒数目和排列不同，裸露病毒结构有以下几种对称形式。

① 螺旋对称（Helical Symmetry）：　壳粒沿着螺旋型的病毒核酸对称排列，见于大多数杆状病毒、弹状病毒、正粘病毒和副粘病毒。

② 二十面体立体对称（Icosahedral Symmetry）：核酸浓集在一起形成球状或近似球状结构，衣壳围绕在外，壳粒排列呈二十面体对称形式，构成十二个顶、二十个面、三十个棱的立体结构。大多数病毒呈二十面体立体对称。

③ 复合对称（Complex Symmetry）：病毒体结构较复杂，其壳粒排列既有螺旋对称又有立体对称的形式。痘病毒、噬菌体属于此类对称形式。

衣壳具有的功能是：① 保护病毒核酸，使其免受核酸酶和其他理化因素的破坏；② 参与病毒的感染过程，病毒蛋白质可与宿主细胞膜上的受体特异性结合，介导病毒穿入细胞，这种特异性决定了病毒对宿主细胞的亲嗜性。例如肝炎病毒对肝细胞的亲嗜性。③ 具有抗原性，可诱导机体产生免疫应答。④ 构成病毒体的酶类，如乙肝病毒的 DNA 聚合酶。⑤ 毒素样作用，使机体出现发热、血压下降、血细胞改变等全身中毒症状。

（2）包膜病毒（Enveloped Virus）。有些病毒在核衣壳外尚有包膜（Envelop）包围，这类病毒称为包膜病毒。包膜是病毒在成熟过程中穿过宿主细胞，以出芽方式向细胞外释放时获得的，含有宿主细胞膜或核膜的化学成分。有的胞膜表面有钉状突起，称为刺突（Spike）。包膜构成病毒体的表面抗原，与致病性和免疫性有密切关系。

（三）增殖与培养

病毒缺乏增殖所需的酶系统，只能在敏感的活细胞内增殖，病毒增殖的方式不同于其他微生物。病毒在活细胞内由病毒基因组引导合成病毒核酸、蛋白质及其他病毒结构成分，然后在宿主细胞质内或细胞核内装配成熟，释放到细胞外。病毒的这种增殖方式称为复制（Replication）。

1. 病毒的增殖——复制

从病毒进入宿主细胞开始，经过基因组复制，最后释放出病毒，称为一个复制周期。病毒自侵入宿主细胞到产生新的子代病毒，即完成一个复制周期，约 10 h。

1）复制过程

病毒的复制是一个连续过程，包括吸附、穿入、脱壳、生物合成、成熟释放五个阶段（图 3-15）。

（1）吸附（Adsorption）。病毒体表面的蛋白质和易感细胞表面受体的特异性结合过程称为吸附。吸附标志着病毒感染的开始。吸附是特异的，病毒表面蛋白与敏感细胞膜上相应受体特异性结合决定了病毒嗜组织性的特征。如流感病毒的受体是一种黏蛋白，用神经氨酸酶将黏蛋白受体破坏，则流感病毒对细胞的吸附和感染就不能发生。

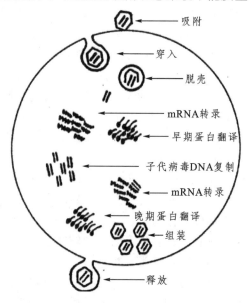

图 3-15　病毒的复制周期示意图

吸附过程受离子强度、pH、温度等环境条件的影响。病毒吸附需要一定的温度，在 37 ℃时最佳；二价阳离子（Mg^{2+}、Ca^{2+}）有促进吸附的作用。吸附过程大多在 60 min 内完成。

研究病毒吸附过程对了解受体组成、功能、致病机理以及探讨抗病毒治疗有重要意义。如脊髓灰质炎病毒的细胞表面受体是免疫球蛋白超家族，在非灵长类细胞上没有发现此受体，而猴肾细胞、Hela 细胞和人二倍体纤维母细胞上有它的受体，故脊髓灰质炎病毒能感染人体鼻、咽、肠和脊髓前角细胞，引起脊髓灰质炎（小儿麻痹症）。

（2）穿入（Penetration）：指吸附在易感细胞上的病毒，可通过不同方式进入细胞内的过程。病毒侵入的方式取决于宿主细胞的性质，尤其是它的表面结构。一般来说有3种情况：① 整个病毒粒子通过病毒胞饮进入宿主细胞，常见于裸露病毒，如小 RNA 病毒等；② 通过病毒包膜与宿主细胞膜融合，核衣壳直接进入宿主细胞，常见于包膜病毒，如疱疹病毒，正、副粘病毒等；③ 核酸通过转位作用进入宿主细胞。

病毒胞饮（Viropexis）：细胞膜内陷将病毒包裹其中，形成类似吞噬泡的结构使病毒原封不动地进入胞质内。无包膜病毒多以此方式进入细胞内。胞饮是病毒穿入的常见方式。

融合（Fusion）：有包膜的病毒靠吸附部位的酶作用及包膜与细胞膜的同源性等，发生包膜与细胞膜的融合，使病毒核衣壳进入胞质内。

转位作用或直接进入：有些无包膜病毒如脊髓灰质炎病毒吸附于宿主细胞膜后，衣壳蛋白的多肽构型发生改变，使病毒核酸可直接穿过细胞膜到细胞浆中，而大部分蛋白衣壳仍留在胞膜外。这种进入方式较为少见。

（3）脱壳（Uncoating）：病毒侵入细胞后，必须除去围绕在病毒基因组外的蛋白质衣壳，才能开始病毒的核酸复制和编码病毒蛋白质。穿入和脱壳是连续的过程，脱壳使病毒失去病毒体的完整性。

不同病毒体的脱壳方式不同，多数病毒在穿入时已在宿主细胞的溶酶体酶作用下脱壳，释放出病毒核酸。比较复杂的病毒，如痘类病毒则分两步脱壳：一是病毒胞饮后进入含有溶酶体的细胞空泡内，脱去外衣壳蛋白质；其次则通过自身制造的脱壳酶脱去内衣壳。

（4）生物合成（Biosynthesis）。此阶段包括病毒蛋白质的合成及病毒核酸的复制。大多数 DNA 病毒，在宿主细胞核内合成 DNA，在细胞浆中合成蛋白质。绝大部分 RNA 病毒的全部组成成分均在细胞浆中合成。在生物合成阶段，用血清学方法和电子显微镜检查，在细胞内不能找到病毒颗粒，故称为隐蔽期（Eclipse）。各种病毒的隐蔽期长短不一。如脊髓灰质炎病毒 3~4 h，而腺病毒 16~17 h。

不同基因型的病毒转录 RNA 和翻译蛋白质的方式不同。① DNA 病毒：按照克里克（Crick）中心法则进行，即 DNA→RNA→蛋白质。首先以病毒核酸为模板，依靠宿主细胞内的依赖 DNA 的 RNA 聚合酶，转录出 mRNA，负责编码早期蛋白。再以病毒核酸为模板，依靠早期蛋白，即依赖 DNA 的 DNA 聚合酶，复制出大量子代病毒核酸。再以子代病毒核酸为模板，转录出晚期 mRNA，mRNA 可翻译出大量晚期蛋白，即病毒衣壳和包膜的结构蛋白。② RNA 病毒：单正链 RNA 本身具有 mRNA，可以翻译出早期蛋白，然后再以病毒 RNA 为模板，依靠早期蛋白复制出子代病毒核酸，然后翻译出病毒的衣壳蛋白和其他结构蛋白。单负链 RNA 本身不具有 mRNA 的功能，需先复制出互补的正链 RNA 作为 mRNA，以后过程同单正链 RNA。③ 反转录病毒：含单正链 RNA 和依赖 RNA 的 DNA 聚合酶即反转录酶。在反转录酶的作用下，以病毒 RNA 为模板转录出互补 DNA 链构成 RNA-DNA 杂交中间体，进一步产生双链 DNA，并以前病毒的形式整合于宿主细胞 DNA 中。当病毒进行复制时，先从细胞 DNA 上脱离下来，在宿主细胞提供的依赖 DNA 的 RNA 聚合酶作用下转录出病毒 RNA，再按 RNA 病毒的复制方式进行。

不同种类的病毒在细胞内进行生物合成的场所不一样。大多数 DNA 病毒在宿主细胞核内复制 DNA，在细胞质内合成蛋白质；而大多数 RNA 病毒（除流感病毒和反转录病毒外）均在细胞质内进行。

总的来说，病毒的生物合成包括三个重复过程：① 以病毒核酸为模板转录、翻译出早期蛋白，即功能蛋白；② 以病毒核酸为模板，依靠早期蛋白复制出子代病毒核酸；③ 以子代病毒核酸为模板，转录、翻译出晚期蛋白，即子代病毒结构蛋白。

（5）组装与释放（Assembly and Release）。新合成的子代病毒核酸和病毒蛋白质在宿主细胞内组合成病毒体的过程称为组装（Assembly）。大多数 DNA 病毒在细胞核内组装，RNA 病毒则在细胞浆内组装成熟。无包膜病毒组装成核衣壳即为成熟的病毒体。有包膜病毒组装成核衣壳后，以出芽方式释放，释放时包上细胞的核膜或胞浆膜而成为成熟的病毒体。

成熟病毒体从宿主细胞游离出来的过程称为释放（Release）。病毒释放的方式有以下几种。

① 破胞释放：增殖产生的数百至数千个子代病毒，致使宿主细胞破裂，而将病毒全部释放至胞外。多见于无包膜的裸露病毒，如腺病毒、脊髓灰质炎病毒等。

② 芽生释放：以出芽方式释放到胞外。细胞一般不死亡，仍可照常分裂繁殖。多见于有包膜的病毒，如疱疹病毒、流感病毒等。

③ 其他方式：有些病毒如巨细胞病毒可通过细胞间桥或细胞融合邻近的细胞，在细胞之间传播。

2）异常增殖

病毒在宿主细胞内复制时并非所有的病毒成分都能组装成完整的病毒体，而常有异常增殖，表现为：

（1）缺陷病毒（Defective Virus）：因病毒基因不完整或发生改变，核酸复制时失去正常的互补作用，使 mRNA 功能受阻，病毒蛋白质合成失调，致使不能复制出完整的有感染性的病毒体，这种病毒称为缺陷病毒。当缺陷病毒与另一种病毒共同培养时，却能使缺陷病毒增殖出完整的病毒体。这种有辅助作用的病毒被称为辅助病毒（Helper Virus）。

（2）顿挫感染（Abortive Infection）：病毒进入宿主细胞后，有的宿主细胞缺乏病毒复制所需的酶或能量等必要条件，致使病毒在其中不能合成自身的成分，或虽合成病毒核酸和蛋白质成分却不能组装成完整的病毒体，这种现象称为病毒的顿挫感染。

3）病毒的干扰现象

当两种病毒同时或先后感染同一宿主细胞时，可发生一种病毒抑制另一种病毒增殖的现象，称为干扰现象（Interference）。干扰现象可发生在不同病毒之间，也可发生在同种、同型甚至同株病毒之间。

病毒产生干扰的机制可能与以下因素有关。① 竞争营养：消耗宿主细胞提供的原料、酶等，抑制被干扰病毒的生物合成或改变宿主细胞代谢途径，阻止另一种病毒 mRNA 的翻译；② 竞争受体：一种病毒破坏宿主细胞的表面受体，因而阻止另一种病毒的吸附和穿入；③ 分泌产物：病毒诱导宿主细胞产生干扰素（Interferon，IFN），抑制被干扰病毒的生物合成。干扰素是由病毒或其他干扰素诱生剂刺激巨噬细胞、淋巴细胞以及体细胞等多种细胞产生的一种糖蛋白，具有抗肿瘤、广谱抗病毒、免疫调节等作用。

病毒的干扰现象是机体非特异性免疫的一个重要组成部分。如使用病毒减毒活疫苗，可阻止毒力较强的病毒感染。病毒之间的干扰现象能终止病毒的感染，导致宿主的康复。由于病毒间存在干扰现象，应注意在同时使用两种以上病毒疫苗时，疫苗病毒之间的干扰可影响疫苗的免疫效果。另一方面，由于病毒之间存在干扰现象，因而使用病毒疫苗时，应注意避免干扰现象的发生。

2. 病毒的培养

病毒必须在活细胞中方能进行生命活动，因此提供活细胞能分离培养病毒。

培养方法主要有三种。① 动物接种：这是最原始的方法。根据不同的病毒种类，选择敏感动物和接种途径。常用的动物有鼠、兔、猴，有的还需要雪貂和猩猩等，可鼻内、皮内、皮下、脑内、腹腔、静脉等接种。② 鸡胚接种：这是一种比较经济简便的方法。一般采用孵化 9~14 d 的鸡胚，按病毒特性分别接种于羊膜腔、尿囊腔、卵黄囊等部位。③ 组织细胞培养：这是分离鉴定病毒最常用的方法。一般将病毒接种到离体的活组织块或分散的细胞中培养，后者又称单层细胞培养。通常用人胚肾细胞、人胎盘羊膜细胞、人胚二倍体细胞、鸡胚等原代细胞以及传代细胞（如人宫颈癌细胞系即 HeLa 细胞、人喉上皮细胞癌细胞系即 HEP-2 细胞）等制备单层细胞培养。

培养结果会出现以下情况：动物接种出现发病或死亡；鸡胚接种尿囊液或羊水出现血凝现象；组织细胞培养可见细胞变圆、聚集、坏死、溶解、脱落、细胞融合为多核巨细胞等细胞病变效应（Cytopathic Effect，CPE），或形成包涵体或血凝现象等光学显微镜下观察到的病毒在细胞内增殖的指标，还可出现 pH 的改变。

包涵体（Inclusion Body）是某些病毒感染细胞后在细胞质或细胞核内出现的嗜酸性或嗜碱性、圆形或椭圆形或不规则形的斑块。包涵体在光学显微镜下可见，根据其有无、部位、染色性和形态等可辅助诊断某些病毒性疾病，有重要的临床意义。

（四）理化因素对病毒的影响——抵抗力

病毒受理化因素作用后失去感染性，称为灭活（Inactivation）。灭活的病毒仍保留其抗原性、红细胞吸附、血凝和细胞融合等活性。

1. 物理因素

（1）温度：大多数病毒耐冷不耐热，56 ℃30 min 或 100 ℃几秒钟即被灭活。包膜病毒通常比无包膜病毒更不耐热，包膜病毒在 37 ℃也能迅速灭活。热对病毒的灭活作用，主要是使病毒衣壳蛋白和包膜的糖蛋白发生变性，阻止病毒吸附于宿主细胞。热同时能破坏病毒复制所需的酶类。大多数病毒在低温下稳定。将病毒保存在 – 70 ℃或液氮中（– 196 ℃）则能长期存活并保持其感染性。反复冻融可使病毒灭活。

（2）紫外线：紫外线可被病毒核酸中的嘌呤和嘧啶环吸收，形成嘌呤或嘧啶二聚体，抑制病毒的 DNA 和 RNA 复制，因而导致病毒灭活。有些紫外线灭活的病毒，经可见光照射，因激活酶的原因，可使灭活的病毒复活，故不宜用紫外线来制备灭活病毒疫苗。

2. 化学因素

（1）脂溶剂：包膜病毒的胞膜含脂类成分，易被乙醚、氯仿、胆盐等脂溶剂破坏，借此可鉴别包膜病毒与无包膜病毒。

（2）pH：大多数病毒在 pH6~8 的范围内比较稳定，而在 pH5.0 以下或 pH9.0 以上可被迅速灭活。

（3）化学消毒剂：病毒对化学消毒剂一般都比较敏感。双氧水、漂白粉、高锰酸钾、过氧乙酸、碘酒、乙醇、甲醛等均可灭活病毒。甲醛能破坏病毒的感染性而对其抗原性影响不大，故常用于制备病毒灭活疫苗。

（4）抗生素与中草药：现有的抗生素对病毒无抑制作用，但可以抑制待检标本中的细菌，以利于分离病毒。部分中草药如板蓝根、大青叶等对某些病毒有一定的抑制作用。

（五）遗传与变异

病毒与其他生物一样具有遗传变异的生命特征，但遗传是相对的，而变异是绝对的。由于病毒基因组结构简单、形式多样、非编码区少、可插入外源性基因及繁殖迅速等特点，因此是研究分子遗传学的重要工具。

1. 病毒的变异现象

病毒在复制过程中更容易受周围特别是宿主内环境的影响而出现某些性状的改变，如感染性、致病性、抗原性、致癌性及对理化因素抵抗力或依赖性等变异。在医学实践中重要的病毒变异有以下两种。

（1）抗原性变异：在自然界中，有些病毒容易发生抗原性变异，如甲型流感病毒包膜表面的血凝素和神经氨酸酶抗原均较容易发生变异，使其引起的疾病容易暴发流行。

（2）毒力变异：指病毒对宿主致病性的变异，即病毒从强毒株变为弱毒或无毒株，或从无毒或弱毒株变为强毒株。如从自然感染动物中新分离出的狂犬病毒（野毒株）对人和犬致病力强，若在家兔脑内连续传代后，其致病力减弱，据此可制备疫苗。

2. 病毒的变异机制

（1）基因突变。病毒基因组由于碱基置换、缺失或插入而发生的遗传性变异，称为基因突变。病毒在增殖过程中自发突变率为 10^{-8}~10^{-6}，理化因素处理病毒时可诱发突变。

（2）基因重组。两种或两种以上的病毒感染同一宿主细胞时，有时会发生基因的交换，称为基因重组。核酸分节段的病毒发生基因重组的频率高于其他病毒。

二、病毒的感染与免疫

病毒侵入机体并在易感细胞内复制增殖，与机体发生相互作用的过程称为病毒感染。

（一）感染的传播方式

病毒感染机体的方式分为水平感染（Horizontal Infection）和垂直感染（Vertical Infection）。这两种方式感染的病毒可分别通过各种途径进入机体引起感染。

1. 水平感染

病毒在人群不同个体之间传播而导致的感染，称为水平感染。水平感染的途径与细菌感染的途径基本一致，即包括呼吸道、消化道、接触、创伤、虫媒等途径。在自然条件下，皮肤和呼吸道、消化道黏膜是病毒入侵机体的三大重要门户。

（1）呼吸道感染：吸入散布在空气中的病毒或污染病毒的尘埃、飞沫而受感染。经呼吸道感染的疾病很多，如流感病毒、副流感病毒、鼻病毒等。有的病毒以呼吸道黏膜为原发病灶，通过血流扩散到其他器官引起疾病，如腮腺炎病毒、麻疹病毒等。

（2）消化道感染：食入病毒污染的水、食物等而感染。因包膜进入肠道时可被胆汁溶解，因此多为裸露病毒，如甲型肝炎病毒、脊髓灰质炎病毒可经粪-口途径侵入机体，先在肠上皮细胞内增殖，然后经血流扩散到靶细胞内增殖引起病变。

（3）接触感染：通过直接接触、间接接触或性接触感染。如单纯疱疹病毒、人类免疫缺陷病毒、人乳头瘤病毒等。

（4）伤口感染：通过动物咬伤从机体皮肤伤口侵入机体而感染。如狂犬病病毒等。

（5）虫媒感染：通过昆虫叮咬而感染。如流行性乙型脑炎病毒等。

（6）医源性感染：经注射、输血、拔牙、手术、器官移植等，病毒经血感染。如乙型肝炎病毒及丙型肝炎病毒等。

2. 垂直感染

病毒从亲代直接传给子代称为垂直感染，是病毒感染的特点之一。主要通过两种方式：一种是通过胎盘传播，另一种是分娩时妇女产道的病毒感染新生儿。前者主要是风疹病毒、巨细胞病毒、乙型肝炎病毒、人类免疫缺陷病毒，还有疱疹病毒、腮腺炎病毒、脊髓灰质炎病毒、柯萨奇病毒、麻疹病毒、水痘病毒、EB 病毒等；后者如单纯疱疹病毒Ⅱ型、人类免疫缺陷病毒等。

（二）感染的类型

病毒侵入机体后，因病毒种类、毒力和机体免疫力等不同，可表现为不同的感染类型。根据症状的有无，可分为显性感染和隐性感染；根据病毒在机体内滞留的时间，分为急性感染和持续性感染，后者又分为慢性感染、潜伏感染和慢病毒感染。

1. 隐性感染

病毒侵入机体后，如果病毒毒力弱或机体防御能力强，病毒不能大量增殖，不造成组织细胞的严重损伤，感染后不引起临床症状或症状不典型称为隐性感染（Inapparent Infection）或亚临床感染（Subclinical Infection）。

2. 显性感染

病毒在宿主细胞内大量增殖，导致组织细胞严重损伤，引起明显临床症状的感染，称为显性感染（Apparent Infection）。

3. 急性感染（Acute Infection）

一般潜伏期短，发病急，病程短（数日至数周）。恢复后机体不再携带病毒。如急性病毒性肝炎等。

4. 持续性感染（Persistent Infection）

病毒长时间在机体内持续存在，使感染者表现出临床症状，或不出现症状而长期携带病毒，成为重要的传染源。持续感染又可分为以下三种类型：

（1）慢性感染（Chronic Infection）：显性或隐性感染后，病毒并未完全清除，可经常性或间歇性增殖并排出体外，病程长达数月至数十年，症状迁延不愈。如慢性肝炎等。

（2）潜伏感染（Latent Infection）：急性或隐性感染后，病毒潜伏于一定的组织或细胞内，不表现出临床症状。在特定条件下，病毒被激活导致感染的急性发作。如单纯疱疹病毒感染后，病毒潜伏在三叉神经节中，感染者既无临床症状，也无病毒排出。但当机体的免疫力下降时，潜伏的病毒增殖，沿感觉神经到达皮肤，从而引起单纯疱疹。

（3）慢病毒感染（Slow Virus Infection）：病毒感染后，经过相当长的潜伏期（数月甚至数十年）后，表现出临床症状。一旦症状出现，多为亚急性、进行性，甚至致死性疾病。如朊病毒感染机体后，可经过长达数十年的潜伏期后，引起一种进行性小脑退行性疾病，如库鲁病（Kuru）。

（三）病毒的致病机制

1. 病毒对宿主细胞的直接作用

病毒可利用宿主细胞提供的原料和代谢酶等在细胞内大量复制增殖，影响细胞的代谢，导致细胞被破坏；另外病毒也能作用于细胞的遗传物质，引起细胞的转化与凋亡。

（1）杀细胞效应：病毒在细胞内增殖引起细胞裂解死亡称为杀细胞感染（Cytocidal Infection）。多见于裸露病毒，如脊髓灰质炎病毒、腺病毒等。其杀细胞机制有：① 阻断细胞大分子如 DNA、RNA 和蛋白质的合成使细胞死亡；② 病毒蛋白本身的毒性使细胞破坏；③ 病毒感染后导致细胞溶酶体破坏，引起自溶；④ 病毒感染引起细胞器的损伤。

杀细胞感染是病毒感染中最严重的类型，当靶细胞破坏到一定程度，机体会出现严重的病理变化，甚至危及生命或留下后遗症。杀细胞性病毒在体外培养的细胞中，可使细胞变圆、坏死、溶解等，表现为细胞病变效应（Cytopathic Effect，CPE）。

（2）细胞膜改变：包膜病毒常在感染细胞膜表面表达病毒基因编码的糖蛋白，可促进感染细胞之间的融合，形成有诊断价值的多核巨细胞典型病理特征；另外，感染细胞表面可出现病毒基因编码的新抗原，导致免疫病理损伤。

（3）包涵体损伤：有些病毒感染后形成的包涵体可破坏细胞的正常结构和功能，有时可导致细胞死亡。

（4）细胞转化：某些病毒的 DNA 或其片段整合到宿主细胞的 DNA 中，使宿主细胞的遗传性状发生改变，甚至发生恶性转化，成为肿瘤细胞。因此，病毒常与肿瘤密切相关。

（5）细胞凋亡：病毒感染细胞后可引起细胞凋亡，使细胞质收缩、核染色体裂解等。如疱疹病毒、反转录病毒等。

2. 病毒感染的免疫病理作用

（1）体液免疫病理作用：许多病毒感染细胞后可使细胞表面出现新抗原，这种抗原与抗体结合后，可激活补体或发生抗体依赖性细胞介导的细胞毒（ADCC）作用，导致细胞破坏；病毒抗原也可与相应抗体形成免疫复合物，沉积于血管壁基膜上，活化补体引起Ⅲ型超敏反应，造成局部组织损伤。

（2）细胞免疫病理作用：致敏的细胞毒 T 细胞可损伤膜表面插入病毒蛋白质的病毒感染细胞，造成细胞病变、死亡。

（3）抑制免疫系统功能：病毒侵犯免疫细胞，引起宿主免疫功能抑制。

（四）抗病毒感染

1. 病毒感染的检测方法

由于病毒严格细胞内寄生，分离培养步骤繁杂，传统检测方法难以满足临床常规诊断的需要。随着分子生物学技术研究的进展，病毒诊断技术已由传统方法扩展到新的快速诊断方法，如严重急性呼吸系统综合征（SARS）的病原检查就是一个很好的例子，它为我们进行疾病的诊断、预防和治疗提供了有力的科学依据。

1）标本的采集与送检

（1）标本的采集：严格无菌操作；发病初期或急性期采集；不同病毒感染采集不同部位的标本，如呼吸道感染取鼻咽分泌物、肠道感染取粪便、脑内感染取脑脊液、病毒血症取血液等。血清学诊断要在不同的时间取双份血清进行抗体效价的测定。

（2）标本的送检：标本采集后应立即送检，否则须放在装有冰块的保温瓶或含有抗生素的 50% 甘油盐水中，同时注意标记。

2）检验程序

（1）直接涂片染色镜检：简便和快速的检测方法之一，对于包涵体和某些大病毒颗粒可用光学显微镜检查，但大多数病毒需用电子显微镜或免疫电镜检查。

（2）分离培养与鉴定。常用的分离培养方法有动物接种、鸡胚接种和组织细胞培养，根据病毒在细胞内增殖的指标及血清学反应、PCR 技术等进行鉴定。新分离病毒的鉴定较复杂，鉴定步骤通常是首先测定病毒核酸类型，再进行理化性状的检验，根据形态、大小、结构、细胞培养特性以及对脂溶剂的敏感性和耐酸性试验等初步鉴定病毒的科属，最后用血清学试验及核酸杂交等技术检测病毒的特异性抗原及标记性核酸以鉴定其型别。

病毒血清学诊断包括中和试验、补体结合试验和血凝抑制试验。

3）病毒感染的快速诊断

（1）形态学检查：直接涂片染色镜检。

（2）免疫学检查：免疫荧光技术、酶免疫技术、放射免疫技术、红细胞凝集抑制试验、中和试验等均可以测定病毒的抗原或抗体，进行病毒的早期诊断。临床上常用的方法主要是免疫荧光法和酶联免疫吸附测定法（ELISA），如乙肝"两对半"和 SARS 的测定等都是用 ELISA。

（3）基因检查：主要有核酸杂交技术、聚合酶链反应技术（polymerase clain reaction，PCR）。① 核酸杂交技术：利用核苷酸可在体外一定条件下解离和重组的性质，将一条已知的单链 DNA 或 RNA 用放射性核素或非放射性物质标记后作为探针，与待测标本中相应的 DNA 或 RNA 进行杂交，再用放射自显影法或其他显色法来确定待测核酸的方法。该技术特异、敏感、快速，且能定量和分型。② 核酸扩增术：一种体外基因快速扩增技术。该法是将检材中未知的 DNA 提取、变性为单链作为模板，然后加入一些与模板基因有互补作用的引物、合成寡核苷酸的原料和 DNA 聚合酶，在一定温度条件下，使其合成新的互补链，再复制、延伸，从而合成大量的核酸，故标本中微量的皮克（pg）水平的病毒基因经数小时即能扩增到纳克（ng）水平而被检出。常用的方法有聚合酶链反应（PCR）。

2. 防治原则

病毒感染目前为止仍没有很好的诊断和治疗方法，所以预防非常重要而且有效。

1）非特异性预防

（1）控制感染源：隔离、治疗病人。如麻疹、腮腺炎等。对艾滋病等还须注意国境检疫。

（2）切断感染途径：严格消毒、加强卫生管理等。如流感流行期间应尽量避免人群聚集，必要时戴口罩，保持室内通风清洁消毒，不随地吐痰，饮食分餐制等；乙型肝炎、艾滋病应严格消毒注射器。

（3）保护易感人群：可采取人工免疫方法提高机体免疫力进行长期或紧急预防，也可用药物预防。如麻疹可接种疫苗进行长期预防，亦可使用抗毒素进行紧急预防，流感在流行期间可接种丙种球蛋白和口服板蓝根制剂等。

2）特异性预防

人工主动免疫接种疫苗、类毒素以进行长期预防或人工被动免疫注射抗毒素、丙种球蛋白、细胞因子以进行紧急预防。

（1）人工主动免疫：应用各种疫苗进行人工主动免疫。如流行性乙型脑炎疫苗、狂犬疫苗等灭活疫苗和脊髓灰质炎疫苗、麻疹疫苗、腮腺炎疫苗、风疹疫苗、黄热病疫苗等减毒活疫苗，还有乙型肝炎病毒亚单位疫苗、流感病毒亚单位疫苗和乙型肝炎病毒基因工程疫苗等。

（2）人工被动免疫：常用的有人血清丙种球蛋白、胎盘丙种球蛋白、转移因子等。注射丙种球蛋白用于流感、甲型肝炎、麻疹和脊髓灰质炎的紧急预防，可使接触者不出现症状或出现轻微症状。近年来用高滴度抗-HBs的乙型肝炎免疫球蛋白预防乙型肝炎有一定疗效，常与乙型肝炎疫苗联合使用预防母婴传播有显著效果。

3. 抗病毒感染的免疫方法

包括免疫预防和药物治疗两种方法。

1）免疫预防

（1）人工主动免疫。病毒疫苗可通过刺激机体免疫系统产生特异性免疫力，使机体在以后暴露于相应病毒时，患病率和病死率得以降低。因此，病毒疫苗已经成为人们预防病毒性传染病的最重要、最有效的手段，越来越受到医学界的重视。随着现代医学和生物学的发展，疫苗的研究、使用也得到了快速发展，特别是近30年来，生物工程技术和分子生物学的迅猛发展，极大地促进了疫苗的研究和开发。临床上常用的病毒疫苗主要有：

① 灭活病毒疫苗：常用的有流行性乙型脑炎疫苗、狂犬病疫苗、流感灭活疫苗等。

② 减毒活疫苗：常用的有脊髓灰质炎疫苗、麻疹疫苗、流行性腮腺炎疫苗等。

③ 亚单位疫苗：用理化方法裂解病毒，提取病毒与免疫有关的抗原成分（病毒包膜或衣壳上的亚单位），除去其核酸而制成的疫苗。如流感病毒、腺病毒、乙肝病毒的亚单位疫苗。

（2）人工被动免疫：机体被动接受抗体，以获得特异性免疫力。常用的被动免疫制剂有免疫血清、胎盘球蛋白、丙种球蛋白等。一般用于病毒性肝炎、麻疹及脊髓灰质炎等的紧急预防。

人工被动免疫常用的生物制品有以下两种：

① 抗毒素（Antitoxin）：通常是用细菌类毒素给马多次注射后，取其免疫血清提取免疫球蛋白精制而成。抗毒素注入机体与细菌的外毒素结合，可中和外毒素的毒性作用。临床可用于细菌外毒素所致疾病的治疗和紧急预防。常用的有破伤风抗毒素、白喉抗毒素等。

② 免疫球蛋白（Immunoglobulin）：主要有胎盘丙种球蛋白和人血清丙种球蛋白两种制剂。胎盘丙种球蛋白是从健康产妇胎盘和脐带血中提取、纯化制成。人血清丙种球蛋白是从正常人血清中提取制备的。正常人一般都经历过多种病原微生物的隐性或显性感染，血清中含有多种相应抗体。所以免疫球蛋白制剂对多种病原微生物的感染均有一定的预防作用，临床可用于某些烧伤或长期化疗患者，以防治各种常见细菌的感染，也可用于某些病毒性疾病（如麻疹、甲型肝炎、脊髓灰质炎等）的紧急预防，还可用于丙种球蛋白缺乏症的治疗。

2）药物防治

病毒性感染目前尚缺乏特效的治疗药物，其原因是病毒属于非细胞型微生物，只能在活的细胞内复制、增殖，凡能杀死病毒的药物，大多对细胞也有损害。常用的抗病毒药物及其作用机理和适应症见表 3-5。

表 3-5　抗病毒药物作用机制及适应症

药物名称	作用机理	适应症
金刚烷胺	抑制甲型流感病毒与细胞膜融合	主要用于预防甲型流感病毒
阿糖腺苷	抑制单纯疱疹病毒 DNA 聚合酶	新生儿单纯疱疹感染的治疗
无环鸟苷	抑制单纯疱疹病毒 DNA 聚合酶	生殖器单纯疱疹、新生儿单纯疱疹等的治疗
叠氮脱氧胸苷（齐多夫定）	抑制病毒逆转录酶活性	主要用于艾滋病的治疗

（1）化学制剂：主要是从分子水平对病毒复制的不同环节进行干扰。

① 金刚烷胺（Amantadine）：抑制病毒脱壳。主要用于流感病毒的治疗。

② 碘尿苷（IDU）：又名疱疹净，是第一个用于临床的抗病毒药物，为抑制病毒核酸复制的核苷类药物。全身应用毒性较大，限于局部用药，常用于眼疱疹的治疗。

③ 阿昔洛韦（Acyclovir，ACV）：又称无环鸟苷，能选择性作用于疱疹病毒，抑制 DNA 聚合酶和 DNA 合成。多用于治疗唇疱疹、生殖器疱疹、疱疹性脑炎与新生儿疱疹。

④ 丙氧尿苷（Dihydrooxyproopoxymethyl Guanine，DHPG）：作用类似于 ACV，对单纯疱疹病毒的疗效比 ACV 好，且对细胞的毒性比较小。

⑤ 3-氮唑核苷（Ribavarin）：商品名病毒唑，为抑制病毒核酸复制的核苷类药物。主要用于 RNA 病毒感染的治疗，但因其对细胞核酸也有抑制作用，故副作用较多。

⑥ 阿糖腺苷（Adenine Arabinoside，Ara-A）：为抑制病毒核酸复制的核苷类药物。主要用于疱疹性脑炎、新生儿疱疹和带状疱疹的治疗，也可用于乙肝的治疗。

⑦ 齐多夫定（Azidothymidine，AZT）：又称叠氮胸苷，为反转录酶抑制剂，临床上作为治疗艾滋病的一线药物，但有抑制骨髓作用。

⑧ 拉米夫啶（3TC）：1995 年开始应用的反转录酶抑制剂，毒性作用小，临床上主要用于对 AZT 耐药的艾滋病治疗。

⑨ 赛科纳瓦（Saquinavir）、英迪纳瓦（Indinavir）、瑞托纳瓦（Ritonavir）：蛋白酶抑制剂，用于艾滋病病毒（HIV）感染的治疗。3TC 加蛋白酶抑制剂联合治疗 HIV，被称为"鸡尾酒"疗法，可较长期抑制病毒复制，受到普遍重视。

（2）干扰素和干扰素诱生剂。

① 干扰素（IFN）：具有广谱抗病毒、免疫调节及抗肿瘤作用。IFN-α、IFN-β 抗病毒作用副作用小，且不会产生耐药性，可用于治疗带状疱疹、疱疹性角膜炎，也可治疗慢性肝炎和人乳头瘤病毒及鼻病毒引起的感染。

② 干扰素诱生剂：有诱生干扰素和促进免疫的作用。常用的有多聚肌苷酸和多聚胞苷酸构成的 PolyI：C（或称聚肌胞），可用于治疗带状疱疹、疱疹性角膜炎，也试用于病毒性肝炎和出血热的治疗。另外，甘草酸（甘草甜素）和芸芝多糖等中草药提取物也是一种干扰素诱生剂。

（3）中草药。近年来研究表明中草药对病毒有一定的抑制作用。如板蓝根、大青叶、贯众、苍术等可用于腺病毒、鼻病毒、疱疹病毒、肝炎病毒的防治。

另外，细胞因子 IL-2、肿瘤坏死因子（TNF）和抗病毒基因疗法亦有一定的疗效。

第四节　消毒灭菌

微生物广泛存在于自然界,甚至人体身上,其中可能存在少量病原微生物或条件致病菌。在注射、输液、换药、穿刺、插管、手术等过程中，如不采取一定措施，微生物即可通过直接接触、飞沫和空气等进入伤口，引起感染。临床上常采用物理、化学或生物方法，造成不利于微生物生长的环境，抑制或杀死微生物以达到消毒灭菌、控制感染的目的。

一、基本概念

（1）消毒（Disinfection）：杀灭物体上病原微生物繁殖体的方法。

（2）灭菌（Sterilization）：杀灭物体上包括芽孢在内所有微生物的方法。因此，灭菌比消毒的要求高，但在日常生活中，消毒、灭菌两个术语往往通用。

（3）防腐（Antisepsis）：防止或抑制微生物生长繁殖的方法。

（4）无菌（Asepsis）和无菌操作（Asepsis Technique）：物体上没有活的微生物存在称为无菌。防止微生物进入机体或物品的方法称为无菌操作。

（5）清洁（Cleaning）：清除物体表面污垢、尘埃、有机物和空气中灰尘、浓烟等, 以去除或减少微生物的方法。常用的有冲洗、擦拭、通风、滤过等，有一定的消毒作用，适用于地面、墙壁、家具等物体表面的清洁、消毒和物品消毒灭菌前的处理。

二、消毒灭菌方法

消毒与灭菌技术的选择，取决于多种因素。在实际工作中应根据消毒灭菌对象、目的要求以及条件，选择合适的方法。

（一）物理消毒灭菌方法

1. 热力消毒灭菌法

该法是利用热力破坏微生物的蛋白质、核酸、细胞壁和细胞膜，从而导致其死亡。热力消毒灭菌法分干热法和湿热法两种，湿热灭菌效果比干热好是因为湿热穿透力强、细菌易吸收水分而使蛋白质凝固以及蒸汽含有潜热。

（1）干热灭菌法：① 焚烧：加燃料直接点燃或在焚烧炉内焚烧，适用于废弃的污染物品、有传染性的尸体等灭菌；② 烧灼：燃料点燃后在火焰上直接烧灼，适用于接种环、试管口、急用刀剪等灭菌；③ 干烤：利用密闭的干烤箱风干并加热 160~170 ℃、2 h 可达灭菌目的，适用于玻璃器皿、瓷器等耐高温物品灭菌。

（2）湿热消毒灭菌法：① 煮沸消毒法：水煮沸（100 ℃）经 5 min 可杀死细菌繁殖体，是生活中最简便、实用的消毒方法，常用于餐具、饮水、刀剪、注射器、胶管和一般外科器械等消毒。水中加入 2%碳酸氢钠，可提高沸点达 105 ℃，既可增强杀菌作用，又能防止金属生锈。② 流通蒸汽消毒法：用蒸笼或 Arnold 蒸锅，通常 100 ℃经 15~30 min 可杀灭细菌繁殖体，适用于含糖、血清等不耐高温营养培养基等消毒。③ 间歇灭菌法：流通蒸汽消毒物品放置 37 ℃孵箱过夜，使芽孢发育成繁殖体，次日再采用流通蒸汽消毒，如此反复 3 次，可达灭菌目的，适用于上述不耐高温营养培养基等灭菌。若某些物品不耐 100 ℃，则可将温度降到 75~80 ℃，每次加热时间延长至 30~60 min，次数增加至 3 次以上，也可达灭菌目的。④ 高压蒸汽灭菌法：用密闭的高压蒸汽灭菌器，通常在 103.4 kPa（1.05 kg/cm^2 或 15l f/in^2）的压力下，器内温度可达 121.3 ℃，维持 15~30 min，可达灭菌目的，是临床上最常用、有效的灭菌方法，适用于手术器械、敷料、橡皮手套、导管、手术衣、瓷器、生理盐水和普通培养基等耐高温、耐湿物品的灭菌。⑤ 巴氏消毒法：加热至 61.1~62.8 ℃、30 min 或 71.7 ℃、15~30 s，可达消毒目的，由巴斯德创用而得名，适用于牛奶、酒类等不耐热食品的消毒。

2. 日光消毒法

日光直接曝晒数小时，由于其热、干燥和紫外线作用而有一定的杀菌力或消毒效果。常用于衣服、被褥、书报等物品的消毒。

3. 紫外线消毒法

用紫外线灯，照射有效距离 2 m、时间 30~60 min 可对空气消毒，照射有效距离 25~60 cm、时间 20~30 min 可对物品消毒。265~266 nm 波长范围内的紫外线杀菌力最强，原因是细菌 DNA 吸收此波长范围内的紫外线最多而干扰其复制与转录。但紫外线的穿透能力差，玻璃、纸张、尘埃等均能阻挡紫外线，故只适用于手术室、病房、治疗室、实验室等空气消毒或不耐热物品表面消毒；因紫外线对人体皮肤、眼睛有损伤而应注意防护。

4. 电离辐射灭菌法

用辐射源产生足够剂量的 X 射线、γ 射线和阴极射线等广谱灭菌，此法又称"冷灭菌"，是较先进的灭菌方法，其机制在于产生自由基而破坏 DNA 致细菌死亡，适用于敷料、高分子材料（一次性注射器、聚乙烯心瓣膜、人造血管）、精密医疗器械（内镜插管、导管）、生物制品、中药、食品等不耐热物品灭菌。

5. 微波消毒法

波长 1 mm 至 1 m 的电波磁在有水分条件下通过热效应、光化学效应、电磁共振效应等综合作用致微生物死亡而达消毒目的，常用波长有 2 450 MHz 和 915 MHz 两种，多用于餐具、食品、医疗药品、非金属器械、中药丸剂等消毒。

6. 滤过消毒法

用滤菌器将液体或空气中微生物除去以达消毒目的，适用于血清、抗生素、药液等不耐热物品及某些洁净程序要求较高的工业、实验室的消毒、净化。该方法不能除去病毒、衣原体、支原体和缺乏细胞壁的 L 型细菌等小的微生物，因此是一种不彻底的消毒。

7. 臭氧消毒法

用臭氧灭菌灯，在电场作用下产生臭氧而氧化杀菌以达消毒目的，适用于手术室、病房等空气消毒。消毒时，人员须离开现场，消毒结束后 20~30 min 方可进入。

（二）化学消毒法

化学消毒法是采用化学消毒剂杀死微生物以达消毒目的。其杀菌机制是：① 使菌体蛋白质变性凝固，如重金属盐类、醇类、醛类、酸、碱、染料等；② 干扰细菌的酶系统，如某些氧化剂、重金属盐类与细菌酶蛋白的巯基结合使酶失活；③ 改变细胞膜的通透性，如苯扎溴铵（新洁尔灭）、酚类、表面活性剂等。常用的方法有擦拭、浸泡、喷雾及熏蒸等。消毒剂的种类很多，用途各异（见表3-6）。要达到安全可靠的消毒效果，应根据消毒对象、要达到的消毒水平以及可能影响消毒效果的因素等选择最适宜、有效的消毒剂，并严格遵守其使用原则进行消毒。

表 3-6　常用消毒剂的种类及用途

类别	常用种类及浓度	用途	备注
酚类	3%~5%苯酚	地面擦洗、器皿浸泡消毒	有特殊气味
	2%甲酚皂	地面擦洗、器皿浸泡消毒	腐蚀性强
	0.02%~0.05%氯己定	术前洗手	不能与氯化汞同用
	0.01%~0.02%氯己定	膀胱、阴道、内脏冲洗	
醇类	70%~75%乙醇溶液	皮肤擦拭、体温计浸泡消毒	有刺激性，易燃易挥发
重金属盐类	0.05%~0.1%氯化汞	非金属器皿浸泡消毒	腐蚀金属，遇肥皂失效
	2%红汞	皮肤黏膜小创伤擦拭消毒	作用小但无刺激性
	0.1%硫柳汞	皮肤手术部位擦拭消毒	杀菌力弱，抑菌力强
	1%硝酸银	新生儿滴眼	预防淋菌感染
氧化剂	0.1%高锰酸钾	皮肤、尿道、阴道或水果冲洗消毒	久置失效，随用随配
	3%过氧化氢（双氧水）	创口、皮肤黏膜清洗消毒	原液有腐蚀性
	0.2%~0.5%过氧乙酸	塑料玻璃浸泡消毒及洗手	原液对皮肤、金属有腐蚀
	2.0%~2.5%碘酊	皮肤、脐带断端擦拭消毒	不能与红汞同用，有刺激性，用后用75%乙醇溶液脱碘
	0.5%碘伏	皮肤擦拭、术前洗手	稳定性差，现用现配
	10%~20%含氯石灰	地面冲洗，饮水、排泄物撒入	有腐蚀及褪色作用

续表

类别	常用种类及浓度	用　途	备　注
表面活性剂	0.05%~0.1%苯扎溴铵	外科洗手、手术器械浸泡及皮肤黏膜擦拭消毒	遇肥皂及其他合成洗涤剂作用减弱
	0.5%~0.1%度米芬	皮肤创伤冲洗，金属塑料浸泡	遇肥皂等作用减弱
烷化剂	10%甲醛	物品标本浸泡、空气熏蒸消毒	
	2%戊二醛	精密仪器、内窥镜等浸泡消毒	
染料	2%~4%甲紫	浅表创伤擦拭消毒	对葡萄球菌作用较好
酸类	5~10 mL/m² 醋酸	空气熏蒸消毒	
	1:4 或 1:8 生石灰	地面冲洗、排泄物撒入	腐蚀性大，应新鲜配制

（三）生物消毒法

用抗生素杀灭微生物以达到消毒或预防性治疗的目的，如各种抗生素软膏适用于浅表创伤的消毒。

三、影响消毒灭菌效果的因素

1. 微生物

消毒灭菌效果好坏常与微生物种类、状态、数量有关。如金黄色葡萄球菌在无芽孢细菌中抵抗力最强，结核杆菌比其他细菌繁殖体抵抗力强，芽孢比繁殖体、老龄菌比幼龄菌抵抗力强；或微生物数量多，所需消毒灭菌温度或药物浓度高、作用时间长，否则消毒灭菌效果差。

2. 消毒灭菌方法

一般消毒灭菌温度或药物浓度越高、射线剂量越大、滤菌器滤孔越小，作用时间越长，消毒灭菌效果越好。但 70%~75%乙醇溶液杀菌力最强，因为超过75%浓度的高浓度乙醇可使菌体表面蛋白迅速脱水凝固而影响乙醇继续进入菌体杀菌。

3. 环境因素

环境中的温度、湿度、pH、有机物等可影响消毒灭菌效果。如环境中的血液、脓液、痰液、粪尿等遮蔽和保护微生物免受消毒灭菌剂或射线等作用，而且有机物本身可结合、消耗某些药物，影响消毒灭菌效果。另有一些拮抗物，如表面活性剂可被阴离子洗涤剂、过氧乙酸可被还原剂中和而影响消毒效果。

第五节　其他微生物

一、支原体

支原体（Mycoplasma）的大小通常为 0.2~0.3 μm，可通过滤菌器。支原体无细胞壁，不能维持固定的形态而呈现多形性（图3-16）。其细胞膜中胆固醇含量较多，约占36%，这对保持细胞膜的完整性是必需的，凡能作用于胆固醇的物质（如两性霉素 B、皂素等）均可引起支原体膜的破坏而使支原体死亡。

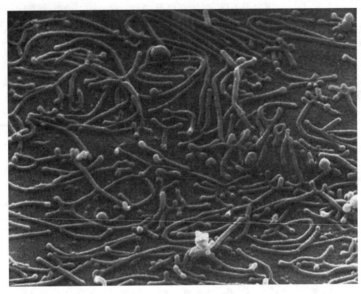

图 3-16　肺炎支原体

支原体基因组为一环状双链 DNA，分子量小（仅有大肠杆菌的五分之一），合成与代谢很有限。肺炎支原体的一端有一种特殊的末端结构（Derminal Structure），能使支原体黏附于呼吸道黏膜上皮细胞表面，与致病性有关。

二、衣原体

衣原体（Chlamydia）很小，直径 200 nm~500 nm，能通过细菌滤膜。衣原体有 DNA 和 RNA，有革兰阴性细菌特征的含肽聚糖的细胞壁，但酶系统不完全，必须在寄主细胞内生活，有摄能寄生物（Energe Parasite）之称。

砂眼是衣原体引起的，由于能形成包含体，起初被认为是大型病毒，1956 年，我国著名微生物学家汤飞凡及其助手张晓楼等人首次分离到沙眼的病原体。

衣原体生活史特殊，具有感染力的个体称为原体（Elementory Body），体积小，有坚韧的细胞壁（图 3-17）。在宿主细胞内，原体逐渐伸长，形成无感染力的个体，称作始体（Initial Body），是一种薄壁的球状细胞，体积较大，通过二等分裂的方式在宿主细胞内形成一个微菌落，随后大量的子细胞又分化为具有感染能力的原体。

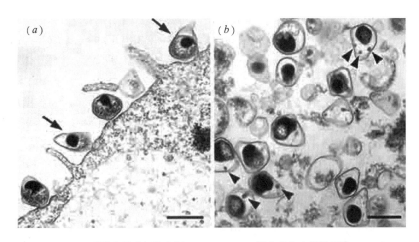

a.吸附在巨噬细胞表面　　　　b.进入细胞内部的原体

图 3-17　肺炎衣原体（Chlamydia pneumoniae）梨子形的原体（EBs）

三、立克次氏体

立克次氏体（图 3-18）也是专性细胞内寄生的，主要寄生于节肢动物，有的会通过蚤、虱、蜱、螨传入人体，如斑疹伤寒、战壕热。美国医生 H.T.Richetts 1909 年首次发现它是落基山斑疹伤寒的病原体，并于 1910 年死于此病，故后人称这类病原体为立克次氏体。与衣原体的不同之处在于其细胞较大，无滤过性，合成能力较强，且不形成包涵体。

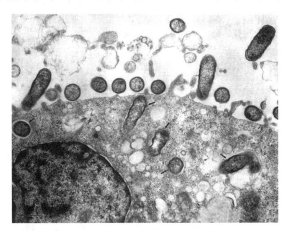

图 3-18　附着在内皮细胞表面的立克次氏体和细胞内包含立克次氏体的内吞体

立克次氏体的共同特点是：

（1）专性在细胞内寄生，以二分裂方式繁殖。

（2）有 DNA 和 RNA 两类核酸。

（3）有多种形态，主要为球杆状，革兰染色阴性，大小介于细菌和病毒之间。

（4）与节肢动物关系密切，寄生在吸血节肢动物体内，使其成为寄生宿主，或为储存宿主，或同时为传播媒介。

（5）大多是人畜共患病的病原体。

（6）对多种抗生素敏感。

立克次氏体多形态性，球杆状或杆状，大小为（0.3~0.6）nm×（0.8~2.0）nm。革兰染色阴性，但着色不明显，常用 Gimenza 或 Giemsa 法染色，前者立克次氏体被染成红色，染色效果好，后者染成紫色或蓝色。

立克次氏体具有细胞壁和细胞膜，其结构与革兰阴性菌相似。其细胞壁中有肽聚糖和脂多糖。细胞壁包括外膜、肽聚糖和蛋白脂类多糖，其脂类含量比一般细菌更高。细胞壁最外表是由多糖组成的黏液层，立克次氏体细胞膜为类脂双分子层，含大量磷脂。细胞质内有核糖体（由 30 S 和 50 S 两个亚单位组成），核质内有双链 DNA，但无核仁和核膜。

立克次氏体病多数是自然疫源性疾病，呈世界性或地方性流行，人类多因节肢动物吸血时而受到感染。我国发现的立克次氏体病主要有斑疹伤寒、Q 热和恙虫病。人类感染立克次氏体主要通过节肢动物如人虱、鼠蚤、蜱或螨的叮咬而传播。普氏立克次氏体是流行性斑疹伤寒（又称虱传斑疹伤寒）的病原体。病人是唯一传染源，体虱是主要传播媒介，传播方式为虱-人-虱。虱叮咬病人后，立克次氏体进入虱肠管上皮细胞内繁殖。当受染虱再去叮咬健康人时，立克次氏体随粪便排泄于皮肤上，进而可从搔抓的皮肤破损处侵入体内。此外，立克次氏体在干虱粪中能保持感染性达两个月左右，可经呼吸道或眼结膜使人感染。该病的流行多与生活条件的拥挤、不卫生有关，因此多发生于战争、饥荒及自然灾害时期。

立克次氏体的致病物质主要有内毒素和磷脂酶 A 两类。立克次氏体内毒素的主要成分为脂多糖，具有肠道杆菌内毒素相似的多种生物学活性，如致热原性、损伤内皮细胞、致微循环障碍和中毒性休克等。磷脂酶 A 能溶解宿主细胞膜或细胞内吞噬体膜，以利于立克次氏体穿入宿主细胞并在其中生长繁殖。此外立克次氏体表面黏液层结构有利于黏附到宿主细胞表面和抗吞噬作用，增强其对易感细胞的侵袭力。

立克次氏体先在局部淋巴组织或小血管内皮细胞中增殖，产生初次立克次氏体血症。再经血流扩散至全身器官的小血管内皮细胞中繁殖后，大量立克次氏体释放入血导致第二次立克次氏体血症。由立克次氏体产生的内毒素等毒性物质也随血流波及全身，引起毒血症。立克次氏体损伤血管内皮细胞，引起细胞肿胀、组织坏死和血管通透性增高，导致血浆渗出，血容量降低以及发生凝血机制障碍、DIC 等。其基本病理改变部位在血管，主要病变是血管内皮细胞大量增生、血栓形成以及血管壁有节段性或圆形坏死等。此外还伴有全身实质性脏器的血管周围广泛性病变，常见于皮肤、心脏、肺和脑。感染立克次氏体后，体内可形成抗原抗体免疫复合物，进而加重病理变化及临床症状。严重者可因心、肾衰竭而死亡。

预防立克次氏体病的重点是控制和消灭其中间宿主及储存宿主，如灭鼠、杀灭媒介节肢动物，加强个人自身防护，能有效地防止斑疹伤寒、恙虫热、斑点热的流行。氯霉素、四环素类抗生素（包括强力霉素）对各种立克次氏体均有效，可使病程缩短，病死率明显下降。但病原体彻底清除或病人的健康恢复主要依赖于人体的免疫功能，特别是细胞免疫功能状况。应注意磺胺类药物不能抑制立克次氏体生长，反而会促进其繁殖作用。

四、朊粒或朊病毒

朊粒（Prion）的名称来源于蛋白性感染颗粒（Proteinaceus Infection Particle）的字头组合，是引起传染性海绵状脑病（Transmissible Spongform Encephalopathies，TSE）的病原体，

曾译作朊病毒。TSE 是一特征性的致死性中枢神经系统慢性退化性疾患，临床上出现痴呆、共济失调、震颤等症状，随即昏迷死亡。此病原取名为 Prion 是由于其具有以下特点：① prion 个体微小（<300 nm），不含核酸，其主要成分是一种蛋白酶抗性蛋白，对各种理化作用的抵抗力强，具有传染性，属一种非寻常病毒；② Prion 致中枢神经系统退化性病变，大脑和小脑的神经细胞融合、消失，形成多数小空泡（10~200 nm）并伴有星状胶质细胞增生，出现海绵状改变为特征，病变部位无炎症反应，而是由朊粒蛋白（Prion Protein，PrP）大量堆积在神经组织里，形成淀粉样斑块。

Prion 感染人和动物引起 TSE，常见的动物 TSE 是羊瘙痒病和疯牛病，而人类 TSE 是库鲁病（Kuru disease）和克雅病（Creutzfeld-Jakob disease，CJD）等。但关于 prion 在病原生物学领域中的定位至今尚未解决。1997 年 Prusiner 因首先提出朊粒是 TSE 的病原，并对 PrP 的生化和分子生物学特性以及与 TSE 的相关性等进行了大量细致的研究，因而荣获 1997 年诺贝尔生理学或医学奖。

（一）生物学性状

Prion 曾被称作朊病毒，但与限定病毒的概念不符。Prion 的主要成分是一种蛋白酶抗性蛋白（Proteinase Resistant Protein，PrPRES），由于 PrPRES 是从羊瘙痒病因子感染的仓鼠脑组织内分离到的一种蛋白，故又称 PrPSC（Scrapie isoform of PrP），是组成 Prion 的基本成分，能抵抗蛋白酶的消化作用，分子量为（27~30）×10³，称为 PrP27~30。正常人和动物的神经细胞能编码一种与 PrPRES 相似的 PrP 前体分子，分子量为（33~35）×10³，称为 PrP33~35，命名 PrPC（cellular isoform of PrP），它对蛋白酶敏感。PrPC 和 PrPRES 的一级结构完全相同，但其空间结构不同。根据 PrPC 的氨基酸一级结构，推测肽链的三维结构上含有 4 个 α-螺旋区域，几乎没有 β-折叠，即 PrPC 含有 42% 的 α-螺旋，仅含 3% 的 β-折叠；而 PrPRES 肽链上 4 个 α-螺旋区域中有 2 个转换成 4 个 β-折叠，即 PrPRES 含有 43% 的 β-折叠和 30% 的 α-螺旋。但 PrPC 转变为 PrPRES 的机制尚不清楚。

Prion 对理化因素的抵抗力强，对甲醛、2-羟丙酸、内酯、乙醇、蛋白酶、脱氧胆酸和放射性核素等具有抵抗；相反，对酚类、漂白剂、乙醚、丙酮、尿素、强洗涤剂（SDS）和高压灭菌等敏感。消毒时常用 5% 次氯酸钠或 1mol/L 的氢氧化钠浸泡手术器械 1 h，高压灭菌需用 202 kPa、134 ℃处理 1 h，以彻底灭活 Prion。

（二）致病性与免疫性

1. 动物传染性海绵状脑病

动物的传染性海绵状脑病（TSE）主要包括羊瘙痒病和疯牛病。

（1）羊瘙痒病（Scrapie）：Prion 引起的最常见疾病之一，是绵羊和山羊地方性、致死性、慢性消耗性疾病。该病由于动物瘙痒、摩擦止痒，致大量脱毛而取名。该病潜伏期 60 天至 2 年以上，引起动物运动失调和致残、致死。从瘙痒病动物脑组织的电镜观察，可见到异常的瘙痒病相关纤维（Scrapie-associated fibrils，SAF），是 Prion 感染的标志之一，与 Prion 的感染滴度成正比，实质上，高度纯化的 SAF 主要由 PrPSC 组成。

（2）牛海绵状脑病（Bovine Spongiform Encephalopathy，BSE）：俗称疯牛病（Mad Cow Disease）。1985 年在英国饲养的牛群中出现一种类似羊瘙痒症的病，1986 年迅速流行，并扩大至十几个国家。追查这一突发事件发现牛饲料中添加了羊和牛的内脏、骨粉等，认为引起疯牛病的病原可能来自羊瘙痒病，PrPSC 在牛的神经组织中大量沉积而产生海绵状退行性变和神经胶质增生。

2. 人的传染性海绵状脑病

人的传染性海绵状脑病主要包括 Kuru 病和克雅病。

（1）颤抖病（Kuru）：又称库鲁病，是第一个被认为由 Prion 引起人的传染性海绵状脑病，发生于巴布亚新几内亚高原上的土著部落。病人小脑受损，产生共济失调和震颤。"Kuru"一词是当地方言，用来形容本病颤抖和跳动的特征。当地有宗教性食尸恶习，这是感染本病的原因。患者多为妇女和儿童，成年男子很少患病。Kuru 病的潜伏期为 5~30 年，早期症状为运动失调、颤抖，晚期出现痴呆。病程一般不超过 1 年，大多在 6~9 个月内死亡。

（2）克雅病（CJD）：又称传染性痴呆病（Transmissible Dementia）或早老性痴呆病（Presenile Dementia），是一种致命性人海绵状脑病。

（三）防治原则

朊粒感染所致疾病目前均无有效的治疗方法，所幸我国尚无传入此感染因子，故应及早建立长期监督、监测和报道疫情的机构，采取有效措施，杜绝朊粒的传入和扩散。如：① 克雅病的传播可因角膜移植、神经外科手术，尸体解剖和应用人垂体激素等引起，故应注意医源性感染；② 禁止用任何动物脏器（尤其脑、脊髓、视网膜等）加工成牛或其他动物的饲料，加强进口牛、羊制品和饲料的检疫；③ 由于朊粒对理化因子的抵抗力强，高压灭菌时需 134 ℃处理 1 h，手术器械如需化学消毒时应选用有效制剂（如 5%次氯酸钠等）浸泡 1 h 以上。

五、真　菌

真菌（Fungus）为真核细胞型微生物，其主要特征是具有典型的细胞核及完善的细胞器，不含叶绿素，无根、茎、叶的分化，以寄生或腐生方式生存，能进行无性或有性繁殖，大多数为多细胞，少数为单细胞。

真菌有 10 余万种之多，大部分直接或间接对人类有益，少数（约 300 种）能引起人类疾病，包括致病性真菌、条件致病性真菌、产毒性真菌和致癌的真菌。近年来，真菌感染呈明显上升之势，这与疾病治疗中抗生素、免疫抑制剂和抗肿瘤药物的大量使用，器官移植、放射治疗和导管插管技术的开展，特别是人类免疫缺陷病毒感染者的大量增加有着极为密切的关系。了解真菌的生物学特性、致病机制及发展有效的防治措施是医学真菌学的重要任务。

（一）真菌的形态与结构

1. 真菌的形态

真菌一般比细菌大几倍至几十倍，用普通光学显微镜放大几百倍就能清晰地观察到。按形态真菌可分为单细胞真菌和多细胞真菌两类。

（1）单细胞真菌：单细胞真菌称为酵母菌（Yeast），呈圆形或卵圆形，直径为 3~15 μm，以出芽（Budding）方式繁殖，芽生孢子成熟后脱落成独立的个体。能引起人类疾病的有新生隐球菌和白假丝酵母菌等。

（2）多细胞真菌：多细胞真菌称为霉菌（Mold）或丝状菌（Filamentous Fungus），由菌丝（Hypha）和孢子（Spore）组成，菌丝与孢子交织在一起。各种霉菌的菌丝和孢子形态不同，是鉴别真菌的重要标志。

2. 真菌的结构

真菌除具有一般真核细胞的结构外，尚有些特殊的结构，如具有由特殊成分和结构组成的细胞壁及有特殊的隔膜等。

（1）细胞壁外的成分：部分酵母菌细胞壁外有一层低电子密度的黏液，其与真菌的毒力和致病性密切相关。如新生隐球菌的荚膜层即为此种物质，在电镜下可见细胞外的荚膜是由放射状排列的微细纤维构成，伸入细胞壁，其化学组成为甘露糖、木糖及尿苷酸等。荚膜与隐球菌的致病性有关，当真菌入侵宿主后凭借荚膜的保护可免受体内吞噬细胞的吞噬。

（2）细胞壁：位于细胞膜外层，具有保持营养物质、气体和酶自由通透及避免细胞受外界高渗透压的作用。细胞壁内的某些化学成分还与真菌的形态特征有关。真菌细胞壁的主要成分为多糖，可占细胞干重的80%~90%，此外还有蛋白质、脂质及无机盐类。多糖以不溶性多糖晶体和高分子多糖复合物两种形式存在，前者以微细纤维形式构成细胞壁的骨架，后者填入骨架缝隙中，构成细胞壁基质的组成成分。

（3）其他结构：真菌的细胞膜不同于其他生物细胞膜的主要特征是排列成双层结构的磷脂为不恒定的微团结构，其间有大量的麦角固醇类化合物，易与多烯族抗生素结合，故为抗真菌药物作用的靶分子。真菌细胞核与一般真核细胞不同的特点是核小（1~5 nm）而圆，数目不等，一个细胞或每个菌丝节段中可有1~2个，多达20~30个（如皮炎芽生菌等）。且细胞分裂期时，真菌的核仁与核膜仍保留，此点也与一般真核生物明显不同。在真菌细胞内还具有线粒体、内质网等多种细胞器。

（二）培养特性

培养真菌最适酸碱度为pH4~6，一般最适的温度为22~28 ℃，但有些深部感染真菌在37 ℃条件下才生长良好。培养真菌需较高的湿度和氧气。

（三）抵抗力

真菌对干燥、阳光、紫外线及一般化学消毒剂有较强的抵抗力。但不耐热，菌丝与孢子60 ℃1 h均可被杀死。对2%石炭酸、10%甲醛、0.1%升汞和2.5%碘酊敏感。真菌对常用于抗细菌的抗生素不敏感。灰黄霉素、制霉菌素B、两性霉素B、氟康唑和酮康唑等抗真菌药物对多种真菌均有抑制作用。

（四）真菌感染的预防

真菌感染一般根据其发病部位可分为浅部真菌感染和深部真菌感染。浅部真菌感染主要由外源性致病性真菌中的皮肤癣菌所致，皮肤癣菌主要包括毛癣菌属、小孢子菌属和表皮癣菌属中的真菌，约有20余种能引起人和动物的癣病。这类癣菌只侵犯皮肤（表皮的角质层）、毛发和指（趾）甲。引起头癣、体癣、手癣、足癣、甲癣等疾患。深部真菌感染是指侵犯到内脏及全身的真菌感染。可由致病性真菌或条件致病性真菌所致，常感染免疫力低下者，引起全身性疾病，严重者可致死亡。有些真菌能产生毒素，人类因食入含真菌毒素的食物而引起急、慢性中毒。

预防真菌感染，目前尚无特异性的相应疫苗。主要是由于真菌的表面抗原性弱，无法制备有效的预防性疫苗。因此真菌感染的预防常应注意以下几个方面：

（1）皮肤癣菌感染的预防：注意皮肤卫生；保持鞋袜清洁、干燥，防止真菌繁殖；避免与患者及其污染的物品直接接触。

（2）深部真菌感染的预防：主要应提高机体的免疫力，防止条件致病性真菌的大量繁殖；避免外源性真菌的感染。

（3）真菌性食物中毒的预防：应严禁销售和食用发霉的食品，加强市场管理和卫生宣传。

六、常见医学微生物

狂犬病病毒

狂犬病病毒（Rabies Virus）是一种嗜神经性病毒，属于弹状病毒科（Rhabdoviridae）狂犬病病毒属（Lyssavirus），该病毒可以引起多种野生动物和家畜等的自然感染及其在动物间的传播，并且可以通过咬伤、抓伤或密切接触等形式传播给人类而引起狂犬病。狂犬病是人畜共患的自然疫源性传染病，目前尚无有效的治疗方法，一旦发病，死亡率近乎100%。因此，预防狂犬病的发生尤其重要。

（一）生物学性状

1. 形态与结构

狂犬病病毒形态似子弹状，一端钝圆，另一端扁平，平均大小为（130~300）nm×（60~85）nm。狂犬病病毒的结构主要由病毒的包膜与核衣壳组成。病毒的包膜的主要成分为 G 蛋白，其内层为 M2 蛋白；包膜表面有许多糖蛋白刺突，与病毒的感染性、血凝性和毒力等相关。病毒的核衣壳包括病毒的核酸和由 N、M1 和 L 蛋白螺旋对称排列的蛋白质衣壳共同组成。

2. 基因与蛋白

病毒基因组为单股、负链 RNA（-ssRNA），分子量为 $4.6×10^6$，长 12 000 bp，从 3′到 5′端依次为先导序列——编码 N、M1、M2、G、L 蛋白的 5 个结构基因——非编码区，各个基因间含有非编码的间隔序列。病毒主要编码 5 种蛋白。其中 M1、M2 蛋白是分别构成病毒衣壳和包膜的基质成分；L 蛋白为依赖 RNA 的 RNA 聚合酶，存在于核衣壳中；G 蛋白存在于病毒包膜，构成病毒的糖蛋白刺突；N 蛋白为组成核衣壳的核蛋白，具有保护 RNA 功能。

3. 抵抗力

狂犬病病毒对热、紫外线、日光、干燥的抵抗力弱。病毒悬液经 56 ℃30~60 min 或 100 ℃ 2 min 作用后病毒即失去活力。但在脑组织内的病毒，于室温或 4 ℃条件下其传染性可保持

1~2周。把病毒置50%甘油中，于室温下可保持活性1周，4℃可保存数月。病毒在冰冻干燥下可保存数年。病毒易被强酸、强碱、乙醇、乙醚等灭活。肥皂水、去垢剂等亦有灭活病毒的作用。

（二）致病性与免疫性

1. 流行环节

狂犬病病毒能感染多种家畜和野生动物，如犬、猫、牛、羊、猪、狼、狐狸、鹿、臭鼬、野鼠、松鼠等。吸血蝙蝠等也可能是该病毒在自然界的重要储存宿主。动物间的狂犬病主要是通过患病动物咬伤健康动物而传播的。病犬的临床表现分为狂暴型和麻痹型两种。狂暴型包括前驱期、兴奋期和麻痹期3个阶段；而麻痹型主要以麻痹症状为主，兴奋期极短或无。病犬的整个病程一般不超过5~6天。病猫的临床表现主要以狂暴型为多，病程较短，症状与病犬相似。

2. 传染源与传播途径

病犬是发展中国家狂犬病的主要传染源，80%~90%的狂犬病病例是由病犬传播的，其次是由猫和狼传播的。由于发达国家的犬狂犬病已经受到有效控制，野生动物如狐狸、食血蝙蝠、臭鼬和浣熊等逐渐成为重要传染源。患病动物唾液中含有大量的病毒，于发病前5天即具有传染性。隐性感染的犬、猫等动物亦有传染性。人对狂犬病病毒普遍易感，主要通过被患病动物咬伤、抓伤或密切接触而感染和引起狂犬病。黏膜也是病毒的重要侵入门户，如患病动物的唾液污染眼结合膜等，也可引起发病。

3. 发病机制与临床表现

狂犬病病毒对神经组织有很强的亲和力。病毒在咬伤组织周围的横纹肌细胞内缓慢增殖4~6天后侵入周围神经，此时病人无任何自觉症状。进而，病毒沿周围传入神经迅速上行到达背根神经节后大量增殖，并侵入脊髓和中枢神经系统，侵犯脑干及小脑等处的神经元，使神经细胞肿胀、变性，形成以神经症状为主的临床表现。最后，病毒自中枢神经系统再沿传出神经侵入各组织与器官，如眼、舌、唾液腺、皮肤、心脏、肾上腺等，引起迷走神经核、舌咽神经核和舌下神经核受损，患者可以发生呼吸肌、吞咽肌痉挛，临床上出现恐水、呼吸困难、吞咽困难等症状。其中，特殊的恐水症状表现在饮水、见水、流水声或谈及饮水时，均可引起严重咽喉肌痉挛，故也称狂犬病为恐水症（Hydrophobia）。另外，当交感神经受刺激时，可出现唾液和汗腺分泌增多；当迷走神经节、交感神经节和心脏神经节受损时，可引起心血管功能紊乱或猝死。

人被狂犬咬伤，发病率为30%~60%。一旦发病，病死率近100%。潜伏期通常为3~8周，短者10天，长者可达数年。咬伤部位距头部愈近、伤口愈深、伤者年龄愈小，则潜伏期越短。此外，与入侵病毒的数量、毒力以及宿主的免疫力也有关。

4. 免疫性

感染狂犬病病毒后主要产生发挥中和作用、补体介导溶解作用和抗体依赖细胞毒作用等的抗体。其中，中和抗体可以中和游离状态的病毒和阻断病毒进入神经细胞内，发挥保护性作用，但有时也可能引起免疫病理反应而加重病情。另外，病毒特异性 lgG 抗体还可以调节或加强 T 淋巴细胞对狂犬病病毒抗原的反应。在细胞免疫过程中，杀伤性 T 淋巴细胞可以特异性地作用于病毒的 G、N 蛋白抗原而引起病毒溶解，单核细胞产生干扰素（IFN）和白介素 2（IL-2）具有抑制病毒复制和抵抗病毒攻击的作用。

（三）防治原则

预防家畜狂犬病是控制人狂犬病发生的关键。采取捕杀野犬、严格管理家犬以及伤口处理和预防接种等措施可以有效地降低狂犬病的发病率。

1. 伤口处理

人被可疑动物咬伤后，应立即对伤口进行处理。可用 3%~5% 肥皂水或 0.1% 新洁尔灭以及清水充分清洗伤口；对于严重咬伤者较深的伤口，应该用注射器伸入伤口深部进行灌注清洗，再用 75% 乙醇或碘酊涂擦消毒，最后注射抗狂犬病血清进行被动免疫。被动免疫常用的有抗狂犬病人免疫球蛋白（20 IU/kg）或抗狂犬病马血清（40 IU/kg）。必要时联合使用干扰素，以增强保护效果。

2. 预防接种

人被狂犬病病毒感染后发生狂犬病的潜伏期较长，一般需要几十天、数月或数年，应尽早接种狂犬病疫苗进行预防性治疗。常用地鼠肾原代细胞或人二倍体传代细胞培养后制备的灭活疫苗进行预防接种。一般于伤后第 1、3、7、14 和 28 天分别肌注狂犬病疫苗 2 mL 进行全程免疫，效果良好。在伤口严重等特殊情况下，应联合使用抗狂犬病毒血清或免疫球蛋白，并加强注射疫苗 2 次~3 次，即在全程注射后第 15、75 天或第 10、20、90 天进行。接种人二倍体传代细胞培养疫苗时，少数患者可能出现局部炎症及轻度全身反应。目前，正在研制和试用狂犬病病毒糖蛋白重组疫苗和狂犬病病毒 G、N 亚单位疫苗等。

腮腺炎病毒

流行性腮腺炎是由腮腺炎病毒（Mumps Virus）引起的，以腮腺肿胀、疼痛为主要症状的儿童常见病。腮腺炎病毒分类上属于副粘病毒科副粘病毒属。该病毒呈球形，直径为 100~200 nm，核酸为单负链 RNA，共编码 7 种蛋白质，即核壳蛋白（NP）、磷酸化蛋白（P）、基质蛋白（M）、融合蛋白（F）、膜相关蛋白（SH）、血凝素/神经氨酸酶（HN）和 L 蛋白（L）。衣壳为螺旋对称。包膜上有 HA 和 NA 等突起，成分是糖蛋白。腮腺炎病毒可在鸡胚、羊膜腔内增殖，在猴肾等细胞培养中增殖能使细胞融合，出现多核巨细胞。腮腺炎病毒只有一个血清型。

人是腮腺炎病毒唯一储存宿主，病毒主要通过飞沫传播。病毒最初于鼻或呼吸道上皮细胞中增殖，随后发生病毒血症，扩散至唾液腺及其他器官，有些患者的其他腺体如胰腺、睾丸或卵巢也可发炎，严重者可并发脑炎。

流行性腮腺炎的潜伏期为 7~25 天，平均约 18 天。排毒期为发病前 6 天到发病后 1 周。患者表现为软弱无力及食欲减退等。前驱期过后，接着出现腮腺肿大，并伴有疼痛及低热。整个病程大约持续 7~12 天。病后可获得持久免疫，被动免疫可从母体获得，因此 6 个月以内婴儿患腮腺炎者罕见。

对该病的典型病例很容易做出诊断，但不典型病例需做病毒分离或血清学诊断，也可采用反转录-聚合酶链反应（RT-PCR）或核酸序列测定方法进行实验室诊断。预防腮腺炎应隔离患者，减少传播机会。国外用减毒活疫苗预防有一定效果，特别是有些国家已将腮腺炎病毒、麻疹病毒和风疹病毒组成三联疫苗，取得了较好效果。我国现在使用单价减毒活疫苗进行预防，三联疫苗正在研制中。目前尚无有效药物治疗，可试用中药普济消毒饮和连翘败毒散进行治疗。

脊髓灰质炎病毒

脊髓灰质炎病毒（Poliovirus）呈世界性分布。它是引起脊髓灰质炎（Poliomyelitis）的病原体。人受脊髓灰质炎病毒感染后大多无症状，常为亚临床感染。只有约0.1%的感染者因病毒侵犯中枢神经系统，破坏脊髓前角运动神经元（Potor Neuron），导致松弛性肢体麻痹（Flaccid Paralysis）。本病多见于儿童，故又称小儿麻痹症。世界卫生组织（WHO）把脊髓灰质炎列入继天花之后第二个被消灭的传染病，目前在世界大部分地区已经消灭了脊髓灰质炎。

（一）生物学性状

1. 病毒结构

脊髓灰质炎病毒呈球形，直径27~30 nm，核衣壳为二十面体立体对称，无包膜。基因组为单正链RNA，线性，大小约7.44 kb，分子量为2.5×10^6，编码含2 200个氨基酸的大分子多聚蛋白，经酶切后形成病毒结构蛋白VP1~VP4和功能性蛋白等。

2. 易感动物和细胞培养

脊髓灰质炎病毒感染的宿主范围很窄，人是自然界循环中唯一的宿主。多数毒株可直接接种猴脑或脊髓，猴子则被感染。猩猩和猕猴经口途经也能感染，但感染的猩猩常常无症状，成为病毒的肠道携带者。

多数病毒株能感染来自人组织或猴肾、睾丸或肌肉的原代细胞或传代细胞，引起典型溶细胞型CPE，细胞变圆、坏死及脱落。脊髓灰质炎病毒感染细胞，需要有灵长类动物细胞的特异性膜受体（Primate Specific Membrane Receptor），无此受体则不能感染。这种限制性可以通过脂质体（Liposome）介导来克服，病毒一旦进入细胞则能正常复制或引入受体基因也能使不敏感细胞变成易感细胞。现已培育出携带灵长类动物受体基因的转基因小鼠，这种小鼠对人脊髓灰质炎病毒易感。

3. 抵抗力

脊髓灰质炎病毒对理化因素的抵抗力较强，粪便中的病毒在室温条件下，其感染性能维持数周，4 ℃时能存活数月，−20 ℃或−70 ℃可时存活数年。该病毒在胃肠道能耐受胃酸、蛋白酶、胆汁的作用，在pH3.8~8.5时能存活数周。对热敏感，50~55 ℃很快被灭活，但镁离子及有机物能增强该病毒对热的耐受性。脊髓灰质炎病毒对破坏包膜的乙醚和去垢（污）剂不敏感，对紫外线和干燥敏感。在0.3%甲醛、0.1M盐酸以及0.3~0.5 ppm余氯环境中可很快被灭活。

4. 致病性和免疫性

脊髓灰质炎的传染源为患者和隐性感染者。通过病毒污染的食物、生活用品等可经消化道传播，也有经呼吸道传播的报道。潜伏期一般为 7~14 天。病毒经口进入胃肠道后，先在口咽部和肠道集合淋巴结中增殖，入血形成病毒血症，进而扩散至易感的网状内皮组织，病毒大量增殖，再次进入血流形成第 2 次病毒血症，侵入靶器官。若机体免疫力健全，90%以上感染者则表现为隐性感染，如临床上所见的顿挫感染型（流产型）脊髓灰质炎，病人有发热、疲倦、嗜睡、头痛、恶心、呕吐、便秘、咽痛等症状，数天后则可恢复。少数病例脊髓灰质炎病毒沿周围神经轴突蔓延至中枢神经系统，感染某些类型的神经细胞，临床上出现脑膜炎症状，此为无菌性脑膜炎型脊髓灰质炎。病毒在细胞内增殖，损伤或完全破坏细胞，特别是脊髓前角运动神经细胞。严重病例可累及灰质神经节，甚至后角和背根神经节，患者四肢常出现肌肉弛缓性麻痹，除了神经系统的病理学改变外，尚有心肌炎、淋巴增生等表现。如临床所见的麻痹型脊髓灰质炎（Paralytic Poliomyelitis）。

脊髓灰质炎病毒的 VP1 表面蛋白包含几个中和病毒的抗原表位，每个表位都能诱生中和抗体，常在病毒感染后不久产生并可持续多年。sIgA 可阻止病毒在口咽部、肠道内的吸附，血清中和抗体（IgM 或 IgG）可阻止病毒的播散。中和抗体在预防疾病的发生和发展中起着重要作用。

被动输入的抗体，仅起短暂作用，持续期为 3~5 周。

（二）防治原则

接种或口服脊髓灰质炎疫苗是预防脊髓灰质炎病毒感染唯一有效的方法。脊髓灰质炎疫苗有两种：灭活脊髓灰质炎疫苗（IPV），又称 Salk 疫苗；口服脊髓灰质炎减毒活疫苗（OPV），又称 Sabin 疫苗。这两种均为三价混合疫苗（TIPV 和 TOPV）。免疫后均可产生脊髓灰质炎Ⅰ、Ⅱ、Ⅲ型的抗体，获得抗三个型别的免疫力。

三价灭活脊髓灰质炎疫苗（TIPV）是通过猴肾细胞培养病毒，经福尔马林灭活制成的三价混合疫苗。自 1955 年在美国等地使用以来，效果良好。其优点是疫苗接种后诱生体液免疫，有效地阻止中枢神经系统免受野病株侵入，减少麻痹率；安全性好，不存在病毒突变和毒力回复的危险性；可与其他疫苗如白喉、百日咳、破伤风疫苗（DDT）联合使用；可用于免疫缺陷或免疫抑制的个体；在使用活疫苗容易失败的热带地区，灭活疫苗尤其有用。其缺点是不能产生肠道局部免疫，因此也就不能阻止野生病毒的感染；接种剂量大；次数多，费用高等。目前有些地区仍在使用这种疫苗。

口服脊髓灰质炎减毒活疫苗（TOPV）是由美国科学家 Sabin 等人选育出的减毒株制成的。自 1962 年在世界范围广泛应用以来，取得良好的免疫效果。其优点是类似自然感染，可诱发细胞免疫和体液免疫，特别是可在肠道黏膜产生 sIgA，既能降低感染率又能减少麻痹率；免疫力持久，易于实施，费用低等。缺点是病毒有可能突变或回复，发生疫苗相关病例（Vaccine-associated Case）的危险；不能用于免疫缺陷或免疫抑制患者及其家庭成员。我国现采用三价糖丸活疫苗进行免疫，效果较好。

为克服活疫苗突变的危险性，可利用重组 DNA 技术，将基因组稳定的Ⅰ型疫苗病毒作为编码Ⅱ、Ⅲ型 VP1 的基因载体，构建一个新的嵌合株（Chimeric Strain），减少Ⅱ、Ⅲ型病毒在复制过程中的突变，提高活疫苗的安全性。

人类免疫缺陷病毒

人类免疫缺陷病毒（HIV）是 1983 年法国巴斯德研究所 Luc Montagnier 等首先从一淋巴腺综合征（LAS）患者的淋巴结中分离出的一株新的逆转录病毒，起初称其为淋巴结肿大相关病毒（Lymphadenopathy Associated Virus，LAV）。1984 年初，RC Gallo 等从艾滋病（AIDS）患者外周血单个核细胞中分离到相似的逆转录病毒，称之为人类嗜 T 细胞病毒Ⅲ型（human T-cell lymphotropic virus type Ⅲ，HTLV-Ⅲ）。后经分子病毒学证实 LAV 和 HTLV-Ⅲ是同一病毒的不同变种。为此，1986 年国际病毒分类委员会将二者统称为人类免疫缺陷病毒（Human Immunodeficiency Virus，HIV），所致疾病称为获得性免疫缺陷综合征（Acquired Immunodeficiency Syndrome，AIDS）。HIV 包括 HIV-1 和 HIV-2 两个型别，两型病毒的核苷序列相差超过 40%。世界上的 AIDS 多由 HIV-1 引起；HIV-2 只在西非呈地域性流行。

（一）生物学性状

1. 形态结构

HIV 为直径 100~120 nm 大小的球形颗粒。电镜下病毒内部有一致密的圆柱状核心，该核心是由两条相同单股 RNA 构成的双体结构及包裹其外的衣壳蛋白（p24）组成，构成病毒核衣壳。病毒核衣壳外侧包有两层膜结构，内层是内膜蛋白（p17），亦称跨膜蛋白，最外层是脂质双层包膜，包膜表面有刺突并含有 gp120 和 gp41 包膜糖蛋白（图 3-19）。

病毒基因组及功能：HIV 基因组全长约 9 200 bp，其 5′端与 3′端各有一段相同核苷酸序列，称为长末端重复序列（long terminal repeat，LTR）。中间为 gag、 pol、 env 三个结构基因及 tat 等 6 个调节基因。

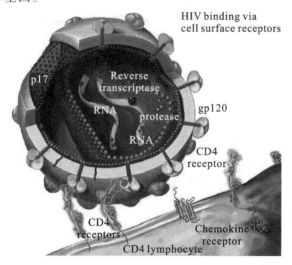

图 3-19　HIV 的结构示意图

2. 抵抗力

HIV 对理化因素抵抗力较弱。56 ℃加热 30min 可被灭活，但在室温下可存活几天。经化学消毒剂 0.5%次氯酸钠、10%漂白粉、50%乙醇、35%异丙醇、0.3%H_2O_2、5%来苏儿（甲酚皂溶液）处理 10 min HIV 可完全被灭活。

（二）致病性与免疫性

1. 传染源和传播途径

AIDS 的传染源是 HIV 携带者及 AIDS 患者。从这些 HIV 感染者的血液、精液、阴道分泌物、唾液、乳汁、脑脊液、脊髓及中枢神经组织等标本中均可分离到病毒。AIDS 的主要传播途径有三种：

（1）性传播：HIV 的主要传播方式。因此 AIDS 是重要的性传播疾病（Sexually Transmitted Disease，STD）之一。流行病学研究表明，该病在美国及西方国家主要以同性恋间性传播为主，非洲及东南亚地区则以异性性行为为主要传播途径。

（2）血液传播：输入带有 HIV 的血液或血液制品，包括器官或骨髓移植、人工授精及使用受 HIV 污染的注射器和针头。中国 AIDS 感染者大多是由静脉注射吸毒引起。

（3）垂直传播：包括经胎盘、产道或哺乳等方式传播，其中胎儿经胎盘感染最多见。

2. 临床表现

HIV 感染临床表现包括原发感染急性期、无症状潜伏期、AIDS 相关综合征及典型 AIDS 四个阶段。

（1）原发感染急性期：病毒感染机体后开始大量复制，引起病毒血症，此时期从血液、脑脊液及骨髓细胞可分离到病毒，从血清中可查到 HIV 抗原。临床上可出现发热、咽炎、淋巴结肿大、皮肤斑丘疹和黏膜溃疡等症状。持续 1~2 周后 HIV 感染进入无症状潜伏期。

（2）无症状潜伏期：此期持续时间较长，一般 5~15 年。临床无症状，也有些患者出现无痛性淋巴结肿大。此期患者外周血中一般不能或很少检测到 HIV 抗原，这表明长期无症状的临床过程与病毒持续在体内进行低水平的复制有关。

（3）AIDS 相关综合征（AIDS-Related Complex，ARC）：随着感染时间的延长，当 HIV 大量在体内复制并造成机体免疫系统进行性损伤时，临床上则出现发烧、盗汗、全身倦怠、慢性腹泻及持续性淋巴肿大等症状。

（4）典型 AIDS：主要表现免疫缺陷症的合并感染和恶性肿瘤的发生。由于 AIDS 患者机体免疫力低下，一些对正常机体无致病作用的病原生物常可造成 AIDS 患者的致死性感染，如真菌（白色念珠菌）、细菌（分枝杆菌）、病毒（巨细胞病毒、人类疱疹病毒-8 型、EB 病毒）、原虫（卡氏肺孢子虫）等感染症。部分病人可并发肿瘤，如 Kaposi 肉瘤、恶性淋巴瘤、肛门癌、宫颈癌等。也有许多患者出现神经系统疾患，如 AIDS 痴呆综合征等。感染病毒 10 年内发展为 AIDS 的约占 50%，AIDS 患者于 5 年内死亡率约占 90%。

在特异性预防方面，主要是加强 HIV 疫苗的研制，但至目前为止仍缺乏理想的疫苗。由于减毒活疫苗、灭活疫苗难以保证疫苗的安全，因此，目前国内外致力于研究基因重组疫苗。

（三）防治原则

AIDS 是一种全球性疾病，蔓延速度快、死亡率高，又无特效治疗方法，已引起全世界的关注。为此，WHO 和包括我国在内的许多国家都制定了预防和控制 HIV 感染的措施，包括：① 建立 HIV 感染的监测网络，控制疾病的流行蔓延；② 普遍开展预防艾滋病的宣传教育，认识 AIDS 的传染方式及其严重危害性。抵制性滥交等不安全性行为，抵制和打击吸毒行为；③ 对供血者进行 HIV 抗体检查，禁止进口血液制品，确保输血和血液制品的安全；

④ 加强国境检疫，同时对高危人群要进行 HIV 抗体检测。

破伤风梭菌

破伤风梭菌（Clostridium. tetani）是破伤风的病原菌，广泛存在于自然界的土壤及动物的粪便中。当创口被污染，或分娩接生时使用不洁器械剪脐带时，破伤风梭菌或芽孢可侵入伤口并生长繁殖，释放外毒素，引起破伤风（Tetani）。

（一）生物学性状

破伤风梭菌的菌体细长，大小为 $1\mu m \times 5\mu m$，革兰阳性专性厌氧，周身有鞭毛。芽孢圆形位于菌体的顶端，宽于菌体的直径，使细菌呈鼓槌状。37 ℃培养 48 h 以后，在固体培养基上形成不规则菌落。能产生溶血素，一般不发酵糖类。繁殖体的抵抗力与一般细菌相似。但芽孢抵抗力很强，能耐煮沸 15~90 min，5%石炭酸经 15 h 才能杀灭，芽孢在土壤中可存活数十年。

（二）致病性与免疫性

1. 感染条件

破伤风梭菌及芽孢广泛存在于土壤中，经创伤感染侵入机体，伤口的厌氧微环境是细菌生长繁殖的重要条件。伤口深而窄，混有泥土、异物，坏死组织较多、局部组织缺血或同时伴有需氧菌混合感染，都可造成厌氧环境，使局部氧化还原电势下降，有利于芽孢发芽或细菌的生长繁殖，产生嗜神经性外毒素而致病。

2. 致病物质

破伤风梭菌侵袭力弱，只在入侵局部繁殖。其主要致病因素是它产生的破伤风痉挛毒素（tetanospasmin）。这种毒素是一种强毒性蛋白质，分子量为 150×10^3，不耐热，可被肠道蛋白酶破坏。该毒素由两条肽链借二硫键连结而成。从菌体内释出后，即被细菌蛋白酶作用而切割成α轻链（50×10^3）和β重链（100×10^3）。β重链能与神经细胞表面受体神经节苷脂（Ganglioside）结合；α轻链具有毒性作用。破伤风痉挛毒素由细菌质粒编码产生。破伤风痉挛毒素毒性极强，腹腔注射小鼠的半数致死量（LD_{50}）为 0.015 ng，对人的致死量小于 $1\mu m$。该毒素具有免疫原性，经 0.3%甲醛作用 4 周后脱毒成为类毒素，可用于制备疫苗。此外，破伤风梭菌还可产生破伤风溶素（Tetanolysin），对氧敏感，其致病作用尚不清楚。

3. 致病机制

破伤风痉挛毒素对脑干神经和脊髓前角细胞有高度亲合力。该毒素可由末梢神经沿轴索从神经纤维的间隙逆行向上，到达脊髓前角，并可上行到达脑干。除神经途径外，毒素也可通过淋巴液和血液到达中枢神经系统。毒素通过重链与脊髓及脑干组织细胞表面的神经节苷脂结合。毒素进入细胞后，通过轻链的毒性作用封闭抑制性突触的介质释放。在正常情况下，当一侧肢体屈肌的神经元被刺激而兴奋时，同时有冲动给抑制性中间神经元，使其释放抑制性介质（甘氨酸和γ-氨基丁酸），以抑制同侧伸肌的运动神经元，故屈肌收缩时伸肌松弛而配合协调。此外，屈肌运动神经元也受到抑制性神经元的反馈调节，使屈肌运动神经元不致过度兴奋。破伤风痉挛毒素能选择性地抑制这些抑制性介质的释放及抑制性神经元的协调作用，以致伸肌、屈肌同时强烈收缩，从而呈强直痉挛。伤口附近肌肉痉挛，嚼肌痉挛，引起牙关紧闭和吞咽困难。随后躯干及四肢肌肉强直，呈特有的角弓反张体征，甚至膈肌痉挛、呼吸困难窒息而死。

4. 免疫性

破伤风免疫是典型的抗毒素免疫。每毫升血清中抗毒素含量达 0.01~0.1 单位时即有保护作用。但由于破伤风毒素毒性极强，微量毒素即可致病，而此量却不足以引起免疫，并且毒素迅速与神经组织牢固结合，不能有效地刺激免疫系统引起免疫应答。所以，有效地获得抗毒素的途径是：① 主动免疫，注射类毒素；② 被动免疫，通过注入大剂量抗毒素。

（三）防治原则

1. 人工主动免疫

注射精制破伤风类毒素，刺激机体产生相应抗毒素。对部队战士、建筑工人及其他易受外伤的人群，一般第一年内注射 2 次作基础免疫，1 年后加强免疫 1 次。以后每隔 5~10 年加强免疫 1 次。对于这种严格按程序免疫的个体，如有外伤并污染严重时可再注射类毒素，几天内便可迅速产生抗毒素。对 3~6 个月儿童可采用百白破（DPT）三联疫苗，初次免疫共接种 3 次，每次间隔 4~6 周，以后于 2 岁、7 岁时各加强一次，以建立基本基础免疫。百白破三联疫苗接种可同时获得白喉、百日咳、破伤风 3 种常见病的免疫力。孕妇接种破伤风类毒素可有效预防新生儿破伤风。

2. 人工被动免疫

注射破伤风抗毒素（Tetanus Antitoxin，TAT），可获得被动免疫。其用途有两方面：① 紧急预防：当伤口较深可能混有泥土杂物时，应作紧急预防。外科手术严格清创十分必要。肌肉注射 1 500~3 000 单位精制破伤风抗毒素。注射前应作皮肤过敏试验，防止发生血清过敏反应。必要时采取脱敏疗法。国外已制备人源的破伤风抗毒素，无过敏反应。② 特异治疗：对破伤风患者应早期足量用 TAT 治疗。因毒素一旦与神经组织结合，抗毒素即不能奏效。一般须用 10~20 万单位。使用时应预防过敏反应。

3. 抗生素的使用

大剂量青霉素或甲硝唑能有效地抑制破伤风梭菌在局部病灶繁殖，并对混合感染的细菌也有作用。

肉毒梭菌

肉毒梭菌（Clostridium. botulinum）在自然界分布广泛，土壤中常可检出其芽孢。本菌在厌氧环境中能产生强烈的肉毒毒素（Botulin）。若误食此毒素污染的食物，可发生肉毒中毒（Botulism），引起特殊的神经中毒症状，病死率很高。

（一）生物学性状

肉毒梭菌专性厌氧，大小为 1 μm×5 μm，革兰阳性粗大杆菌，有周鞭毛，无荚膜，芽孢呈椭圆形，位于近极端，使细菌呈网球拍状。

肉毒梭菌的芽孢抗热性强，耐煮沸数小时而不被杀死。高压蒸气灭菌（120 ℃30 min）才能杀灭。肉毒毒素煮沸 1 min 或加热 75~85 ℃5~10 min 即可失去毒性。该毒素在酸性条件下较稳定，胃液中 24 h 内不被破坏，故可被胃肠道吸收而致病。本菌经厌氧培养在琼脂平板上形成不规则菌落；在血平板上有β型溶血；在肉渣汤培养基中消化肉渣而变黑并有恶臭。

（二）致病性

肉毒梭菌产生的肉毒毒素是其主要致病物质。肉毒毒素是目前已知化学毒物和生物毒物中毒性最强的一种。小鼠经腹腔注射 LD_{50} 为 0.00 625 ng，对人致死量为 0.1 μg。根据抗原性不同可将肉毒梭菌分为 A、B、C1、C2、D、E、F 和 G 等 8 个型，对人致病的主要是 A、B、E 三个型。肉毒毒素具有嗜神经性，进入机体后作用于脑及周围神经末梢的神经肌肉接头处，阻止乙酰胆碱的释放，导致肌肉麻痹。

肉毒梭菌以其毒素致病，即肉毒中毒。目前，已发现肉毒中毒有 3 种：食物肉毒中毒、婴儿肉毒中毒和创伤肉毒中毒，以食物肉毒中毒多见，后两种类型肉毒中毒在临床上很少见。

1. 食物肉毒中毒

主要是食品制作加工过程中污染该菌芽孢，又未彻底灭菌，在厌氧条件下芽孢发芽形成繁殖体，再经繁殖产生毒素所致。食入肉毒毒素后，经几小时至 3 天左右潜伏期，病人开始出现恶心、呕吐、头晕、头痛、乏力，继而出现特有的神经麻痹症状和体征。首先是眼部肌肉麻痹，出现复视、斜视、眼睑下垂、瞳孔散大，进而咽部肌肉麻痹，出现吞咽困难、言语不清和呼吸困难。若继续发展终因呼吸肌、心肌麻痹而死亡。引起肉毒中毒的食品在我国多为冷藏的牛羊肉、豆制品如豆瓣酱、豆豉及臭豆腐，以新疆、青海、西藏、宁夏等地为多发地区；国外引起肉毒中毒的食品以肉罐头、火腿、腊肠等肉制品为主。

2. 婴儿肉毒中毒

近年来发现婴儿因喂食有该菌芽孢污染的蜂蜜或其他食物而感染致病。

3. 创伤肉毒中毒

肉毒梭菌的芽孢污染了创伤后，如果局部具备厌氧条件，芽孢发芽形成繁殖体而产生毒素，毒素被吸收后而致病。

（三）防治原则

预防主要是加强食品管理和监督，定期抽样检查。食品进食前加热煮沸即可破坏毒素。治疗应尽早注射 A、B、E 三型多价抗血清。同时加强护理及对症治疗。注意预防呼吸肌麻痹和窒息。

霍乱弧菌

霍乱弧菌（V. cholerae）是引起烈性传染病霍乱的病原体，两千多年前已有该疾病的记载。自 1817 年以来，已发生过 7 次世界性霍乱大流行。前 6 次由霍乱弧菌古典生物型引起，均起源于孟加拉盆地。1961 年开始的第 7 次大流行由霍乱弧菌 El Tor 生物型引起，首先由印度尼西亚传向远东，再回扫南亚，70 年代初侵袭非洲，1991 年达南美。1993 年在南美秘鲁发生第一次霍乱流行，有 82 万病例，死亡约 7 000 人。1992 年一个新的流行株 O139（Bengal）在沿孟加拉湾的印度和孟加拉一些城市出现，并很快传遍亚洲。这是首次由非 O1 群霍乱弧菌引起的流行。

（一）生物学性状

1. 形态与染色

霍乱弧菌菌体大小为（0.5~0.8）μm×1.5~3 μm。从病人新分离出的细菌形态典型，呈弧形或逗点状。但经人工培养后，细菌常呈杆状而不易与肠道杆菌区别。革兰染色阴性。特殊结构有菌毛，无芽孢，有些菌株（包括 O139）有荚膜，在菌体一端有一根单鞭毛。若取病人米泔水样粪便或培养物作悬滴观察，细菌运动非常活泼，呈穿梭样或流星状。

2. 培养特性与生化反应

兼性厌氧。但在氧气充分的条件下生长更好。营养要求不高，可在普通培养基上生长，形成突起、光滑、圆形的菌落。生长繁殖的温度范围广（18~37 ℃），故可在外环境中生存。耐碱不耐酸，在 pH7.4~9.6 的范围内，能迅速生长。特别在 pH8.8~9.0 的碱性蛋白胨水或碱性琼脂平板上生长良好，因其他细菌在此 pH 中不易生长，故初次分离霍乱弧菌常用碱性蛋白胨水增菌。酸能迅速杀死细菌，因此，培养基中不能含有能发酵的糖类。霍乱弧菌可在无盐环境中生长，而其他致病性弧菌则不能。霍乱弧菌为过氧化氢酶阳性，氧化酶阳性，能发酵很多常见的单糖、双糖和醇糖，如葡萄糖、蔗糖和甘露醇，产酸不产气；不分解阿拉伯胶糖；能还原硝酸盐，吲哚反应阳性。

3. 抵抗力

El Tor 生物型和其他非 O1 群霍乱弧菌在外环境中的生存力较古典型为强，在河水、井水及海水中可存活 1~3 周，有时还可越冬。本菌不耐酸，在正常胃酸中仅能存活 4 min。55 ℃湿热 15 min，100 ℃煮沸 1~2 min，0.5 ppm 氯 15 min 能杀死霍乱弧菌。以 1:4 比例加漂白粉处理病人排泄物或呕吐物，经 1 h 可达到消毒目的。

（二）致病性

霍乱弧菌可引起烈性肠道传染病霍乱，为我国的甲类法定传染病。

在自然情况下，人类是霍乱弧菌的唯一易感者。在地方性流行区，除病人外，无症状感染者也是重要传染源。高比例的无症状携带者有利于疾病的扩散，根据卫生状况，无症状携带者和病人的比率波动在 10：1~100：1 之间。

传播途径主要是通过污染的水源或未煮熟的食物如海产品、蔬菜等经口摄入。居住拥挤，卫生状况差，特别是公用水源是造成暴发流行的重要因素。人与人之间的直接传播不常见。在正常胃酸条件下，如以水为载体，需饮入大于 10^{10} 个细菌方能引起感染；如以食物作为载体，由于食物高强度的缓冲能力，感染剂量可减少到 10^2~10^4 个细菌。任何能降低胃中酸度的药物或其他原因，都可使人对霍乱弧菌感染的敏感性增加。

病菌到达小肠后，黏附于肠黏膜表面并迅速繁殖，不侵入肠上皮细胞和肠腺，细菌在繁殖过程中产生肠毒素而致病。O1 群霍乱弧菌感染可从无症状或轻型腹泻到严重的致死性腹泻。在古典生物型霍乱弧菌感染中，无症状者可达 60%；在 El Tor 生物型感染中，无症状者可达 75%。霍乱弧菌古典生物型所致疾病较 El Tor 生物型严重。典型病例一般在吞食细菌后 2~3 d 突然出现剧烈腹泻和呕吐，多无腹痛，每天大便数次或数十次。在疾病最严重时，每小时失水量可高达 1 L，排出由黏膜、上皮细胞和大量弧菌构成的如米泔水样的腹泻物。由于大量水分和电解质丧失而导致失水，代谢性酸中毒，低碱血症和低容量性休克及心力不齐和肾衰竭，如未经治疗处理，病人可在 12~24 h 内死亡，死亡率高达 25%~60%，但若及时给病人补充液体及电解质，死亡率可小于 1%。O139 群霍乱弧菌感染比 O1 群严重，表现为严重脱水和高病死率，且成人病例所占比例较高，大于 70%，而 O1 群霍乱弧菌流行高峰期，儿童病例约占 60%。

病愈后一些患者可短期带菌，一般不超过 3~4 周，真正的慢性带菌者罕见。病菌主要存在于胆囊中。

（三）防治原则

改善社区环境，加强水源和粪便管理，培养良好个人卫生习惯，不生食贝壳类海产品等是预防霍乱弧菌感染和流行的重要措施。

疫苗预防：长期以来使用 O1 群霍乱弧菌死菌疫苗肌肉注射，虽可增强人群的特异性免疫力，但保护力仅为 50% 左右，且血清抗体持续时间较短，仅为 3~6 个月。在认识到肠道局部免疫对霍乱预防起主要作用后，目前霍乱疫苗预防的重点已转至研制口服菌苗的方向上，包括 B 亚单位-全菌灭活口服疫苗、基因工程减毒活菌苗（用基因工程技术去除 O1 群霍乱弧菌野生株 DNA 中大部分毒力基因的活疫苗）、带有霍乱弧菌几个主要保护性抗原的基因工程疫苗等。其中前两种疫苗已进行过大规模人群试验，对其有效保护率和保护时间正在进行评估，且在某些国家已获准使用。O139 尚无预防性疫苗，候选菌苗正在研制中，思路是制成包括预防 O1 群和 O139 群霍乱弧菌感染的二价菌苗。

及时补充液体和电解质，预防大量失水导致的低血容量性休克和酸中毒是治疗霍乱的关键。抗生素的使用可减少外毒素的产生，加速细菌的清除，用于霍乱的抗菌药物有四环素、强力霉素、呋喃唑酮、氯霉素和复方 SMZ-TMP 等。但带有多重耐药质粒的菌株在增加，且 O139 群的耐药性强于 O1 群，给治疗带来一定困难。

风疹病毒

风疹病毒（Rubella Virus）属披膜病毒科（Togaviridae），是风疹的病原体，风疹又称德国麻疹（Germany Measles）。

风疹病毒为不规则球形，直径在 50~70 nm 之间，核心为单正链 RNA，编码两种非结构蛋白（NSP）和 3 种结构蛋白（C、E2、E1）。核衣壳呈 20 面体立体对称。衣壳外有包膜，包膜上有 6 nm 的微小刺突，刺突具有血凝和溶血活性。该病毒能在多种细胞内增殖，但不出现细胞病变效应（CPE）。风疹病毒只有一个血清型，与其他披膜病毒无抗原交叉。人是病毒的唯一自然宿主。

风疹病毒引起的风疹是一种以皮疹及耳后淋巴结、枕下淋巴结肿大为特征的常见儿童传染病。通过气溶胶在人群中传播，主要易感者是儿童。潜伏期 10~21 天，表现症状为发热、麻疹样皮疹，并伴耳后和枕下淋巴结肿大。成人感染则症状较重，除出疹外，还有关节炎和疼痛、血小板减少、疹后脑炎等，但疾病大多预后良好。

孕妇妊娠早期感染风疹病毒，病毒可通过胎盘导致胎儿发生先天性风疹综合征（Congenital Rubella Syndrome，CRS），引起胎儿畸形、死亡、流产或产后死亡。畸形主要表现为先天性心脏病、白内障和耳聋三大主症。CRS 出现的频率在第 1 个月感染率约为 58%，第 2 个月感染率约为 35%，第 3 个月感染率约为 15%，第 4 个月感染率约为 7%。为保证优生优育，育龄妇女和学龄儿童应接种风疹疫苗，特别是学龄女童接种更有意义。风疹病毒自然感染和疫苗接种后皆可获得持久免疫力，国内外已使用腮腺炎病毒、麻疹病毒和风疹病毒组成的三联疫苗进行预防。

对怀疑有风疹病毒感染的孕妇早期确诊十分必要，可以减少畸形儿的出生。常用的诊断方法有：① 用血清学方法检测孕妇或胎儿血中风疹病毒的特异性抗体 IgM，阳性可认为是近期感染；② 检测胎儿绒毛膜中有无风疹病毒的特异性抗原；③ 取羊水或绒毛膜进行病毒分离鉴定；④ 取羊水或绒毛尿囊膜做核酸分子杂交或 PCR 检测有无风疹病毒核酸。风疹减毒活疫苗免疫保护持续时间一般为 7~10 年，为避免胎儿发生畸形，所以应在妊娠之前接种。由于感染和隐性感染，正常人群中 95% 以上风疹病毒抗体阳性，大多数人已得到保护。

天花病毒

天花病毒（Variola Virus）是人类天花（Smallpox）的病原体。人类对天花病毒普遍易感，唯一传染源是患者。主要通过呼吸道黏膜侵入，也可通过直接接触水疱液或污染物品的间接接触而传播。潜伏期约 12 天。症状突然发作，开始有发热和不适，1~5 天后出现皮疹，分丘疹、水疱、脓包和结痂 4 期，脓痂脱落，流下红疤。重症或爆发性天花，除高热、出血性皮疹外，还可出现骨髓抑制、体腔出血、休克、昏迷等，病死率高达 15%~40%。天花容易与水痘、脓疱性痤疮、脑膜炎奈瑟菌性败血症、血液异常症、药物性皮疹等出疹性疾病混淆，但只有在出现天花症状时才能检出天花病毒和天花病毒抗体。天花病后可获得牢固的免疫力。

痘苗病毒（Vaccinia Virus）是在实验室内经动物传代、鸡胚培养或细胞培养等增殖所获得的用于天花预防接种的变异毒株，在抗原性上与天花病毒相似。痘苗病毒有广泛的宿主范围，接种后对人无害，只在局部引起局限性感染和短期症状，随之获得免疫力。种痘后偶尔也有产生严重并发症，如进行性痘疹、全身性痘苗病和种痘后脑炎等。

随着疫苗的广泛使用，1980 年世界卫生组织正式宣布全世界已经成功消灭了天花。

甲型肝炎病毒

甲型肝炎病毒（Hepatitis A Virus，HAV）是甲型肝炎的病原体，属小 RNA 病毒科，嗜肝 RNA 病毒属。

（一）生物学性状

甲型肝炎病毒体为球形，20 面体立体对称，无包膜。其核酸为单股正链 RNA，壳粒由 VP1、VP2、VP3、VP4 四条多肽链构成。病毒可在多种细胞中增殖。但增殖速度缓慢，不引起明显细胞病变效应。HAV 对乙醚、酸有较强的抵抗力，水中煮沸 5 min 可使之灭活。

（二）致病性与免疫性

1. 传染源与传播途径

HAV 的主要传染源是病人和隐性感染者。病毒随粪便排出体外，主要经粪-口途径传播。HAV 随患者粪便排出体外，通过污染水源、食物、海产品、食具等传播而造成散发性流行和大流行。1988 年我国上海发生甲型肝炎暴发流行，是因为人们食入被 HAV 污染的毛蚶，当时患者高达 30 余万，危害十分严重。

2. 致病机制与免疫

HAV 经口侵入人体后，在肠黏膜和局部淋巴结复制增殖，随后侵入血流，引起短暂的病毒血症后侵入肝细胞内增殖。研究表明：病人粪便中排除 HAV 早于血清转氨酶的升高，提示病毒在尚未直接引起肝细胞病理改变时，已释放至胆汁中；体外细胞培养中 HAV 不引起细胞病变效应等现象提示 HAV 致病机制可能与机体的免疫反应有关。最近在甲肝病人急性期的外周血液中发现有活力较高的自然杀伤细胞（NK 细胞），特别在肝组织中有 HAV 特异的 CD8+细胞（细胞毒 T 细胞），能特异杀伤 HAV 感染的肝细胞，其杀伤活性与人类白细胞抗原（HLA）相关。因而推测，在早期可能是由于病毒的大量增殖，引起了机体的免疫反应，特别是细胞免疫反应而导致了肝细胞的损伤。

HAV 感染后约 3 周，血液中开始出现抗-HAV IgM，持续 2 个月左右。抗-HAV IgG 类抗体出现稍迟，上升缓慢，半年后达高峰，可在体内维持多年，是主要的中和抗体，对同型病毒的再感染有保护作用。

（三）防治原则

（1）一般预防：做好"三管"（食物管理、水源管理和粪便管理），注意个人卫生。
（2）应急预防：易感儿童接触甲肝病人后，应及早注射胎盘球蛋白或丙种球蛋白。
（3）特异预防：我国已试用减毒甲肝活疫苗，效果较好。国外已研制了甲肝灭活疫苗。基因工程疫苗正在研制中。

乙型肝炎病毒

乙型肝炎病毒（Hepatitis B Virus，HBV）是乙型肝炎的病原体，属嗜肝 DNA 病毒科。乙型肝炎是世界上常见病、多发病之一。乙型肝炎患者的潜伏期、急性期以及乙型肝炎病毒携带者的血液具有高度的传染性。

（一）生物学性状

乙肝病毒具有三种形态的颗粒结构：直径约 42 nm 的大球形颗粒、直径约 22 nm 的小球形颗粒和管形颗粒。大球形颗粒为完整的病毒颗粒，由包膜和核衣壳组成，包膜含 HBsAg、糖蛋白和细胞脂肪，核心颗粒内含核心蛋白（HBcAg）、环状双股 HBV-DNA 和 HBV-DNA 多聚酶，是病毒的完整形态，有感染性。小球形颗粒以及管型颗粒均由与病毒包膜相同的脂蛋白组成，前者主要由 HBsAg 形成中空颗粒，不含 DNA 和 DNA 多聚酶，不具传染性；后者是小球形颗粒串联聚合而成，成分与小球形颗粒相同。

（二）致病性与免疫性

1. 传染源与传播途径

乙肝病毒的传染源是急、慢性乙肝患者及 HBsAg 阳性无症状携带者。

传播途径包括输血传播（输入被 HBV 感染的血液和血液制品）、母婴传播、医源性传染以及密切生活接触传播等。大多数为输血传播和母婴传播，少数为医源性传染和密切生活接触传播。

2. 致病机制与免疫

致病的机制目前尚未完全明了，一般认为 HBV 不直接损害肝细胞，之所以肝细胞出现病变，主要是由于宿主的免疫应答所致肝细胞损伤和破坏。

感染后可获得免疫力，起保护作用的抗体主要是抗 HBsAg，抗 HBeAg 也有一定的保护作用。

丙型肝炎病毒

丙型肝炎病毒（Hepatitise C Virus， HCV）是丙型肝炎的病原体，属于黄病毒科，过去曾称为肠道外传播的非甲非乙型肝炎病毒。

丙型肝炎病毒呈球形，直径 36~61 nm，核心为单股正链 RNA，有包膜。

传染源主要是病人和无症状携带者，主要经输血和注射传播，高危人群包括受血者、注射药瘾者、血液透析病人及接触血液的医护人员，也可经性接触和母婴垂直传播。患者临床症状较轻，无黄疸者多见，重症肝炎少见，但易转成慢性。

丁型肝炎

丁型肝炎病毒（Hepatitis D Virus，HDV）是丁型肝炎的病原体。它是一种缺陷病毒，必须在 HBV 或其他嗜肝 DNA 病毒的辅助下才能复制增殖。

HDV 呈球形，直径 35~37 nm，核心为单股负链 RNA，可编码 HDV 抗原（HDAg），可刺激机体产生抗体。

丁型肝炎的传染源主要是病人。传播途径与乙肝相似。由于丁型肝炎病毒是一种缺陷病毒，和乙型肝炎病毒共同感染或重叠感染常常导致原有感染症状加重，病情恶化。因此，在暴发型肝炎的发生中起着重要的作用。

目前已建立了检测抗 HDV 抗体的酶联免疫测定法（ELISA）。

用 ELISA 法检测患者血清中的抗体可筛选献血源，并诊断丙型肝炎患者。

戊型肝炎病毒

戊型肝炎病毒（Hepatitis E Virus， HEV）是戊型肝炎的病原体，属杯状病毒科。

HEV 为球形，直径 27~34 nm，无包膜，20 面体立体对称。核酸为单股正链 RNA。至今尚未能在细胞培养中使 HEV 复制。

第四章 免疫学

在人类生息繁衍的自然界，存在着许多奥秘，人类就是在探索这些奥秘中不断发展进步。在日常生活中，你是否注意到下列现象?是否思考过发生这些现象的原因?这些现象包括：在自然界存在着许多可引起人类感染的微生物，人们对这些微生物的易感性不同；乙型肝炎病毒侵入人体后，不同的机体，可表现为不发病、急性肝炎、慢性肝炎、重型肝炎或病毒携带者；人类在患麻疹、流行性腮腺炎等疾病后，一般终身不再患同类疾病；当春暖花开，人们在花丛中散步时，个别人会发生哮喘；鱼、虾、蛋、蟹是我们生活中的美味佳肴，可有人食入后却会发生急性胃肠炎症状；引起 SARS（严重急性呼吸综合征）的病毒异常猖狂；以及亲子鉴定、个体识别的依据等。所有这些，都可用免疫学的理论来解释，你在学习本教材的过程中，将会逐步获得这些问题的答案。

第一节　免疫概述

一、免疫的概念

免疫（Immune）这一名词衍生自拉丁文，即免除瘟疫，对感染有抵抗之意。这是因为，在很久以前人们就注意到，某些传染病流行期间，那些染病后痊愈的人往往不会再患同样的疾病，因而可以由他们来护理病人。最初，免疫的概念即由此而起，当时认为免疫是机体对传染因子再次感染产生的抵抗力，抵抗力的强弱可用免疫力来表示，而所谓传染因子是指细菌、病毒等病原微生物。所以，长期以来一直将免疫视为机体抵御致病微生物侵袭的能力，可对机体发挥有利的保护性作用。

随着对免疫本质认识的逐渐加深，人们逐渐认识到上述免疫的概念不能确切反映免疫的实质，如与传染病无关的超敏反应、器官移植排斥、肿瘤的发生发展、不育、衰老等都与免疫有关。因此，现代免疫的概念是指机体识别"自身"和"异物"的活动，即机体识别和清除抗原性异物，维护自身生理平衡与稳定的一种功能。抗原性异物是侵入体内的病原微生物、与自己血型不相同的红细胞、异体的组织器官以及不同于机体正常成分的肿瘤细胞等。机体首先区分"自己"和"异己"，然后通过免疫应答过程对"异己"进行排斥，这种排斥造成的后果，许多对机体是有利的，如抗感染免疫等，但有些也可对机体造成损害，如发生超敏反应、自身免疫病等。

二、免疫的功能

免疫的功能是由机体的免疫系统完成的，是机体的免疫系统在清除病原微生物等抗原性物质的过程中所产生的各种生物学作用的总和，主要包括三个方面的内容（表4-1）：

表 4-1　免疫的功能

	生理功能	病理表现
免疫防御	清除病原微生物及其他抗原性异物	超敏反应（强） 免疫缺陷病（弱）
免疫稳定	清除损伤或衰老的细胞	自身免疫病
免疫监视	清除突变细胞和病毒感染细胞	肿瘤、病毒持续性感染

（一）免疫防御

免疫防御（Immune Defence）是机体排除病原微生物和其他外来抗原性异物的功能。在异常情况下，此功能可对机体产生不利的影响，例如，若免疫应答过于强烈或持续时间过长，在清除抗原的同时，也可能导致组织损伤或生理功能异常，即超敏反应；若免疫应答功能缺如或过低，出现免疫缺陷病，则对致病菌甚至条件致病菌易感性增加，导致反复、严重的感染。

（二）免疫稳定

免疫稳定（Immune Homeostasis）是清除体内损伤或衰老的细胞，维持自身生理平衡和稳定的功能。若此功能失调，会导致自身免疫病的发生。

（三）免疫监视

免疫监视（Immune Surveillance）是机体清除体内突变细胞和病毒感染细胞的功能。一旦此功能低下，易发生肿瘤或病毒持续感染。

上述免疫功能可由两种方式获得：① 由先天遗传获得的免疫力。主要由皮肤、黏膜及其他屏障，吞噬细胞，自然杀伤细胞以及多种体液成分（如补体、溶菌酶等）构成。这些因素能非特异地阻挡或清除入侵体内的微生物及体内衰老、死亡、突变的细胞，故称为非特异性免疫或先天免疫。这种免疫的特点是能识别多种病原体的共有成分，如细菌脂多糖。非特异性免疫在感染早期发挥作用，不产生免疫记忆。② 个体出生后因感染了某种病原微生物或受其他抗原物质刺激而获得的免疫力，主要由 T 淋巴细胞和 B 淋巴细胞执行。T、B 淋巴细胞针对某一特定病原体或其他抗原物质发挥作用，称特异性免疫或获得性免疫。这种免疫的特点是识别某病原体的特定成分，特异性免疫和非特异性免疫应答之后发挥作用，可产生免疫记忆。非特异性免疫与特异性免疫的特点比较见表 4-2。

表 4-2　非特异性免疫与特异性免疫的特点比较

	非特异性免疫	特异性免疫
细胞组成	黏膜和上皮细胞、吞噬细胞、NK 细胞	T 细胞、B 细胞、抗原提呈细胞
作用时相	即刻~96 h	96 h
作用特点	非特异作用，抗原识别谱较广，不经克隆扩增和分化，即可发挥免疫效应	特异性作用，抗原识别专一，经克隆扩增和分化成为效应细胞，发挥免疫效应
作用时间	无免疫记忆，作用时间短	有免疫记忆，作用时间长

第二节　抗　原

免疫是机体识别和排除抗原性异物，维护自身生理平衡和稳定的功能。这一生理功能不只是针对病原生物的，一切侵入人体内的异物及体内形成的异物（衰老细胞、癌细胞等）都可被免疫系统识别和排除。因此，抗原是引起免疫应答、形成特异性免疫的始动因素和必要条件，没有抗原刺激就没有特异性免疫的形成。

一、抗原的概念

抗原（Antigen，Ag）是指能够刺激机体免疫系统，使之产生特异性免疫应答，即产生抗体和效应 T 细胞，并能与相应的抗体或效应 T 细胞在体内或体外发生特异性结合的物质。

抗原具备两种性能（图 4-1），即免疫原性和免疫反应性。

1. 免疫原性（Immunogenicity）

系指抗原能刺激特定的免疫细胞，使免疫细胞活化、增殖、分化，最终产生免疫效应物质（抗体和致敏淋巴细胞）的特性。

2. 免疫反应性（Immunoreactivity）

系指抗原与相应的免疫效应物质（抗体和致敏淋巴细胞）在体内或体外相遇时，可发生特异性结合而产生免疫反应的特性。

既有免疫原性又有免疫反应性的抗原称为完全抗原（Complete Antigen），即通常所说的抗原。大多数异种蛋白质、细菌、病毒、细菌外毒素、动物免疫血清等均为完全抗原。只有免疫反应性而无免疫原性的物质称为不完全抗原（Incomplete Antigen）或半抗原（Hapten）。半抗原大多为小分子物质，单独作用时无免疫原性，当与蛋白质载体结合形成载体-半抗原复合物时，可获得免疫原性。这种复合物不但可刺激机体产生针对半抗原的抗体，也可刺激机体产生针对载体的抗体。大多数多糖、类脂、某些药物、简单化学物质等均为半抗原。

有些抗原能刺激机体发生病理性免疫应答即超敏反应，此类抗原称为变应原（Allergen）。在某些特定条件下，抗原也可诱导机体对该抗原表现出特异性无应答状态，即免疫耐受，此类抗原称为耐受原（Tolerogen）。

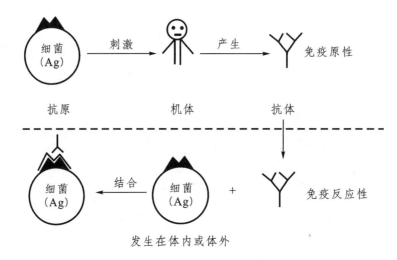

图 4-1　抗原的免疫原性与免疫反应性示意图

二、决定抗原免疫原性的因素

某种物质是否具有免疫原性，取决于物质本身的性质和机体对该物质刺激的反应性。

（一）异物性

异物性是决定抗原免疫原性的首要条件。免疫学中所称的异物是指化学结构与宿主自身成分不同或在胚胎期末与机体免疫系统接触过的物质。

具有异物性的物质有三类。① 异种物质：如病原微生物、动物蛋白等，对人是良好的抗原。抗原来源与机体之间的种系关系越远，其组织结构差异就越大，免疫原性就越强；反之，免疫原性就越弱。例如，鸡卵蛋白对鸭是弱抗原，对家兔则是强抗原。② 同种异体物质：同一种属不同个体之间，由于遗传基因不同，其组织成分和化学结构也有差异。人的红细胞血型抗原、组织相容性抗原等是重要的同种异型抗原。③ 自身抗原：自身物质在正常情况下无免疫原性，但在理化因素或生物因素的影响下发生改变的自身组织，或正常情况下与免疫系统隔绝的自身组织（如甲状腺球蛋白、脑组织、眼晶体蛋白等）某些异常情况下入血，均可成为自身抗原，具有免疫原性。

（二）理化性状

1. 大分子物质

具有免疫原性的物质通常为大分子的有机物，完全抗原的相对分子质量多在 10 000 以上。一般而言，相对分子质量越大，免疫原性越强，因为大分子物质不易降解，在体内存留时间长，且大分子物质含有的化学基团多复杂，提供的可被免疫细胞识别的抗原决定簇多，这均有利于刺激机体免疫系统产生免疫应答。相对分子质量低于 5 000 者通常无免疫原性。

2. 化学组成与结构

抗原物质的化学组成与结构越复杂，免疫原性越强。例如，明胶的相对分子质量达

100 000，但免疫原性却很弱，原因在于其组成为直链氨基酸，缺乏苯环氨基酸，稳定性差，在体内易被降解；在明胶分子上连接 2%酪氨酸后，其免疫原性就大大增强。蛋白质分子中，凡含有大量芳香族氨基酸的蛋白质，其免疫原性明显高于以非芳香族氨基酸为主的蛋白质。

不同物质的免疫原性强弱程度为蛋白质 > 多糖 > 核酸 > 类脂。

3. 分子构象和易接近性

抗原分子中一些特殊化学基团的立体构象是决定此分子是否能与相应淋巴细胞表面受体结合，从而启动免疫应答的物质基础。

易接近性是指抗原表面这些特殊的化学基团与淋巴细胞表面相应受体相互接触的难易程度。易接近性常与这些化学基团在抗原分子中分布的部位有关。

（三）宿主的遗传性

宿主的遗传性决定着宿主对抗原的免疫应答能力。现已清楚认识到机体的免疫应答是受基因控制的。控制人类免疫应答基因位点定位于 HLA 复合体的 D 区；控制小鼠免疫应答基因位点定位于 H-2 复合体的 I 区，此基因称为免疫应答基因。

宿主的年龄、健康状态、个体差异等也影响着机体对抗原应答的强弱。

此外，决定抗原的免疫原性的因素还要考虑抗原进入机体的数量、途径、两次免疫间的时间间隔、次数以及免疫佐剂类型等。

三、抗原的特异性和交叉反应

（一）特异性

特异性指物质间相互结合的对应性。抗原的特异性既可表现在免疫原性上，又可表现在免疫反应性上。前者指某一特定抗原只能诱导机体产生相应的抗体和效应 T 细胞，后者指某一特定抗原只能与相应的抗体或效应 T 细胞结合。例如，伤寒沙门菌刺激机体产生针对伤寒沙门菌的抗体和效应 T 细胞，且伤寒沙门菌也只能与伤寒沙门菌抗体和效应 T 细胞结合。特异性是免疫应答最重要的特点，也是免疫诊断、预防和治疗的理论依据。

决定抗原特异性的物质基础是抗原决定簇（Antigenic Determinant），又称表位（Epitope）。抗原决定簇是决定抗原特异性的特殊化学基团。通常 5 或 6 个氨基酸残基、5~7 个多糖残基或 6~8 个核苷酸即可构成一个表位。抗原通过抗原决定簇与相应淋巴细胞抗原受体（TCR 或 BCR）结合而激活淋巴细胞，诱导免疫应答；又通过抗原决定簇与相应的抗体或效应 T 细胞特异性结合，发生免疫反应。

抗原决定簇是 T 细胞或 B 细胞识别的标志，是免疫效应物结合部位，是抗原具有特异性物质基础。抗原决定簇的化学组成、排列及空间构型决定着抗原的特异性。Landsteiner 分别用连接有不同酸基的苯胺衍生物作为半抗原，与同一种载体偶联制备成人工结合抗原，然后免疫动物。结果证实，各种带有不同酸基的半抗原只能与相应的抗体结合。用由同种化学基团三种不同异构体制备的人工结合抗原免疫动物所获得的抗体也只能与相应的半抗原结合（表 4-3）。

表 4-3　化学基团的性质对抗原特异性的影响

半抗原	苯胺 NH₂	对氨基苯甲酸 NH₂ COOH	对氨基苯磺酸 NH₂ CO₃H	对氨基苯砷酸 NH₂ ASO₃H₂
载体-半抗原	反应强度			
载体-苯胺	3+	−	−	−
载体-对氨基苯磺酸	−	4+	−	−
载体-对氨基苯磺酸	−	−	4+	−
载体-对氨基苯砷酸	−	−	−	4+

　　抗原结合价（Antigenic Valence）是指一个抗原分子上能与相应抗体分子结合的抗原决定簇的数目。半抗原是单价抗原，而天然抗原一般是大分子，由多种、多个抗原决定簇组成，是多价抗原，可以与多个抗体分子特异性结合（表 4-4）。

　　B 细胞决定簇：位于抗原分子表面或分子转折处，能直接与 B 细胞抗原受体结合。

　　T 细胞决定簇：位于抗原分子内部，为顺序抗原决定簇，需经抗原提呈细胞加工处理，再与主要组织相容性复合物（MHC）分子结合后，才能被 T 细胞抗原受体识别结合（图 4-2）。

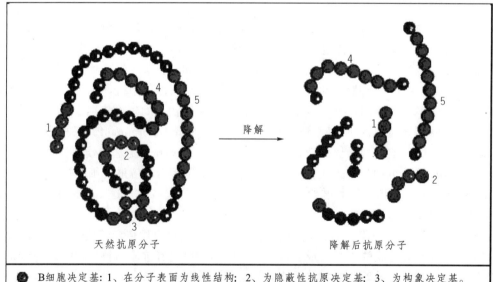

● B细胞决定基：1、在分子表面为线性结构；2、为隐蔽性抗原决定基；3、为构象决定基。

● T细胞决定基：4、5为线性结构，位于分子任意部位，
天然抗原分子经酶解后，易失活的是B细胞构像表位，如B细胞决定基3

图 4-2　抗原分子的 T 细胞决定簇和 B 细胞决定簇

表 4-4　T 细胞和 B 细胞抗原表位的特性比较

特性	T 细胞表位	B 细胞表位
表位受体	TCR	BCR
MHC 分子	必需	无需
表位性质	主要是线性多肽	天然的多肽、多糖、脂多糖、有机化合物
表位大小	8~12 个氨基酸(CD8[+]T 细胞)12~17 个氨基酸(CD4[+]T 细胞)	5~15 个氨基酸、5~7 个单糖或 5~7 个核苷酸
表位类型	线性表位	构象表位；线性表位
表位位置	抗原分子任意部位	抗原分子表面

（二）共同抗原与交叉反应

天然抗原分子结构复杂，具有多种抗原决定簇，有时某一抗原决定簇也会出现在不同抗原物质上，称为共同抗原决定簇。带有共同抗原决定簇的抗原互称共同抗原。存在于同一种属或近缘种属中的共同抗原称为类属抗原，如伤寒沙门菌和副伤寒沙门菌的菌体抗原；存在于不同种属或远缘种属中的共同抗原称为异嗜性抗原，如乙型溶血性链球菌细胞壁与人肾小球基膜之间的抗原成分。

每种抗原决定簇都可以刺激机体产生一种特异性抗体，因此，复杂抗原能刺激机体产生多种抗体。由共同抗原决定簇刺激机体产生的抗体可以与两种抗原（共同抗原）结合发生反应，称为交叉反应（图 4-3）。血清学诊断中出现交叉反应时，易造成判断上的混乱。交叉反应不仅可在两种抗原决定簇构型完全相同时发生，也可在两种抗原决定簇构型相似的情况下发生，但结合力较弱。

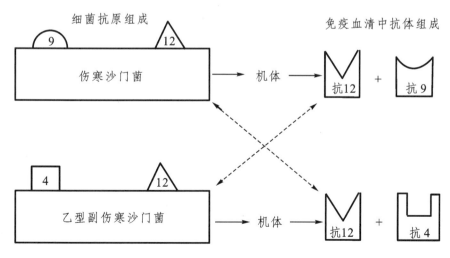

图 4-3　交叉反应示意图

四、抗原的分类

（一）根据抗原与机体的亲缘关系来分类

1. 异种抗原

异种抗原为来自另一物种的抗原物质，如病原微生物及其代谢产物、动物免疫血清等。

2. 同种异型抗原

同种异型抗原为来自同一种属不同个体之间的抗原物质，如人类的红细胞抗原。

3. 自身抗原

自身抗原为能引起自身免疫应答的自身组织结构成分，如结构改变或隐蔽的自身物质。

（二）根据抗原刺激 B 细胞产生抗体是否需要 T 细胞辅助来分类

1. 胸腺依赖性抗原

需要在 T 细胞协助下才能刺激 B 细胞产生抗体的抗原称为胸腺依赖性抗原（Thymus Dependent Antigen，TD-Ag），如病毒、细菌、各种蛋白质等。此种抗原激活的是成熟 B 细胞，能引起回忆应答，产生的抗体主要是 IgG，同时还可诱导细胞免疫应答。

2. 非胸腺依赖性抗原

不需要 T 细胞协助即可直接激活 B 细胞产生抗体的抗原称为非胸腺依赖性抗原（Thymus Independent Antigen，TI-Ag），如细菌脂多糖、荚膜多糖等。此种抗原激活的是不成熟 B 细胞，不能引起回忆应答，产生的抗体主要是 IgM，一般只引起体液免疫应答。

TD 抗原与 TI 抗原的比较见表 4-5。

表 4-5　TD 抗原和 TI 抗原的比较

	TD 抗原	TI 抗原
本质	多数为蛋白质	重复排列的长链聚合物
刺激 B 细胞产生抗体是否需要 T 细胞参与	+	−
产生抗体的类型	主要 IgG	IgM
引起细胞免疫	+	−
免疫记忆性	+	−

（三）依据抗原是否在抗原提呈细胞内合成来分类

1. 外源性抗原

此类抗原是指来源于抗原提呈细胞外，非抗原提呈细胞合成的抗原。如吞噬细胞吞噬的细胞或细菌等。

2. 内源性抗原

内源性抗原是指在抗原提呈细胞内新合成的抗原。如病毒感染细胞合成的病毒蛋白、肿瘤细胞内合成的肿瘤抗原。

（四）其他分类法

如根据抗原的基本性能分完全抗原和半抗原；根据抗原的化学组成分为蛋白质抗原、脂蛋白抗原、糖蛋白抗原、多糖抗原和核蛋白抗原；根据抗原的获得方式分为天然抗原、人工抗原和合成抗原。

五、医学上重要的抗原物质

（一）病原微生物及其代谢产物

病原微生物结构虽简单，但化学组成很复杂，均是由多种抗原组成的复合体。例如，细菌有表面抗原、菌体抗原、鞭毛抗原、菌毛抗原等。细菌的代谢产物多为良好的抗原，如外毒素是蛋白质，具有很强的免疫原性，能刺激机体产生相应的抗体，即抗毒素。外毒素经甲醛处理后，失去毒性，但免疫原性仍保留，成为类毒素，可用于预防由外毒素所致的疾病。

（二）动物免疫血清

动物免疫血清即抗毒素，通常是用类毒素免疫马，然后从马血清中取得的，临床上常用于防治由外毒素引起的疾病，常用的有破伤风抗毒素、白喉抗毒素。动物来源的抗毒素对人具有两重性：一方面，作为特异性抗体，可中和相应外毒素，起到防治疾病的作用；另一方面，作为异种动物的血清，具有免疫原性，有可能引起超敏反应。因此，在使用抗毒素前必须做皮肤过敏试验。

（三）同种异型抗原

同种异型抗原是指存在于同种不同个体间的抗原，人类重要的同种异型抗原有红细胞血型抗原和组织相容性抗原。

1. 红细胞血型抗原

红细胞血型抗原是红细胞表面的同种异型抗原，迄今为止发现的血型抗原系统有 20 余种，其中以 ABO 血型抗原最为重要，其次为 Rh 血型抗原。

（1）ABO 血型抗原。

根据人类红细胞膜表面所含 A、B 抗原种类的不同，将人类血型分为 A、B、O 和 AB 四种类型（表 4-6）。每个人的血清中不含有与本人血型相对应的天然抗体，若不同血型个体间相互输血，可出现输血反应。

表 4-6　人类 ABO 血型系统

	A 型血	B 型血	O 型血	AB 型血
红细胞膜抗原	A	B	无	A、B
血清中的抗体	抗 B	抗 A	抗 A、抗 B	无

（2）Rh 血型抗原。

研究发现，用恒河猴（Rhesus Monkey）红细胞免疫家兔后所获得的免疫血清，可凝集多数人的红细胞。这表明，人的红细胞与恒河猴红细胞有相同的抗原成分，称为 Rh 抗原。人类红细胞表面具有 Rh 抗原者称为 Rh 阳性，缺乏 Rh 抗原者为 Rh 阴性。正常情况下，人体血清中不存在 Rh 抗原的天然抗体。只有在免疫情况下，如通过输血使 Rh 阳性红细胞进入 Rh 阴性者体内，或 Rh 阴性妇女由于孕期胎盘损伤或分娩时胎盘剥离导致 Rh 阳性的胎儿红细胞进入母体时，才刺激机体产生 Rh 抗体。这种针对 Rh 抗原产生的抗体为 IgG 类抗体，可通过胎盘，当体内已产生 Rh 抗体的 Rh 阴性妇女再次妊娠时，如胎儿为 Rh 阳性，则母体内抗 RhIgG 类抗体可通过胎盘进入胎儿体内，可引起胎儿流产或发生新生儿溶血症。当体内已产生了 Rh 抗体者又被输入 Rh 阳性血时，则可发生输血反应。

2. 组织相容性抗原（Histocompatibility Antigen，HCA）

组织相容性抗原又称白细胞抗原（Human Leukocyte Antigen，HLA），存在于所有的有核细胞表面，由多种抗原成分组成。此类抗原参与免疫应答、免疫调节及移植排斥等。

（四）异嗜性抗原

异嗜性抗原是指一类与种属无关的存在于人、动物、植物和微生物之间的共同抗原。例如，溶血性链球菌的细胞壁与人体的心肌、肾小球基膜有共同抗原存在，故在链球菌感染后，有可能出现肾小球肾炎或心肌炎；大肠杆菌 Q14 株与人结肠黏膜有共同抗原存在，有可能导致溃疡性结肠炎。临床上常借助异嗜性抗原对某些疾病做出辅助诊断。例如，变形杆菌某些菌株的菌体抗原与某些立克次氏体有共同抗原，因此常用变形杆菌代替立克次氏体检测患者血清中的抗体水平，辅助诊断立克次氏体病。

（五）自身抗原

1. 隐蔽的自身抗原

某些自身组织在正常情况下与免疫系统隔离，称为隐蔽的自身抗原，如眼晶状体蛋白、眼葡萄膜色素蛋白、甲状腺球蛋白和精子等。当遇有外伤、感染或手术时，可使这些物质进入血流，引起自身免疫应答，发生自身免疫病。

2. 修饰的自身抗原

由于感染、电离辐射、药物等作用，自身组织的分子结构发生改变，形成新的抗原决定簇或暴露出内部隐藏的决定簇，可刺激机体产生免疫应答，重者可引起自身免疫病。

常见的自身免疫病的临床表现见表 4-7。

表 4-7　常见自身免疫病的临床表现

病名	靶抗原	致病机制	临床表现	反应类型
系统性红斑狼疮	细胞核降解成分及其他许多组织成分	核抗体、其他各种自身抗体及各种自身反应性 T 细胞	肾炎、血管炎、浆膜炎等各种器官的病变	Ⅱ、Ⅲ、Ⅳ型

病名	靶抗原	致病机制	临床表现	反应类型
类风湿性关节炎	Ⅱ型胶原蛋白、IgG 和许多组织成分	TH1 和巨噬细胞释放的细胞因子引起炎症，胶原酶引起关节囊壁、韧带、软骨的破坏。RF-IgG 复合物激活补体，释放炎症物质引起炎症	关节炎及其他器官多种病变	Ⅳ 为主，Ⅲ 为辅
重症肌无力	乙酰胆碱受体	乙酰胆碱受体破坏	肢体肌肉软弱无力	Ⅱ型
桥本氏甲状腺炎	甲状腺上皮	自身反应性 T 细胞破坏甲状腺上皮	甲状腺功能低下	Ⅳ型
胰岛素依赖性糖尿病	胰岛 β 细胞	自身反应性 T 细胞破坏胰岛 β 细胞	糖尿病	Ⅳ型
甲状腺功能亢进	TSH 受体	自身抗体刺激 TSH 受体	甲状腺功能过高	Ⅱ型
自身免疫性溶血性贫血	红细胞膜蛋白	红细胞的调理吞噬	贫血	Ⅱ型
自身免疫性紫癜	血小板膜蛋白	血小板的调理吞噬	出血	Ⅱ型
Goodpasture 氏综合征	肾小球、肺泡基底膜	补体、FcR 介导炎症	肾炎、肺出血	Ⅱ型

（六）肿瘤抗原

1. 肿瘤特异性抗原

肿瘤特异性抗原（Tumor Specific Antigen，TSA）为只存在于某种肿瘤细胞表面的抗原。例如，在黑色素瘤、结肠癌、乳腺癌等肿瘤细胞表面可检测到此类抗原。

2. 肿瘤相关抗原

肿瘤相关抗原（Tumor Associated Antigen，TAA）为非肿瘤细胞所特有，正常细胞也可表达，只是当肿瘤发生时含量明显增高。例如，甲胎蛋白（Alpha Fetoprotein，AFP）在胚胎期即可合成，出生后直至成年在血清中含量极微（$< 20\ \mu g/L$），但当发生原发性肝癌时，血清中 AFP 含量显著增高（$> 300\ \mu g/L$）。

（七）超抗原

某些抗原物质只需极低浓度（$1\sim10\ \mu g/L$）即可激活多克隆 T 细胞，产生极强的免疫应答。由于这类物质具有强大的激活能力，故称为超抗原（Super Antigen，SAg）。超抗原包括金黄色葡萄球菌肠毒素、表皮剥脱毒素、关节炎支原体丝裂原、小鼠反转录病毒的蛋白产物等。

超抗原的作用特点：① 主要作用于 CD4⁺T 细胞；② 无须抗原加工与呈递；③ 与 T 细胞的相互作用无 MHC 的限制性；④ 所诱导的免疫应答，其效应并非针对超抗原自身，而是通过分泌大量细胞因子而参与某些病理过程的发生与发展。

超抗原的生物学意义有：① 可诱导 T 细胞耐受，诱导细胞程序性死亡，导致克隆排除；

② 与某些疾病密切相关，如金黄色葡萄球菌产生肠毒素，可通过活化多数 T 细胞释放大量细胞因子，产生生物学效应，引起毒素性休克综合征等临床症状；③ 某些自身免疫性疾病发现与某些 Vb 阳性 T 细胞增殖相关。周围组织存在自身反应性 T 细胞克隆，若被外源性超抗原刺激、活化后，可导致自身免疫性疾病。

第三节　抗体与免疫球蛋白

当细菌、病毒等病原体侵入人体，或人体内出现肿瘤细胞时，机体的许多成分可对其发起攻击，以破坏、清除这些有害物质，使机体保持健康或恢复健康。其中，B 细胞产生的抗体是重要的免疫成分之一。首先，B 细胞用它们的特殊识别"武器"——膜免疫球蛋白搜寻出这些有害的抗原物质，然后针对这些物质，部分 B 细胞变成"兵器加工厂"，制造出大量的、有效的"御敌武器"——抗体。这些抗体可以被运送到身体的各个部位，以便与细菌、病毒等抗原性物质特异性结合，发挥相应的免疫效应，直至把这些抗原物质彻底清除。

一、抗体与免疫球蛋白的概念

抗体（Antibody，Ab）是机体接受抗原刺激后，B 细胞活化、增殖、分化为浆细胞，由浆细胞产生的一类能与相应抗原发生特异性结合的球蛋白。在电泳分析中，血清抗体主要存在于 γ 球蛋白区，因此抗体也被称为 γ 球蛋白（丙种球蛋白）。

免疫球蛋白（Immunoglobulin，Ig）是指具有抗体活性或化学结构与抗体相似的球蛋白。所有抗体都是 Ig，而 Ig 并不一定都是抗体。例如，骨髓瘤患者血清中有浓度异常增高的骨髓瘤蛋白，其化学结构与抗体相似，但无抗体活性，没有免疫功能。又如，B 细胞表面的膜表面免疫球蛋白，其化学结构与抗体相似，也能与相应抗原特异性结合，但它不是由抗原激活 B 细胞进而分化成熟为浆细胞所分泌的，因此这些球蛋白不能称为抗体。由此可见，Ig 是化学结构上的概念，而抗体则是生物学功能上的概念。

Ig 主要存在于血液、组织液及外分泌液中；也可存在于 B 细胞膜上，作为抗原识别受体，称膜表面免疫球蛋白（Surface of Membrane Immunoglobulin，SmIg）。Ig 具有一般蛋白质的通性，对理化因素敏感，不耐热，在 60~70℃即被破坏；能被多种蛋白水解酶裂解；凡能使蛋白质凝固变性的因素也能破坏抗体的活性。

抗体与抗原形成特异结合，通过下列反应消灭抗原。

① 中和反应：抗体结合抗原以便吞噬细胞吞噬。

② 聚集反应：抗体是双价的，可以使抗原聚集，以便吞噬。

③ 沉淀反应：抗体结合后，使可溶性抗原大分子沉淀，以便吞噬。

④ 活化补体：抗体结合在细菌细胞表面，Fc 结合并活化一系列补体，活化的补体分子在细菌细胞膜上打个洞，使后者裂解死去。补体是存在于血液中的一组蛋白质，参与免疫反应。

二、免疫球蛋白的结构与功能

（一）免疫球蛋白的结构

1. 四肽链结构

Ig 的基本结构是由四条（两对）多肽链以二硫键连接而成，称 Ig 单体（图 4-4）。其中两条相同的长链称为重链（Heavy Chain，H 链），每条重链由 450~570 个氨基酸组成，重链间有二硫键相连。两条相同的短链称为轻链（Light Chain，L 链），每条轻链由 214 个氨基酸组成，分别以二硫键与重链相连。在重链上含有不同的糖基，故 Ig 属糖蛋白。

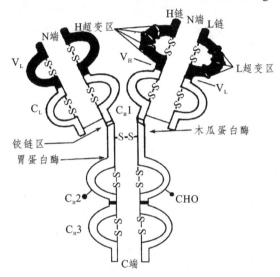

图 4-4　Ig 的基本结构及功能区示意图

根据重链结构与抗原特异性的不同，可将其分为五类，即 γ、α、μ、ε 和 δ 链，由它们组成的 Ig 分别称为 IgG、IgA、IgM、IgE 和 IgD。轻链有两型，即 K 和 λ 型。每个 Ig 分子的两条轻链总是同型的，人类血清中各类 Ig 所含 K 与 λ 轻链的比例为 2∶1。

在 Ig 多肽链的氨基端，L 链的 1/2 与 H 链的 1/4 区域内，氨基酸的种类、排列顺序随抗体特异性不同而有所变化，故称为可变区（Variable Region，V 区）。在多肽链羧基端 L 链剩余的 1/2 及 H 链剩余的 3/4 区域内，氨基酸的种类、排列顺序及含糖量都比较稳定，称为恒定区（Constant Region，C 区）。在可变区中，某些局部区域的氨基酸组成和排列顺序更易变化，称为超变区（Hypervariable Region，HVR）。超变区实际上即是 Ig 与特异性抗原结合的位置，其结构与抗原表位互补，故又称为互补决定区（Complementarity Determining Region，CDR）。可变区的其他部分氨基酸变化较小，称为骨架区。骨架区不与抗原分子结合，但对维持 CDR 的空间构型起着重要的作用。

2. Ig 的其他结构

（1）连接链（Joining Chain，J 链）：由浆细胞合成的一条多肽链。J 链可连接 Ig 单体形成二聚体、五聚体或多聚体。例如，2 个单体 IgA 由 J 链连接形成二聚体 SIgA（图 4-5），5 个单体 IgM 由 1 个 J 链和若干个二硫键连接形成五聚体 IgM（图 4-6）。IgG、IgD、IgE 为单体，无 J 链。

（2）分泌片（Secretory Piece，SP）：由黏膜上皮细胞合成与分泌的一种多肽链。浆细胞合成的双聚体 IgA，在通过黏膜上皮细胞的过程中，与黏膜上皮细胞合成的分泌片结合，并一起被分泌到黏膜表面。分泌片的功能是保护 IgA，使之免受环境中蛋白水解酶的破坏，并介导 IgA 的转运。

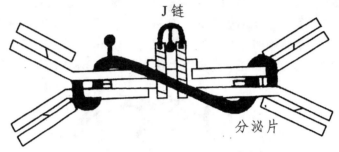

图 4-5　SIgA 结构示意图

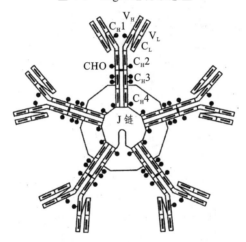

图 4-6　IgM 结构示意图

（3）铰链区（Hinge Region）。在重链恒定区 C_H1 与 C_H2 之间存在一个可以自由折叠的区域，称为铰链区。该区含大量脯氨酸，富有弹性，张合自如，因此，可使 Ig 可变区与不同距离的抗原表位结合，同时有利于 Ig 分子变构，暴露补体结合点，为补体活化创造条件。

（二）免疫球蛋白的功能区

Ig 分子不仅在 H 链间、H 链与 L 链间有二硫键连接，而且在 H 链与 L 链内也有二硫键连接，借此将肽链折叠成几个球形结构。每个球形结构约由 110 个氨基酸组成，此结构与 Ig 的某些特殊生物功能有关，故称为 Ig 的功能区。每条 L 链有 V_L 和 C_L 两个功能区：IgG、IgA 和 IgD 的每条 H 链各有 V_H 和 C_H1、C_H2、C_H3 四个功能区；IgM 和 IgE 的每条 H 链各有 V_H 和 C_H1、C_H2、C_H3 和 C_H4 五个功能区，即多一个 C_H4。各功能区的作用为：① V_L 和 V_H 是与抗原特异性结合的部位；② C_L 和 C_H1 上有同种异型的遗传标志；③ IgG 的 C_H2 和 IgM 的 C_H3 具有补体结合点，能激活补体的经典途径；④ IgG 的 C_H3 和 IgE 的 C_H4 有亲细胞活性，能与细胞表面的 Fc 受体结合。

（三）免疫球蛋白的水解片段

通过对 Ig 水解片段的研究，有助于了解 Ig 的基本结构和功能特点（图 4-7）。

1. 木瓜蛋白酶水解片段

用木瓜蛋白酶水解 IgG，可在重链间二硫键近氨基端裂解重链，因此可以获得三个片段。其中两个片段完全相同，它们能与抗原结合，称为抗原结合片段（fragment antigen binding，Fab）；另一个片段在低温下能够结晶，称可结晶片段（fragment crystallizable，Fc），它不能与抗原结合，但具有其他生物学活性，如结合补体、结合细胞和通过胎盘等（图 4-7）。

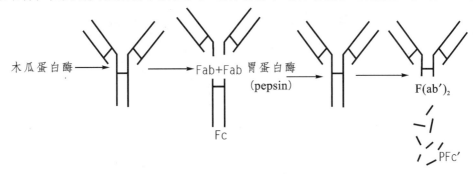

图 4-7　IgG 的水解片段示意图

2. 胃蛋白酶水解片段

若用胃蛋白酶水解 IgG，则可在 IgG 重链间二硫键近羧基端裂解重链，得到一个大分子片段和若干小分子多肽碎片（pFc′），后者无任何生物学活性。大片段保留铰链区及二硫键，为 Fab 双体，具有双价抗体活性，能与两个相应的抗原决定簇结合，称 F（ab′）$_2$。用胃蛋白酶处理马血清抗毒素后，可除去大部分 Fc 段，降低 Ig 的免疫原性，给人注射可减少血清过敏反应的发生。人丙种球蛋白经胃蛋白酶处理后，可供静脉注射。

三、免疫球蛋白的生物学活性

Ig 分子具有多种生物学活性，主要是特异性结合抗原，并通过重链 C 区介导一系列生物学效应，是机体重要的免疫分子。

（一）特异性结合抗原

Ig 的最重要功能是与相应抗原特异性结合，在体内介导多种生理和病理效应，如中和毒素、中和病毒等；在体外引起多种抗原-抗体反应，可用于鉴定抗原、诊断疾病等。这种特异性结合取决于：① Fab 的超变区与抗原决定簇的立体结构必须吻合。② 分子间各种次级键的形成，如静电引力、氢键、范德华力等。③ Fab 的完整性，若将 Fab 的轻、重链拆开，其结合抗原的能力将大大减弱。Ig 分子的一个 Fab 只能与一个抗原决定簇结合，所以一个完整的 Ig 单体分子，如 IgG 可结合两个抗原决定簇，其结合价为 2 价；分泌型 IgA，由两个单体构成，结合价为 4；1gM 由五个单体组成，理论上为 10 价，但由于受空间结构的限制，通常仅表现为 5 价。

（二）激活补体

IgGl~IgG3 或 IgM 与相应抗原结合后，可激活补体传统途径。电镜观察发现，未与抗原结合的 IgG 分子呈"T"形，当其与抗原结合后，由于铰链区构型改变而呈现"Y"形，此时 Ig 分子的补体结合点暴露，Clq 遂与之结合，从而导致补体传统途径的激活（图 4-8）。IgA、IgD 和 IgE 不能结合 Clq，因此不能激活补体的传统途径。但是，这些 Ig 的凝聚物可通过旁路途径激活补体。

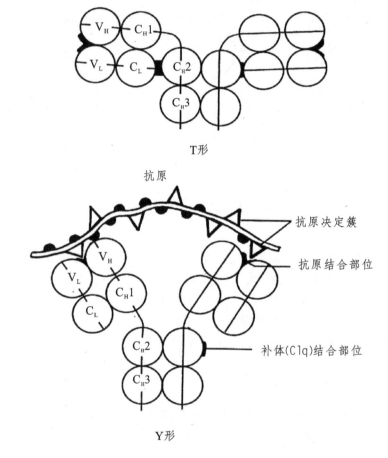

图 4-8　IgG 与相应抗原结合前后的构型变化

（三）结合细胞

Ig 能通过其 Fc 段与多种细胞表面的 Fc 受体结合，从而产生不同的生物学效应。IgG 以 C_H3 功能区与 Fc 受体结合，IgE 以 C_H4 功能区与 Fc 受体结合。

1. 调理作用

IgG 分子与细菌等颗粒性抗原结合后，可通过其 Fc 段与单核吞噬细胞和中性粒细胞表面的相应受体（$Fc\gamma R$）结合而大大增强吞噬细胞的吞噬作用，此即抗体的调理作用。

2. 抗体依赖性细胞介导的细胞毒作用

IgG 与肿瘤细胞或病毒感染的细胞结合后，可通过其 Fc 段与自然杀伤细胞（NK 细胞）上相应的受体（FcγR）结合，而发挥抗体依赖性细胞介导的细胞毒（ADCC）作用。

3. 介导过敏反应

IgE 的 Fc 段与肥大细胞、嗜碱粒细胞表面的相应受体（FcεR）结合后，可使机体处于致敏状态。如果这些 IgE 再与相应抗原结合，即可使上述细胞脱颗粒，释放组胺等活性物质，引起 I 型超敏反应。

（四）穿过胎盘和黏膜

在五类 Ig 中，只有 IgG 能从母体通过胎盘转移到胎儿体内。研究表明，母体内 IgG 是通过与胎盘滋养层细胞表面的相应受体（FcγR）结合而进入细胞内，然后通过细胞的外排作用分泌到胎儿一侧，进入胎儿血循环。另外，SIgA 可通过呼吸道和消化道等黏膜上皮细胞到达黏膜表面，发挥局部免疫作用。

四、各类免疫球蛋白的特性与功能

（一）IgG

IgG 主要由脾脏和淋巴结中的浆细胞合成。通常以单体形式存在，易于透过毛细血管，广泛分布于血清、细胞外液中。五类 Ig 中，IgG 含量最高，占血清 Ig 总量的 75%，达 6~16 g/L；其半衰期最长，可达 23 天。因治疗用的丙种球蛋白主要含有 IgG 抗体，故临床使用时以 2~3 周注射一次为宜。

IgG 是主要的抗感染抗体，大多数抗菌抗体、抗病毒抗体和抗毒素均属于 IgG 类。因此，在抗细菌、抗病毒和中和毒素方面，IgG 类抗体起着重要作用；IgG 是唯一能通过胎盘的 Ig，这对防止新生儿感染具有重要意义。通常婴儿出生后 3 个月开始合成 IgG，2~3 岁时达成人水平，40 岁以后逐渐下降。

IgGFab 段与相应抗原结合，可中和毒素、病毒等。其 Fc 段能与补体 Clq 结合，经传统途径激活补体，还能与吞噬细胞和自然杀伤细胞（NK 细胞）表面的 Fc 受体结合，发挥调理作用、ADCC 作用。葡萄球菌 A 蛋白（SPA）能与 IgGFc 段结合，已结合 SPA 的 IgG 再与相应抗原结合后可出现凝集现象，这种生物学作用已在免疫诊断中得到应用。另外，某些自身抗体，如抗核抗体、抗甲状腺球蛋白的抗体和引起 II、III 型超敏反应的抗体也属于 IgG。

（二）IgM

IgM 主要由脾脏中的浆细胞合成，它是由五个 IgM 单体借一个 J 链和若干个二硫键连接而成的五聚体，相对分子质量最大，故称为巨球蛋白。IgM 不能透过血管壁，主要分布于血液中，抗全身感染的能力较强，所以在防治败血症方面具有重要作用。IgM 占 Ig 总量的 10% 左右，约 0.6~2 g/L。

IgM 在个体发育过程中合成最早，于胎儿晚期已能合成。因 IgM 不能通过胎盘，所以脐带血中 IgM 增多提示存在宫内感染。机体感染后最早出现的抗体也是 IgM，其在感染早期即可发挥抗感染作用。但 IgM 的半衰期短（约 5 天），若血清中特异性 IgM 类抗体含量增高，表明有近期感染，可作为早期诊断的依据。

IgM 抗原结合价最高（5 价），是高效能的抗体。其促进杀菌、溶菌、调理及凝集作用比 IgG 强得多。一个 IgM 分子与靶细胞表面的相应抗原结合，就可经传统途径激活补体，而 IgG 至少需要两个分子才能激活补体。吞噬细胞表面缺乏 IgM 的 Fc 受体，其调理作用是通过激活补体产生的。天然血型抗体为 IgM，其是造成血型不合而发生输血反应的主要原因。此外，类风湿因子、冷凝集素等均为 IgM 类抗体；B 细胞表面的抗原受体为 IgM 单体。

（三）IgA

IgA 分为血清型 IgA 和分泌型 IgA。

1. 血清型 IgA

血清型 IgA 主要由肠系膜淋巴组织中的浆细胞产生，大多数（约 85%）为单体，少数以双聚体形式存在。在血清中，IgA 占 Ig 总量的 15% 左右，含量为 2~5 g／L。IgA 具有中和毒素、抗菌、抗病毒等作用。单核巨噬细胞和中性粒细胞表面有 IgAFc 受体，IgA 的 Fc 段可与这些细胞上的相应受体结合，发挥调理作用。

2. 分泌型 IgA

分泌型 IgA（SIgA）是由呼吸道、消化道、泌尿生殖道等黏膜固有层中的浆细胞产生，主要存在于这些黏膜表面以及初乳、泪液、唾液中。SIgA 在浆细胞内已由 J 链连接成双聚体，当通过黏膜上皮细胞时，与上皮细胞产生的分泌片连接成完整的 SIgA，然后随分泌液排出至黏膜表面。

SIgA 能阻止病原微生物由黏膜侵入体内，具有抗菌、抗病毒和抗毒素等多种作用，是黏膜局部抗感染的重要免疫物质。若 SIgA 合成障碍，易发生呼吸道或消化道等局部感染。

婴儿在出生后 4~6 个月才能合成 IgA，但可从初乳中获得 SIgA，这对抵抗呼吸道和消化道病原微生物感染具有重要意义，也是临床上提倡母乳喂养婴儿的原因之一。

（四）IgD

IgD 以单体形式存在，在血清中含量低，仅占 Ig 总量的 1%。血清中的 IgD 功能尚不清楚。IgD 也可存在于某些 B 细胞表面，称膜表面 IgD（SmIgD）。SmIgD 是成熟 B 细胞的重要标志，又是 B 细胞表面的抗原识别受体，可接受相应抗原的刺激，并对 B 细胞的活化、增殖和分化产生调节作用。

（五）IgE

IgE 的产生部位与 SIgA 相似，主要由呼吸道和胃肠道黏膜固有层中的浆细胞产生。IgE 是含量最低的一种 Ig，仅占血清 Ig 总量的 0.002%。但在过敏性疾病和某些寄生虫感染的病人血清中，特异性 IgE 含量显著增高。IgEFc 段特别容易与肥大细胞和嗜碱粒细胞结合，使机体处于致敏状态，故称之为亲细胞抗体。当细胞上的 IgE 再与相应抗原结合时，即可引发 I 型超敏反应。另外，针对寄生虫抗原产生的特异性 IgE 能介导 ADCC 作用，这对机体抗寄生虫感染具有一定意义。

现将各类免疫球蛋白的理化性质和生物学特性作一总结（表 4-8）。

表 4-8　人类 Ig 的理化性质和生物学特性

特　性	IgG	IgM	IgA	IgE	IgD
H 链	γ	μ	α	ε	δ
相对分子质量	150 000	900 000	170 000~400 000	190 000	180 000
沉降系数（S）	7	19	7/11	8	7
抗原结合价	2	5	2，4	2	2
血清含量（g/L）	6~16	0.6~2	2~5	0.0003	0.03
占血清 Ig 总量（%）	75	10	15	0.002	＜1
血管内分布（%）	50	80	50	50	75
外分泌液中	−	±	+	+	−
主要存在形式	单体	五聚体	单体/双体	单体	单体
开始形成时间	生后 3 个月	胎儿末期	生后 4~6 个月	较晚	较晚
半衰期（日）	16~24	5	5	3	3
血清含量达到正常成人水平的年龄（岁）	5	0.5~1	4~12	−	−
通过胎盘	+	−	−	−	−
经典途径活化补体	＋＋	＋＋＋			
旁路途径活化补体	＋（IgG4）	−	+	+	+
结合吞噬细胞	＋＋	−	+	＋（嗜酸粒）	
结合肥大细胞和嗜碱粒细胞	＋（IgG4）	−	−	＋＋＋	
结合 SPA	+	±	±	−	−

五、人工制备的抗体

（一）多克隆抗体

用抗原免疫动物获得的免疫血清（抗血清）称为多克隆抗体（Polyclonal Antibody，PcAb）。抗原分子通常具有多种抗原决定簇，其免疫动物时可刺激多种具有相应抗原受体的 B 细胞增殖，从而形成多种不同的 B 细胞克隆，合成多种抗体并释放于血清中。由于血清中的抗体是多种抗体的混合物，故称多克隆抗体。其特点是来源广泛、制备容易，但特异性不高，易出现交叉反应，用于人体时有可能出现过敏反应。作为生物制剂的多克隆抗体，除来源于动物血清外，也可来自恢复期病人血清或免疫接种人群。但因来源有限，不易大量制备，其应用受到一定限制。

（二）单克隆抗体

只针对某一特定抗原决定簇，由单一 B 细胞克隆产生的抗体称为单克隆抗体（Monoclonal

Antibody，McAb）。采用细胞融合技术能使小鼠免疫脾细胞（B 细胞）与小鼠骨髓瘤细胞融合，形成杂交瘤细胞。这种细胞既保持了骨髓瘤细胞无限制迅速增殖的特性，又继承了免疫 B 细胞合成和分泌特异性抗体的能力。将筛选出的单个杂交瘤细胞在体内或体外大量培养所形成的细胞克隆，能产生完全均一的、只针对某一抗原决定簇的抗体——单克隆抗体。由杂交瘤技术制备的单克隆抗体又称第二代人工抗体。

McAb 具有性质纯、效价高、特异性强、易于大量制备等特点，已被广泛应用于医学和生物学各领域。例如：① 用于检测各种抗原，包括肿瘤抗原、传染病病原体、细胞表面抗原和受体、激素、神经递质以及细胞因子等；② McAb 与抗癌药物、毒素和核素耦联，可用于肿瘤的治疗和体内定位诊断；③ 抗 T 细胞、抗 IL-2R 的 McAb 可防治移植排斥反应。但由于目前应用的 McAb 均为鼠源性 McAb，对人是异种抗原，可引起超敏反应，因而限制了其在人体内的应用。

表 4-9 为单克隆抗体与多克隆抗体比较。

表 4-9　单克隆抗体与多克隆抗体比较

性　状	多克隆抗体	单克隆抗体
产生抗体的细胞来源	多株 B 细胞及其子代细胞、人或动物免疫血清，恢复期血清	单株 B 细胞及其子代细胞、B 细胞杂交瘤的小鼠腹腔（或上清液）
有效抗体含量	0.1~1.0 mg/ mL 血清	0.5~5.0 mg/ mL 小鼠腹水
抗体成分及性质	能识别多种抗原决定簇的各类及各亚类 Ig	只识别一种抗原决定簇的同一亚类 Ig，其分子结构纯一，独特性完全相同
用途	① 用于常规多价抗原的免疫学检测、易出现交叉反应；② 用于紧急预防及治疗各种微生物、外毒素引起的疾病	① 作为第一抗体，用 ELISA、放免、免疫酶联等方法检测微量抗原，可避免交叉反应 ；② 将肿瘤特异性 McAb 与药物连结，用于治疗肿瘤

（三）基因工程抗体

基因工程抗体（Genetic Engineering Antibody）是指用基因重组技术制备的抗体，又称重组抗体或第三代人工抗体。它是在充分认识 Ig 基因结构与功能的基础上，应用 DNA 重组和蛋白质工程技术，按照人们的意愿在基因水平上对 Ig 分子进行切割、拼接或修饰，重新组装成的新型抗体分子。基因工程抗体保留了天然抗体的特异性和主要生物学活性，无关结构被减少或被去除，并被赋予新的生物学活性，因此比天然抗体具有更广泛的应用前景。目前已经成功构建多种基因工程抗体，如人-鼠嵌合抗体、改型抗体、单链抗体等。

第四节　免疫系统

免疫系统（Immune System）是由具有免疫功能的器官、组织、细胞和分子组成，是机体免疫机制发生的物质基础。

免疫系统内的各种淋巴样器官和细胞在机体的整体免疫功能中分别担负着不同的角色，根据其功能不同可将整个系统分成 3 个组织层次：① 中枢免疫器官；② 外周免疫器官；③ 免疫细胞。各层次不同类型的组织与细胞又有着不同的作用，通过淋巴细胞再循环和各种免疫分子将各部分的功能协调统一起来。与机体的其他系统一样，免疫系统虽有着一系列的内部调节机制，但不是完全独立运行，而是与其他系统互相协调，尤其是受神经体液调节，又可进行反馈影响，共同维持机体的生理平衡。

一、免疫器官

免疫器官（Immune Organ）是指实现免疫功能的器官或组织。根据发生的时间顺序和功能差异，可分为中枢神经免疫器官（Central Immune Organ）和外周免疫器官（Peripheral Immune Organ）两部分（图 4-9）。

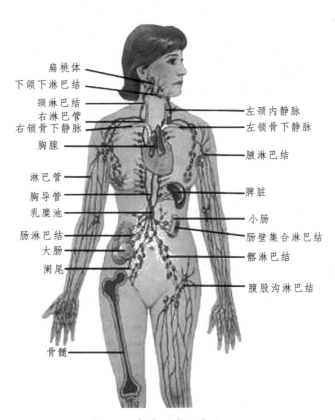

图 4-9　免疫器官示意图

（一）中枢免疫器官

中枢免疫器官又称一级免疫器官，是主导免疫活性细胞产生、增殖和分化成熟的场所，对外周淋巴器官发育和全身免疫功能起调节作用。在人和哺乳类动物，中枢免疫器官由胸腺和骨髓构成，在禽类则由胸腺和腔上囊构成。

1. 胸　腺

胸腺（Thymus）是T淋巴细胞分化成熟的中枢免疫器官。来自骨髓的始祖T细胞（Pro T），在胸腺特殊的内环境中，发育成为有免疫功能的淋巴细胞，即胸腺依赖性淋巴细胞（Thymus Dependent Lymphocyte），简称T淋巴细胞或T细胞。"T"字取自thymus的第一个字母。T细胞离开胸腺后，到达外周免疫器官，发挥细胞免疫功能。实验证明，新生期动物切除胸腺后，会出现细胞免疫功能缺陷，而且B细胞的功能也会受到影响。

胸腺的细胞分为淋巴细胞和非淋巴细胞两类。淋巴细胞包括原始T细胞向成熟T细胞分化过程中各种不同阶段的细胞，统称为胸腺细胞；胸腺细胞是胸腺内的主体细胞，其分布从皮质到髓质逐渐减少。非淋巴细胞包括上皮细胞、巨噬细胞、树突状细胞、抚育细胞、皮纤维细胞和网状细胞等。这些细胞一方面构成胸腺组织的支架，另一方面构成胸腺细胞营养和分化的微环境，统称为基质细胞。

胸腺皮质的毛细血管内皮细胞连接紧密，与网状细胞共同形成血液-胸腺屏障，使循环中的抗原物质不能进入胸腺。血液-胸腺屏障是体内为数不多的几个生理屏障之一，其意义目前尚不清楚。胸腺髓质的毛细血管内皮细胞之间有间隙，抗原性物质可进入髓质，在髓质内还可见多层扁平上皮细胞呈同心圆状排列成的Hassall小体，或称胸腺小体。胸腺小体直径约25~50 μm，其功能尚不清楚。

胸腺的发育过程：胸腺于胚胎第6周时就在第三对咽囊的腹侧面形成胚基，至第7周形成胸腺雏形，至第20周时便已发育成熟。出生时胸腺质量仅约为20 g，青春期达顶峰，约40 g；以后随年龄增长而逐渐萎缩，至老年时仅剩10 g左右，且多为脂肪组织替代。机体的免疫功能与胸腺的生长周期相关。

2. 骨　髓

骨髓（Bone Marrow）是造血器官，可产生多能造血干细胞，是多种血细胞的发源地。人和哺乳类动物的淋巴干细胞在骨髓中分化成熟为具有免疫功能的淋巴细胞，称为骨髓依赖性淋巴细胞（Bone Marrow Dependent Lymphocyte），简称B淋巴细胞或B细胞。B细胞离开骨髓，到达外周免疫器官，发挥体液免疫功能。另外，各类血细胞也在骨髓中分化成熟。若骨髓出现损伤，将严重影响机体的体液免疫功能，也影响其他各种血细胞的发育成熟。

3. 腔上囊

腔上囊（Bursa Of Fabricius）又称法氏囊，是鸟类动物特有的淋巴器官，位于禽类泄殖腔的后上方。腔上囊在功能上与人和哺乳类动物的骨髓相似，是禽类B细胞分化成熟的场所。实验证明，在胚胎期用药物破坏禽类腔上囊或切除雏鸡的腔上囊，会使血中γ球蛋白缺乏，且没有浆细胞，注射疫苗亦不能产生抗体。

人类和哺乳动物没有腔上囊，其功能由相似的组织器官代替，称为腔上囊同功器官；曾一度认为同功器官是阑尾、扁桃体和肠集合淋巴结，现在已证明是骨髓。

（二）外周免疫器官

外周免疫器官是 T 细胞和 B 细胞定居、增殖和发挥免疫应答功能的场所，包括淋巴结、脾脏和黏膜相关的淋巴组织。

1. 淋巴结

淋巴结（Lymphoid Node）数目众多，遍布全身，多成群排列，沿淋巴管道分布。淋巴结中主要含 T 细胞、B 细胞、巨噬细胞及树突状细胞。

（1）淋巴结的结构与细胞组成。

淋巴结的表面为由致密结缔组织构成的被膜，其下面为被膜下淋巴窦，淋巴窦内充满着缓慢流动的淋巴液。淋巴结的实质包括皮质和髓质，皮质又可分为浅皮质区与深皮质区（图 4-10）。浅皮质区主要是 B 细胞定居的部位，也含树突状细胞、巨噬细胞和少量 T 细胞，称为非胸腺依赖区或骨髓依赖区，当受到抗原刺激后，出现生发中心。深皮质区又称副皮质区，内含 T 细胞、树突状细胞及少量巨噬细胞，称为胸腺依赖区。它与抗原呈递细胞（APC）的迁移、T 细胞接受抗原信息、T 细胞的活化等功能密切相关。此外，毛细血管后静脉位于深皮质区，与淋巴细胞再循环有关。淋巴结内 T 细胞约占 75%，B 细胞约占 25%。

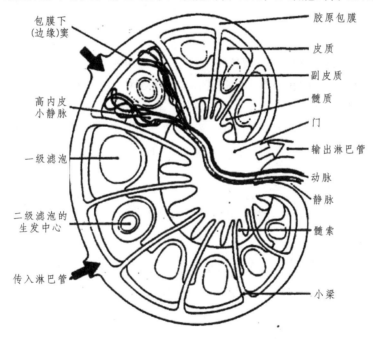

图 4-10 淋巴结的结构

（2）淋巴结的主要功能。

① 过滤淋巴液：淋巴结是淋巴液的有效滤器。通过淋巴窦内的吞噬细胞、抗体及其他免疫分子的共同作用，可以杀伤淋巴液中的病原微生物，清除进入淋巴液的毒素，起到净化淋巴液和防止病原体扩散的作用。

② 免疫应答的场所：具有免疫功能的 T、B 细胞在此定居，在接受抗原刺激后，分化、增殖，产生体液免疫和细胞免疫效应。淋巴结中 B 细胞主要产生 IgG 和 IgM 类抗体。

③ 淋巴细胞再循环的枢纽：淋巴细胞再循环是指外周淋巴器官中的淋巴细胞经淋巴管进入血液循环后，通过外周免疫器官中的毛细血管后高内皮小静脉，又回到外周免疫器官中的循环过程。淋巴细胞再循环沟通了血液循环与淋巴循环，实现了淋巴细胞在血液、外周淋巴器官及组织中的穿梭运动。

2. 脾　脏

脾脏（Spleen）是人体形体最大的外周淋巴器官。

（1）脾脏的结构。

脾的表面有结缔组织被膜，实质比较柔脆，分为白髓和红髓。白髓是淋巴细胞聚集之处，沿中央小动脉呈鞘状分布，富含 T 细胞，相当于淋巴结的副质区。白髓中还有淋巴小结，是 B 细胞居留之处，受抗原刺激后可出现生发中心。脾中 T 细胞约占总淋巴细胞数 35%~50%，B 细胞约占 50%~65%。红髓位于白髓周围，可分为脾索和血窦。脾索为网状结缔组织形成的条索状分支结构；血窦为迂曲的血管，其分支吻合成网。红髓与白髓之间的区域称为边缘区，中央小动脉分支由此进入，是再循环淋巴细胞入脾之处。与淋巴结不同，脾没有输入淋巴管，只有一条平时关闭的输出淋巴管与中央动脉并行，发生免疫应答时淋巴细胞由此进入再循环池。

（2）脾脏的功能。

① 脾在胚胎期是重要的造血器官；出生后造血功能停止，但仍然是血细胞尤其是淋巴细胞再循环池的最大储库和强有力的过滤器；与淋巴结相似，脾还是发生免疫应答的重要基地。此外，脾还有两个显著的特点：产生抗体，脾富含 B 细胞和浆细胞，因此是全身最大的抗体产生器官，尤其是产生 IgM 和 IgG，其数量对调节血清抗体水平起很大作用。所以当自身抗体产生过多导致严重疾病时，曾用切除脾的办法进行缓冲治疗；但脾切除后机体的抗感染能力显著降低。

② 分泌体液因子，脾可以合成补体（C5 和 C8 等）和备解素等重要的免疫效应分子；还能产生一种白细胞激肽，促进粒细胞的吞噬作用。

3. 黏膜相关的淋巴组织

在各种腔道黏膜下有大量的淋巴组织聚集，称为黏膜相关淋巴组织（Mucosa Associated Lymphoid Tissue，MALT）；其中最重要的是胃肠道黏膜相关淋巴组织（GALT）和呼吸道黏膜相关淋巴组织（BALT）。GALT 包括阑尾、肠集合淋巴结和大量的弥散淋巴组织；BALT 包括咽部的扁桃体和弥散的淋巴组织，构成呼吸道和消化道入口处的防御机构，称为 Waldeyer 环。除了消化道和呼吸道外，乳腺、泪腺、唾液腺以及泌尿生殖道等黏膜也存在弥散的 MALT。

与淋巴结和脾不同，黏膜相关淋巴组织没有包膜，不构成独立的器官，通过广泛的直接表面接触和体液因子与外界联系；MALT 中的 B 细胞多为 IgA 产生细胞，受抗原刺激后直接将 SIgA 分泌到附近黏膜，发挥局部免疫作用；黏膜靠一种特殊的机制吸引循环中的淋巴细胞，MALT 中的淋巴细胞也可输入到淋巴细胞再循环池，某一局部的免疫应答效果可以普及到全身的黏膜。

（三）淋巴细胞再循环

各种免疫器官中的淋巴细胞并不是定居不动的群体，而是通过血液和淋巴液的循环进行有规律的迁移，这种规律性的迁移称为淋巴细胞再循环（lymphocyterecirculation）。通过再循环，可以增加淋巴细胞与抗原接触的机会，更有效地激发免疫应答，并不断更新和补充循环池的淋巴细胞。

淋巴干细胞从骨髓迁移至胸腺和腔上囊或其功能器官，分化成熟后进入血液循环的定向移动过程不属于再循环范围。再循环是成熟淋巴细胞通过循环途径实现淋细胞不断重新分布的过程（图4-11）。再循环中的细胞多是静止期细胞和记忆细胞，其中80%以上是T细胞。这些细胞最初来源于胸腺和骨髓；成年以后，再循环池干细胞主要靠外周免疫器官进行补充。受抗原刺激而活化的淋巴细胞很快定居于外周免疫器官，不再参加再循环。再循环一周约需24~48 h。

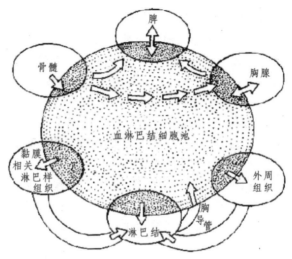

图4-11 体内淋巴细胞迁移路线示意图

二、免疫细胞

免疫细胞（Immune Cell）主要是指能识别抗原，产生特异性免疫应答的淋巴细胞等。淋巴细胞是免疫系统的基本成分，在体内分布很广泛，主要是T、B淋巴细胞受抗原刺激而被活化（Activation）、分裂、增殖，发生特异性免疫应答。除T淋巴细胞和B淋巴细胞外，还有K淋巴细胞和NK淋巴细胞，共四种类型。T淋巴细胞是一个多功能的细胞群。除淋巴细胞外，参与免疫应答的细胞还有浆细胞、粒细胞、肥大细胞、抗原呈递细胞及单核吞噬细胞系统的细胞。

免疫应答中起核心作用的是T、B细胞，在T、B细胞的表面有抗原识别受体，受到抗原刺激后能活化、增殖、分化，发挥特异性免疫应答作用。因此，又将T、B细胞称为抗原特异性淋巴细胞或免疫活性细胞（Immune Competent Cell, ICC）。

（一）淋巴细胞

淋巴细胞（Lymphocyte）来源于淋巴干细胞，可分为T细胞、B细胞及第三群淋巴细胞。

第三群淋巴细胞主要包括自然杀伤细胞（Natural Killer Cell， NK细胞）和淋巴因子活化的杀伤细胞（Lymphokine Activated Killer Cell， LAK细胞）。淋巴细胞是一群形态相似而功能不同的细胞群体。

1. T细胞

T细胞来源于骨髓的多能干细胞（胚胎期则来源于卵黄囊和肝）。目前认为，在人体胚胎期和初生期，骨髓中的一部分多能干细胞或前T细胞迁移到胸腺内，在胸腺激素的诱导下分化成熟，成为具有免疫活性的T细胞。成熟的T细胞经血流分布至外周免疫器官的胸腺依赖区定居，并可经淋巴管、外周血和组织液等进行再循环，发挥细胞免疫及免疫调节等功能。

T细胞的再循环有利于广泛接触进入体内的抗原物质，加强免疫应答，较长期保持免疫记忆。T细胞的细胞膜上有许多不同的标志，主要是表面抗原和表面受体。这些表面标志都是结合在细胞膜上的巨蛋白分子。

T细胞是相当复杂的不均一体、又不断在体内更新、在同一时间可以存在不同发育阶段或功能的亚群，但目前分类原则和命名比较混乱，尚未统一。按免疫应答中的功能不同，可将T细胞分成若干亚群，一致公认的有：辅助性T细胞（TH），具有协助体液免疫和细胞免疫的功能；抑制性T细胞（TS），具有抑制细胞免疫及体液免疫的功能；效应T细胞（TE），具有释放淋巴因子的功能；细胞毒T细胞（TC），具有杀伤靶细胞的功能；迟发性变态反应T细胞（TD），有参与IV型变态反应的作用；放大T细胞（TA），可作用于TH和TS，有扩大免疫效果的作用；记忆T细胞（TM），有记忆特异性抗原刺激的作用。T细胞在体内存活的时间为数月至数年。其记忆细胞存活的时间则更长。

T细胞是由胸腺内的淋巴干细胞分化而成，是淋巴细胞中数量最多，功能最复杂的一类细胞。按其功能可分为三个亚群：辅助性T细胞、抑制性T细胞和细胞毒性T细胞。它们的正常功能对人类抵御疾病非常重要。到目前为止，有关T细胞的演化以及它与癌症关系的研究取得了不少进展。

造血干细胞又称多能干细胞，是存在于造血组织中的一群原始造血细胞。其最大特点是能自身复制和分化，通常处于静止期，当机体需要时，分裂增殖，一部分分化为定向干细胞，受到一定激素刺激后，进一步分化为各系统的血细胞系。其中淋巴干细胞进一步分化有两条途径。一条途径是一些干细胞迁移到胸腺内，在胸腺激素影响下，大量增殖分化成为成熟淋巴细胞的一个亚群，被称为T淋巴细胞。T细胞的"T"字，是采用"胸腺"的拉丁文第一个字母命名的。另一条途径为第二个细胞群在类似法氏囊的器官或组织内受激素作用，成熟并分化为淋巴细胞的另一个亚群，被称为B淋巴细胞。B细胞的"B"字，是采用"囊"的拉丁文第一个字母命名的。法氏囊是鸟类特有的结构，位于泄殖腔后上方，囊壁充满淋巴组织。人和哺乳动物无法氏囊，其类似的结构曾认为可能是骨髓或肠道中的淋巴组织（集合淋巴结、阑尾等），现在已基本证明是骨髓。

T细胞是淋巴细胞的主要组分，它具有多种生物学功能，如直接杀伤靶细胞，辅助或抑制B细胞产生抗体，对特异性抗原和促有丝分裂原的应答反应以及产生细胞因子等，是身体中抵御疾病感染、肿瘤形成的"英勇斗士"。T细胞产生的免疫应答是细胞免疫，细胞免疫的效应形式主要有两种：与靶细胞特异性结合，破坏靶细胞膜，直接杀伤靶细胞；另一种是释放淋巴因子，最终使免疫效应扩大和增强。

T 细胞不产生抗体，而是直接起作用，所以 T 细胞的免疫作用叫作"细胞免疫"；B 细胞是通过产生抗体起作用，抗体存在于体液里，所以 B 细胞的免疫作用叫作"体液免疫"。大多数抗原物质在刺激 B 细胞形成抗体过程中需 T 细胞的协助，但在某些情况下，T 细胞亦有抑制 B 细胞的作用。如果抑制性 T 细胞因受感染、辐射、胸腺功能紊乱等因素的影响而功能降低时，B 细胞因失去 T 细胞的控制而功能亢进，就可能产生大量自身抗体，并引起各种自身免疫病。例如系统性红斑狼疮、慢性活动性肝炎、类风湿性关节炎等。同样，在某些情况下，B 细胞也可控制或增强 T 细胞的功能。由此可见，身体中各类免疫反应，不论是细胞免疫还是体液免液，共同构成了一个极为精细、复杂而完善的防卫体系。

1）T 细胞表面抗原

（1）HLA 抗原（人白细胞组织抗原）：人类主要组织相容性抗原。通常，静息状态的外周血 T 细胞只表达 HLA-I 类抗原，某些活化 T 细胞可同时表达 HLA-I 类和 HLA-Ⅱ类抗原。HLA 抗原对 T 细胞激活和产生免疫效应具有重要作用。

（2）白细胞分化抗原：不同谱系的白细胞在分化成熟及活化过程中出现或消失的表面标志，也可表达于白细胞外的其他细胞，多为跨膜糖蛋白，统一用分化群（Cluster of Differentiation，CD）命名。人的 CD 序号已从 CD1 命名至 CD247。T 细胞表面重要的 CD 抗原有 CD2、CD3、CD4、CD8、CDll、CD28 分子等。

CD3 分子：存在于外周成熟 T 细胞和部分未成熟 T 细胞表面，与 T 细胞受体（TCR）结合形成 TCR-CD3 复合体分子，可将 TCR 与抗原结合所产生的活化信号传递到细胞内。

CD4、CD8 分子：外周血 T 细胞表面只表达 CD4 或 CD8 一种分子。CD4 和 CD8 分子分别与 MHC-Ⅱ类分子或 MHC-I 类分子有高度亲和性，是 MHC-Ⅱ类分子或 MHC-I 类分子的受体。它们可加强和稳定 T 细胞表面 TCR 与 APC 表面非己抗原肽-MHC 分子复合物的结合，并有助于细胞激活信号的传递。

CD2 分子：存在于外周血 T 细胞和胸腺细胞表面。CD2 分子是 T 细胞表面的黏附分子，又称淋巴细胞功能相关抗原-2（lymphocyte function associated antigen-2，LFA-2），其配体是存在于 APC 和其他靶细胞表面的淋巴细胞功能相关抗原-3 分子（LFA-3），即 CD58 分子。CD2 与 CD58 这对分子的结合，可促进和加强 T 细胞与 APC 的结合与相互作用，产生协同刺激信号，诱导 T 细胞活化。

CDll：是 T 细胞表面的一种黏附分子，又称淋巴细胞功能相关抗原-1（LFA-1），其配体之一是存在于 APC 表面的细胞间黏附分子-1（intercellular adhesion molecule-1，ICAM-l）。这对分子的结合也可产生协同刺激信号，诱导 T 细胞活化。

CD28 分子：是 T 细胞表面非常重要的一种协同刺激分子受体，其配体是存在于 APC 表面的 B7 分子（CD80 分子）。二者结合能产生很强的协同刺激信号，诱导 T 细胞的活化。

2）T 细胞的表面受体

（1）T 细胞抗原（识别）受体：T 细胞表面能特异性识别和结合抗原的结构，简称 T 细胞受体（T Cell Receptor，TCR）。外周血中 T 细胞表面抗原受体约 95% 为 α、β 两条肽链构成的 TCRαβ异二聚体，通常与 CD3 分子结合（图 4-12）。外周血中 T 细胞表面抗原受体还有 5% 为 TCRγδ异二聚体。

TCR 可特异性地识别和结合抗原，但 TCR 不能直接识别和结合游离的抗原，只能识别经 APC 加工处理后表达于 APC 细胞表面的抗原肽-MHC 复合物。当 TCR 与 APC 表面的抗原肽-MHC-Ⅱ类分子或抗原肽-MHC-I类分子复合物结合时，可促使 T 细胞活化，发生免疫应答。

（2）绵羊红细胞的受体：能与绵羊红细胞（Erythrocyte）结合，故称为 E 受体。在一定条件下，T 细胞与绵羊红细胞结合可形成玫瑰花样的花环，称 E 花环，该试验称为 E 花环形成试验（玫瑰花环试验），常用于检查外周血 T 细胞的数量，可反映机体的细胞免疫功能。正常人外周血淋巴细胞 E 花环形成率为 60%~80%。

（3）促分裂原受体：促分裂原是指能非特异性地刺激细胞发生有丝分裂的物质，免疫学中主要指能刺激多克隆 T、B 细胞增殖分化的物质。T 细胞表面有植物血凝素（PHA）、刀豆蛋白 A（con A）、美洲商陆有丝分裂原（PWM）的受体。T 细胞受到以上促分裂原的作用后，发生有丝分裂，使淋巴细胞转化为原淋巴细胞（淋巴母细胞）。据此，临床上建立了体外淋巴细胞转化试验，常用 PHA 刺激人外周血 T 细胞，观察 T 细胞的增殖程度，计算转化率。正常人 T 细胞转化率为 60%~80%。

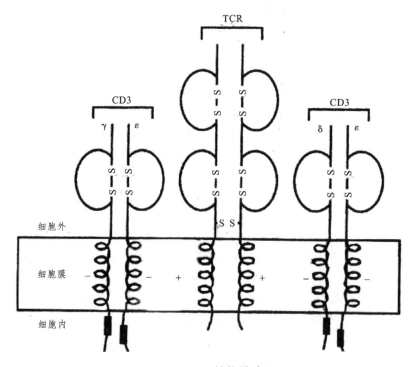

图 4-12　TCR 结构模式图

（4）白细胞介素受体（IL-R）：白细胞介素（interleukin，IL）是免疫细胞和非免疫细胞产生的能介导免疫细胞间相互作用的细胞因子。T 细胞受抗原或促分裂原作用后，可表达相应的白细胞介素受体，如 IL-lR、IL-2R、IL-4R、IL-6R 等。这些受体与相应配体结合后，可使 T 细胞活化、增殖、分化和成熟。

3）T 细胞的亚群

根据 TCR 的不同，T 细胞可分为 TCRαβT 细胞与 TCRγβT 细胞；根据表面标志和分化抗原的不同，TCRαβT 细胞又分为 CD4+T 细胞和 CD8+T 细胞。

（1）CD4+T 细胞：包括 Th1 细胞和 Th2 细胞。Th1 细胞主要分泌 IL-2、IFN-γ（Interferon-γ，γ干扰素）和 TNF-β（Tumor Necrosis Factor-β，肿瘤坏死因子β）等细胞因子，引起炎症反应或迟发型超敏反应，故又称为炎性 T 细胞。Th2 细胞可通过释放 IL-4、IL-5、IL-6、IL-l0 等细胞因子，诱导 B 细胞增殖、分化，合成并分泌抗体，引起体液免疫应答。Th1 细胞和 Th2 细胞来源于同一前体细胞（图 4-13）。

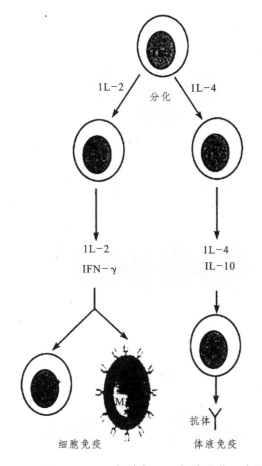

图 4-13　Th1 细胞与 Th2 细胞分化示意图

（2）CD8+T 细胞：主要包括细胞毒性 T 细胞（Cytotoxic T Lymphocyte，Tc 或 CTL）和抑制性 T 细胞（Suppresser T Cell，Ts）。Tc 细胞为细胞免疫的效应细胞，可特异性杀死携带相应抗原的靶细胞，在抗肿瘤免疫和抗病毒感染免疫中发挥重要作用。Ts 细胞具有抑制细胞免疫和体液免疫的功能，通过分泌、释放抑制性细胞因子和 IFN-γ，实现其负调节功能。

2. B 细胞

B 细胞来源于骨髓的多能干细胞。在禽类是在法氏囊内发育生成，故又称囊依赖淋巴细胞（Bursa Dependent Lymphocyte）。与 T 淋巴细胞相比，B 细胞的体积略大。这种淋巴细胞受抗原刺激后，会增殖分化出大量浆细胞。浆细胞可合成和分泌抗体并在血液中循环。B 细胞淋巴瘤是一种最常见的淋巴细胞白血病，有关这种疾病的研究正不断深入。

在哺乳类是在类囊结构的骨髓等组织中发育的，故 B 细胞又称骨髓依赖淋巴细胞。从骨髓来的干细胞或前 B 细胞，在迁入法氏囊或类囊器官后，逐步分化为有免疫潜能的 B 细胞。成熟的 B 细胞经外周血迁出，进入脾脏、淋巴结，主要分布于脾小结、脾索及淋巴小结、淋巴索及消化道黏膜下的淋巴小结中，受抗原刺激后，分化增殖为浆细胞，合成抗体，发挥体液免疫的功能。B 细胞在骨髓和集合淋巴结中的数量较 T 细胞多，在血液和淋巴结中的数量比 T 细胞少，在胸导管中则更少，仅少数参加再循环。

B 细胞的细胞膜上有许多不同的标志，主要是表面抗原及表面受体。这些表面标志都是结合在细胞膜上的巨蛋白分子。

B1 细胞为 T 细胞非依赖性细胞，B2 为 T 细胞依赖性细胞。B 细胞在体内存活的时间较短，仅数天至数周，但其记忆细胞在体内可长期存在。

1）B 细胞的表面标志

（1）B 细胞的表面抗原。

① HLA 抗原：B 细胞表面高效表达 HLA-Ⅰ类和 HLA-Ⅱ类抗原。HLA-Ⅱ类抗原对 B 细胞活化及产生免疫应答具有重要作用。

② CD 抗原：B 细胞表面 CD 抗原主要有 CD19、CD20、CD21、CD79α / CD79β、CD40 及 CD80 分子（B7）等。

a. CD79α / CD79β：CD79α / CD79β 是由二硫键连接而成的异二聚体，与 B 细胞受体（BCR）结合成 BCR-Igα/Igβ 复合体，传递 B 细胞活化信号。与 T 细胞的 CD3 分子功能相似。

b. CD40 分子：其配体为 T 细胞表面 CD40L，两者结合可促使 B 细胞活化。

c. CD80 分子（B7）：CD80 受体是 T 细胞表面 CD28 分子，两者结合后可产生协同刺激信号，诱导 B 细胞活化。

d. CD19 和 CD20：是 B 细胞特有的标志，表达在不成熟 B 细胞和成熟 B 细胞表面，其功能为调节 B 细胞发育、活化、分化。

e. CD21 分子：CD21 可与 C3d 和 EB 病毒结合，是 C3d 和 EB 病毒的受体，主要表达于成熟 B 细胞表面。

2）B 细胞的表面受体

（1）B 细胞抗原受体。B 细胞抗原受体（B Cell Receptor，BCR）是镶嵌于 B 细胞类脂分子中的免疫球蛋白，又称为膜表面免疫球蛋白（Surface Mem- Brance Immunoglobulin，SmIg）（图 4-14）。B 细胞表面 BCR 与 Igα/Igβ 链结合为复合体，有利于信号传递，促进 B 细胞的活化。

（2）IgG Fc 受体：IgG Fc 受体（FcγR）能与免疫复合物中的 IgG Fc 段结合，有利于 B 细胞捕捉和结合抗原，促进 B 细胞活化。

（3）补体受体（CR）：B 细胞表面的补体受体（Complement Receptor，CR）主要包括 C3b 和 C3d 的受体，分别称为 CR1（CD25）与 CR2（CD21）。CR1 主要表达在成熟 B 细胞，与相应配体结合后，可促进 B 细胞活化。CR2 是 EB 病毒的受体，与 EB 病毒选择性感染 B 细胞有关。

（4）促分裂原受体：存在于 B 细胞表面的促分裂原受体，如细菌脂多糖受体（LPS-R）、葡萄球菌 A 蛋白受体（SPA-R）为 B 细胞所特有，而美洲商陆丝裂原受体（PWM-R）T、B 细胞都有。促分裂原与 B 细胞表面促分裂原受体结合后，可活化多克隆 B 细胞。

（5）白细胞介素受体（IL-R）：B 细胞接受抗原和促分裂原刺激后，可表达一系列 IL-R，如 IL-1R、IL-2R、IL-4R、IL-5R、IL-6R 等，与相应配体结合后，可促进 B 细胞的活化、增殖和分化。

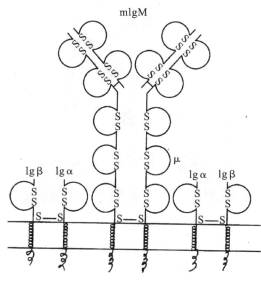

图 4-14　BCR 结构模式图

3）B 细胞的亚群

按照是否能表达 CD5 分子，可将 B 细胞分为 B1 细胞和 B2 细胞两个亚群。

B1 细胞：即 CD5⁺B 细胞，主要识别非蛋白抗原，如脂多糖等，不需要 Th 细胞辅助，可直接介导对 TI-Ag 的免疫应答，产生 IgM 型抗体，不产生记忆细胞。

B2 细胞：即 CD5⁻B 细胞，主要识别蛋白质抗原。在 Th 细胞的辅助下，B2 细胞本能被激活，介导对 TD-Ag 的免疫应答，可发生抗体类别转换，产生记忆细胞。

3. NK 淋巴细胞

NK 细胞（natural killer cell，自然杀伤细胞）是与 T、B 细胞并列的第三类群淋巴细胞。NK 细胞数量较少，在外周血中约占淋巴细胞总数的 15%，在脾内约有 3%~4%，也可出现在肺脏、肝脏和肠黏膜，但在胸腺、淋巴结和胸导管中罕见。

NK 细胞较大，含有胞浆颗粒，故称大颗粒淋巴细胞。NK 细胞不表达特异性抗原识别受体，但表达 IgG Fc 受体，故能定向杀伤与 IgG 结合的靶细胞，这种杀伤作用称为抗体依赖性细胞介导的细胞毒作用（antibody dependent cell-mediated cytotoxicity，ADCC）（图 4-15）。NK 细胞这种非特异直接杀伤靶细胞，既不需要预先由抗原致敏，也不需要抗体参与，且不受主要组织相容性复合体（MHC）限制。

NK 细胞杀伤的靶细胞主要是肿瘤细胞、病毒感染细胞、较大的病原体（如真菌和寄生虫）、同种异体移植的器官、组织等。

NK 细胞表面受体（NKR）可以识别被病毒感染的细胞表面表达的多糖分子。NK 细胞的杀伤效应是由其活化后释放出的毒性分子介导，如穿孔素、颗粒酶和 TNFα（肿瘤坏死因子）等。NK 细胞还可非特异性地杀伤某些肿瘤细胞，在抗病毒感染和抗肿瘤免疫中发挥重要作用。体内多种细胞因子如 IL-2、IFN-γ 等均可活化 NK 细胞。活化的 NK 细胞也可产生 IL-1、IFN-γ、TNF 等细胞因子，发挥免疫调节作用。

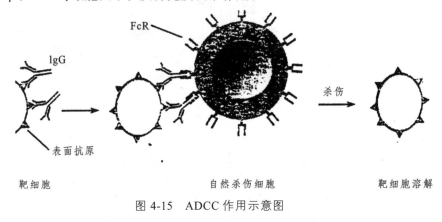

图 4-15 ADCC 作用示意图

4. K 淋巴细胞

K 淋巴细胞又称抗体依赖淋巴细胞，直接从骨髓的多能干细胞衍化而来，表面无抗原标志，但有抗体 IgG 的受体。K 细胞发挥杀伤靶细胞的功能时必须有靶细胞的相应抗体存在，靶细胞表面抗原与相应抗体结合后，再结合到 K 细胞的相应受体上，从而触发 K 细胞的杀伤作用。凡结合有 IgG 抗体的靶细胞，均有被 K 细胞杀伤的可能性。因此，也可以说 K 细胞本身的杀伤作用是非特异性的，其对靶细胞的识别完全依赖于特异性抗体的识别作用。

K 细胞约占人外周血中淋巴细胞总数的 5%~10%，但杀伤效应却很高。当体内仅有微量特异性抗体，虽可与抗原结合，但不足以激活补体系统破坏靶细胞时，K 细胞即可发挥其杀伤作用。K 细胞在腹腔渗出液、脾脏中较多，在淋巴结中较少，胸导管淋巴液中没有，表明 K 细胞不参加淋巴细胞的再循环。但 K 细胞的杀伤作用在肿瘤免疫、抗病毒免疫、抗寄生虫免疫、移植排斥反应及一些自身免疫性疾病中均有重要作用，产生的免疫应答有免疫防护及免疫病理两种类型。如靶细胞过大（寄生虫或实体瘤），吞噬细胞不能发挥作用或靶细胞表面被抗体覆盖，T 细胞不能接近时，K 细胞仍能发挥作用。肾移植中的排斥反应，机体自身免疫性疾病的受累器官或组织的破坏，都可能与 K 细胞有关。

（二）抗原呈递细胞

抗原呈递细胞（Antigen Presenting Cell，APC）是指能摄取、加工和处理抗原，并把抗原呈递给抗原特异性淋巴细胞的一类免疫细胞，包括巨噬细胞、树突状细胞（Dendritic Cell，DC）、内皮细胞、成纤维细胞、上皮细胞和间皮细胞等。

1. 树突状细胞

树突状细胞（DC）由骨髓分化而来，与巨噬细胞同源。外周免疫器官中的 DC 有两种发育阶段，未成熟的 DC 可吞噬摄取抗原，但其 MHC 及 B7 分子的表达水平很低；成熟的 DC 有很强的抗原呈递功能，但不再具有吞噬活性。DC 在不同的组织有不同的命名（表 4-10）。

表 4-10　树突状细胞的分布和命名

分布	细胞类型	所属免疫器官
T 细胞区	并指状细胞	淋巴样器官
B 细胞区	滤泡树突状细胞	淋巴样器官
皮肤、黏膜	朗格汉斯细胞	非淋巴样器官区
器官	间质树突细胞	非淋巴样器官区
血液	血液树突细胞	循环体液
淋巴	隐匿性细胞	循环体液

2. 单核吞噬细胞

单核吞噬细胞包括骨髓中的前单核细胞、外周血中的单核细胞和组织内的巨噬细胞。单核吞噬细胞来源于骨髓的造血干细胞，成熟的单核吞噬细胞表达 MHC-Ⅰ 与 MHC-Ⅱ 类分子，协同刺激分子如 B-7、CD40、IgGFc 受体、补体受体等表面标志。单核吞噬细胞在不同的组织有不同的命名（表 4-11）。

表 4-11　单核吞噬细胞的组织分布

分布	细胞名称	分布	细胞名称
外周血	单核细胞	骨髓	骨形成细胞
一般组织	巨噬细胞	皮肤	朗格汉斯细胞
结缔组织	组织细胞	神经组织	小胶质细胞
肝	肝巨噬细胞	腹腔	腹腔巨噬细胞
肺	肺尘细胞	脾和淋巴结	固定和游走的巨噬细胞

单核吞噬细胞具有多种功能，主要归纳如下：

① 吞噬杀伤作用：单核吞噬细胞可吞噬及杀伤多种病原微生物，是机体非特异性免疫的重要组成细胞之一，可发挥 ACCC 作用。

② 抗原呈递及免疫调节作用：单核吞噬细胞是重要的抗原呈递细胞。在特异性免疫应答中，绝大多数抗原是 TD-Ag，需经单核吞噬细胞加工处理形成细胞膜表面抗原肽-MHC 分子复合物后，才能被 T 细胞识别，启动免疫应答。活化的单核吞噬细胞可分泌多种细胞因子，发挥免疫调节作用。

③ 抗肿瘤及其他作用：单核吞噬细胞经某些细胞因子活化后，能有效杀伤肿瘤细胞，发挥免疫监视作用；单核吞噬细胞也是一类重要的炎症细胞，可向炎症部位定向转移和聚集，清除病原微生物及其代谢产物；单核吞噬细胞可分泌 IL-1，作用于体温调节中枢，引起发热，进一步加强全身和局部的炎症反应。

三、细胞因子

细胞因子（Cytokine，CK）是一类主要由免疫细胞和相关细胞产生的高活性、多功能小分子蛋白质。它在免疫细胞分化发育、免疫调节、炎症反应、造血功能中发挥重要作用。

（一）细胞因子的分类

细胞因子按来源可分为淋巴因子（lymphokine）和单核因子（monokine，MK）。淋巴因子是由活化淋巴细胞产生的能调节免疫细胞的功能或引起炎症反应的生物活性介质，如 IL-2、IL-3、IL-4、IL-5、IL-6、IL-9、IL-l0、IL-11、IL-I2、IL-13 等。单核因子是由活化单核吞噬细胞产生的能调节免疫细胞的功能，或引起炎症反应的生物活性介质，如 IL-1、TNF-α、IFN-γ 等。按功能，细胞因子可分为白细胞介素、干扰素、集落刺激因子、肿瘤坏死因子、生长因子等。

（二）细胞因子的共性

1. 细胞因子的理化性质

细胞因子多为糖蛋白，以单体形式存在，相对分子质量较小（8 000~80 000）。许多细胞都可合成、分泌细胞因子；一种细胞可产生多种细胞因子，多种细胞也可产生相同的细胞因子。

2. 细胞因子的作用特点

（1）以受体为基础的作用：细胞因子与细胞表面的相应受体结合后，才可发挥作用。微量的细胞因子可发挥强大的作用。细胞因子的作用与抗原刺激无关，也不受 MHC 限制。

（2）持续时间短：细胞分泌细胞因子仅能持续几天，细胞因子的半衰期也很短。

（3）以局部作用为主：细胞因子一般以旁分泌、自分泌的形式，作用于局部邻近细胞或自身细胞，只有个别以类似内分泌的形式作用于远处细胞。

（4）作用的多效性、重叠性与网络性：一种细胞因子可同时作用于多种靶细胞；一个靶细胞也可同时接受多种细胞因子的作用；细胞因子的分泌及生物学活性，受多种因素的互相调控与制约。

（5）细胞因子作用的变化性：随浓度、生理条件及靶细胞的不同，同一种细胞因子会表现出不同的生物学活性；两种或两种以上细胞因子共同作用时，不一定表现出强化作用。

（三）重要的细胞因子

1. 白细胞介素

目前已发现的白细胞介素（Interleukin，IL）有 20 多种，主要由淋巴细胞、单核细胞产生，可调节细胞间的相互作用，参与免疫调节、造血及炎症等过程。现介绍几种重要的白细胞介素及其功能（表 4-12）。

表 4-12　重要的细胞因子

名　称	产生细胞	功　能
IL-1	单核吞噬细胞、成纤维细胞、血管内皮细胞	促进 T、B 细胞活化、增殖；刺激造血干细胞增殖、分化；刺激下丘脑体温调节中枢，引起发热；刺激肝细胞产生急性期蛋白，介导炎症反应

名　称	产生细胞	功　能
IL-2	活化的 T 细胞、NK 细胞	诱导活化 T、B 细胞增殖、分化，产生细胞因子；增强 NK 细胞、单核吞噬细胞的杀伤活性
IL-3	活化的 T 细胞	刺激多能干细胞增殖、分化；促进肥大细胞增殖、分化
IL-4	活化的 Th2 细胞、肥大细胞	促进 T、B 细胞增殖、分化；诱导 B 细胞发生 Ig 类别转换，产生 IgE 类抗体；促进造血干细胞增殖、分化；促进巨噬细胞的抗原呈递和细胞毒作用；抑制 Th1 细胞，降低细胞免疫应答
IL-5	活化的 Th2 细胞、肥大细胞	促进 B 细胞增殖、分化，诱导 B 细胞发生 Ig 类别转换，产生 IgA 类抗体；促进嗜酸粒细胞增殖、分化；刺激 T 细胞增殖、分化，促进 Tc 细胞成熟
IL-6	单核吞噬细胞、T 细胞、成纤维细胞	促进活化 B 细胞增殖、分化，合成分泌免疫球蛋白；促进 T 细胞增殖、分化和使 Tc 细胞成熟；刺激肝细胞产生急性期蛋白，介导炎症反应
IL-7	骨髓基质细胞、成纤维细胞	促进淋巴细胞前体增殖、分化
IL-8	单核吞噬细胞、血管内皮细胞	使中性粒细胞、嗜碱粒细胞和 T 细胞作趋化运动；活化中性粒细胞、嗜碱粒细胞，使之脱颗粒
IL-10	T 细胞、单核吞噬细胞	抑制巨噬细胞的功能，降低抗原呈递作用，减少单核因子生成；抑制 Th1 细胞合成分泌 IFN-γ 等细胞因子，下调细胞免疫功能；促进 B 细胞增殖和抗体生成，上调体液免疫
IL-12	单核吞噬细胞	促进 Tc、NK 和 LAK 细胞增殖、分化，增强其杀伤活性；促进 B 细胞合成 Ig 和发生 Ig 类别转换
IL-13	活化的 Th2 细胞	抑制单核吞噬细胞合成分泌炎性细胞因子，诱导 B 细胞增殖、分化，促进 IgG4 和 IgE 合成

2. 干扰素

干扰素（interferon，IFN）是由病毒感染细胞或活化 T 细胞及 NK 细胞所产生的具有抗病毒、抗肿瘤和免疫调节作用的糖蛋白，可分为 I 型干扰素和 II 型干扰素（表 4-13）。

表 4-13　I 型干扰素与 II 型干扰素的主要区别

	I 型干扰素（IFN-α/β）	II 型干扰素（IFN-γ）
主要产生细胞	白细胞、成纤维细胞	活化 T 细胞、NK 细胞
主要诱生剂	病毒	抗原、促分裂原
热稳定性（56 ℃ 30 min）	稳定	不稳定
酸稳定性（pH2~10）	稳定	不稳定
相对分子质量	1.9 万~2.3 万	2.1 万~2.5 万
生物学作用	抗病毒、抗肿瘤	免疫调节作用
	免疫调节作用（弱）	抗病毒、抗肿瘤（弱）

3. 肿瘤坏死因子

肿瘤坏死因子（Tumor Necrosis Factor，TNF）是引起肿瘤出血坏死的细胞因子，可分为

TNF-α 和 TNF-β 两种。TNF-α 由活化的单核细胞产生；TNF-β 由活化的 T 细胞产生，又称淋巴毒素。肿瘤坏死因子的作用如下：

（1）抗肿瘤作用：TNF 可直接杀伤某些肿瘤细胞或使其生长受到抑制；能活化 NK 细胞和巨噬细胞，间接发挥杀伤或抑制肿瘤细胞的作用；可损伤血管内皮细胞，促进血栓形成，导致肿瘤细胞出血坏死。

（2）免疫调节作用：TNF 可刺激靶细胞合成分泌 IL-1、IL-6、IL-8、TNF-α 及 CSFs 等细胞因子，参与免疫调节，增强淋巴细胞在免疫应答中的作用。

（3）抗病毒作用：TNF 通过阻止早期蛋白的合成，抑制病毒的复制，对病毒感染的细胞也有一定的杀伤作用。

（4）促炎症反应：TNF 可诱导血管内皮细胞表达 ICAM-1 和分泌 IL-1、IL-8 等炎症因子和趋化因子。促进中性粒细胞、单核细胞在血管内皮细胞的黏附，使其穿过血管，到达感染部位，并增强其杀伤作用；同时，刺激中性粒细胞释放多种胞外酶、前列腺素及 IL-1 等炎性因子，促进局部炎症反应。

（5）致热作用：TNF 是一种内源性致热原，可引起发热，其机制与吞噬细胞释放 IL-1 有关。

（6）引起恶病质：TNF-α 可促进脂肪和蛋白质消耗、分解，使机体代谢紊乱，表现为厌食、消瘦及衰弱等恶病质改变。

4. 集落刺激因子

集落刺激因子（Colony Stimulating Factor，CSF），是由活化的 T 细胞、成纤维细胞、单核细胞及血管内皮细胞等产生的细胞因子，可刺激造血干细胞及不同发育阶段的造血细胞增殖、分化，故名。按它们的功能，可分为粒细胞集落刺激因子（Granulocyte-CSF，G-CSF）、巨噬细胞集落刺激因子（Macrophage-CSF，M-CSF）、粒细-巨噬细胞集落刺激因子（GM-CSF）、红细胞生成素（Erythropoetin，EPO）、干细胞生成素（Stem Cell Factor，SCF）及多能集落刺激因子（Multi-CSF）。

5. 其他细胞因子

其他细胞因子如生长因子（Growth Factor，GF），可分为转化生长因子 β、表皮生长因子、血管内皮生长因子、成纤维细胞生长因子、神经生长因子、血小板衍生生长因子和肝细胞生长因子等。

第五节　免疫应答

机体免疫系统的每个成员分工明确，各自忠实地执行着自己的职责，当病原微生物等外来抗原侵入或体内细胞突变时，这些成员便按照各自的分工向"敌人"或"异己"发起攻击。在攻击过程中，各个成员互相配合，共同完成保持机体内环境稳定的"任务"。当然，在这场"战斗"中，也难免发生自身组织的损伤。

一、概　述

（一）免疫应答的概念

免疫应答（Immune Response）是指机体免疫系统识别和清除抗原性异物的全过程。即免疫细胞选择性识别抗原分子，并对相应抗原产生一系列反应的过程，进而活化、增殖、分化（或失去活化潜能），将抗原破坏、清除的过程。

体内存在两种免疫应答：一种是机体遇到病原体后首先发挥防御作用的非特异性免疫应答；另一种是机体接受抗原刺激后产生的特异性免疫应答。参与特异性免疫应答的细胞主要包括 T 细胞、B 细胞和抗原呈递细胞（APC）。整个特异性免疫应答过程是免疫系统各部分生理功能的综合体现，包括 APC 对抗原的摄取、加工处理和呈递，抗原特异性淋巴细胞对抗原的识别及自身的活化、增殖、分化，以及产生免疫效应的一系列过程。本节主要介绍特异性免疫应答。

（二）免疫应答的类型

根据抗原刺激、参与细胞或应答效果等各方面的差异，免疫应答可以分成不同的类型。

1. 按参与细胞分类

根据主导免疫应答的活性细胞类型，可分为细胞介导免疫（Cell Mediated Immunity，CMI）和体液免疫（Humoral Immunity）两大类。CMI 是 T 细胞介导的免疫应答，简称为细胞免疫。体液免疫是 B 细胞介导的免疫应答，也可称抗体应答，以血清中出现循环抗体为特征。

2. 按抗原刺激顺序分类

某抗原初次刺激机体与一定时期内再次或多次刺激机体可产生不同的应答效果，据此可分为初次应答（Primary Response）和再次应答（Secondary Response）两类。一般说来，不论是细胞免疫还是体液免疫，初次应答比较缓慢柔和，再次应答则较快速激烈。

3. 按应答效果分类

一般情况下，免疫应答的结果是产生免疫分子或效应细胞，具有抗感染、抗肿瘤等对机体有利的效果，称为免疫保护（Immuno Protection）；但在另一些条件下，过度或不适宜的免疫应答也可导致病理损伤，称为超敏反应（Hypersensitivity），包括对自身抗原应答产生的自身免疫病。与此相反，特定条件下的免疫应答可不表现出任何明显效应，称为免疫耐受（Immuno Tolerance）。

4. 根据机体受抗原刺激的反应状态分类

根据机体受抗原刺激的反应状态，免疫应答可分为正免疫应答和负免疫应答。正常情况下，机体对"非己"抗原产生正免疫应答，以免遭外源性抗原的侵害；对自身抗原，则产生负免疫应答（免疫耐受），以保护自身组织器官不受到攻击。以上两者属于生理性免疫应答。在异常情况下，机体可对"非己"抗原产生过强应答、过弱应答（或负应答），前者导致超敏反应的发生，后者导致免疫功能低下或缺失，造成严重的微生物感染或肿瘤的发生。机体若对自身抗原产生正免疫应答，则导致自身免疫病的发生。这些情况均为病理性免疫应答。

另外，在免疫系统发育不全时，可表现出某一方面或全面的免疫缺陷（Immunodeficiency）；而免疫系统的病理性增生而称为免疫增殖病（Immunoproliferation）。

（三）免疫应答的物质基础和场所

各种免疫细胞（尤其是 APC 和淋巴细胞）是特异性免疫应答的物质基础，淋巴结、脾脏以及黏膜相关的淋巴组织等外周免疫器官是免疫应答的主要场所。从皮肤和黏膜进入机体的抗原通过淋巴循环进入局部淋巴结，进入血流的抗原则滞留于脾脏。在这些外周免疫器官中，都有能捕获抗原的 APC，它们把经过处理的抗原呈递给抗原特异性淋巴细胞，抗原特异性淋巴细胞接受抗原刺激后，活化、增殖、分化为效应细胞或产生效应分子发挥免疫作用。免疫应答发生时，常伴有局部淋巴结的肿大；这主要是由于抗原特异性淋巴细胞增殖及细胞因子的作用所致。随着免疫应答的逐渐减弱，肿大的淋巴结恢复正常。

（四）免疫应答的特点

免疫应答的特点表现为以下几点。① 特异性：抗原特异性淋巴细胞只能被相应抗原刺激而活化，所产生的免疫效应细胞和免疫效应分子也只能与相应抗原发生反应（细胞因子除外）；② 记忆性：机体再次接触相同抗原时可形成比初次接触抗原更快、更强烈的免疫应答；③ MHC 限制性：在免疫应答过程中，免疫细胞间、免疫细胞与靶细胞间相互作用时，要求有相同的 MHC 遗传背景，即要求具有相同的 MHC 表型；④ 放大性：免疫应答是一个逐级扩大免疫功效的过程。T、B 细胞接受抗原刺激后活化、增殖、分化形成较多的效应细胞，而效应细胞又可产生更多的效应分子，进而导致较强的排异效应。

二、免疫应答的基本过程

免疫应答是多种细胞和细胞因子相互作用共同完成的复杂过程，为便于理解，可人为地分为三个阶段（图 4-16）。实际上，这三个阶段是紧密相关、不可分割的连续过程。

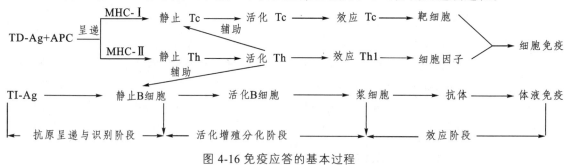

图 4-16 免疫应答的基本过程

1. 抗原识别阶段（Antigen-Recognizing phase）

此阶段是抗原通过某一途径进入机体，并被免疫细胞识别、呈递和诱导细胞活化的开始时期，又称感应阶段。一般情况下，抗原进入机体后，首先被局部的单核-巨噬细胞或其他辅佐细胞吞噬和处理，然后以有效的方式（与 MHC Ⅱ 类分子结合）递呈给 T$_H$ 细胞；B 细胞可以利用其表面的免疫球蛋白分子直接与抗原结合，并且可将抗原呈递给 T_H 细胞。T 细胞与 B 细胞可以识别不同种类的抗原，所以不同的抗原可以选择性地诱导细胞免疫应答或抗体免疫应答，或者同时诱导两种类型的免疫应答。另一方面，一种抗原颗粒或分子片段可能含有多种抗原表位，因此可被不同克隆的细胞所识别，诱导多特异性的免疫应答。

在这个阶段中，APC 细胞起着重要的作用。APC 可通过两条途径对不同来源的抗原进行加工处理和呈递（图 4-17～图 4-19）。

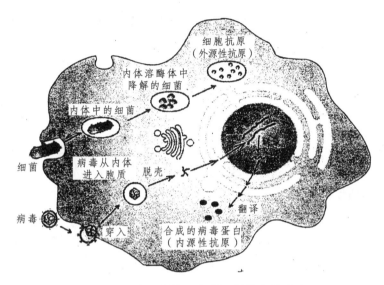

图 4-17　内源性抗原和外源性抗原的产生

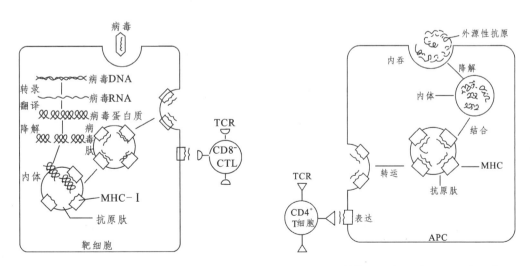

图 4-18　内源性抗原的加工处理和呈递示意图　　图 4-19　外源性抗原的加工处理和呈递示意图

内源性抗原（如病毒编码的蛋白分子）在 APC 内被降解为 8～10 个氨基酸残基的抗原肽，与新合成的 MHC-I 类分子结合成复合物，表达于 APC 表面，供 CD8$^+$T 细胞识别。外源性抗原（如细胞外感染的微生物）被 APC 摄取，降解为 13~18 个氨基酸残基的抗原肽，与新合成的 MHC-Ⅱ类分子结合成复合物，表达于 APC 表面，供 CD4⁺T 细胞识别。T 细胞以 TCR 识别 APC 表面与 MHC-Ⅱ/Ⅰ类分子结合的抗原肽，CD4／CD8 分子识别 MHC-Ⅱ/Ⅰ类分子的免疫球蛋白样区。

2. 淋巴细胞活化阶段（Lymphocyte-Activating phase）

该期是接受抗原刺激的淋巴细胞活化和增殖的时期，又可称为活化阶段。仅仅抗原刺激不足以使淋巴细胞活化，还需要另外的信号；T_H 细胞接受协同刺激后，B 细胞接受辅助因子后才能活化；活化后的淋巴细胞迅速分化增殖，变成较大的细胞克隆。

分化增殖后的 T_H 细胞可产生 IL-2、IL-4、IL-5 和 IFN 等细胞因子，促进自身和其他免疫细胞的分化增殖，生成大量的免疫效应细胞。B 细胞分化增殖变为可产生抗体的浆细胞，浆细胞分泌大量的抗体分子进入血循环。这时机体已进入免疫应激状态，也称为致敏状态。

3. 抗原清除阶段（Antigen-Eliminating phase）

抗原清除阶段是免疫效应细胞和抗体发挥作用将抗原灭活并从体内清除的时期，也称效应阶段。这时如果诱导免疫应答的抗原还没有消失，或抗原者再次进入致敏的机体，效应细胞和抗体就会与抗原发生一系列反应。

抗体与抗原结合形成抗原复合物，将抗原灭活及清除；T 效应细胞与抗原接触释放多种细胞因子，诱发免疫炎症；CTL 直接杀伤靶细胞。通过以上机制，达到清除抗原的目的。

三、B 细胞介导的体液免疫应答

体液免疫应答（Humoral Immune Response）是指 B 细胞接受抗原刺激后，活化、增殖、分化为浆细胞，浆细胞合成并分泌抗体，由抗体所发挥的免疫效应。TD 抗原和 TI 抗原均可诱导体液免疫应答，但 TD 抗原诱导体液免疫应答必须有 APC 和 Th 细胞参与，而 TI 抗原则可直接刺激 B 细胞引起体液免疫应答。

（一）TD 抗原诱导的体液免疫应答

1. 抗原识别阶段

（1）Th 细胞对抗原的识别。

TD 抗原诱导体液免疫应答需 Th 细胞的辅助，而 Th 细胞必须活化后才能辅助 B 细胞，因此 TD 抗原诱导体液免疫的过程中也包括 Th 细胞对抗原的识别。Th 细胞不能直接识别天然蛋白质抗原，只能识别经 APC 加工处理后与 MHC-Ⅱ类分子结合的抗原肽。首先，TD 抗原被 APC 摄取、加工处理，与细胞内新合成的 MHC-Ⅱ类分子结合成复合物，以抗原肽-MHC-Ⅱ类分子复合物的形式，表达于 APC 表面。之后，CD4⁺Th 细胞以其表面的 TCR 识别 APC 表面的抗原肽-MHC-Ⅱ类分子复合物，CD4 分子识别 MHC-Ⅱ类分子的免疫球蛋白样区，此即 T 细胞的双识别现象。因此，CD4⁺Th 细胞识别抗原受 MHC-Ⅱ类分子的限制。

（2）B 细胞对抗原的识别。

B 细胞可以其表面的 BCR 即 SmIg 识别天然抗原分子表面的构象抗原决定簇，而无需 APC 对抗原的加工处理和呈递。因此，B 细胞识别抗原无 MHC 限制性。但 B 细胞只有得到活化的 Th 细胞的辅助后才能完成对 TD 抗原的识别而活化。

2. 淋巴细胞活化阶段

（1）Th 细胞的活化、增殖和分化。

Th 细胞的活化需要双信号刺激。Th 细胞活化的第一信号来自 TCR 与抗原肽-MHC 分子复合物的特异性结合，即 T 细胞的双识别，此时 Th 细胞表达 IL-1 受体，并与 APC 释放的 IL-1 结合。Th 细胞活化的第二信号是协同刺激信号，由 APC 与 T 细胞表面的黏附分子相互作用所提供，如 B7 与 CD28、ICAM-l 与 LFA-1、LFA-3（CD58）与 LFA-2（CD2）相互作用。这些黏附因子也称为协同刺激分子，其中 B7 与 CD28 被认为是产生协同刺激信号的重要分子。在双信号刺激下，Th 细胞活化（图 4-20）。活化的 Th 细胞开始增殖、分化，表达 IL-2、IL-4、IL-12 等多种细胞因子受体，并分泌多种细胞因子与之结合。活化的 Th 细胞在以 IL-4 为主的细胞因子作用下，分化为 Th2 细胞，形成细胞克隆，分泌更多的细胞因子，如 IL-2、IL-4、IL-5、IL-6、TNF、IFN 等，为辅助 B 细胞分化为浆细胞产生抗体做好准备。在此过程中，部分 Th 细胞停止分化，保留对抗原的特异性记忆，成为记忆细胞。如果只有第一信号而没有第二信号，Th 细胞不能进行增殖，也不合成细胞因子，而是进入免疫耐受状态。

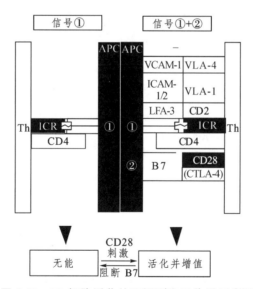

图 4-20　Th 细胞活化的双识别和双信号示意图

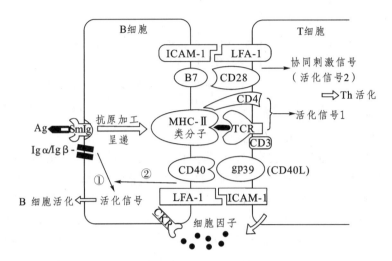

图 4-21　B 细胞活化的双信号示意图

（2）B 细胞的活化、增殖和分化。

B 细胞既是 APC，又是体液免疫的效应细胞。B 细胞活化也需要双信号刺激。B 细胞通过 BCR 识别抗原后，产生活化的第一信号，通过与 Th 细胞间多个黏附分子对的相互作用产生活化的第二信号（图 4-21）。其中最重要的是 B 细胞表面的 CD40 与活化的 Th 细胞表面的 CD40L（gp39）的相互作用。在双信号刺激下，B 细胞活化。活化 B 细胞可表达多种细胞因子的受体，在 Th2 细胞释放的细胞因子如 IL-2、IL-4、IL-5、IL-6 等作用下，增殖、分化为浆细胞。部分 B 细胞分化成为记忆细胞。

3. 抗原清除阶段

效应阶段是浆细胞分泌抗体发挥免疫效应的阶段。Th 细胞产生的细胞因子可促进 B 细胞活化、增殖，进一步分化为能分泌抗体的浆细胞。B 细胞在分化过程中发生 Ig 类型的转换，在这一过程中，不同的细胞因子起到重要的作用。例如，IL-2、IL-4、IL-5 可促进 IgM 合成，IL-2、IL-4、IL-6 和 IFN-γ 可促进 IgG 合成，IL-5、TGF-β 可诱导 IgA 合成，IL-4 则与 IgE 合成有关。

（二）TI 抗原诱导的体液免疫应答

TI 抗原可直接刺激 B 细胞产生抗体，不需 Th 细胞和 APC 参与，但只能产生 IgM 类抗体，亦不形成免疫记忆。

TI 抗原有两类，即 TI-1 和 TI-2，它们通过不同的机制激活 B 细胞。高浓度的 TI-1 抗原（如细菌多糖、多聚蛋白等）可诱导多克隆的 B 细胞活化；低浓度时只可激活相应的 B 细胞克隆。在病原体感染机体时，TI-1 抗原的浓度可能很低，只有抗原特异性 B 细胞才能被激活，产生相应的抗体。B 细胞对 TI 抗原的应答在机体抵抗某些胞外病原体感染中发挥重要作用，因其不需要 Th 细胞预先活化和克隆扩增，故比 TD 抗原诱导的免疫应答发生早，但 TI-1 抗原不能单独诱导 Ig 类别的转换及记忆 B 细胞的形成。TI-2 抗原（如肺炎链球菌荚膜多糖）有高度重复的单一抗原决定簇结构，可使抗原特异性 B 细胞的 mIg 发生广泛的交联，但 mIg 过度交联也可诱导 B 细胞的无反应性。因此，抗原决定簇的密度可能在 TI-2 抗原激活 B 细胞中起决定性作用：密度过低，mIg 的交联程度不足以活化 B 细胞；密度过高，则可使 B 细胞变为无反应性。

（三）抗体产生的一般规律

1. 个体发育中免疫球蛋白产生规律

人类个体发育过程中，免疫球蛋白的产生类似于种系发生的规律：体内首先生成 IgM 类免疫球蛋白，其在胚胎晚期已能由胎儿自身合成；新生儿约第 3 个月开始合成 IgG；第 4~6 个月体内出现 IgA。

2. 初次应答和再次应答的规律

研究已发现，B 细胞对抗原刺激的应答可分为两种不同情况：机体初次接受抗原刺激发生初次应答（Primary Response）；机体再次接受相同抗原刺激可产生再次应答（Secondary Response）或称回忆应答（Anamnestic Response）。

（1）初次应答。

B 细胞初次应答可分为三个阶段：① 潜伏期（Lag Phage），指抗原刺激后至血清中检出特异性抗体前的阶段，此期长短取决于抗原的性质、抗原进入机体的途径、所用佐剂类型、受体情况等，可短至 3 小时，也可长至数周。② 对数期（Log Phage），此期抗体量呈幂次方增加，抗体产量增高的速度取决于所谓"倍增时间"（Doubling Time），即抗体浓度增加一倍所需时间。它与抗原剂量和抗原性质等因素有关。③ 平台期（Steady-State Phase Or Plateau phase），此期血清中抗体浓度基本不发生变化，到达平台期所需时间及平台高度与持续时间，依抗原不同而异，从数天至数周。④ 下降期（Decline Phase），此期抗体合成率小于降解速度，血清抗体浓度慢慢下降。此期可持续几天或几周。

另外，初次应答所产生的抗体主要是 IgM 类抗体，且亲和力较低。

初次应答的特点：① 潜伏期长，一般经 5~10 天的潜伏期血清中才能出现抗体；② 抗体效价低；③ 抗体以 IgM 为主；④ 抗体在体内维持的时间短；⑤ 产生的抗体亲和力低（图 4-22）。

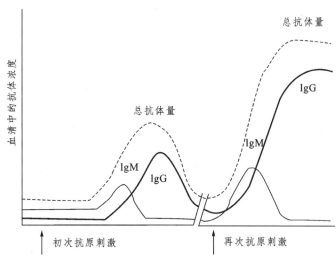

图 4-22　初次应答与再次应答示意图

（2）再次应答。

致敏机体受到相同抗原的再次刺激后，在多数情况下会产生再次应答，且与初次应答有明显的区别（表4-14）。再次应答可直接活化B记忆细胞，反应性高、增殖快、容易发生Ig类转换；所以表现为潜伏期短、抗体滴度高、持续时间长、优势抗体为IgG和IgA等。免疫应答的这一特性已被广泛应用于传染病的预防，例如疫苗接种一般都做加强免疫，其目就是刺激机体产生再次应答，从而获得对某种传染病更强、更持久的免疫力。

再次应答其特点为：① 潜伏期短，约为初次应答潜伏期的一半，一般为1~3天；② 抗体合成快速到达平台期，平台高且抗体浓度高；③ 抗体在体内维持时间长；④ 抗体先产生IgM，后出现IgG等，主要为IgG；⑤ 抗体亲和力高，较均一。

再次应答的强弱取决于两次抗原注射时间的间隔长短：间隔过短则应答弱，因为初次应答后存留的抗体可与再次注入的抗原结合，形成抗原-抗体复合物而被迅速清除；间隔过长应答也弱，因为记忆细胞并非永生。再次应答的免疫学效应可持续数月或数年，故机体一旦被感染后，可在相当时间内具有抵御相同病原体感染的免疫力。

掌握免疫应答的这一规律具有重要的实际意义：① 指导制订最佳的预防接种方案，以使机体产生高效价、高亲和力的抗体。② 指导制订最佳的免疫血清制备方案，以获得高产量的抗体。③ 指导免疫学诊断。IgM是最早出现的抗体，因此，特异性IgM检测是某些疾病早期诊断的指标之一。也可根据抗体含量变化了解患者的病情及评估疾病转归。如检测IgM作为传染病的早期诊断或新生儿宫内感染诊断。④ 根据抗体效价增长（一般为4倍）进行追溯诊断。

表4-14　初次应答与再次应答的区别

	初次应答	再次应答
抗原呈递	非B细胞为主	B细胞为主
抗原要求	较高浓度	较低浓度
滞后期	5~10天	2~5天
抗体滴度	相对低	相对高
抗体类别	IgM为主	IgG为主
抗原亲和性	相对低	相对高
非特异抗体	多见	罕见

（四）体液免疫的生物学效应

抗体是体液免疫的效应因子，体液免疫通过抗体发挥免疫效应。

1．中和作用

中和作用包括中和细菌外毒素的毒性作用和对病毒的中和作用。抗毒素与相应的外毒素结合后，阻断外毒素与敏感细胞结合，使外毒素不能发挥毒性作用，它们形成的免疫复合物最终被吞噬细胞清除。病毒刺激机体产生的中和抗体与病毒结合后，阻止病毒对敏感细胞的吸附。病毒与相应抗体形成的免疫复合物，可被吞噬细胞清除，也可激活补体，使有包膜的病毒溶解。

2. 调理作用

抗体以其 Fab 段与病原体特异性结合后，其 Fc 段可与吞噬细胞表面的 Fc 受体结合，通过抗体的"搭桥"作用，使病原体固定于吞噬细胞表面，可促进吞噬细胞对病原体的吞噬。

3. 介导细胞毒作用

包括激活补体溶解靶细胞和通过 IgG 介导 ADCC 作用。细菌与相应抗体 IgG 或 IgM 结合后，激活补体系统，导致细菌溶解；病毒感染的细胞或肿瘤细胞与相应 IgG 结合后，其 Fc 段可与 NK 细胞或巨噬细胞表面的 Fc 受体结合，使靶细胞被杀伤。

4. 阻止吸附

SIgA 可阻止病原微生物黏附于黏膜细胞。在多数情况下，这些效应对机体是有利的，但在某些条件下，也可导致免疫病理损伤。

四、T 细胞介导的细胞免疫应答

细胞免疫应答（Cellular Immune Response）指 T 细胞接受抗原刺激后，转化为效应 T 细胞而发挥的免疫效应。细胞免疫通常由 TD 抗原引起，有多种细胞参与，其过程与体液免疫应答基本相似。

细胞免疫通过两种基本方式发挥免疫效应：① CD8$^+$Tc 细胞介导的对靶细胞的特异性杀伤作用；② CD4$^+$Th1 细胞介导的慢性炎症反应。

（一）抗原识别阶段

Th 细胞识别抗原同前。Tc 细胞识别的是靶细胞表面的抗原肽-MHC-I 类分子复合物。Tc 细胞通过 TCR 与靶细胞表面的抗原肽-MHC-I 类分子复合物结合，CD8 分子识别 MHC-I 类分子的免疫球蛋白样区。因此，Tc 细胞识别抗原受 MHC-I 类分子的限制。

（二）淋巴细胞活化阶段

1. CD4$^+$Th1 细胞形成

CD4$^+$Th1 细胞是由活化的 CD4$^+$Th 细胞在 IL-12 等细胞因子的作用下形成的。CD4$^+$Th 细胞活化也需要双信号，Th 细胞识别 APC 表面的抗原肽-MHC-II 类分子复合物及 CD4 分子与 MHC-II 类分子的免疫球蛋白样区结合后，产生使 Th 细胞活化的第一信号，再通过两者之间的黏附因子（B7 与 CD28、ICAM-1 与 LFA-1、LFA-3 与 LFA-2）的相互作用，提供协同刺激信号即 Th 细胞活化的第二信号。在双信号刺激下，Th 细胞活化。活化的 Th 细胞表达 IL-2、IL-4、IL-12 等细胞因子的受体，在以 IL-12 为主的细胞因子作用下，增殖、分化为 CD4$^+$Th1 细胞。

2. CD8$^+$效应 Tc 细胞的形成

静止的 CD8$^+$Tc 细胞必须经抗原刺激并在 Th 细胞协同作用下，才能分化为 CD8$^+$效应 Tc 细胞。Tc 细胞活化也需要双信号，CD8$^+$Tc 细胞通过 TCR 与抗原肽-MHC-I 类分子特异性结合，CD8 分子与 MHC-I 类分子的免疫球蛋白样区结合后，产生 Tc 细胞活化第一信号，再通过 Tc 细胞与靶细胞表面黏附分子的相互作用产生 Tc 细胞活化的第二信号，在双信号作用下，Tc 细胞活化（图 4-23）。活化的 Tc 细胞在 CD4+Th 细胞分泌的 IL-2、IL-l2 和 IFN-γ 等细胞因子参与下，分化为效应性 Tc 细胞。

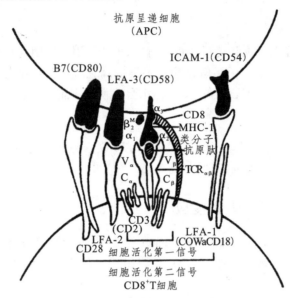

图 4-23　Tc 细胞活化的双识别和双信号示意图

（三）抗原清除阶段——T 细胞介导的免疫效应

1. CD4+Th1 细胞介导的炎症反应

CD4+Th1 细胞再次接受特异性抗原刺激时，可释放多种细胞因子，使局部组织产生以淋巴细胞和单核细胞浸润为主的慢性炎症反应或迟发型超敏反应。CD4+Th1 细胞释放的主要细胞因子及其作用见表 4-15。

在整个应答过程中，由抗原诱发的 CD4+T 细胞的活化、增殖与分化，以及细胞因子的释放是特异性应答，但细胞因子的作用则表现为扩大的非特异性效应。

表 4-15　主要细胞因子及其作用

细胞因子	主要作用
IL-2	刺激 CD8+Tc 细胞增殖、分化为效应 Tc 细胞 刺激 CD4+T 细胞增殖、分化，分泌 IL-2、TNF-β 和 IFN-γ 增强 NK 细胞、Mφ（巨噬细胞）的杀伤活性 诱导 LAK 和 TIL（肿瘤浸润淋巴细胞）的抗瘤活性
IFN-γ	活化、增强 Mφ 的吞噬杀伤活性 活化 NK 细胞，增强杀瘤和抗病毒作用 增强 MHC-Ⅱ/Ⅰ类分子表达，提高抗原呈递能力
TNF-β	产生炎症作用和杀伤靶细胞 抗病毒作用 激活中性粒细胞、Mφ，释放 IL-1、IL-6、IL-8

2. CD8⁺Tc 细胞的杀伤效应（图 4-24）

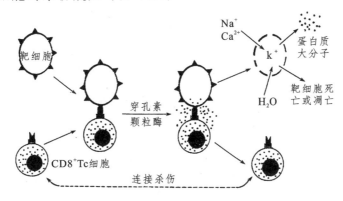

图 4-24　Tc 细胞杀伤靶细胞示意图

（1）Tc 细胞杀伤靶细胞的过程：① 效-靶结合阶段：效应 Tc 细胞通过 TCR 与靶细胞表面的抗原肽-MHC-Ⅰ类分子复合物紧密结合，此过程历时数分钟。所以，Tc 细胞对靶细胞的杀伤具有抗原特异性，并受 MHC-Ⅰ类分子的限制。② 致死性打击溶解阶段：Tc 细胞通过多种杀伤机制造成靶细胞的不可逆损伤，此过程历时 1 小时或更长的时间。

（2）Tc 细胞杀伤靶细胞的主要机制：① 分泌性杀伤：即 Tc 细胞通过释放介质发挥杀伤作用。一是释放穿孔素导致靶细胞形成跨膜通道，使细胞外水分进入细胞内，电解质及大分子物质流至细胞外，使靶细胞裂解；二是分泌颗粒酶，导致细胞 DNA 的损伤，引起靶细胞凋亡。凋亡既能破坏靶细胞 DNA，又能降解细胞内感染病毒的 DNA。② 非分泌性杀伤：即 Tc 细胞通过靶细胞表面的 Fas 分子启动杀伤作用。Tc 细胞可表达称为 Fas 配体（FasL）的表面蛋白，与靶细胞表面的 Fas 相互作用，通过转导死亡信号引起靶细胞凋亡。

（3）Tc 细胞杀伤靶细胞的特点为：① Tc 细胞的杀伤作用具有抗原特异性，且受 MHC-Ⅰ类分子的限制；② Tc 细胞杀伤靶细胞具有高效性，可以连续杀伤多个靶细胞。

（四）细胞免疫的生物学效应

细胞免疫通过介导细胞毒作用和炎症反应发挥效应。

1. 抗细胞内感染作用

主要针对细胞内感染的病原体发挥作用，包括细胞内的寄生细菌（如结核杆菌、麻风杆菌、伤寒沙门菌等）、病毒、真菌及寄生虫。在细胞免疫建立前，机体对胞内菌多形成不完全吞噬，细胞免疫建立后，活化的 CD4⁺Th1 细胞释放的细胞因子可活化吞噬细胞，形成完全吞噬。

2. 抗肿瘤作用

通过 CD8⁺Tc 细胞特异性杀伤肿瘤细胞以及 CD4⁺Th1 细胞释放细胞因子发挥直接的和间接的抗肿瘤效应。

3. 参与移植排斥反应

由于组织相容性抗原不同，供者与受者可互相刺激对方的免疫系统，引起宿主抗移植物反应或移植物抗宿主反应。

4. 引起免疫损伤

引起迟发型超敏反应或参与某些自身免疫病的发生和发展。

第六节 免疫耐受

一、免疫耐受的概念和种类

免疫耐受（Immune Tolerance）是指在一定条件下，机体免疫系统接触某种抗原后所产生的对该抗原的特异性无应答状态。这种表面上的无应答，实际上是由于某种机制而使免疫应答未能实现，也称为负免疫应答。已对某抗原形成免疫耐受的机体，再次接触相同抗原时不发生免疫应答，而对其他抗原仍可发生正常的免疫应答，因此，免疫耐受具有特异性。

机体对自身抗原的耐受称为天然耐受或自身耐受。自身耐受的建立对维持机体的内环境稳定具有重要作用。目前认为，自身免疫耐受不是一个单纯的免疫无应答状态，而是一种特殊形式的免疫应答。一旦这种机制被打破，将造成自身组织损伤。

按照免疫耐受形成的特点，可将其分为天然与获得两种。前者称天然耐受（Natural Tolerance），后者称获得耐受（Acpuired Tolerance）。外来的或自身的抗原均可诱导免疫耐受，这些抗原称耐受原（Tolerangen）。针对自身抗原呈现的免疫耐受称为自身耐受（Self tolerance）。

按照免疫耐受的程度，又可将免疫耐受分为完全耐受和不完全耐受。后者又有多种形式，如仅对 T 细胞或 B 细胞产生的耐受分别称 T 细胞耐受或 B 细胞耐受。又如免疫活性细胞仅对抗原分子上的某一特定决定簇产生耐受而不涉及对其他决定簇的应答，这些现象称为分离耐受（Splittolerance）。不完全耐受尚可表现为抗体分泌细胞在再次受抗原刺激后，产生低亲和力抗体或缺失抗体类别转换，是为免疫偏离（Immune Deviation）。

免疫耐受与免疫缺陷或药物引起的免疫抑制不同（表 4-16）。免疫耐受只对特定的抗原不应答，对其他抗原仍能进行正常应答；免疫缺陷或免疫抑制无抗原特异性，对各种抗原均呈不应答。

表 4-16　免疫耐受与免疫缺陷（或免疫抑制）的比较

	免疫耐受	免疫缺陷（或免疫抑制）
原因	细胞系消失或不活化，Ts 细胞的抑制作用	免疫活性细胞发育缺损或增殖分化障碍
产生条件	可先天或后天获得，特别是在免疫功能未成熟或减弱时容易形成	先天缺损，或人为产生，如 X 射线、免疫抑制药物、抗淋巴细胞血清作用
特异性	高	无
持续性	长期的，一时性的或终生	一时性
临床应用	实验治疗阶段	已应用于变态反应，自身免疫病和移植
并发症	无	感染与肿瘤

二、诱导产生免疫耐受的条件

免疫耐受是否诱导成功，取决于抗原和机体两方面的因素。通常将引起免疫耐受的抗原物质称为耐受原。

（一）抗原方面

1. 抗原的性质

与机体遗传背景相近的抗原易诱发免疫耐受；小分子可溶性抗原较大分子颗粒性抗原易诱发免疫耐受，如异形红细胞和细菌等多为免疫原，而血清蛋白、脂多糖等多为耐受原；抗原的理化性状也与免疫耐受的建立密切相关，如人丙种球蛋白聚合体具有良好的免疫原性，而非聚合体则是较好的耐受原。

2. 抗原的剂量

足以诱导耐受的抗原剂量随抗原种类、动物的种属、品系及年龄，且参与效应细胞类型等的不同而有所差异。一般来说，抗原剂量越大所诱导的耐受越完全和持久。

T、B细胞产生耐受所需抗原剂量明显不同。T细胞所需抗原量较B细胞要小100~10 000倍，而且发生快（24小时内达高峰），持续长（数月）。而B细胞形成耐受不但需要抗原量大，且发生缓慢（1~2周），持续时间短（数周）。

致耐受所需抗原量与个体的年龄有关，即随年龄的增长而相应增大。致耐受所需抗原量与抗原的类别亦有关，即强免疫原性抗原大量注入时能引起耐受，继续注入大量抗原使耐受性增强；胸腺非依赖抗原高剂量易致耐受，胸腺依赖抗原用高、低剂量均可引起耐受。

3. 抗原进入机体的途径

一般来说，抗原经静脉注射最易诱导耐受性，腹腔注射次之，皮下及肌肉注射最难。但不同的部位静脉注射引起后果可各异。人丙种球蛋白（HGG）经颈静脉注入可引起免疫，而肠系膜静脉注入则引起耐受；IgG或白蛋白注入静脉能致耐受，而注入周围静脉则引起免疫应答。有些半抗原经皮内注射能诱导抗体生成及迟发型变态反应，但通过口服则发生耐受性。

通过肠系膜及门静脉注射易于致耐受的原因可能是由于肝起着生物学过滤的作用，将抗原解聚，聚合抗原被肝内枯否细胞吞噬降解，从而除去了免疫原性强的抗原部分，剩下非聚合抗原则进入外周血流或淋巴道。

按引起免疫耐受的容易程度排序为：静脉注射 > 腹腔注射 > 肌内注射、皮下注射。

4. 抗原持续时间

抗原持续存在是维持免疫状态的重要条件，多次注射抗原可使机体处于免疫耐受状态的时间延长。

（二）机体方面

1. 动物的种属和品系

通常灵长目动物以及家兔、猴及有蹄动物只有在胚胎期才能建立免疫耐受；而小鼠、大鼠即便在出生后也能建立免疫耐受。同一种属动物的不同品系对建立免疫耐受的敏感性也有很大差异。

2. 免疫系统的成熟程度

免疫耐受建立的难易程度与机体免疫系统发育的成熟程度有关，机体免疫系统越成熟，越不容易形成免疫耐受。因此，免疫耐受在动物胚胎期易于诱导，新生期次之，成年期最难。

3. 免疫抑制措施的应用

成年动物免疫系统已发育成熟，不易建立免疫耐受，若用人工方法使其机体免疫功能处于暂时抑制状态，再用抗原诱导，则免疫耐受较易建立。

三、免疫耐受的维持和终止

（一）影响免疫耐受持续时间的因素

1. 抗原因素

抗原的持续存在是维持机体免疫耐受性的必要因素。因免疫系统中不断有新的免疫活性细胞产生，持续存在的抗原可使新生的免疫细胞不断耐受。一旦体内的抗原消失，则已建立起来的免疫耐受也逐渐消退，对特异抗原可重新出现免疫应答。

多次重复注射耐受原可使耐受状态延长，持续时间长短与使用抗原次数有关。

抗原的性质与耐受性维持时间也有关。一些有生命的耐受原，如活的淋巴细胞、病毒等能在体内繁殖，此种抗原在体内持续时间长，因而诱导的耐受性亦不易消退。在一些无生命的抗原中，分解缓慢的抗原较分解迅速的抗原所诱导的耐受性持续时间长。如 D 氨基酸多聚体在体内分解缓慢，只需一次性注射就诱导出长达一年的耐受状态。

2. 机体因素

免疫系统处于未成熟状态时，如胎儿期、新生期、经适当的免疫制措施后，所诱导的免疫耐受性维持时间长。

（二）免疫耐受的终止

1. 自发终止

已建立了耐受性的个体如无抗原的再度刺激，免疫耐受性则随着体内抗原被清除而自行消退，重新出现对特异抗原的免疫应答，此即为免疫耐受性的自发终止。

2. 特异终止

使用各种模拟抗原物质，可特异地破坏已建立的耐受性。

（1）注射化学结构改变的耐受原，如通过理化及生物因素使抗原结构改变。

（2）注射置换载体的新抗原将耐受原的半抗原部分连接到另一载体上，形成新抗原。例如，事先以 BSA-DNP 诱发家兔产生耐受性，将 DNP 连接至 HAS 上，若将其注射至耐受家兔，可使其再度出现抗 DNP 抗体，即原有的特性免疫耐受性终止。

（3）注射与耐受原有交叉反应的抗原，具有共同抗原决定簇的各种抗原物质能够诱导交叉反应。人体对自身抗原有免疫耐受性，接受交叉抗原刺激后，可能导致自身耐受性的终止，而出现自身免疫性。

四、免疫耐受的临床意义

生理条件下的免疫耐受对保证免疫系统的稳态及正常生理功能具有重要意义，免疫耐受异常可导致多种疾病的发生。例如，自身免疫耐受被破坏可导致自身免疫病；对肿瘤细胞、病毒感染细胞产生免疫耐受则可导致肿瘤发生或病毒感染持续。因此，对免疫耐受的研究无论在理论上还是在医学实践中，都具有重要意义。免疫耐受的诱导、维持和破坏，影响许多疾病的发生、发展和转归。因此，人们正在研究诱导、维持或解除免疫耐受的方法来治疗某些疾病。

（一）防止移植排斥反应

建立有效的移植免疫耐受，是防止器官移植排斥反应、延长移植物存活时间的重要策略。例如，采用非细胞毒性抗 CD4 和抗 CD8 单克隆抗体诱导相应的 CD4⁺T 细胞和 CD8⁺T 细胞耐受，可成功地治疗同种移植排斥反应。

（二）控制自身免疫病

自身免疫病的发生与自身耐受的破坏有关，所以提高机体对自身成分的耐受和去除导致免疫耐受破坏的因素，是防治自身免疫病的根本方法。近几年来利用自身免疫病动物模型，进行人工特异性免疫调节研究，在自身免疫病的特异性治疗方面进行了有意义的探索，如协同刺激分子的阻断、口服自身靶抗原诱导免疫耐受等。

（三）减弱 I 型超敏反应

通过克隆清除或主动抑制，有可能诱导 I 型超敏反应性疾病患者对过敏原的耐受，从而防治 I 型超敏反应性疾病。例如，小剂量皮下注射过敏原，诱导 IFN-γ 及 TGF-β 产生，抑制 IgE 抗体的生成。

（四）打破对肿瘤的免疫耐受

终止患者对肿瘤抗原的免疫耐受，诱导肿瘤特异性淋巴细胞活化，可产生有效的抗肿瘤免疫应答。动物实验证明，用协同刺激分子 B7 基因转染黑色素瘤细胞，并用这种表达外源性分子的肿瘤细胞进行人工自动免疫，可防治黑色素瘤。

PART
ONE

生物医学基础

下篇 临床医学

第五章 机体病理学

随着历史的演变、生产力的发展和科学技术的进步，人们对于健康与疾病的认识不断深化和完善。现在我们已知道，健康与疾病都具有极其复杂的矛盾运动形式。在病变因子和机体反应功能相互作用下，健康机体有关器官和部分的形态结构、功能和代谢发生改变，使正常状态下维持机体内外环境相对平衡的状态受到破坏，出现有害于机体的各种症状、体征或行为异常。研究疾病发生的原因（病因），疾病发生、发展的过程（机制），机体在疾病过程中的形态、功能与代谢可变化（病变）及其与症状、体征等临床表现间的相互关联（临床基础联系）等，是疾病预防、诊断和治疗的基础，对于培养医生对健康与疾病有关问题的临床综合分析能力，建立系统完整的临床思维方法，有着无可替代的重要意义。在疾病发展过程中，尽管各个器官的结构和功能各有差异，但却可产生具有共同特征的基本反应和基本病变，如细胞与组织的损伤、损伤的修复、体液代谢障碍和血液循环障碍、炎症、肿瘤等。本章的目的就是阐述这些基本病理过程的基本规律与本质（共性），以便更好地运用这些知识去理解本书后续各章节有关常见疾病症状和体征的特殊规律（个性）。

第一节 疾病概论

一、健康与亚健康状态

世界卫生组织对健康的定义是：健康是身体上、精神上和社会适应上的完好状态，而不仅仅是没有虚弱和疾病。这种健康概念把人视为结构与功能、躯体与精神、生物-心理-社会和谐一体的自然人与社会人的统一，强调人的身体、精神、心理状态与自然生态、社会生态等生存环境间的协同适应和良性互动。在此有三点应该特别指出：

（1）健康不仅是身体上的完好状态，还包括心理上和社会适应上的完好状态，后两者对于人类尤为重要。因为人在社会之中生活，不仅要适应自然环境，还要适应社会环境。有的人性格怪异，孤僻多疑，虽然大脑并无器质性病变，实验室检查也没有特殊阳性发现，但他在心理上是不正常的。酗酒、卖淫、嫖娼、赌博等不良生活方式，家庭或社会成员间的关系不和，都是社会适应上不健康的表现。心理和社会适应上的长期不健康状态，也会进而引发躯体的疾病，如酒精中毒、性病、精神疾病等。

（2）健康是人类生存的基本权利，是每个社会成员的义务，社会有责任为社会成员提供使其摆脱虚弱和疾病、保持健康的必要条件。社会成员也应增强健康意识，自觉参与到保障大众健康的工作中去。

（3）健康与疾病是相对立而存在的由量变到质变的过程，两者之间存在着既不健康也无疾病的中间状态，称之为第三状态，即亚健康状态（Sub-health Condition）。在这种状态下，人体既不像健康人那样精力充沛、生气勃勃，也不拥有临床公认的可被诊断为某种疾病的征象，只是自觉周身困乏、情绪低落、关节酸痛、消化不良等。人体第三状态具有动态性和两重性，可回归于第一状态（健康）或转向第二状态（疾病）。医生的责任就是有目的地研究预防人体第三状态问题，积极促进向健康转化；而个体也应通过自我调节与保健，强化家庭、社会、营养、伦理、心理因素的正面影响，防止第三状态的发生。

二、疾病的定义

目前认为，疾病（Disease）是机体在致病因素作用下造成的损伤反应，组织细胞发生功能、代谢和结构的病理性变化，出现各种症状、体征及社会行为异常，导致对环境适应能力降低和劳动力减弱。病理变化（Pathological Change）是指疾病时机体发生功能、代谢和形态结构的异常改变，如炎症、损伤、休克、心力衰竭等。症状（Symptom）是指病人主观上的异常感觉和病态体验，如头痛、恶心、畏寒、不适等。体征（Sign）是疾病的客观表现，如肝脾增大、心脏杂音、神经反射异常等，广义的症状还可以包括体征。社会行为（Social Behavior）是指人际交往、劳动等作为社会成员的活动。不同的疾病可出现相同的病理变化、症状、体征和社会行为异常，而相同的疾病也可以出现各异的病理变化、症状或体征。疾病一旦发生，机体便进入了与健康状态完全不同的失衡运动态势。

三、病　因

引起或促进疾病发生的因素称为病因（Cause of Disease），一般可分为外界因素（外因）、机体内部因素（内因）、自然环境及社会因素三方面。有些病因可直接引起疾病，有些病因也可作为促发条件起到提高机体易感性或加强其他病因致病性的作用。各种病因相互影响，共同决定疾病的产生、演变和转归。

1. 外界致病因素

（1）生物性因素：包括各种病原微生物，如细菌、病毒、立克次氏体、支原体、螺旋体、真菌、原虫、蠕虫等，是最常见的致病因素。其特点是引起的疾病具有规律性的潜伏期、传染途径、病变部位、病理变化与临床表现，有的还可引起特异性免疫反应，其致病性取决于病原微生物的数量、毒力以及机体状态和免疫力等。

（2）理化因素：① 物理性因素，如机械力可引起创伤、震荡、骨折等；温度可引起烧伤、冻伤；电流与电离辐射可引起电击伤和放射病；气压改变可引起高山病和减压病等。② 化学因素，包括无机毒物（如强酸强碱、一氧化碳、有机磷、氰化物等）、有机毒素、生物毒素；内源性毒性物质如组织坏死所生成的分解产物，及在某些病理条件下堆积于体内的代谢产物，如尿素、自由基等。理化因素的致病性取决于这些因素的强度、作用部位和时间。有时致病部位显示一定特异性，如一氧化碳仅与红细胞血红蛋白结合、核辐射可致染色体畸变等。

（3）营养因素：营养过多或营养不足均可致病，如长期摄入热量过多引起肥胖症；维生素 D、蛋白质和碘缺乏分别可致佝偻病、营养不良和甲状腺肿；铁、锌、硒等微量元素缺乏也可引起贫血、发育不良等疾病。

  2. 机体内部因素

  （1）免疫防御因素：具有过敏体质的人易对某些花粉、皮毛、药物（如青霉素、链霉素等）、食物（如鱼虾）等产生变态反应，发生荨麻疹、过敏性休克、哮喘等疾病。某些机体对自身抗原反应过强，可引起类风湿性关节炎、淋巴细胞甲状腺炎、系统性红斑狼疮等自身免疫性疾病。免疫缺陷时易伴发感染和肿瘤（如艾滋病）。机体屏障功能（皮肤黏膜、血-脑屏障、胎盘等）、排泄解毒功能（肝、肾）、吞噬移动功能（白细胞）等的障碍也可促使疾病发生。

  （2）神经内分泌因素：如高血压病、溃疡病的发生与交感或迷走神经过度兴奋有关；胰岛素分泌不足易发生糖尿病，也易伴发细菌感染；乳腺纤维腺瘤、乳腺癌、子宫内膜增生、子宫内膜癌等的发生，与雌激素水平长期偏高有关等。

  （3）遗传因素：遗传因素对于疾病的作用体现在两方面：一是遗传物质缺陷（如基因突变或染色体畸变）直接造成子代遗传病，如先天愚型、血友病等；二是遗传物质缺陷使子代具有容易发生某些疾病的倾向，当一定外因作用下诱发相应病变，即所谓遗传易感性。如 6-磷酸葡萄糖脱氢酶基因缺乏者，当服用氧化性药物或食用蚕豆后可诱发急性溶血性贫血。

  （4）先天性因素：指能损害正在发育的胚胎和胎儿的有害因素。如风疹病毒可引起先天性心脏病，孕妇吸烟、酗酒对胎儿发育也有不良影响。

  （5）年龄与性别因素：由于解剖生理功能发育不完善等原因，小儿较成年人更易发生呼吸和消化系统传染病；接触有害因素时间较长和物质代谢障碍的累积，可使中老年肿瘤和心脑血管疾病发生率上升。胆石症和瘿病常见于女性，而男性易发生胃癌和动脉粥样硬化。疾病发生的性别差异可能与神经内分泌及劳动、生活条件不同相关。

  3. 社会心理与自然环境因素

  乐观平和的心理状态是保持身体健康的必要条件，而消极焦躁则可引起失眠、纳差、心律不齐、月经失调等功能紊乱。原发性高血压、溃疡病、神经官能症，甚至某些肿瘤的发展，都与精神心理因素有着极其密切的关系。战争、贫困、酒色、人口过剩，以及生活、劳动、卫生条件恶劣等，都会直接或间接导致疾病发生。自然环境如地区、季节、气温也可影响人体功能状态，如夏秋季炎热潮湿，人喜生冷，消化道传染病常见。冬春季气候寒冷，室内通风较差，则有利于呼吸道疾病发生。工业"三废"（废水、废气和废渣）和生活"三废"（粪便、污水和垃圾）以及农药、化肥、核试验等所造成的大气、水和土壤的严重污染，都对人类健康造成危害。

四、疾病分类与疾病谱变化

  为了反映疾病的特点、性质和归属，有利于疾病预防、诊断与治疗，有必要对疾病进行分类。目前常用的分类方法有病因分类法、解剖系统分类法、病理性质分类法及综合分类法等。综合分类法将病因学、解剖学、病理学、心理学、社会学等因素统筹考虑，较能全面准确地反映出疾病的本质，从而成为应用最广的分类方法。目前推荐使用的是世界卫生组织"国际疾病分类第十次修订本（International Classification of Diseases，ICD-l0）"。

  由于国家民族、生活习惯、经济条件及个人行为的差异和变迁，加之新病种的出现和对原有疾病认识的不断深化，疾病在不同时期、不同人群中的发病率和死亡率不尽相同，有时会发生较大变化，称之为疾病谱（Spectrum of Disease）变化。例如，1990 年美国前五位疾病死亡顺序是流感与肺炎、结核、肠胃炎、心脏病和脑血管疾病；1994 年美国疾病主要死因顺序则变化为心脑血管疾病、恶性肿瘤、呼吸系统疾病、损伤与中毒、内分泌与代谢疾病。我国县医院住院病人中传染病、寄生虫病构成从 1955 年的 13.82%下降到 1996 年的 5.59%；而恶性肿瘤则由 1965 年的 2.24%增加到 1996 年的 5.16%，并成为该年农村地区主要疾病死因的第三位。因此我们要科学动态地掌握疾病谱的变化及其规律，提高预防疾病与战胜疾病的能力。

五、疾病的转归

1. 完全恢复健康

完全恢复健康又称为痊愈，是指患者的症状和体征完全消失，各系统器官结构、功能均恢复正常，人的身体、精神和心理状态与自然和社会环境间重新达到统一平衡。某些传染病痊愈后还使机体获得一定免疫力。

2. 不完全恢复健康

不完全恢复健康是指疾病的主要症状和体征已经消失，但功能、代谢和结构病变尚未恢复正常。在存在病变甚至后遗症的情况下，通过代偿来维持相对正常的生命过程。如烧伤愈复后产生的瘢痕、风湿热治愈后的心瓣膜狭窄或关闭不全等。

3. 死　亡

死亡（Death）是机体生命运动演化过程的终止。单细胞动物的细胞死亡即是个体死亡，而多细胞动物个体死亡时并不是所有细胞同时停止生存。如人心跳停止后气管上皮还可进行纤毛摆动，表皮细胞可持续再存活 120 h 以上以供移植等。死亡从性质上分为生理性和病理性两种。前者系机体器官自然老化的结果，又称自然死亡或衰老死亡。后者源于急慢性疾病和意外事故造成的重要生命脏器不可恢复性功能丧失。

多数情况下，死亡的发生是渐进性过程，大致可分以下几个阶段。① 濒死期：也称临终状态。此时机体脏器功能代谢已发生严重障碍，脑干以上中枢神经系统功能深度抑制，意识模糊、丧失，反射迟钝或减弱，血压降低，心跳和呼吸微弱。这一时期在猝死者（6~24 h 内因非暴力因素意外死亡者）甚短，慢性病人可持续较长时间，部分患者经抢救可延续生命。② 临床死亡期：主要标志是自主呼吸与心跳停止，瞳孔散大，对光反射消失。有人据此进一步按心跳和呼吸停止的先后顺序不同，分别称为"心脏死"和"呼吸死"。此时延髓处于极度抑制状态，但生命并未结束，若采取适当措施尚有复苏可能。③ 生物学死亡期：死亡过程的不可逆阶段。虽然在一定时间内某些组织仍然存活，但整个机体新陈代谢已经停止，逐渐出现尸冷、尸斑、尸僵等死后变化。

脑死亡（Brain Death）是指包括大脑、间脑、特别是脑干各部分在内的全脑功能不可逆性丧失。判断脑死亡可依赖以下证据：① 不可逆性昏迷。② 颅神经反射消失。③ 施行人工呼吸 15 min 后自主呼吸及心跳仍未恢复。④ 脑电波（包括诱发电位）消失。⑤ 脑血管造影示血流停止。脑死亡的提出突破了死亡认定的传统概念，认为不管有无心脏跳动和肺呼吸，一旦脑干功能终结，作为人的生命本质便已终结。脑死亡概念对于准确判定个体死亡发生时间、确立终止复苏抢救时间，特别是对在一定条件下将仍处在存活状态的器官用于移植供体，都具有十分重要的医疗、伦理和法律意义。

六、衰　老

衰老是生物体随年龄增长而发生退行性变化的总和，主要表现为器官质量减轻、细胞萎缩丢失、胞浆色素沉着、间质增生硬化、功能代谢降低、适应能力低下等。衰老是生命发展的必然，无论是生命早期还是晚期都会有衰老发生，只不过我们常把这个全过程称为老化（Aging），而仅将其晚期特称为衰老（Senility）罢了。衰老具有普遍性、进行性、内因性和有害性等特点。目前认为，生物的衰老由遗传基因库中某些特定基因按事先安排好的程序表来决定，自由基累积、免疫与神经内分泌功能障碍则反映了这个过程的代谢特征。只要机体的衰老按遗传规定的速度与方式进行，便可达到自然寿限（在人类约 120 岁）；若有害因子影响了细胞的代谢功能，则将导致早衰。

第二节　组织和细胞的适应、损伤与修复

正常组织和细胞可以对体内外环境变化作出结构、功能和代谢的反应性调整相适应。若上述变化超过了组织与细胞的耐受与适应能力，细胞与组织则会出现结构、功能和代谢三方面的损伤性病理变化。轻度损伤是可逆的，但严重损伤则可导致细胞死亡。正常细胞、适应细胞、损伤细胞和死亡细胞是相互过渡、相互关联，在一定条件下甚至可以相互转化的，且其界限有时并不一定十分清楚（图 5-1）。凡能引起疾病发生的原因及其机制大致也是导致损伤相适应的原因和机制，因为适应与损伤是大多数疾病发生发展过程中不可或缺的基本环节。

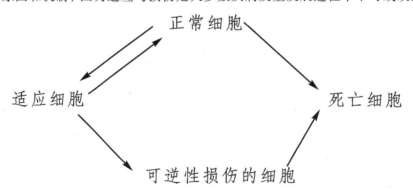

图 5-1　正常、适应、可逆性损伤和死亡细胞间的关系

一、适　应

通过改变其自身代谢、功能和结构来避免由于内外环境的变化而引起损伤的过程称为适应（Adaptation）。细胞与组织的适应性反应一般表现为萎缩、肥大、增生和化生。

（一）萎　缩

萎缩（Atrophy）是指已经发育正常的器官或组织由于实质细胞体积变小或数目减少而致的体积缩小。未曾发育或发育不全的器官组织不属于萎缩范畴。

萎缩的器官组织体积减小，质量减轻，色泽变深。心肌和肝细胞等萎缩细胞内可出现脂褐素颗粒。脂褐素颗粒是细胞内不被消化的、由膜包绕的细胞器碎片残体。在实质细胞萎缩的同时，间质纤维细胞和脂肪细胞可以增生，甚至造成器官和组织的体积增大，此时称为假性肥大。

萎缩按其原因可分为生理性和病理性两类。前者如青春期胸腺萎缩和老年性心、脑、肾等器官的萎缩；后者包括因蛋白质摄入不足和血液供应不足引起的营养性萎缩，因器官组织活动和代谢低下所致的失用性萎缩，因运动神经元或轴突损害所致效应器的神经性萎缩，因组织与器官长期受压产生的压迫性萎缩，以及由于内分泌腺功能下降引起的靶细胞内分泌性萎缩等。通常所见的萎缩常由多种因素综合所致，如骨折后肌肉的萎缩就是神经性、营养性、失用性，甚至是压迫性（在用石膏固定过紧时）诸因素共同作用的结果。

（二）肥　大

由于功能增加、合成代谢旺盛，使细胞、组织或器官体积增大称为肥大（Hypertrophy）。肥大可因相应器官和组织工作负荷过重所致，如高血压时心脏前后负荷增加所致的左室心肌肥大或一侧肾脏切除后对侧肾脏的肥大，称为代偿性肥大；也可因内分泌激素作用于效应器以增加生理功能所致，如妊娠期子宫平滑肌的肥大，称为内分泌性肥大。肥大可见于正常状态或病理状态下，其对机体产生的功能代偿作用是有限度的。心肌过度肥大时可使心肌血液供应相对缺乏，诱发肌原纤维收缩成分溶解消失，继而出现心力衰竭。

（三）增　生

器官或组织内细胞数量增多，称为增生（Hyperplasia），可见于生理或病理状态下。增生是细胞有丝分裂增强活跃的结果，通常受到增殖基因和生长因子的调控。增生和肥大的机理基本相同，也分为代偿性和内分泌性两种。前者如肝细胞损伤后周围肝细胞的再生，后者如雌激素过多时子宫内膜和乳腺细胞的增生。增生与肥大经常相伴存在。对于细胞分裂增殖能力活跃的组织，其肥大可以是细胞体积增大和细胞数目增多的共同结果，但对于细胞分裂增殖能力较低的心肌、骨骼肌等组织，则仅因细胞肥大所致。

（四）化　生

一种分化成熟的组织转变为另一种分化成熟的组织的过程称为化生（Metaplasia）。化生并不是由原来的成熟细胞直接转变所致，而是该处具有分裂增生能力的幼稚未分化细胞转变分化方向的结果，是环境因素引起细胞某些基因活化或受到抑制而重新程序化表达的产物。

上皮和间叶组织都可发生化生。上皮组织的化生以鳞状上皮化生最为常见。如吸烟者的支气管假复层纤毛柱状上皮、肾结石症时肾盂黏膜移行上皮、慢性宫颈炎时宫颈内口柱状上皮等，都常发生鳞状上皮化生。上皮组织化生还包括腺上皮化生，如慢性胃炎时，胃黏膜上皮转化为含有杯状细胞和刷状缘吸收上皮的肠型上皮化生，胃底胃体部腺体壁细胞主细胞消失转变为幽门腺化生。间叶组织中幼稚的纤维母细胞在损伤后可转变为骨母细胞或软骨母细胞，称为骨或软骨化生。除骨和软骨化生外，大多数类型的化生可在原因消除后恢复正常。有些上皮化生可能与肿瘤形成有关，如支气管鳞状上皮化生或许是鳞状细胞癌的基础。胃黏膜结肠腺化生与胃癌的发生有一定关系。

二、细胞和组织的损伤

（一）变　性

由于代谢障碍，细胞内或间质中出现异常物质或某些正常物质数量明显增多的现象，称为变性（Degeneration），又称物质异常沉积。一般以沉积物性质来命名某种变性，如脂肪或玻璃样物的出现或增多分别称为脂肪变性（脂肪沉积）或玻璃样变性（玻璃样物质沉积）。一部分变性，如细胞水肿和脂肪变性，在病因消退后有可能恢复正常。变性时细胞功能下降，进一步发展可导致细胞死亡。变性主要有以下类型。

1. 细胞水肿

细胞水肿（Cellular Edema）因细胞膜和线粒体功能障碍而导致的细胞内水和钠离子成分过多积聚所致。常见于感染、中毒和缺氧状态下心、肝、肾等器官的实质细胞。病变初期，细胞线粒体和内质网肿胀，构成光镜下细胞质内出现的细颗粒状物，又称为颗粒变性。肉眼观察，受累器官体积增大，包膜紧张，切面外翻，苍白混浊而无光泽，似开水烫过，故称为混浊肿胀。若细胞内水分进一步积聚，线粒体、内质网更加扩张直至破裂，胞质疏松进而呈空泡状，称为水样变性或空泡变性。病毒性肝炎或四氯化碳中毒时，肝细胞可因高度水肿而膨大如气球，特称为气球样变。

2. 脂肪变性

正常状态下，不见或仅见少量脂滴的细胞内出现较多脂肪滴成分称脂肪变性（Fatty Change）或脂肪沉积，系由中性脂肪成分特别是甘油三酯及磷脂和胆固醇等类脂异常蓄积所致。其发生原因主要有：① 脂蛋白合成障碍，脂肪输出细胞受阻而堆积于细胞内。② 中性脂肪进入细胞或合成过多。③ 脂肪酸氧化障碍，使细胞对脂肪利用下降。④ 结构脂肪破坏析出。

脂肪变性常发生于肝、心、肾、骨骼肌等实质细胞，与感染、中毒、缺氧及营养障碍有关。肉眼观察，脂肪变性的器官体积增大，淡黄色，切面有油腻感。镜下见脂肪变性的细胞胞浆内出现大小不等的球形脂肪滴，大者可充满整个细胞而将胞核挤至一侧。在石蜡切片中，中性脂肪被二甲苯、酒精等溶剂溶解，故脂肪滴呈空泡状（图 5-2）。如用苏丹Ⅲ或锇酸等染色冷冻切片，则脂肪被染为桔红色或黑色。大量脂肪蓄积可使细胞胀破而坏死。

3. 玻璃样变性

细胞内或间质中出现均质嗜伊红色物质沉积称为玻璃样变性或透明变性（Hyaline Degeneration）。玻璃样变性是一组物理性状相同，但化学成分、功能意义各异的病变，可能与血浆蛋白浸润、细胞中间丝增多、免疫球蛋白沉积和胶原融合有关，主要出现于血管壁、结缔组织和肝、肾细胞浆内。例如，原发性高血压病人的肾、脑、脾等脏器细动脉血管壁的硬化和糖尿病肾脏细动脉壁的硬化，动脉粥样硬化纤维斑块，或者肾炎、病毒性肝炎时，肾小管上皮细胞和肝细胞中都可见玻璃样变性物质。

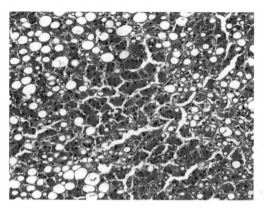

肝细胞内出现大量脂肪空泡，细胞核被挤至一侧

图 5-2　肝细胞脂肪变性

4. 纤维蛋白样变性

纤维蛋白样变性（Fibrinoid Change）亦称纤维蛋白样坏死，是结缔组织及小血管壁常见的一种变性。病变部位形成小条块状无结构物质，由于其与纤维蛋白染色性质相似，故名。此种变性可见于某些变态反应性疾病，如急性风湿病、新月体性肾小球肾炎、结节性动脉炎，以及非变态反应性疾病、恶性高血压、胃溃疡等，其发生机制尚不清楚。

5. 淀粉样变

组织内、细胞间出现淀粉样蛋白沉积物称为淀粉样变（Amyloidosis）。常见于老年人和结核病、红斑狼疮等慢性疾病，也可见于霍奇金病、多发性骨髓瘤、甲状腺髓样癌等肿瘤。淀粉样蛋白成分可以是免疫球蛋白、急性期蛋白、降钙素前体蛋白、前清蛋白和血清淀粉样P物质。淀粉样物质经苏木素-伊红染色为淡红色均质状，刚果红染色为桔红色，遇碘则为赤褐色，再加硫酸便呈蓝色。上述特殊染色可作为确定淀粉样变物质的方法。

6. 细胞内色素沉积

正常人体内含有铁血黄素、胆红素、脂褐素、黑色素等多种色素。病理情况下，细胞内某些色素会增多积聚。如出血和溶血性疾病时，含铁血黄素增多。血中胆色素升高时，病人出现皮肤黏膜黄疸。艾迪生病、某些慢性炎症及色素病、黑色素瘤、基底细胞癌时，黑色素可增多。老年和营养耗竭病人心肌细胞和肝细胞核周围出现大量脂褐素。炭尘和煤尘是常见的外源性色素，在空气污染严重情况下可较多积存于肺组织及其引流淋巴结中。

7. 病理性钙化

骨、牙之外的组织中有固态钙盐沉积称为病理性钙化（Pathological Calcification），其成分主要是磷酸钙和碳酸钙，含量较多时，呈灰白色质硬砂石状。钙盐沉积于变性坏死的组织或异物中称为营养不良性钙化；由于全身性钙磷代谢失调而致钙盐沉积于正常组织内称为转移性钙化。前者见于结核病、血栓、动脉粥样硬化、瘢痕等，后者主要见于甲状旁腺功能亢进、维生素 D 摄入过多及某些骨肿瘤。

（二）坏　死

以自溶性变化为特点的活体局部组织细胞的死亡称为坏死（Necrosis）。大多由变性发展而来，也可因致病因素较强直接导致，其基本表现是细胞的酶性消化和蛋白质变性。

1. 基本特征

（1）细胞核的变化：细胞坏死的主要标志，可表现为细胞核染色质的浓聚（核固缩）、核膜破裂和染色质崩解（核碎裂）或染色质 DNA 水解（核溶解）（图 5-3）。核的固缩、碎裂、溶解并不是循序渐进的过程，不同细胞变化亦不一致。

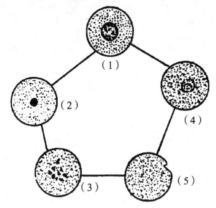

（1）正常细胞核；（2）核固缩；（3）核碎裂；（4）核溶解；（5）核消失。

图 5-3　细胞坏死后核的改变

（2）细胞质的变化：由于核蛋白体减少、丧失而使胞浆嗜酸性增强，胞浆结构酶解后呈虫蚀状或空泡化。

（3）间质的变化：实质细胞坏死后，间质基质与胶原纤维崩解为无结构物质。

一般来说，组织坏死后颜色苍白，失去弹性，正常感觉和运动功能丧失，血管无搏动，切割无新鲜血液流出。临床上谓之失活组织，通常应予及时清除。

2. 坏死类型

（1）凝固性坏死。蛋白质变性凝固且溶酶体酶水解作用较弱时，坏死区呈灰黄、干燥、质实状态，称为凝固性坏死（Cogulative Necrosis）。凝固性坏死多见于肝、心、肾等器官，常因缺血、细菌毒素、化学腐蚀剂作用引起。此种坏死与健康组织间界限多较明显，镜下特点为细胞微细结构消失，而组织结构轮廓仍可保存，坏死区周围形成充血、出血和炎症反应带。在结核病以及某些麻风病和肿瘤时，因含脂质较多，坏死区呈黄色，状似干酪，称为干酪样坏死，为坏死更彻底的特殊类型凝固性坏死，其镜下为无结构颗粒状红染物。

（2）液化性坏死。组织细胞坏死后，由于中性粒细胞等释放大量水解酶，或由于组织中水分和磷脂丰富，细胞很快发生溶解液化，称为液化性坏死（Liquefactiv Necrosis），如脓肿和脑软化。急性胰腺炎时胰酶分解脂肪酸或乳腺外伤时脂肪细胞破裂，分别引起酶解性和外伤性脂肪坏死，也属液化性坏死范畴，并见脂肪酸和钙离子结合形成的灰白色钙皂。

（3）坏疽。组织坏死后发生程度不等的腐败菌感染可引起坏疽（Gangrene），根据形态分为三种。

① 干性坏疽：常见于动脉阻塞但静脉回流尚通畅的四肢。因水分散失较多，故坏死区干燥呈黑色皱缩状，与正常组织间界限清楚，腐败变化较轻（图5-4）。干性坏疽实际上是一种含水量较少的缺血性坏死。

② 湿性坏疽：多发生于与体表相通的内脏，如肺、肠、子宫、胆囊等，也发生于动脉阻塞且静脉回流受阻的肢体。由于坏死区水分较多，腐败菌易侵入繁殖，坏死区肿胀呈蓝绿色、恶臭。坏死区与周围正常组织界限不清，易造成毒血症，在本质上属于液化性坏死。

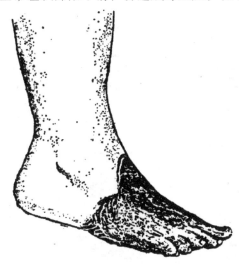

图 5-4　足干性坏疽

③ 气性坏疽：深达肌肉的创伤合并产气荚膜杆菌、梭形芽孢杆菌等厌氧菌感染时，肌肉组织除发生凝固性或液化性坏死外，还产生大量气体，使坏死区呈蜂窝状，按之有捻发感，并伴奇臭。病灶易扩散，中毒症状严重，病情险恶。

3. 结　局

（1）溶解吸收：坏死组织本身及坏死灶周围中性粒细胞释放水解酶使坏死组织溶解液化，由淋巴管或血管吸收。不能吸收的碎片，则由吞噬细胞吞噬清除。

（2）分离排出：坏死灶较大而不易完全溶解吸收时，周围炎症反应可促进坏死灶与健康组织溶解分离。皮肤黏膜坏死物分离排出后形成的组织缺损，浅者称为糜烂，深者称为溃疡。肺、肾等内脏坏死物液化后经支气管、输尿管等自然管道排出所残留的空腔，称为空洞。肢体的干性坏疽也可与健康部分分离脱落。

（3）机化与包裹：新生肉芽组织长大并取代坏死组织、血栓、血肿、脓液等的过程称为机化。如坏死灶太大不能完全机化，则由周围增生的纤维结缔组织将其包绕称为包裹，如结核的干酪样坏死灶被纤维包裹。若坏死区广泛，形成的纤维组织较多，可致器官硬化，如慢性肺结核致肺硬化、弥漫性肝坏死致肝硬化、广泛心肌坏死致心肌硬化等。

（4）钙化：陈旧的坏死或机化组织中可有钙盐沉积，是营养不良性钙化。

（三）凋　亡

凋亡（Apoptosis），也称程序性细胞死亡，是一种形态和生化特征上都有别于坏死的细胞主动性死亡方式（图 5-5）。凋亡在生物胚胎发生、成熟细胞新旧交替以及肿瘤等疾病中均有重要作用，并非仅是细胞损伤的产物。凋亡细胞的形态学特点是细胞及其核染色质浓聚，可形成膜包绕的核碎片及胞质成分，称为凋亡小体。生化特征是由于 Ca^{2+}/Mg^{2+} 依赖的核酸内切酶活化，早期出现 180~200bp 的 DNA 降解片段，琼脂凝胶电泳呈现特征性梯带状。凋亡细胞多为单个，不引起周围炎症反应，也不诱发周围细胞的增生修复。病毒性肝炎时肝细胞中的嗜酸性小体和淋巴组织生发中心的可染小体，都是经典的细胞凋亡例证。

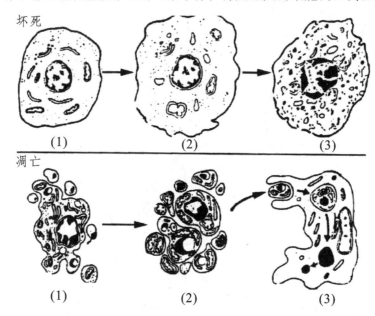

上图为坏死：（1）正常细胞；（2）坏死时细胞肿胀；（3）细胞器溶解，细胞膜破裂。
下图为凋亡：（1）核染色质边聚，胞质致密，细胞表面突起；（2）形成凋亡小体；（3）凋亡小体被邻近细胞吞噬。

图 5-5　坏死与凋亡

三、修　复

致病因素引起局部细胞和组织损伤，由邻近健康细胞进行再生、填充、修补，以恢复受损组织原有结构和功能的过程，称为修复（Repair）。

（一）再生与修复

邻近健康细胞通过分裂增殖以取代死亡细胞、完成修复过程的现象，称为再生（Regereration）。人体细胞的再生能力分为三类：① 不稳定性细胞，其在生理情况下能不断分裂增生以更替衰老死亡细胞，如呼吸、消化和生殖泌尿等自然管道的黏膜被覆细胞、表皮细胞及血细胞等。② 稳定性细胞，其在生理条件下不繁殖，但若受损死亡之后便能再生修复，如肝、肾等腺上皮细胞，以及成纤维细胞、骨细胞等间叶细胞。③ 永久性细胞，如神经细胞、心肌和骨骼肌细胞等，在出生后即进入细胞周期 G_0 期，不再进行细胞分裂。但周围神经的轴索在神经细胞胞体存活情况下，具有较强的再生能力。组织受到损伤后，周围同类的稳定性细胞和不稳定性细胞可以迅速增生，当间质网状支架完好时，受损组织的结构和功能可完全恢复正常，谓之完全性再生。如果永久性细胞受到损伤，或稳定性细胞和不稳定性细胞损害太多，且间质网状支架受到破坏时，则由肉芽组织填充并形成瘢痕，丧失原有组织结构与功能，称为不完全性再生。

再生是否完全除了取决于细胞自身再生能力和受损状况外，还受到促生长因子、生长抑制因子及细胞外间质等许多因素的影响，癌基因、抑癌基因表达，在细胞再生调控中也发挥重要作用。

（二）肉芽组织

组织损伤过程中，为取代坏死组织，幼稚结缔组织增生形成红色细颗粒状柔润组织，状似肉芽，故称为肉芽组织。镜下肉芽组织主要由增生的成纤维细胞和新生的毛细血管构成。组织受到损伤刺激后，局部静止的纤维细胞或未分化的间叶细胞开始分裂增殖，形成胞浆丰富的成纤维细胞，但尚无产生原胶原蛋白的能力。毛细血管内皮细胞呈芽状增生成为实心细胞团块，继而在血流冲击下出现新的毛细血管腔，但其基底膜并不完整，水分易漏入基质，故基质疏松水肿。新生毛细血管和成纤维细胞多与损伤表面相垂直排列。在它们之间有多少不等的中性粒细胞、巨噬细胞和浆细胞等炎性细胞。部分成纤维细胞还具有收缩功能，称为肌纤维母细胞。早期肉芽组织没有神经末梢，再生的皮肤也无附属器，故痛触觉、出汗等功能均有障碍。肉芽组织的主要功能有：① 抗感染、保护创面。② 填补创口、接合其他组织缺损。③ 机化、包裹无生机组织（血凝块、坏死组织）和异物等。

临床上将红色湿软、触之易出血的肉芽组织称为健康肉芽。若伴有血液循环障碍或感染时，则肉芽组织发育不良，苍白水肿，称为非健康肉芽，需及时外科清除。新生幼稚肉芽组织填充伤口后，由底部向表面逐渐成熟，表现为胶原纤维增多，毛细血管闭合减少，成为色灰白质地的瘢痕。有时瘢痕组织生长过度突出于皮肤表面，称瘢痕疙瘩。大片瘢痕组织收缩，可引起组织挛缩或管道狭窄等功能障碍。肉芽组织和瘢痕组织中胶原数量的多少取决于胶原合成、分泌和分解间的相对速率，防止胶原合成和促进胶原分解，有助于解决器官纤维化及疤痕收缩的问题。

（三）创伤愈合

创伤愈合指机械性因素造成组织连续性中断后，周围组织再生修复的过程，常见的有皮肤创伤愈合和骨折愈合。

根据创面大小、深度及有无感染等情况，可将皮肤创伤愈合分为三类。① 一期愈合：见于组织破坏范围小、出血和渗出物少、创缘整齐、对合严密且无感染的伤口，如皮肤无菌手术的切口。创伤后血液及渗出物首先将伤口黏着，继而发生充血水肿等炎症反应。创伤 24 h 内，肉芽组织即从伤口两边长出，表皮再生覆盖，伤口逐渐收缩减小。第 3~5 d 胶原纤维形成已较丰富，故第 6~7 d 即可拆除手术缝线。约 2~3 月可吸收愈合成线状疤痕，但其拉力强度最多可达正常皮肤的 80%。② 二期愈合：二期愈合的基本过程与一期愈合相似，但因损伤坏死范围较大、创面边缘不整、炎症渗出物较多，需首先清除坏死物和异物、控制感染对合创口后方可愈合，故需时较长且疤痕较大（图 5-6）。医生的任务就是运用医疗手段促进二期愈合向一期愈合转化。③ 痂下愈合：血液、渗出液和坏死组织覆盖于创口表面形成痂皮，上皮再生完成后痂皮脱落，常见于皮肤浅表创伤。可在痂下进行一期或二期愈合。

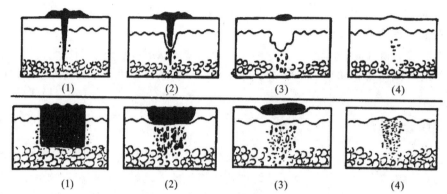

上图为一期愈合：（1）外科手术切口，边缘整齐，创口内和表面有凝血块；（2）受损表皮增生、连接；
（3）肉芽组织增生；（4）创口愈合，瘢痕小。
下图为二期愈合：（1）创口大，坏死出血多；（2）表皮和肉芽组织大量增生，机化异物消除感染；
（3）创口机化，表皮完全覆盖；（4）创口愈合，瘢痕组织多。

图 5-6 皮肤一期与二期愈合

（四）影响修复与再生的因素

1. 全身因素

（1）年龄：青少年受损组织的再生能力强于老年人。

（2）营养：蛋白质、维生素、钙、磷、锌的缺乏，可影响胶原合成而使愈合延缓。

（3）药物：肾上腺皮质激素和垂体促肾上腺皮质激素可抑制胶原合成，肾上腺盐皮质激素和甲状腺素可促进白细胞浸润，会分别抑制或促进修复过程。

（4）某些疾病：糖尿病、尿毒症、肝硬化等对愈合过程不利。

2. 局部因素

（1）局部血液供应：局部动脉血供不足或静脉回流障碍均导致组织营养不良而妨碍愈合。

（2）感染和异物：细菌感染、异物、坏死组织都会加重炎症反应的组织损伤，因此，应适时施行清创手术和抗炎治疗。

（3）神经支配：麻风病神经受累可导致皮肤溃疡不易愈合；自主神经损伤使血管舒缩功能障碍，也对再生修复不利。

第三节　炎　症

炎症（Inflammation）是指具有血管系统的活体组织对损伤因子所发生的防御反应。这里强调了只有具有血管的机体，才具有以血管反应为主要特征，同时又具有吞噬和清除等反应的复杂而又极其完善的炎症过程。因此，血管反应是炎症的中心环节，炎症是损伤和抗损伤的统一过程。

一、炎症的局部表现和全身反应

炎症的局部表现，即临床特征是红、肿、热、痛和功能障碍。此为体表急性炎症的局部表现。红、热是由于炎症局部血管扩张、血流加速所致；肿是由局部炎症性充血、炎性物渗出所引起；疼痛则是炎性渗出物压迫和某些炎症介质直接作用于神经末梢所致。基于炎症的部位、性质和严重程度，将引起不同程度的功能障碍。如肺炎影响气、血交换而引起缺氧和呼吸困难；关节部位炎症则引起关节屈伸和旋转障碍；声带炎症阻塞喉部引起通气障碍甚至窒息等。

炎症引起全身反应包括发热和末梢血白细胞计数增多。

人体在生理条件下，产热过程和散热过程保持动态平衡，体温相对恒定，这主要是体温调节机构不断调节的结果。外界环境温度和体内温度的变化，通过外周温度感受器（皮肤、黏膜和腹部内脏等），将冲动传入到视前区-下丘脑前部的热敏和冷敏神经元，通过改变自身活动水平来调节下丘脑其他与体温调节有关的神经结构的活动，进而影响体内与产热和散热有关的效应器的活动，以此调节体温，使其保持相对恒定。人是通过自主性体温调节和行为性体温调节来完成体温调节的。

这里值得指出的是调定点学说。近来普遍认为视前区-下丘脑前部的中枢温度感受神经元起着调定点的作用。这个作用类似恒温器的调节机制，调定点先期定在一定温度数值（如37 ℃）。一旦体温偏离这个数值，则由反馈系统将偏离信息输送到调节中枢，通过神经系统的调节来维持体温的恒定。

在炎症过程中，发热大多数是由于致热原的作用，使体温调节中枢的"调定点"上移，从而把体温调节到高于正常的病理过程。常见于感染性炎症，当病原体蔓延入血时表现尤为突出。白细胞介素-1、肿瘤坏死因子及前列腺素 E 均可引起交感神经兴奋使血管收缩，散热降低，产热大于散热而出现发热。末梢血白细胞计数增多亦为白细胞介素-1 和肿瘤坏死因子引起骨髓中白细胞储存库释放加速所致。有时相对不成熟的杆状核中性粒细胞所占比例增加，这就是临床上出现"核左移"的病理基础。一般细菌感染引起炎症时，末梢血白细胞计数可达（15~20）× 10^9/L，有时甚至更高。某些病毒性疾病或伤寒等炎症时还能出现末梢血白细胞计数降低，可能是骨髓受抑制的结果。

以血管系统改变为中心的一系列局部反应，有利于清除、消灭致病因子。液体的渗出可稀释毒素，吞噬、搬运坏死组织以利再生和修复，使致病因子局限在炎症部位而不致蔓延全身。因此，炎症是机体的防御反应，通常对机体是有利的，如果没有炎症反应，人们将不能生存于充满致炎因子的自然环境中。然而，炎症对机体也有潜在的危害性，有时危害性很大，严重的过敏性休克可危及病人生命；心包内纤维素性渗出物机化可形成缩窄性心包炎，进而影响心脏功能；发生于脑实质或脑膜的炎症可引起颅内压升高，甚至形成脑疝致生命中枢受压而造成病人死亡等。因此在一定情况下，应采取措施控制炎症反应。

二、炎症的病因和基本病理变化

（一）病　因

任何引起组织损伤的因素都可成为炎症的原因（详见本章第 2 节"组织和细胞的适应、损伤与修复"），一般归纳为如下几大类：

1. 物理性因子

高热、低温、放射线等。

2. 化学性因子

包括外源性和内源性化学物质。

（1）外源性化学物质：有强酸、强碱等腐蚀性物质及松节油、芥子气等。

（2）内源性化学物质：有坏死组织的分解产物及尿素、自由基等。

3. 机械性因子

切割、撞击、挤压等。

4. 生物性因子

细菌、病毒、立克次氏体、支原体、真菌、螺旋体和寄生虫等为炎症的最常见的原因。它们通过在体内繁殖、释放毒素引起组织和细胞损伤，而且还可通过其抗原性诱发免疫反应导致炎症。

5. 免疫反应

各型变态反应均能导致组织细胞损伤引起炎症。Ⅰ型变态反应如过敏性鼻炎、荨麻疹；Ⅱ、Ⅲ型变态反应如抗基底膜性肾小球肾炎和免疫复合物性肾小球肾炎；Ⅳ型变态反应如结核、伤寒等。此外还有某些自身免疫性疾病如淋巴细胞性甲状腺炎、溃疡性结肠炎等。

（二）炎症的基本病理变化

炎症的基本病理变化包括局部组织的变质、渗出和增生。在炎症过程中，这些病理变化按一定的先后顺序发生，彼此密切相关。一般地说，变质属于损伤过程，而渗出和增生则属于抗损伤过程。

1. 变　质

炎症局部出现的代谢、功能的改变和组织发生的变性、坏死统称为变质，但通常所称的变质是指形态而言。变质可发生在实质细胞，亦可见于间质细胞。实质细胞出现的变质包括细胞水肿、脂肪变性、凝固性或液化性坏死等。间质结缔组织的变质可出现黏液样变性、透明变性、纤维蛋白样变性或坏死等。

2. 渗　出

炎症局部组织血管内的液体、蛋白质和血细胞，通过血管壁进入组织间隙、体腔、体表或黏膜表面的过程称为渗出。以血管反应为中心的渗出性病变是炎症的重要标志，在局部具有重要的防御作用。

炎症渗出是由于血管壁通透性升高和白细胞主动游出所致。炎症渗出液内蛋白质含量较高。浆膜腔炎症渗出液比重高于1.018，外观混浊，细胞含量较多，此点有别于因静脉回流受阻所形成的漏出液。渗出液或漏出液在组织间隙聚积称为水肿，聚积在浆膜腔内则形成积液。

3．增　生

致炎因子、组织崩解产物或某些理化因子刺激下，炎症灶的巨噬细胞、内皮细胞和成纤维细胞可增生。在某些情况下，炎症局部的上皮细胞或实质细胞也可增生。正是这种增生反应才使得损伤组织得以修复。

以上炎症过程中的变质、渗出和增生三个病理过程是互相联系、互相影响的。炎症局部出现的红、肿、热、痛和功能障碍都与上述三个过程有关，局部炎症代谢和崩解产物的吸收，可通过体液、神经反射而引起全身反应，如发热、白细胞增多、单核巨噬细胞系统的增生、抗体生成以及内脏器官（心、肝、肾等）的中毒性变化和坏死等。

炎症可呈急性经过或慢性经过，可痊愈或迁延不愈或蔓延、扩散。

三、炎症病变类型及其特征

炎症通常依病程经过可分为两大类，即急性炎症和慢性炎症。急性炎症起病急骤，持续时间短，通常为数天到一个月，以渗出性病变为主要特征，炎细胞以粒细胞为主。慢性炎症持续时间较长，常数月甚至数年，以增生性病变为主，其炎细胞以巨噬细胞和淋巴细胞为主。

（一）急性炎症

1．急性炎症病变特征

1）血液动力学改变

组织受损后，迅即发生细动脉短暂的收缩，持续几秒钟，随即细动脉扩张，微血管床开放，血流加速，这就是炎症局部红、热的原因。随着局部血管床的扩大，血管通透性升高，血流即逐渐减慢，富含蛋白质的血液液体成分向管外渗出，血液浓缩，黏稠度增加，血流停滞。

随着血流变慢和血流停滞的出现，白细胞（主要是中性粒细胞）开始边集并附壁，随后白细胞借阿米巴运动游出血管进入组织间隙。

2）血管通透性升高

炎症早期由于血管扩张，血流加速导致流体静压升高，血浆超滤，富含蛋白质的渗出液，大量聚集在间质和浆膜腔内，形成炎性水肿或浆膜腔积液。产生如此变化主要是血管通透性增加所造成的。炎症过程中，引起血管通透性增加的机制如下：

（1）内皮细胞收缩：炎症灶内组胺、缓激肽和其他炎症介质与内皮细胞受体结合后可迅速引起 20~60 μm 口径的细静脉内皮细胞收缩，致使内皮细胞间隙加大，血管通透性增加。

（2）直接内皮损伤：严重烧伤和化脓菌感染等刺激可直接引起血管内皮细胞损伤，使之坏死和脱落。血管通透性增加发生迅速，并在高水平持续数小时到数日，直至受损血管内形成血栓，此称为速发持续反应，各级微循环均可受累。而轻中度烧伤、X 线和紫外线损伤及某些细菌毒素所引起内皮细胞损伤等则发生较晚，持续数小时到数天，此称为迟发性反应，仅累及毛细血管和小静脉。

（3）白细胞介导的内皮损伤：炎症早期引起白细胞激活释放具有活性的氧代谢产物和蛋白水解酶。后者可引起内皮细胞损伤和脱落，使血管通透性增加。

（4）新生毛细血管壁的高通透性：炎症愈复过程中形成新生毛细血管芽，其内皮细胞连接发育不成熟，血管通透性相对增加，这便是愈复性炎症中液体外渗和水肿的病理基础。

以上四种机制在对某些刺激的反应过程中均发挥作用。

局部炎性水肿可稀释毒素，减轻对局部的损伤作用；局部炎性水肿还可为局部白细胞浸润带来葡萄糖和氧等营养物质，并带走代谢产物。渗出物含有抗体和补体等物质，有利消灭病原体。渗出物中纤维蛋白原形成纤维素网架，一方面限制微生物的扩散，使病灶局限化；另一方面也有利吞噬细胞发挥吞噬作用，在炎症后期纤维素网架还可成为修复的支架，有利成纤维细胞产生胶原纤维。渗出物中病原微生物和毒素随淋巴液被带到局部淋巴结，可刺激机体产生细胞和体液免疫。

倘若渗出液过多，则可影响器官功能和压迫邻近器官，如心包或胸腔积液可压迫心、肺，严重喉头水肿可引起窒息等。纤维素性渗出物如果不能被完全吸收，则发生机化，如在浆膜腔可引起浆膜粘连甚至浆膜腔闭锁。

3）白细胞渗出和吞噬作用

（1）白细胞的渗出。

白细胞的渗出是炎症反应最重要的特征。其过程极其复杂，经过附壁、黏着、游出和趋化作用等阶段到达炎症灶，在局部发挥重要的防御作用。

① 附壁：随着血管扩张、血管通透性增加和血流变慢，白细胞离开轴流，并沿内皮滚动。此时内皮细胞表面覆衬一层滚动的白细胞，最后白细胞黏附于血管内皮细胞，这个过程称为附壁。

② 黏着。现已明了黏着是内皮细胞和白细胞表面黏附分子相互识别引起的。炎症可使内皮细胞和炎症细胞表达新的黏附分子，增加黏附分子的数目和增强彼此的亲合性。

某些因子作用于内皮细胞，而另一些则作用于白细胞，还有一些作用于两者，促进黏附分子的表达。

白细胞表面黏附分子的表达：在补体 C_5a 作用下白细胞增加三种整合蛋白类糖蛋白的表达，同时 C_5a 还可改变其构象而增加与配体的亲合性。

内皮细胞黏附分子的表达：在 IL-1 和其他一些炎症介质作用下，内皮细胞可增加细胞表面黏附分子的表达。高表达内皮细胞和白细胞黏附分子可促进中性粒细胞的黏着；高表达细胞间黏附分子可促进中性粒细胞和淋巴细胞黏着；血管细胞黏附分子可促进淋巴细胞和单核细胞黏着。

肿瘤坏死因子（TNF）则可促进内皮细胞和白细胞黏附分子的表达。

③ 游出和趋化作用。白细胞通过血管壁进入周围组织的过程称为游出（Emigration）。黏着于内皮细胞表面的白细胞沿内皮细胞表面缓慢移动，在内皮细胞连接处伸出伪足，整个白细胞逐渐以阿米巴运动方式从内皮细胞缝隙逸出，到达内皮细胞和基底膜之间，最终穿过基底膜到达血管外。一个白细胞完全游出血管壁通常需要 2~12 min。中性粒细胞、单核细胞、淋巴细胞以及嗜酸、嗜碱性粒细胞都是以此种阿米巴运动方式游出的。血管壁严重受损时红细胞亦可漏出，但这是被动过程，是流体静压力把红细胞沿白细胞游出的途径或内皮损伤裂口处推出血管外。

炎症的不同阶段，游出的白细胞也不同。急性炎症早期，中性粒细胞首先游出，并释放单核细胞趋化因子，因而随后便有单核细胞的游出。由于致炎因子不同，其渗出的白细胞也不尽相同。葡萄球菌和链球菌感染以中性粒细胞渗出为主；病毒性疾病以淋巴细胞渗出为主；在一些过敏性炎症反应中，则以嗜酸性粒细胞渗出为主。

趋化作用是指白细胞向着化学刺激物所在部位作定向移动，这些化学刺激物称为趋化因子。研究发现，趋化因子的作用是特异性的，有些趋化因子只吸引中性粒细胞，而另一些趋化因子只吸引单核细胞或嗜酸性粒细胞等。不同的白细胞对趋化因子的反应能力亦各异。粒细胞和单核细胞对趋化因子的反应较显著，而淋巴细胞对趋化因子的反应则较弱。

游出的白细胞在炎症灶局部发挥吞噬作用和免疫作用，能有效地杀伤病原微生物，因而成为炎症防御反应中极其重要环节。

（2）白细胞的吞噬作用。

吞噬作用是指白细胞游出到炎症灶吞噬病原体和组织碎片的过程。具有吞噬功能的吞噬细胞有中性粒细胞和巨噬细胞。

中性粒细胞，细胞直径为 $10\sim12~\mu m$，核呈杆状或分叶状，染色质呈块状，着色深。其胞浆内富含中性颗粒，相当于电镜下的溶酶体。中性颗粒分为嗜天青颗粒和特异性颗粒两种。前者含有酸性水解酶、中性蛋白酶、髓过氧化物酶、阳离子蛋白、溶菌酶和磷脂酶 A_2 等。特异性颗粒，含有溶菌酶、磷脂酶 A_2、乳铁蛋白和碱性磷酸酶等。

炎症灶内巨噬细胞大多来自血液中的单核细胞，直径为 $14\sim17~\mu m$。胞核呈肾形或不规则形，染色质纤细而疏松，故着色浅。胞浆丰富，内有大小、致密度和形态不一的溶酶体，富含酸性磷酸酶和过氧化物酶。巨噬细胞受外界刺激能被激活，表现出除体积增大形态变化外，其功能亦相应增强。

吞噬过程包括识别和黏着，吞入及降解三个阶段。

① 识别和黏着：因为血清中存在着调理素（Opsonin），能增强吞噬细胞吞噬活性的，主要是 IgG、C_3b。吞噬细胞藉助其表面的 Fc 受体和 C_3b 受体，能识别被抗体或补体包被的细菌，经抗体或补体与相应受体相结合，细菌就被黏着在吞噬细胞表面。

② 吞入：在细菌被黏着于吞噬细胞表面之后，吞噬细胞便伸出伪足，随伪足的延伸和互相吻合，形成由吞噬细胞膜包围吞噬物的泡状小体，谓之吞噬体（Phagosome）。吞噬体逐渐脱离细胞膜进入细胞内部，并与初级溶酶体融合，形成吞噬溶酶体（Phagolysosome）。

③ 杀伤和降解：进入吞噬溶酶体的细菌主要被具有活性的氧代谢产物杀伤。吞噬过程使白细胞耗氧激增，并激活白细胞氧化酶，后者使还原型辅酶 Ⅱ 氧化而产生超氧负离子（O_2^-）。大多数超氧负离子经自发性歧化作用转为 H_2O_2。中性粒细胞的嗜天青颗粒中存在过氧化物酶（MPO），在氯化物存在条件下，该酶可将 H_2O_2 还原成次氯酸（HClO）。

$$H_2O_2 + Cl^- \xrightarrow{\quad MPO \quad} HClO + H_2O$$

HClO 是强氧化剂和杀菌因子。因此 H_2O_2-MPO-Cl^- 系统是最有效的杀菌系统，其杀菌效能比单独 H_2O_2 强 50 倍，而且对细菌、真菌、支原体和病毒均有杀伤效应。

白细胞颗粒中尚有不依赖氧也能杀伤病原体的物质，包括增加细菌通透性蛋白、溶菌酶、乳铁蛋白和富含精氨酸的阳离子蛋白质，后者能溶解细菌细胞壁，称之为杀菌素（phagocytin）或防御素（Defensins）。吞噬作用完成后，吞噬溶酶体内的 pH 降至 4~5，其内的酸性水解酶就可在此种合适的 pH 环境下发挥降解细菌的作用。

免疫反应需淋巴细胞、浆细胞和巨噬细胞相互协同作用。当抗原进入机体后，巨噬细胞将其吞噬处理，再把抗原传递给 T 和 B 淋巴细胞，使其致敏。免疫活化的淋巴细胞分别产生淋巴因子和抗体，发挥其杀伤病原微生物的作用。

另外，白细胞介导的组织损伤在一些人类炎症性疾病中亦起到重要作用。如类风湿性关节炎等。

以上可知，白细胞在机体防御反应中起着极其重要作用，当白细胞功能出现缺陷时，则造成病人反复感染。白细胞功能缺陷有先天性和获得性两大类。白细胞先天性功能缺陷有吞噬功能缺陷、免疫反应缺陷。前者又包括黏着缺陷、识别障碍、趋化作用缺陷，吞入或脱颗粒障碍及杀伤作用的缺陷。后者包括 B 细胞缺陷（Brutom 综合征）、T 细胞缺陷（Di George 综合征）以及联合免疫缺陷病等。

4）炎症介质

在急性炎症反应过程中，有些致炎因子可直接损伤内皮，引起血管通透性升高。但众多致炎因子并非作用局部组织，而是通过内源性化学因子的作用导致炎症，此又称为化学介质或炎症介质。

（1）细胞释放的炎症介质。

① 血管活性胺：包括组胺和 5-羟色胺（5-HT）。前者存在于肥大细胞和嗜碱性粒细胞的颗粒中，也存在于血小板。主要功能是使细动脉扩张，细静脉内皮细胞收缩，导致血管通透性升高。组胺尚有对嗜酸性粒细胞的趋化作用。后者（5-HT）由血小板释放，胶原和抗原抗体复合物可刺激血小板的释放反应，其功能与组胺相类似。

② 花生四烯酸代谢产物：包括前列腺素（PG）和白细胞三烯（LT）。两者均为花生四烯酸的代谢产物，而花生四烯酸是在炎症刺激和炎症介质（如 C_5a）的作用下激活磷脂酶产生的，炎症灶内中性粒细胞的溶酶体是磷脂酶的重要来源。炎症刺激花生四烯酸代谢并释放其代谢产物，导致发热、疼痛、血管扩张、通透性升高和白细胞渗出等炎症反应。

③ 白细胞产物：被致炎因子激活后，中性粒细胞和单核细胞可释放氧自由基和溶酶体，促进炎症反应和破坏组织成为炎症介质。活性氧代谢产物可损伤血管内皮细胞，导致血管通透性增加；灭活抗蛋白酶，导致蛋白酶活性增加，可破坏组织结构成分（如弹力纤维），损伤红细胞和其他实质细胞。然而，血清、组织液和靶细胞亦有抗氧化保护机制，故是否引起损伤取决于两者之间的平衡状态。

④ 中性粒细胞溶酶体成分：中性粒细胞的死亡、吞噬泡形成过程中的外溢和出泡作用，溶酶体成分亦可外释，介导急性炎症，其中，中性蛋白酶可介导组织损伤。

⑤ 细胞因子：细胞因子主要由激活的淋巴细胞和单核细胞产生，可调节其他类型细胞的功能，在细胞免疫反应中和介导炎症反应中均起重要作用。

⑥ 血小板激活因子。血小板激活因子（PAF）是另一种磷脂起源的炎症介质，由 IgE 致敏嗜碱性粒细胞结合抗原后产生。其功能是激活血小板，增加血管通透性，促进白细胞聚集和黏着，以及趋化作用。此外，尚有影响全身血液动力学功能。嗜碱性粒细胞、中性粒细胞、单核细胞和内皮细胞均能释放 PAF。PAF 一方面可直接作用于靶细胞，另一方面还可刺激细胞合成其炎症介质，特别是 PG 和白细胞三烯的合成。

⑦ 其他炎症介质：P 物质可直接和间接刺激肥大细胞脱颗粒而引起血管扩张和通透性增加。内皮细胞、巨噬细胞和其他细胞所产生的一氧化氮可引起血管扩张，并具细胞毒性。

（2）体液中可产生的炎症介质。

激肽、补体和凝血系统，三者相互关联，为重要炎症介质。

① 激肽系统：其激活后最终产物为缓激肽（Bradykinin）。缓激肽可引起细动脉扩张、内

皮细胞收缩、细静脉通透性增加，以及血管以外的平滑肌收缩。由于缓激肽很快被血浆和组织内的激肽酶灭活，所以其作用仅限于在血管通透性增加的早期。

② 补体系统：系由一系列蛋白质组成，可通过经典和替代两种途径被激活。病原微生物的抗原成分与抗体结合通过经典途径激活补体，而革兰阴性菌的内毒素则通过替代途径激活补体。某些细菌所产生的酶也能激活补体 C_3 和 C_5，坏死组织释放的酶能激活 C_3 和 C_5，激肽、纤维蛋白形成和降解系统的激活及其产物也能激活补体。补体 C_3a、C_5a 增加血管的通透性，引起血管扩张（此过程是通过引起肥大细胞释放组织胺实现的）。C_5a 还能激活花生四烯酸代谢的脂质加氧酶途径，使中性粒细胞和单核细胞进一步释放炎症介质；C_5a 引起中性粒细胞黏着于血管内皮细胞，并且是中性粒细胞和单核细胞的趋化因子；C_3b 结合于细菌细胞壁时具有调理素作用，可增强中性粒细胞和单核细胞的吞噬活性。因此，C_3、C_5 是最重要的炎症介质。除前述的激活途径外，尚能被存在于炎症渗出物中的蛋白水解酶激活，形成了中性粒细胞游出的不休止的环路。即补体对中性粒细胞有趋化作用，中性粒细胞释放的溶酶体酶又能激活补体。

③ 凝血系统：Ⅻ因子的激活不仅能启动激肽系统，而且还能同时启动血液凝固和纤维蛋白溶解两个系统。凝血酶在纤维蛋白原转化为纤维蛋白的过程中释放纤维蛋白多肽，后者可使血管通透性升高，同时又是白细胞趋化因子。

纤维蛋白溶解系统可通过激肽系统引起血管的变化。激肽、凝血、纤维蛋白溶解及补体的相互作用见图 5-7。

炎症介质相互之间密切关联，其作用也是交织在一起，而且几乎所有的炎症介质都处于灵敏的调控和平衡体系中。一方面炎症介质或处于严密隔离状态，或处于前体状态，均须经过许多步骤才能被激活，在转化过程中，限速机制控制着产生介质的生化反应速度。另一方面，介质一旦被激活和被释放，将迅速被灭活或破坏。机体就是通过这种调控体系使体内介质处于动态平衡。

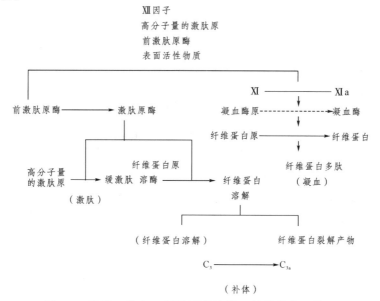

图 5-7　激肽、溶血、纤维蛋白溶解及补体的相互作用

主要的炎症介质种类、功能和来源见表 5-1。

表 5-1　主要炎症介质种类、功能、来源

炎症介质种类	功　能	来　源
组胺、缓激肽、PG	血管扩张	肥大细胞、嗜碱性粒细胞、血小板、中性粒细胞、内皮细胞
组胺、缓激肽、C_{3a}、C_{5a}	血管通透性升高	同上
白细胞三烯 C_4、D_2、E_4、PAF、活性氧代谢产物		凝血系统
白细胞产物		单核细胞、血浆
白细胞三烯 B_4、C_{5a} 细菌产物	趋化作用	同上
中性粒细胞阳离子蛋白		嗜碱、中性粒细胞、内皮细胞
细胞因子(IL-8、TNF) 细胞因子(IL-1、TNF)	发热	淋巴细胞、单核细胞等
PGE_2 缓激肽	疼痛	中性粒细胞的溶酶体
氧自由基、溶酶体酶	组织损伤	中性粒细胞和单核细胞

2. 急性炎症类型

根据炎症渗出物的成分，可将急性炎症分为浆液性炎、纤维素性炎、化脓性炎和出血性炎。

（1）浆液性炎：以血清渗出为其特征，渗出物主要为浆液，其内含有 3%~5%的蛋白质，并混有少量白细胞和纤维素。

浆液性炎多见于疏松结缔组织、浆膜和黏膜等处。疏松结缔组织浆液性炎常表现为炎性水肿、皮肤的浆液性炎（如皮肤Ⅱ度灼伤）可在局部形成水疱，体腔浆液性炎造成炎性积液。渗出的浆液一般易被吸收而消退，但有时心包腔或胸腔可因渗出液过多而压迫心、肺影响其功能。

（2）纤维素性炎：以大量纤维蛋白原渗出并形成纤维素为特征的一种渗出性炎症。常见于白喉、痢疾、大叶性肺炎等疾病，有时也可见于尿毒症和中毒性疾病。病变可发生在黏膜、浆膜和肺。若发生在黏膜，可在其表面形成由大量纤维素、炎细胞和坏死黏膜组织所构成的假膜（如白喉、杆菌性痢疾等），故又有假膜性炎之称。心包的纤维素性炎时，由于心脏的运动，脏、壁层心包膜互相摩擦，渗出心包膜的纤维素形成无数绒毛状物，称为绒毛心。渗出的纤维素必须经中性粒细胞释放的蛋白溶解酶的作用而溶解吸收。当纤维素渗出过多，中性粒细胞释放的蛋白溶解酶较少时或组织中抗胰蛋白酶较多时，纤维素不可能被完全溶解吸收，结果发生机化，引起浆膜增厚、粘连，甚至浆膜腔闭锁，严重影响器官功能。

（3）化脓性炎：以大量中性粒细胞渗出并伴有不同程度的组织坏死和脓液形成为特征的炎症。常由葡萄球菌、链球菌、脑膜炎双球菌和大肠杆菌等化脓菌引起，亦可因某些化学物质（如松节油）和机体坏死组织所致。大量中性粒细胞渗出后发生坏死崩解，释放出多量水解酶，使坏死组织液化而形成脓液，这个过程称为化脓。脓液是一种凝乳状，灰黄色或黄绿色液体。临床上常见的化脓有疖、痈、化脓性阑尾炎和化脓性脑膜炎等。

化脓性炎依其发生原因和部位不同分为三类：

① 表面化脓和积脓。表面化脓是指黏膜和浆膜的化脓性炎。黏膜的化脓性炎又称脓性

卡他。化脓性尿道炎或化脓性支气管炎的脓液可通过尿道或气管而排出体外。当这种病变发生在浆膜或胆囊、输卵管黏膜时，脓液可在浆膜腔或胆囊、输卵管腔内蓄积，称为积脓。

②蜂窝织炎。疏松组织中弥漫性化脓性炎称为蜂窝织炎。常见于皮肤、肌肉和阑尾。主要由溶血性链球菌引起。链球菌分泌透明质酸酶，降解结缔组织基质的透明质酸；分泌链激酶，降解纤维素。因此，细菌易于通过组织间隙和淋巴管蔓延扩散造成弥漫性浸润。

③脓肿。脓肿是一种局限性化脓性炎症，伴有脓腔的形成。可发生于皮下或内脏，常由金黄色葡萄球菌引起。这些细菌能产生毒素使局部组织坏死，并有大量中性粒细胞浸润，以后粒细胞崩解释出酶将坏死组织液化，形成充满脓液的空腔。小脓肿可以吸收消散，较大脓肿由于脓液过多，吸收困难，需切开排脓或穿刺抽脓，而后由肉芽组织修复，形成瘢痕。

疖是毛囊、皮脂腺及其附近组织所发生的脓肿。其中心部分液化、变软后，脓肿就可以穿破。痈是多个疖的融集，在皮下脂肪、筋膜组织中形成的许多互相沟通的脓肿。必须及时切开引流排脓后，局部方能修复愈合。皮肤或黏膜的化脓性炎，由于皮肤或黏膜坏死、崩解、脱落，可形成局部缺损。浅表性缺损称为糜烂，而较深在的病理性缺损则称为溃疡。胃肠道黏膜的糜烂与小的浅溃疡常无严格界限，一般把局限于黏膜肌层以上的缺损称为糜烂，深度超过黏膜肌层的则称为溃疡。体内较深的组织发生化脓性炎（或结核性炎），其坏死逐渐扩大并穿通到皮肤或黏膜表面，形成一侧为盲端而另一侧有开口的管道，这种管道称为窦道。若在体表与空腔器官之间或两个空腔器官之间形成有两个以上开口的病理性通道则称为瘘或瘘管，例如肛周脓肿可以向体表穿破形成窦道，也可以既向体表穿破，又向肛管穿破，形成瘘管，二者常因不断排脓而长期不愈。

（4）出血性炎：因炎性渗出物中含有大量红细胞而得名。此类炎症很少单独存在，常于其他类型炎症混合存在，常见于炭疽、流行性出血热、钩端螺旋体病和鼠疫等疾病。

上述各种类型炎症可单独发生，亦可在炎症过程中两种不同类型炎症并存，如浆液纤维素性炎或纤维素性化脓性炎等。此外，在炎症发展过程中，一种类型炎症可以转变为另一种类型炎症，如浆液性炎可进一步发展为纤维素性炎或化脓性炎。

3. 急性炎症的结局

在炎症过程中，若渗出和增生等抗损伤过程占优势，则炎症逐渐向痊愈方向发展。相反，如损伤性变化占优势，则炎症逐渐加重并可向全身扩散。若损伤与抗损伤变化相持暂时难分"胜负"，则炎症转变为慢性。

1）痊　愈

大多数炎症病变均能够痊愈。

（1）完全痊愈：炎症过程中，清除病因，溶解吸收少量坏死物和渗出物，通过周围健康细胞的再生达到修复，最后完全恢复组织原来的结构和功能。

（2）不完全痊愈：炎症灶坏死范围较广，由肉芽组织修复，留下瘢痕，不能完全恢复组织原来的结构和功能。

2）迁延不愈，转为慢性

致炎因子不能在短期内清除，或在机体内持续存在，而且还不断损伤组织，造成炎症过程迁延不愈，急性炎症转为慢性炎症，病情时轻时重。

3）蔓延扩散

在病人抵抗力低下，或病原微生物毒力强、数量多的情况下，病原微生物可不断繁殖并直接沿组织间隙向周围组织、器官蔓延，或向全身扩散。

（1）局部蔓延：炎症局部病原微生物可经组织间隙或器官的自然管道向周围组织和器官扩散，如肾结核可沿泌尿道下行播散，引起输尿管和膀胱结核。

（2）淋巴道扩散：在较严重情况下，病原微生物可经淋巴液扩散，引起继发性淋巴管炎和所属淋巴结炎。如足部感染时，下肢因淋巴管炎可出现红线，腹股沟淋巴结炎表现局部肿大、疼痛。感染严重时，病原体可通过淋巴管入血，引起血道扩散。

（3）血道扩散：炎症灶的病原微生物或某些毒性产物可侵入血循环或被吸收入血，引起菌血症、毒血症、败血症和脓毒血症等。

① 菌血症。细菌由局部病灶入血，但无全身中毒症状，血液中可查到细菌，称为菌血症。在菌血症阶段，肝、脾、骨髓的吞噬细胞可组成一道防线，以清除病原体。

② 毒血症。细菌的毒素或毒性产物被吸收入血，为毒血症。临床上出现高热、寒战等中毒症状，同时伴有心、肝、肾等实质细胞的变性或坏死。严重时甚至出现中毒性休克。

③ 败血症。毒力强的细菌进入血中不仅未被清除而且还大量繁殖，并产生毒素，引起全身中毒症状和病理变化，称为败血症。患者除有严重的毒血症临床表现外，还常出现皮肤黏膜的多发性出血斑点以及脾与全身淋巴结肿大等。此时血液中常培养出致病菌。

④ 脓毒败血症。化脓菌引起的败血症可进一步发展为脓毒败血症。此时除有败血症的表现外，同时还在一些器官（如肺、肾、肝等）形成多个脓肿。这些脓肿通常较小，较均匀散布在器官中。镜下，脓肿的中央及尚存在的毛细血管或小血管中常见到细菌菌落。说明脓肿是由栓塞于器官毛细血管的化脓菌引起，故又称为栓塞性脓肿或转移性脓肿。

（二）慢性炎症

致炎因子持续存在并损伤是慢性炎症的根本原因。各种器官的慢性炎症可从急性炎症转化而来，还可从其他方式发生。慢性炎症可潜隐缓慢地逐渐发生，临床上开始并无急性炎症表现，常见于细胞内感染（如结核杆菌和病毒感染）。这些病原体毒力不强，但可引起免疫反应；或长期受不能降解却有潜在毒性物质的刺激（如矽肺）；或持续存在的、对抗自身组织的免疫反应即自身免疫反应性疾病（如类风湿性关节炎、淋巴性细胞性甲状腺炎）。

1. 一般慢性炎症的基本病理变化

（1）炎症灶内主要是巨噬细胞、淋巴细胞和浆细胞浸润。单核吞噬细胞浸润对慢性炎症十分重要。单核细胞从血管游出后转化为巨噬细胞，巨噬细胞还可被激活。慢性炎症灶局部巨噬细胞积聚主要是由于炎症灶不断产生吸引单核细胞的趋化因子。因此，血液循环中渗出的单核细胞源源不断来到局部，这是局部巨噬细胞的主要来源。游走的巨噬细胞在局部通过有丝分裂而增殖，炎症灶内巨噬细胞寿命长，并能长期停留在局部而不游走。单核细胞被激活后分泌多种生物活性产物，是造成慢性炎症中组织破坏和纤维化的重要介质。

淋巴细胞和浆细胞在与免疫有关的炎症反应中的作用已很明了。在一些慢性炎症，也可见到大量中性粒细胞浸润，并可形成脓液；淋巴细胞浸润并非总是慢性炎症特征，在急性病毒性感染时，淋巴细胞亦为炎症浸润的主要成分。

单核细胞所产生的细胞因子可激活淋巴细胞，而激活的淋巴细胞可以产生炎症介质，这是造成慢性炎症持续的重要因素。

嗜酸性粒细胞其颗粒所含的主要碱性蛋白对寄生虫有毒性，并可引起哺乳动物的上皮细胞溶解。

（2）成纤维细胞增生，有时小血管也增生。

（3）局部组织的某些特殊成分如炎症灶的被覆上皮、腺上皮和其他实质细胞也可发生明显增生。

2. 慢性肉芽肿性炎症

以在炎症局部形成主要由巨噬细胞增生构成的境界清楚的结节状病灶为特征的慢性炎症，称为慢性肉芽肿性炎。其结节较小，一般直径为 0.5~2 mm，这是一种特殊类型慢性炎症。慢性肉芽肿一般分为感染性肉芽肿，异物肉芽肿以及原因未明的肉芽肿。

（1）感染性肉芽肿。感染来源有细菌感染（如结核、麻风、梅毒、伤寒等）及真菌和寄生虫感染（霉菌、丝虫，和组织胞浆菌病、血吸虫病等）。感染性肉芽肿除肉芽肿病灶形态外尚可见到感染的物质，如结核杆菌，组织细胞浆内有大量组织胞浆菌、血吸虫卵等。

（2）异物肉芽肿。常见于手术缝线、滑石粉、石棉、尿酸盐结晶及胆固醇等脂质，除肉芽肿外，尚有异物存在。

还有以肉芽肿形态表现的白细胞杀菌功能障碍（如婴幼儿隐性遗传病）和原因未明的肉样瘤。引起肉芽肿的病因不同，增生的细胞及排列形式各有其相对的特殊性，因此，根据这些相对特殊的组织反应就可推断它是由什么病因引起的。

形成肉芽肿的条件是病原体（如结核杆菌）或异物（矿物油）不能被吸收，刺激长期存在，造成慢性炎症。刺激物引起的细胞介导免疫反应在诱发慢性肉芽肿性炎症中具有重要作用。

肉芽肿的组成：以结核结节为例，从结节中心向外，肉芽肿的成分依次为：① 干酪样坏死，内含坏死的组织细胞和白细胞，还有结核杆菌。② 类上皮细胞，胞核呈圆形或卵圆形，染色质少，可有 1~2 个核仁，胞浆丰富，染成浅红色，因其形态与上皮细胞相似，故称类上皮细胞。现在认为，在受一些不能被消化的细菌或其他抗原物质的长期刺激下，巨噬细胞就可转化为类上皮细胞，类上皮细胞具有向细胞外分泌的功能，可通过分泌一些化学物质而杀伤细胞周围的细菌，同时在宿主健康组织与细菌之间组成一条隔离带。③ 多核巨细胞，结核结节多核巨细胞又称 Langhas 细胞，其细胞体积大，核多达数十个，甚至百余个，核呈环形或马蹄形排列在细胞周边，胞浆丰富，Langhas 细胞多由类上皮细胞融合而成。多核巨细胞还常见于较大异物（手术缝线等）和代谢产物（如痛风的尿酸盐结晶）周围，此时称为异物巨细胞。多核巨细胞移动十分缓慢，其功能与类上皮细胞相似。淋巴细胞围绕类上皮细胞周围，纤维母细胞分布在结节周边，并有胶原纤维分布。

因此，一般性（非特异性）慢性炎症的病变特点为：① 渗出性病变较不明显，主要为巨噬细胞、浆细胞（所谓"慢性炎细胞"）浸润；② 增生性病变占优势（肉芽组织增生并进而纤维化、瘢痕形成；上皮细胞增生）。

慢性炎症除一般性和特殊性表现形式外，有时还可形成炎性息肉和炎性假瘤。炎性息肉是在致炎因子的长期刺激下，局部黏膜上皮和腺体及肉芽组织增生而形成的突出于黏膜表面的肉芽肿块，常发生于腔道器官（如消化道、呼吸道、外耳道、泌尿道及生殖道等），多见于鼻黏膜和宫颈，常有蒂与黏膜相连，大小不一，单发或多发。炎性假瘤是由组织的炎性增生形成的一个境界清楚的瘤样团块，本质并非真正肿瘤，常发生于眼眶和肺。近年发生于肝脏的炎性假瘤亦有报道。

第四节 肿 瘤

肿瘤（Tumor）是一种常见病、多发病，其中恶性肿瘤是目前危害人类生命健康最严重的一类疾病。据统计，全世界每年约有 500 万人死于恶性肿瘤。在欧美一些国家，癌症的病死率仅次于心血管系统疾病而居于第二位。据 2005 年我国居民死亡原因统计，城市地区居民恶性肿瘤病死率居死亡原因第一位，农村地区居民恶性肿瘤病死率居死亡原因的第二位。随着我国人口老龄化的进程，城市人口比例逐年增高，环境污染日益严重，吸烟等不良生活习惯相当普遍，若不采取积极宣传教育整改措施，恶性肿瘤的危害性将会日益增加。在我国最为常见和危害性最严重的肿瘤为肺癌、鼻咽癌、食管癌、胃癌、大肠癌、肝癌、乳腺癌、宫颈癌、白血病及淋巴瘤等，应是我国肿瘤防治研究的重点。

近年来，我国对一些肿瘤（如食管癌、肝癌、鼻咽癌等）的治疗效果已经接近或达到国际水平。

一、肿瘤概述

（一）肿瘤的概念

肿瘤是机体在各种致瘤因素作用下，局部组织的细胞在基因水平上失去了对其正常生长的调控，导致异常增生而形成的新生物。这种新生物常形成局部肿块。

正常的细胞转变为肿瘤细胞后，就表现出异常的形态、代谢和功能，并在不同程度上失去了分化成熟的能力。瘤细胞呈相对无限制生长，即使后来致瘤因素不存在时，仍能持续生长，不仅与整个机体不协调，而且有害无益。

机体在生理情况下以及在炎症、损伤时也常有组织、细胞的增生。但这类增生一般都是属于正常新陈代谢所需的细胞更新，或者是针对一定刺激和损伤而发生的适应性反应，是机体生存所需。其所增生的组织基本上具有成熟性，并具有原来正常组织的结构和功能。一旦增生的原因消除后，就不再继续增生。但肿瘤性增生则不同，这二者有本质上的区别。

（二）肿瘤的一般形态与结构

1. 肿瘤的一般形态

肉眼观，肿瘤的形态多种多样，并在一定程度上可反映肿瘤的良恶性。

（1）肿瘤的数目和大小。肿瘤通常为一个，有时可为多个。其大小很不一致，小者肉眼看不到，只有在显微镜下才能发现，如原位癌或微小癌；大者很大，可重达数十千克。肿瘤的大小与肿瘤的性质（良、恶性）、发生部位和生长时间长短有一定的关系。大的肿瘤一般生长缓慢，生长时间较长，多为良性。有时生长在体表或大的体腔（如腹腔）内的肿瘤，体积可以长得很大。生长在致密组织和狭小腔道（如颅腔、椎管）内的肿瘤一般较小。恶性肿瘤生长迅速，短期内即对机体产生危害，故一般不致长得很大。

（2）肿瘤的形状。肿瘤的形状多种多样，这与肿瘤的发生部位、组织来源、生长方式和肿瘤的良恶性等有一定的关系。发生在皮肤表面的良性肿瘤常向表面突出生长，可呈乳头状、息肉状、绒毛状、菜花状或蕈伞状。恶性肿瘤也可出现上述各种生长的形状，同时还向周围或深部组织呈浸润性生长。恶性肿瘤表面易发生坏死、出血，形成溃疡。

生长在皮下或实质器官内的良性肿瘤多呈结节状、分叶状、囊状，一般都有包膜，与周围正常组织分界清楚；恶性肿瘤多呈不规则结节状或蟹足状，与周围正常组织分界不清，无包膜或包膜不完整（图 5-8）。

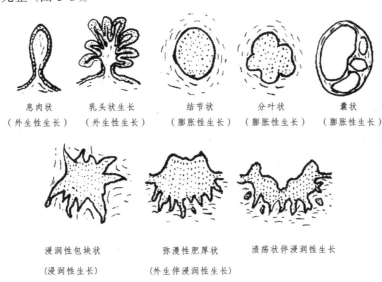

息肉状　　乳头状生长　　结节状　　分叶状　　囊状
（外生性生长）（外生性生长）（膨胀性生长）（膨胀性生长）（膨胀性生长）

浸润性包块状　　弥漫性肥厚状　　溃疡状伴浸润性生长
（浸润性生长）（外生伴浸润性生长）

图 5-8　肿瘤的外形和生长模式图

（3）肿瘤的颜色。一般肿瘤呈灰白色和灰红色，可因其含血量的多寡，有无变性坏死与出血，以及是否含有色素等而呈现各种不同的色调。有时从肿瘤的色泽大致可推测其为何种肿瘤，如血管瘤多呈红色和暗红色，脂肪瘤呈黄色，黑色素瘤多呈黑色等。

（4）肿瘤的硬度。肿瘤一般较其来源组织的硬度大，其硬度与肿瘤的种类、肿瘤实质与间质的比例以及有无变性坏死等有关。如骨瘤很硬，脂肪瘤质软；实质多于间质的肿瘤一般质软，反之较硬；瘤组织发生坏死时变软，有钙化或骨化时则变硬。

2. 肿瘤的组织结构

肿瘤的组织结构多种多样，但任何肿瘤在显微镜下的基本组织成分都可概括为实质和间质两部分。

（1）肿瘤的实质。肿瘤的实质即肿瘤细胞，是肿瘤的主要成分，它决定肿瘤的性质。机体内几乎任何组织都可以发生肿瘤，因此肿瘤实质的形态也是多种多样的。通常就是根据肿瘤的实质形态来识别各种肿瘤的组织来源，进行肿瘤的分类、命名和组织学诊断。并依据其分化成熟程度和异型性大小来确定肿瘤的良恶性。大多数肿瘤只有一种实质，少数可由两种或多种实质构成，如乳腺的纤维腺瘤，含有纤维组织和腺上皮两种实质，畸胎瘤含有多种不同的实质。

（2）肿瘤的间质。肿瘤的间质成分不具有特异性，为肿瘤的支架，起着支持和营养肿瘤实质的作用。一般由结缔组织及血管构成，有时可有淋巴管。肿瘤间质除部分是原有组织残留外，大部分是由于瘤细胞的刺激增生而来。近年来认为在肿瘤结缔组织间质中除见纤维母细胞外，尚出现肌纤维母细胞（Myofibroblast）。此种细胞兼具有纤维母细胞和平滑肌细胞的一些形态和功能特点，既能产生胶原纤维，又有收缩功能。由于此种细胞的增生、收缩和形成胶原纤维包绕肿瘤细胞，可能对肿瘤细胞的浸润有所阻抑，并限制瘤细胞的活动和遏止瘤细胞侵入血管内或淋巴管内，从而减少播散机会。此种细胞的增生还可以解释临床上所见乳腺癌时的乳头回缩，食管癌及肠癌所致的管壁僵硬和狭窄。此外，肿瘤间质内有或多或少的淋巴细胞等单核细胞浸润，这是机体对肿瘤组织的免疫反应。

（三）肿瘤对机体的影响

肿瘤对机体危害的程度因肿瘤的良恶性而有所不同。

1. 良性肿瘤

因其分化较成熟，生长缓慢，停留于局部，不浸润，不转移，故对机体影响较小，主要表现为局部压迫和阻塞症状。其影响的发生主要与其发生部位和继发变化有关。如发生在消化管腔的良性肿瘤可引起消化管的阻塞、狭窄和扭转，有时发生肠梗阻或肠套叠；生长在颅内或椎管内的良性瘤，可压迫脑组织和脊髓组织，引起颅内压升高和相应的神经系统症状。良性肿瘤有时发生继发性改变，如肠的腺瘤性息肉、膀胱的乳头状瘤等表面可发生出血和感染，给机体带来程度不同的影响。但内分泌腺的良性肿瘤常因能过多分泌某种激素而产生全身影响。如腺垂体的嗜酸性腺瘤可引起巨人症或肢端肥大症；胰岛细胞瘤分泌过多的胰岛素，可引起血糖过低等。

2. 恶性肿瘤

恶性肿瘤由于分化不成熟，生长较快，浸润破坏器官的结构和功能，并可发生转移，因而对机体的影响严重。恶性肿瘤除可引起与上述良性肿瘤相类似的局部压迫和阻塞症状外，如发生在胃肠道尚能并发溃疡、出血，甚至穿孔导致腹膜炎；肝癌能破裂引起大出血等，后果更为严重。有时肿瘤产物和合并感染可引起发热。由于肿瘤浸润或局部压迫神经可以引起相应部位顽固性疼痛，如肝癌的肝区疼痛，鼻咽癌侵犯三叉神经引起头痛等。恶性肿瘤的晚期患者往往出现恶病质（Cachexia）导致患者死亡。恶病质是指机体严重消瘦、无力、贫血和全身衰竭的状态，其发生机制尚未完全阐明，可能由于进食减少、出血、感染、发热和肿瘤组织坏死产生的毒性产物等引起机体的代谢紊乱所致。此外，由于恶性肿瘤的迅速生长，消耗机体大量的营养物质，以及由于晚期癌瘤引起疼痛，影响患者的进食及睡眠等，也是促使恶病质发生的因素。

二、肿瘤的分类及常见肿瘤

（一）肿瘤的命名原则及分类

人体任何部位、组织、器官几乎都可以发生肿瘤，因此，肿瘤的种类繁多，命名也复杂。为了更好地认识、研究肿瘤的性质，进行有效地防治，需对肿瘤进行正确的命名和分类。

1. 肿瘤的命名原则

肿瘤的命名原则应能反应肿瘤的性质、组织起源及发生部位，有时可结合大体或显微镜下的形态进行命名。

（1）良性肿瘤的命名。在其来源组织名称后加"瘤"字。如来源于纤维组织的良性瘤称为纤维瘤，来源于腺上皮的良性瘤称为腺瘤等。有时还结合肿瘤的形态特点命名，如腺瘤呈乳头状生长并有囊腔形成时称为乳头状囊腺瘤。

（2）恶性肿瘤的命名。恶性肿瘤由于组织来源不同又分为癌和肉瘤两大类，其中癌最多见。所谓癌症（Cancer）是泛指所有恶性肿瘤。

① 癌（Carcinoma）。上皮组织来源的恶性肿瘤称为癌。其命名方式是在来源组织名称之后加"癌"字，如来源于鳞状细胞的恶性肿瘤称为鳞状细胞癌，来源于腺上皮的恶性肿瘤称为腺癌等。

② 肉瘤（Sarcoma）。从间叶组织（包括纤维组织、脂肪、肌肉、脉管、骨、软骨及淋巴造血组织等）发生的恶性肿瘤称为肉瘤。其命名方式是在来源组织名称之后加"肉瘤"，如纤维肉瘤、脂肪肉瘤、骨肉瘤等。如一个肿瘤中既有癌的结构又有肉瘤的结构，则称癌肉瘤（Carcinosarcoma）。

少数恶性肿瘤不按上述原则命名。有些来源于幼稚组织及神经组织的恶性肿瘤称为母细胞瘤，如神经母细胞瘤、髓母细胞瘤、肾母细胞瘤等。有些恶性肿瘤成分复杂或组织来源尚有争议或习惯沿袭，则在肿瘤的名称之前加"恶性"，如恶性畸胎瘤、恶性淋巴瘤、恶性黑色素瘤等。有些恶性肿瘤以人名命名，如尤文（Ewing）瘤、霍奇金（Hodgkin）淋巴瘤；或按肿瘤细胞的形态命名，如骨的巨细胞瘤、肺的燕麦细胞癌。白血病、精原细胞瘤等则是习惯沿用名称，实际上都是恶性肿瘤。

2. 肿瘤的分类

肿瘤分类通常是以其组织发生（即来源于何种组织）为依据，将所有的肿瘤分为若干大类。每大类又按其分化成熟程度以及对机体的影响不同再分为良性及恶性两类。现列表如下（表 5-2）。

表 5-2　肿瘤的分类

组织来源	良性肿瘤	恶性肿瘤	好发部位
一、上皮组织			
鳞状上皮	乳头状瘤	鳞状细胞癌	乳头状瘤见于皮肤、鼻、鼻窦、喉等处；鳞癌见于宫颈、皮肤、食管、鼻咽、肺、喉和阴茎等
基底细胞		基底细胞癌	头面部皮肤
腺上皮	腺瘤	腺癌（各种类型）	腺瘤多见于乳腺、甲状腺、胃、肠；腺癌见于胃、肠、乳腺、甲状腺等
	黏液性或浆液性囊腺瘤	黏液性或浆液性囊腺癌	卵巢
	多形性腺瘤	恶性多形性腺瘤	涎腺

组织来源	良性肿瘤	恶性肿瘤	好发部位
移行上皮	乳头状瘤	移行上皮癌	膀胱、肾盂
二、间叶组织			
纤维结缔组织	纤维瘤	纤维肉瘤	四肢
纤维组织细胞	纤维组织细胞瘤	恶性纤维组织细胞瘤	四肢
脂肪组织	脂肪瘤	脂肪肉瘤	前者多见于皮下组织，后者多见于下肢和腹膜后
平滑肌组织	平滑肌瘤	平滑肌肉瘤	子宫和胃肠
横纹肌组织	横纹肌瘤	横纹肌肉瘤	肉瘤多见于头颈、生殖泌尿道及四肢
血管和淋巴管组织	血管瘤、淋巴管瘤	血管肉瘤、淋巴管肉瘤	皮肤和皮下组织、舌、唇等
骨组织	骨瘤	骨肉瘤	骨瘤多见于颅骨、长骨；骨肉瘤多见于长骨两端，以膝关节上下尤为多见
	巨细胞瘤	恶性巨细胞瘤	股骨上下端、胫骨上端、肱骨上端
软骨组织	软骨瘤	软骨肉瘤	软骨瘤多见手足短骨；软骨肉瘤多见盆骨、肋骨、股骨、肱骨及肩胛骨等
滑膜组织	滑膜瘤	滑膜肉瘤	膝、踝、腕、肩和肘等关节附近
间皮	间皮瘤	恶性间皮瘤	胸膜、腹膜
三、淋巴造血组织			
淋巴组织		恶性淋巴瘤	颈部、纵隔、肠系膜和腹膜后淋巴结
造血组织		各种白血病	淋巴造血组织
		多发性骨髓瘤	椎骨、胸骨、肋骨、颅骨和长骨
四、神经组织			
神经衣组织	神经纤维瘤	神经纤维肉瘤	单发性：全身皮神经；多发性：深部神经及内脏也受累
神经鞘细胞	神经鞘瘤	恶性神经鞘瘤	头、颈、四肢等处神经
胶质细胞	胶质细胞瘤	恶性胶质细胞瘤	大脑
原始神经细胞		髓母细胞瘤	小脑
脑膜组织	脑膜瘤	恶性脑膜瘤	脑膜
交感神经节	节细胞神经瘤	神经母细胞瘤	前者多见于纵隔和腹膜后；后者多见于肾上腺髓质
五、其他肿瘤			
黑色素细胞	黑痣	恶性黑色素瘤	皮肤、黏膜

续表

组织来源	良性肿瘤	恶性肿瘤	好发部位
胎盘组织	葡萄胎	绒毛膜上皮癌，恶性葡萄胎	子宫
性索	支持细胞、间质细胞瘤	恶性支持细胞、间质细胞瘤	卵巢、睾丸
	颗粒细胞瘤	恶性颗粒细胞瘤	卵巢
		精原细胞瘤	睾丸
生殖细胞		无性细胞瘤	卵巢
		胚胎性癌	卵巢、睾丸
三个胚叶组织	畸胎瘤	恶性畸胎瘤	卵巢、睾丸、纵隔和骶尾部

（二）良性肿瘤与恶性肿瘤的区别

根据肿瘤对机体影响的不同，肿瘤可分为良性肿瘤与恶性肿瘤两大类。良性肿瘤对机体影响一般较小，易于治疗，疗效也较好。恶性肿瘤危害较大，治疗措施复杂，效果也不够理想。因此，正确认识和区别良恶性肿瘤，对于正确的诊断和治疗具有重要的临床意义。如果把恶性肿瘤诊断为良性肿瘤，就会贻误治疗，或因治疗不彻底而造成复发、转移，危及生命。而把良性肿瘤误诊为恶性肿瘤，使病人进行一些不必要的治疗，而遭受不应有的痛苦、损害和精神负担。因此，必须认真判断病人所患肿瘤的性质。良性肿瘤与恶性肿瘤的根本区别在于肿瘤的分化成熟程度。良性肿瘤分化好，恶性肿瘤分化不好，一般通过活组织检查即可以诊断。但必要时要结合临床表现及其他辅助检查综合性判断。现将良性肿瘤与恶性肿瘤的区别列表如下（表5-3）。

表 5-3　良性肿瘤与恶性肿瘤的区别

	良性肿瘤	恶性肿瘤
组织分化程度	分化好，异型性小，与发源组织的形态相似	分化不好，异型性大，与发源组织的形态差别大
核分裂象	无或稀少，不见病理核分裂象	多见，并可见病理核分裂象
生长速度	缓慢，有时可呈间断性生长与停滞	较快，常呈失控性及不协调生长
生长方式	膨胀性和外生性生长。前者常有包膜，与周围一般分界清楚，故通常可推动	浸润性和外生性生长。前者无包膜，与周围一般分界不清楚，故通常不能推动；后者常伴有浸润性生长
继发改变	很少发生坏死、出血	常发生出血、坏死、形成溃疡等
转移	一般不转移	常有转移
术后复发	很少	较多
对机体影响	较小，主要为局部压迫和阻塞作用。如发生在重要器官也能引起严重后果	较大，除压迫、阻塞外，还能破坏原发处和转移处的组织，引起坏死、出血，合并感染，甚至造成恶病质

上述良、恶性肿瘤区别的任何一点都不是绝对的，往往需要综合各方面的表现，结合具体肿瘤进行分析，才能得出一个正确的判断。少数肿瘤还有自身的特殊性，如淋巴管瘤、血管瘤均为良性肿瘤，但无包膜，分界不清，切除后易复发。有一些肿瘤在组织结构上分化良好，但其生物学行为有恶性倾向，呈浸润性生长，如腮腺多形性腺瘤等。相反，也有的恶性

肿瘤结构分化不良，但生长缓慢，一般不转移，如基底细胞癌等。肿瘤的良、恶性也并非一成不变，有些良性肿瘤如不及时治疗，有时可转变为恶性肿瘤，称为恶性变，如结肠腺瘤性息肉可恶变为腺癌。也有个别恶性肿瘤如恶性黑色素瘤、神经母细胞瘤，由于机体免疫功能增强等原因，可以停止生长，甚至自然消退。

必须指出，良性肿瘤与恶性肿瘤间有时并无绝对界限，有些肿瘤的表现介于良、恶性之间，称为交界性肿瘤，如卵巢交界性浆液性乳头状囊腺瘤和交界性黏液性囊腺瘤等。此类肿瘤有恶变倾向，一定的条件下可向恶性发展。在恶性肿瘤中，其恶性程度亦各不相同。有的较早发生转移，如鼻咽癌；有的较晚转移，如子宫内膜癌；有的则很少发生转移，如基底细胞癌。

（三）癌与肉瘤的区别

癌与肉瘤均属恶性肿瘤，对机体的影响是严重的，而且是多方面的，但两者又存在很多不同。由上皮组织发生的恶性肿瘤称癌，由间叶组织来源的恶性肿瘤统称肉瘤，其各自特点有所不同（表 5-4）。正确掌握癌与肉瘤的特点，对临床诊断和治疗均有实际意义。

表 5-4　癌与肉瘤的区别

	癌	肉瘤
肿瘤起源	主要为内胚层、外胚层，也可中胚层	主要为中胚层，也可神经外胚层
组织来源	上皮组织	间叶组织
发病率	较常见，约为肉瘤的 9 倍，多见于 40 岁以上成年人	较少见，大多见于青少年
肿瘤部位	多位于体表或内脏	多位于躯干、四肢与腹膜后等处
大体特点	质较硬、灰白色、较干燥	质软、色灰红、湿润、鱼肉状
组织学特点	形成癌巢，实质与间质分界清楚，为纤维组织包绕	瘤细胞弥漫分布，实质与间质分界不清楚，血管丰富
网状纤维染色	瘤细胞间多无网状纤维	肉瘤细胞间多有网状纤维
免疫组化特点	上皮细胞性抗原如 CEA、EMA 等阳性	上皮细胞性抗原阴性，相应的抗体显示阳性
转移方式	多经淋巴道转移	多经血道转移

（四）常见上皮性和间叶性肿瘤举例

1. 上皮性肿瘤

1）良性上皮组织肿瘤

（1）乳头状瘤（Papilloma）：由被覆上皮（皮肤或黏膜）发生的良性瘤，见于皮肤、喉、口腔、外耳道、膀胱、阴茎等处。向表面呈外生性生长，呈乳头状或绒毛状外观，故称乳头状瘤。肿瘤根部常较狭窄成带与正常组织相连。生长在皮肤者，颜色由苍白、粉红到暗棕。生长在黏膜者，色常乳白、质脆，触之易碎、出血。多发者，称乳头状瘤病。镜下每一乳头或绒毛的中部由纤维组织和脉管构成（称纤维脉管束），其表面覆盖着增生的上皮。因发生的部位不同，可为鳞状上皮、柱状上皮或移行上皮。肿瘤基底几乎在一平面，不向深部发展。喉部的乳头状瘤，术后易复发。外耳道、膀胱、阴茎和结肠的乳头状瘤较易发生恶变而形成乳头状癌。

（2）腺瘤（Adenoma）：由腺上皮发生的良性肿瘤，多见于甲状腺、乳腺、涎腺、胃肠道和卵巢等处。表面黏膜腺发生的腺瘤呈息肉样突起，可有蒂或无蒂，切面上似增厚的黏膜，称息肉样腺瘤。在深部腺体生长的腺瘤多呈结节状，且常有完整包膜，其周围的组织被挤压。肿瘤组织中的腺体与其起源组织的腺体在结构上非常相似，常具有相应正常腺体的分泌功能。如黏膜的腺瘤能分泌黏液，内分泌腺的腺瘤能分泌相应的激素等。不同之处是肿瘤的腺体形态不规则，排列较密集，增生的腺体失去原来的结构，发生于原有导管和小叶结构的器官的腺瘤，则无导管形成，小叶结构往往缺如或不明显。

按腺瘤的结构或形态特点，又将其分为囊腺瘤、纤维腺瘤、多形性腺瘤和息肉状腺瘤等类型。

① 囊腺瘤（Cystadenoma）。腺瘤组织中的腺管上皮分泌物堆积，使腺腔逐渐扩大或互相融合成囊状，形成大小不等的囊腔，称为囊腺瘤。若囊腔内含有增生的上皮呈乳头状突起，并有分泌液，则称乳头状囊腺瘤。多发生于卵巢，依其被覆上皮的特征及分泌物，可称浆液性乳头状囊腺瘤和黏液性乳头状囊腺瘤。浆液性乳头状囊腺瘤较易发生恶变，转为浆液性囊腺癌。

② 纤维腺瘤（Fibroadenoma）。腺上皮细胞增生形成腺体，同时伴有大量纤维结缔组织增生，共同组成瘤的实质，称为纤维腺瘤，多见于乳腺。

③ 多形性腺瘤（Pleomorphic Adenoma）。由腺组织、黏液样或软骨样组织等多种成分混合组成。常发生于涎腺、腮腺，过去称为混合瘤，现认为此瘤可能由腮腺闰管上皮发生。既可向肌上皮分化，又可向腺上皮分化。由于具有多向性分化能力，从而构成多形性特点。其肿块增大缓慢，但切除后较易复发。

④ 息肉状腺瘤（Polypous Adenoma）。发生于黏膜，多见于直肠，呈息肉状，有蒂与黏膜相连。其中表面呈乳头状或绒毛状者应注意恶变的发生。结肠上广泛分布的多发性腺瘤性息肉常具有家族遗传性，称家族性腺瘤病，其癌变率较高，并易发生早期癌变。

2）恶性上皮组织肿瘤

上皮组织来源的恶性肿瘤称为癌。它是人类最常见的一类恶性肿瘤，多见于老年人。癌组织常常以浸润性生长为主，与周围组织分界不清。从皮肤或黏膜发生的癌常呈息肉状、蕈伞状或菜花状外观，表面常有坏死及溃疡形成。在器官内部发生的癌常为不规则结节状，或呈蟹足状向周围组织浸润，癌组织质地较硬，切面常呈灰白色，较干燥。镜下，癌细胞呈片块状、条索状或腺管状结构排列，与间质分界清楚。网状纤维染色可见癌细胞巢周围有较多网状纤维围绕，而癌细胞之间多无网状纤维。癌在早期多经淋巴道转移，到晚期可发生血道转移。

癌有以下几种常见类型：

① 鳞状细胞癌（Squamous Cell Carcinoma）：简称鳞癌，又称表皮样癌、扁平细胞癌。常发生在身体原有鳞状上皮被覆的部位，如皮肤、口腔、食管、子宫颈、阴道、外阴、鼻咽、喉等处，还可见于支气管、肾盂、膀胱等处，是在原被覆上皮化生的基础上而发生的鳞状细胞癌。肿瘤多呈菜花状或因癌组织坏死脱落而形成溃疡。癌组织同时也向深层呈漫润性生长。镜下癌细胞突破鳞状上皮的基底膜向深部组织浸润性生长，形成不规则或条索状癌巢，癌巢

周围有结缔组织。分化好的鳞状细胞癌的癌巢中，癌细胞与棘细胞相似，癌细胞间可见细胞间桥。在癌巢中央可出现层状的角化物，称为角化珠或癌珠。分化较差的鳞状细胞癌，癌细胞具有明显异型性及较多的核分裂象，无角化珠形成，甚至也无细胞间桥。

② 基底细胞癌（Basal Cell Carcinnoma）：起源于皮肤基底层、毛囊、汗腺的原基，保持基底细胞特征，多见老年人面部。如眼睑、鼻翼、颊颧等处。基底细胞癌在局部呈浸润性生长，早期病灶多为稍隆起的小结节，易溃破，形成久治不愈的溃疡。癌巢主要由深染的基底细胞样的癌细胞构成，癌巢外周的癌细胞呈柱状栅栏状排列。生长缓慢，切除易复发，很少发生转移，对放射疗法很敏感，临床上呈低度恶性经过。

③ 移行细胞癌（Transitional Cell Carcinoma）：来自移行上皮，膀胱最多，肾盂次之，输尿管及尿道最少。中年男性多见，发生于膀胱三角区靠输尿管口处。常呈多发性乳头状，亦可形成溃疡或广泛浸润膀胱壁。镜下癌细胞似移行上皮细胞，具有明显异型性，呈多层次排列。

④ 腺癌（Adencarcinoma）：起源腺上皮的恶性肿瘤。其结构变异性很大，类型众多，名目繁杂。现依据结构及有无腺腔、乳头、分泌功能，将腺癌分为高分化腺癌、实性癌、黏液癌。

高分化腺癌：分化比较好，具有腺管或腺腔样结构。较多见于胃肠、胆囊、子宫体、乳腺、甲状腺等处。镜下癌细胞形成大小不等、形状不一、排列不规则的腺腔样结构，癌细胞常为多层，核大小不一，多见核分裂象。腺腔之间有多少不等的间质分隔。若腺腔内伴有大量乳头状结构的腺癌，称乳头状腺癌；腺腔高度扩张呈囊状的腺癌，称囊腺癌；若囊腺癌伴乳头状生长，则称乳头状囊腺癌。

实性腺癌（Soild Carcinoma，或称单纯癌）：柱状上皮或腺上皮发生的低分化腺癌，多发生于乳腺，少数见于胃或甲状腺。瘤细胞不充分形成腺管状结构而形成实体性癌巢，癌细胞异型性明显，核分裂多见，恶性程度较高。有的癌细胞呈小巢或条索状，散布在大量丰富的胶原纤维之中，质地坚硬，称为硬癌（Scirrhous Carcinoma）。其浸润性高，转移率高。有的癌细胞巢呈大片状，仅有少量间质，胶原纤维含量不多，质地软如脑髓，称为髓样癌，常伴有大量淋巴细胞浸润，其浸润性不强，细胞分化差，预后相对较好，尤其是伴有大量淋巴细胞浸润者。

黏液癌（Mucoid Carcinoma）：又称胶样癌，常见于胃肠。癌细胞分泌的黏液聚集在细胞浆内，将细胞核挤向细胞一侧，形成印戒样，故称印戒细胞癌。其分化差，生长快，浸润性强，恶性程度高。胃的黏液性癌以此型为主，直肠次之。分泌的黏液排出细胞外，开始时游留在腺腔内，接着溢出到间质中，形成大量的黏液池。癌细胞大多数崩解，剩余者散在或成小堆漂浮在黏液池中，呈半透明胶冻样，称胶样癌或黏液癌。

⑤ 未分化癌（Undifferenriated Carcinoma）：癌细胞可证明来源于上皮，分化极差，与正常细胞类似性甚少，多不形成明显的癌巢，不能辨认向何种上皮分化，常与肉瘤难以鉴别。习惯以细胞形态特征命名，如小细胞癌、燕麦细胞癌、大细胞癌、巨细胞癌、梭形细胞癌、泡状核细胞癌等。

小细胞癌（Small Cell Carcinoma）：或燕麦细胞癌：发生于肺、食管、宫颈等处。癌细胞体积小，核深染，圆、卵圆或短梭形，一头较钝圆，另一头较尖，略呈燕麦状，胞浆少，排列致密，呈大片或小梁状，浸润性强，生长快，转移较早且广泛。近年来认为与类癌密切相关。

巨细胞癌（Giant Cell Carcinoma）：发生于肺、胰腺、甲状腺等处。癌细胞常弥散排列，仅略有成巢倾向，其中含有大量多形的巨细胞，具有高度异型性和多形性。巨细胞可为单核或多核，胞浆丰富，嗜酸性，有时易误认为多形性横纹肌肉瘤。

梭形细胞癌（Spindle Cell Carcinoma）：多见于肺或鼻咽部，癌细胞呈长枝形，胞浆较丰富，核椭圆或短梭形，异型性明显，染色深，核分裂象多，片状、条索状或弥漫浸润，似纤维肉瘤，故两者要鉴别。

泡状核细胞癌：又称大圆细胞癌或大圆核细胞癌，鼻咽部常见，过去称"淋巴上皮癌"。癌细胞的核呈大圆形，或椭圆形、梭形；染色质少呈空泡状，核仁大而明显；核膜清晰，不规则增厚。胞浆丰富，界限不清，呈合体性癌细胞所组成的癌巢，癌巢与周围组织界限常不清楚。恶性程度高，生长快，淋巴结早期转移，有时可先发现转移灶，对放射线敏感。

2. 间叶性肿瘤

1）良性间叶性肿瘤

这一类肿瘤的分化程度高，其组织结构、细胞形态、颜色及硬度等特征均与其起源的正常组织相似。肿瘤生长慢，呈膨胀性生长，一般都具有包膜，现将其中的比较常见的类型分述如下：

（1）纤维瘤（Fibroma）：由纤维组织发生的良性肿瘤，常见于四肢及躯干的皮下组织、筋膜、肌腱、卵巢等处。肿瘤由胶原纤维和纤维细胞或纤维母细胞排列呈束状，并呈纵横交错的编织状。外观呈结节状，边界清，有包膜。切面灰白，可见编织状条纹，质地硬韧。生长缓慢，切除后不再复发。目前认为真正的纤维瘤并不多见，瘤样纤维组织增生则多见。

瘤样纤维组织增生：起源于纤维母细胞，以肌纤维母细胞及胶原纤维为主要成分，分化良好且有自限性的瘤样增生性病变，并形成瘤样肿块，又称纤维瘤病（Fibromatosis）。可发生于任何年龄、任何部位。其生物学行为依结构分化、部位、年龄而不同，表现各异，有较多的名称，约有十余种。但这类疾病有一些共同的特征：主要由纤维母细胞、肌纤维母细胞及粗细不一的胶原纤维组成，细胞分化较成熟，核分裂象很少或无；无包膜，可有程度不同的浸润；早期病变生长较快，其后趋于缓慢，或停止生长；局部切除不易彻底，常有复发，但无转移。常见的有瘢痕疙瘩、结节性筋膜炎、增生性筋膜炎、增生性肌炎和带状瘤等。

（2）脂肪瘤（Lipoma）：一种由成熟脂肪细胞组成的良性肿瘤，也是最常见的一种良性肿瘤。肿瘤可发生于任何部位，最常见的部位是背、肩、颈及四肢近端的皮下组织。肿瘤多呈扁圆形并形成分叶状，大小不一，有包膜，质地柔软，单发或多发。切面淡黄色，似正常的脂肪组织。镜下瘤细胞与正常脂肪细胞相似，间质为少量纤维组织与血管，将瘤细胞分割成大小不等的小叶。手术易切除，很少恶变。

（3）脉管瘤：绝大多数起源于血管内皮，少数起源于淋巴管内皮，可分为血管瘤（Hemangioma）和淋巴管瘤（Lymphangioma），其中血管瘤最为常见。可以发生于任何部位，但以皮肤、唇、舌、肝等处为多见。多在婴儿出生后不久即出现，故多为先天性发生。血管瘤呈紫红色，大小不一，质软，有时突出皮肤表面呈桑葚样，无包膜，与周围组织无分界。一般分为毛细血管瘤（由增生的毛细血管组成）、海绵状血管瘤（由扩张的血窦组成）及混合型血管瘤（即二种病变并存）等三种。毛细血管瘤由增生的毛细血管组成，皮肤或黏膜表面的血管瘤多居此型。海绵状血管瘤是由多数管腔大而壁薄的血窦构成，状如海绵，肝脏的血管瘤多居此型。血管瘤一般随身体的发育而长大，成年后即停止发展，甚至可以自然消退。

（4）淋巴管瘤：由增生的淋巴管构成，内含淋巴液。其发生率较血管瘤为少，多发生在婴幼儿，多为先天性。按淋巴管扩张口径大小可分为毛细血管性、海绵状、囊性淋巴管瘤，后者由于淋巴管呈囊性扩大并互相融合，合大量淋巴液，又称为囊状水瘤，多见于小儿。

（5）平滑肌瘤（Leiomyoma）：一种由成熟平滑肌细胞组成的良性肿瘤。最多见于子宫，其次为胃肠。肿瘤一般呈僵形或卵圆形，境界清楚，无包膜，质地坚实，切面灰白色，略呈编织状或旋涡状。瘤组织由形态比较一致的梭形平滑肌细胞构成，其核呈长杆状、两端钝圆、核分裂少见。瘤细胞呈束状或编织状排列，同一束内细胞核可见栅栏状排列。切除后不复发，预后良好。

2）恶性间叶组织肿瘤

间叶组织来源的恶性肿瘤称为肉瘤（Sarcoma）。肉瘤比癌少见，常见于青少年。肉眼观呈结节状或分叶状，体积常较大，切面呈灰红色，均质细腻，湿润，如鱼肉状。镜下观肉瘤细胞弥漫排列，无巢状结构，瘤细胞与间质分界不清，网状纤维染色可见肉瘤细胞间存在网状纤维。肿瘤间质的结缔组织少，但血管丰富，故肉瘤多先由血道转移。肉瘤的种类繁多，常见的肉瘤有以下几种。

（1）纤维肉瘤（Fibrosarcoma）：纤维组织起源的一种恶性肿瘤，过去认为是肉瘤中最常见的一种。随着诊断技术的进步和经验的积累，现人们认为真正的纤维肉瘤并不多见。其发生的部位与纤维瘤相似，以四肢皮下组织多见，肿瘤呈结节状或不规则形，与周围组织分界尚清楚，有时可因压迫周围组织形成假包膜，晚期呈漫润性生长。切面呈粉红或灰白色，均质细腻似鱼肉状。由梭形纤维母细胞排列成人字形或鱼骨状结构，瘤细胞有一定程度的异型性、多形性和核分裂象。手术切除如不彻底，易复发和经血道转移。

（2）恶性纤维组织细胞瘤（Malignant Fibrous Histiocytoma，MFH）：一种以纤维细胞样细胞和组织细胞样细胞为主要成分，伴有数量不等的单核和多核瘤巨细胞、黄色瘤细胞和炎细胞组成的多形性肉瘤。常呈灶性席纹状或车辐状排列。本瘤好发于下肢、上肢的深部软组织和腹膜后等处。多见于老年人。瘤细胞多种形态，主要由纤维母细胞和组织细胞伴不等量的单核和多核瘤巨细胞。异型性往往十分明显，核分裂象多见。有些区域梭形纤维母细胞排列成席纹状结构，或车辐状，偶见排列成束状或弥漫性分布，有的区域见多形性，多种瘤细胞混杂分布，无一定排列方式，而且异型性明显、形态怪异的瘤巨细胞，其胞浆嗜酸丰富。有的区域黏液变性明显。可见到原始间叶细胞、肌纤维母细胞、破骨样瘤巨细胞、黄色瘤细胞、噬含铁血黄素细胞和 Touton 巨细胞及数量不等的急慢性炎细胞浸润。此瘤的恶性程度较高，切除后易复发和转移。

（3）脂肪肉瘤（Liposarcoma）：由来自向脂肪分化的原始间叶组织并具有不同程度分化和异型性的瘤细胞构成，为肉瘤中较常见的一种类型，多发生于大腿及腹膜后的软组织深部。以中年人多发。肿瘤呈结节状或分叶状，表面可有一层假包膜，亦可呈黏液样外观，或均匀一致呈鱼肉状。本瘤的瘤细胞形态多种多样，分化差的呈星形、梭形、小圆形或明显异型性和多形性。胞浆内可见多少和大小不等的脂滴空泡，也可见分化成熟的脂肪细胞，并常以某种瘤细胞成分为主。由成熟脂肪细胞和个别不典型核深染的细胞及脂肪母细胞组成的称分化良好脂肪肉瘤；由星形和梭形细胞及脂肪母细胞疏散分布在有明显黏液变性和高度富含血管的间质中的称为黏液样脂肪肉瘤;瘤细胞由较一致的圆形脂肪母细胞组成称圆形细胞脂肪肉瘤;一种由数量不等多形性脂肪母细胞和多形性梭形及圆形细胞组成的称为多形性脂肪肉瘤。后两者恶性程度高,易复发和转移。

(4)横纹肌肉瘤(Rhabdomyosarcoma):一种由不同分化阶段的横纹肌母细胞组成的恶性肿瘤,是较常见的恶性程度较高的肉瘤。分化较好的瘤细胞的胞浆内可见纵纹或横纹,用磷酸苏木素染色更显而易见。免疫组化示肌红蛋白阳性。根据肿瘤的临床特点、肉眼形态、细胞分化阶段和特殊的组织结构可分五种类型。各型横纹肌肉瘤均生长迅速,易早期发生血道转移,如不及时诊治,预后极差。

三、肿瘤的发生与进展

(一)肿瘤的病因学和发病学

肿瘤病因学是研究引起肿瘤的始动因素,肿瘤发病学是研究肿瘤发生机制与肿瘤发生的条件。要治愈肿瘤和预防肿瘤的发生,关键是搞清肿瘤的病因和发病机制,但至今这些仍尚未完全阐明,有待于进一步探讨。目前研究表明,肿瘤的本质是基因病。各种环境的和遗传的致癌因子可能以协同的或序贯的方式引起遗传物质 DNA 的损害(突变),激活癌基因和/或灭活肿瘤抑制基因,使细胞发生转化。被转化的细胞可先呈多克隆性增生,经过一个漫长的多阶段的演进过程,其中一个克隆可相对无限制地扩增,通过附加突变,选择性地形成具有不同特点的亚克隆(异质性),从而获得浸润和转移的能力(恶性转化),形成恶性肿瘤。

1. 环境致癌因素及其致癌机制

1)化学致癌因素

化学致癌因素在人类恶性肿瘤的病因中占有重要地位。现已确知,化学致癌物质有 1 000 多种,分布广泛,其中许多与人类癌瘤有关。主要的化学致癌物质有以下几类:

(1)间接致癌化合物。这类化合物本身并无致癌作用,需在体内代谢活化或在体外经酶处理,由无活性的致癌物原转变成终末致癌物,才有致癌性,终末致癌物再以其亲电子基团和靶细胞的亲核点结合。如多环和异环芳香碳氢化合物(苯蒽、苯骈芘、双苯蒽、3-甲基胆蒽、7,12-二甲基苯蒽等)、芳香胺类、胺、偶氮染料(乙萘胺、联苯胺、乙酰氨基苯、二甲氨基偶氮苯)、植物和微生物产物(黄曲霉毒素 B、丝裂霉素 C、灰黄霉素、苏铁果素等)以及亚硝胺、四氯化碳、乙硫胺酸等。上述各化学物质的终末致癌物的亲电子基团各不相同,多环芳烃在肝经细胞色素氧化酶 P_{450} 系统氧化成环氧化物,后者以其亲电子基团(不饱和的 C-C 键)与核酸分子以共价键结合而引起突变。亚硝胺在体内经过羟化作用而活化,形成有很强反应的烷化碳离子而致癌。黄曲霉毒素 B1 的化学结构为异环芳烃,在肝通过肝细胞内的混合功能氧化酶氧化成环氧化物而致突变。间接致癌化合物的特点是终末致癌物质在何处形成,其致癌作用则作用于何处,也就是说终末致癌剂不一定在原致癌化合物作用的局部,却作用于从事代谢该物质的器官。如乙酰氨基苯经口进入体内,在肝细胞内经代谢活化,使肝细胞突变;乙苯胺经皮肤和呼吸道吸收,在肝内被羟化成终末致癌物 1-羟-2-乙苯胺。后者立即被葡萄糖醛酸结合而变成无致癌性,在肾排入尿液后,该复合物在膀胱内被泌尿道上皮所分泌的葡萄糖醛酸分解,重新释放出 1-羟-2-乙奈酸,后者以叠氮离子和膀胱上皮细胞 DNA 碱基亲核点结合，使膀胱上皮细胞突变。

（2）直接致癌化合物。这类化学物质不需要在体内代谢活化即有致癌性。如β-乙丙酸丙酯、硫酸二甲酯、二环氧化丁乙烯、氯化二甲基氨基甲酰乙酰咪唑和氮芥类。其致癌作用在于这类物质以其亲电子基团与细胞的大分子（DNA、RNA和蛋白质）的亲核点（富于电子、为DNA和RNA的嘌呤或嘧啶的N和O以及氨基酸的S、O、N）形成共价结合，使之烷化或醛化。若DNA顺序不修复氧，将导致基因的突变。

（3）其他。长期吸入石棉，尤其是青石棉的粉尘，可发生支气管及胸膜间皮瘤；吸入铬和镍可发生支气管癌；镉与前列腺、肾癌的发生有关。其原因可能是金属的二价阳离子是亲电子的，因此可与细胞大分子DNA反应。如镍的二价离子可以使多聚核苷酸解体。一些非金属元素和有机化合物也有致癌性，如有机砷和无机砷可诱发皮肤癌，氯化乙烯长期接触者可发生肝的血管肉瘤。

化学致癌化合物大多与环境污染和职业因素有关。因此，彻底治理环境污染，防治职业病，对于减少恶性肿瘤是极其重要的。

2）物理致癌因素

已证实的物理性致癌因素主要是离子辐射、异物、慢性炎症刺激和创伤，可能与促癌有关。

（1）电离辐射。包括粒子辐射（α粒子、β粒子、质子、中子等）和电磁波辐射（X射线、γ射线），大剂量电离辐射可引起细胞死亡，致癌者通常为细胞所累积的多次致死剂量。长期接触X射线及镭、铀、氡、钴、锶等放射性核素，可以引起各种不同的恶性肿瘤。如长期接触X线又无必要防护措施时，常可发生手部放射性皮炎以至皮肤癌，其急性和慢性粒细胞白血病的发生率亦较一般人高10倍以上。又如日本长崎、广岛受原子弹爆炸影响的居民，经长期随访发现白血病和甲状腺癌的发病率明显增高。

电离辐射作用于细胞，它打击的靶心是DNA。作用于DAN碱基，使之自多核苷酸链脱失或形成变异；作用于DNA的磷酸戊糖骨架，使之断裂。单股断裂可因修复错误导致单个碱基突变，双股断裂可导致染色体断裂、易位和缺失。

（2）紫外线。长期过度照射日光中的紫外线，可引起外露皮肤的鳞状细胞癌、基底细胞癌和恶性黑色素瘤。白种人和照射后色素不增加的有色人易发生这些癌症。紫外线的能量不足引起分子的电离，但可使DNA碱基（嘧啶）自多核苷酸链脱失，与另条多核苷酸链上的嘧啶结合，形成嘧啶二聚体。这样的DNA片段如未能修复，则导致DNA突变。

（3）热辐射的促癌作用。许多事实证明热辐射与癌的发生有一定关系，如克什米尔人冬季习惯用怀炉取暖，有时可引起腹部"怀炉癌"。我国西北部地区居民冬季习惯烧火炕取暖，有时引起臀部皮肤癌。在烧伤瘢痕基础上易发生癌变。

（4）慢性炎性刺激。肿瘤常发生在细胞增生基础上，而慢性炎症时产生的细胞生长因子能促使细胞增生，因此被认为有促癌作用。慢性皮肤溃疡、慢性胃溃疡、慢性子宫颈炎等病变基础上有时可能发生癌变。

（5）创伤。单次外伤在肿瘤发生中是否起一定作用，曾有争论。临床上，有些肿瘤，尤其是骨肉瘤、睾丸肿瘤、脑肿瘤等，患者常述说在肿瘤发生之前曾有局部外伤史。

3）生物致癌因素

（1）病毒。目前已知的致瘤病毒至少有 600 株，其中约 150 株能使体外培养的细胞发生恶性转化。其中 1/3 为 DNA 病毒，2/3 为 RNA 病毒。RNA 病毒是禽类和猫、鼠等哺乳类动物的主要致病病毒，DNA 致病病毒主要引起哺乳动物肿瘤，在人类能引起几种常见的恶性肿瘤。如 DNA 病毒类的疱疹病毒中的 EB 病毒，可能与 Burkit 淋巴瘤和鼻咽癌有关；乳头瘤病毒可能与子宫颈癌有关；RNA 病毒类的 C 型、B 型病毒、乙肝病毒可能相应与白血病、乳腺癌和肝癌有关。人类 T 细胞白血病/淋巴瘤病毒 I 是与人类肿瘤发生密切相关的一种 RNA 病毒。

（2）寄生虫。据文献报道有埃及血吸虫感染的病人，其膀胱癌发生率高于常人。在我国，日本血吸虫病可合并大肠癌，有人认为血吸虫感染能引起局部黏膜上皮增生而癌变。华支睾吸虫病患者发生肝胆管细胞癌远较一般人为高，因为华支睾吸虫感染可以导致胆管上皮异常增生并进一步发展为胆管细胞癌。上述寄生虫感染引起黏膜上皮增生、癌变发生的机制系由于虫体或虫卵的物理刺激，还是由于它们分泌物的化学性或产物的作用，或者共同作用，尚有待于进一步研究。

2．内源性致癌因素

1）遗传因素

大约 5%~10%的人体肿瘤的发生与遗传因素有关。这类肿瘤有以下几种不同。

（1）呈常染色体显性遗传的肿瘤。如遗传型视网膜母细胞瘤、肾母细胞瘤、肾上腺或神经节的神经母细胞瘤等。一些癌前疾病，如家族性多发性腺瘤性息肉、神经纤维瘤病等本身不是恶性肿瘤，但恶变率极高。这些肿瘤和癌前病变都属单基因遗传，以常染色体显性遗传的规律出现。

（2）呈常染色体隐性遗传的遗传综合征。着色性干皮病患者受日晒的皮肤几乎 100%发生皮肤癌；毛细血管扩张性共济失调症患者易发生淋巴组织的肿瘤；Fanconi 贫血易发生白血病；Bloom 综合征易发生多种类型不同的肿瘤。这些肿瘤易感性高的人常伴有某种遗传性缺陷，如免疫缺陷、染色体缺陷和内切酶等的缺陷。

（3）遗传因素与环境因素在肿瘤发生中起协同作用，而环境因素更为重要。目前发现不少常见肿瘤有家族史，如乳腺癌、胃肠癌、食管癌、肝癌、鼻咽癌、白血病、子宫内膜癌、前列腺癌、黑色素瘤等。

总的说来，不同的肿瘤可能有不同的遗传方式，真正直接遗传的只是少数不常见的肿瘤。遗传因素在大多数肿瘤发生中的作用是对致癌因子的易感性或倾向性。

2）种族因素

不同种族在某些肿瘤中的发病率有显著的差异，如鼻咽癌在我国常见，移居海外的华侨发病率也较高。原发性肝癌是非洲班图族人最多见的恶性肿瘤，但其他非洲人发病率并不高。上述说明肿瘤的发生与种族有关，可能是与其生活习俗有关。

3）性别与年龄

肿瘤的发生率在性别上有一定差异，除生殖器官癌肿及乳腺癌在女性明显多见外，胆囊、甲状腺等器官的肿瘤也是女性多于男性，而肺癌、食管癌、肝癌、胃癌、鼻咽癌和结肠癌等则以男性多见。性别上的这种差异除一部分与女性激素有关外，主要的是可能与某一些性别较多接受某种致癌物刺激有关。

年龄在肿瘤的发病上也有一定的意义。一般说来，肿瘤的发生随着年龄的增大而增加，这可能与体细胞突变累积有关。而多见于幼儿和儿童的肿瘤，常与遗传性的基因损害有关，如视网膜母细胞瘤、肾母细胞瘤和神经母细胞瘤等。

4）内分泌因素

内分泌紊乱与某些器官的肿瘤发生发展有密切的关系。如临床上乳腺癌的发生、发展与雄激素分泌过多有关，切除卵巢和用激素治疗可使肿瘤缩小。另外，激素与恶性肿瘤的转移与扩散也有关系，如腺垂体激素可促进肿瘤的生长和转移，肾上腺皮质激素对某些造血系统的恶性肿瘤有抑制其生长和转移的作用。

5）免疫因素

目前许多事实表明，机体的免疫状态与肿瘤的发生、发展、疗效和预后有关。当机体免疫机能降低时，肿瘤的发生则有所增加。如患有先天性免疫缺陷的病人，恶性肿瘤的发病率较正常人增高，尤其是恶性淋巴瘤或白血病的发病率较高。行器官移植时，由于大量使用免疫抑制药物，肿瘤的发病率也常增高。

肿瘤自身可产生肿瘤的特异性抗原，能在机体内引起一系列免疫反应，导致肿瘤的排斥。肿瘤抗原引起机体的免疫反应是细胞免疫。参加细胞免疫的效应细胞主要有 T 细胞、自然杀伤细胞（NK 细胞）和巨噬细胞，可分别产生一系列因子，如淋巴毒素，对肿瘤起溶解杀伤作用；巨噬细胞趋化因子、巨噬细胞移动抑制因子、白细胞介素-2 等可将巨噬细胞吸引至肿瘤周围，并将其激活，从而有效地杀伤瘤细胞。自然杀伤细胞无需先致敏就可以直接杀伤同系的、同种的或异种的肿瘤细胞。体液免疫在破坏或溶解肿瘤细胞上也有不定作用，如细胞毒性抗体在补体存在时可以杀伤肿瘤细胞；也能增强巨噬细胞吞噬瘤细胞的作用。

综上所述，随着分子生物学的发展，近年来对肿瘤的病因与发病机制的研究有了很大的进展。但是，肿瘤的发生发展异常复杂，不是单一因素的作用，而是多种因素相互联系、相互制约的、综合性的致癌作用。

（二）癌前病变及原位癌

正确识别癌前病变及原位癌是防止肿瘤发生发展和早期诊治肿瘤的重要环节。

1. 癌前病变

癌前病变是指某些具有癌变倾向的良性病变，如不及时治愈即有可能转变为癌。因此，早期发现与及时治愈癌前病变，对肿瘤的预防具有重要的实际意义。

（1）黏膜白斑：常发生在食管、口腔、宫颈及外阴等处黏膜。主要病变是黏膜的鳞状上皮局限性过度增生和过度角化。肉眼观呈白色斑块，故称白斑。当鳞状上皮呈过度增生并出现一定的异型性，有可能转变为鳞状细胞癌。

（2）子宫颈糜烂：子宫颈慢性炎时，宫颈阴道部的鳞状上皮被来自宫颈管内膜的单层柱状上皮所替代，该处呈粉红色或鲜红色，似发生黏膜缺损，称为子宫颈糜烂。随后又可被再生柱状上皮所替代，这样反复进行，严重者上皮过度增生，少数病例可转变为癌。

（3）纤维囊性乳腺病：由于内分泌紊乱，雌激素分泌增多引起，常见于40岁左右妇女，主要表现乳腺小叶导管和腺泡上皮细胞增生、大汗腺化生及导管囊性扩张，间质纤维组织也有相应增生，伴有导管内乳头状增生者，较易发生癌变。

（4）结肠、直肠的腺瘤性息肉：较为常见，单发或多发，均可发生癌变。多发性并有家族史，更易发生癌变。

（5）皮肤慢性溃疡：长期久治不愈的皮肤溃疡和瘘管，尤其是小腿前侧的慢性溃疡，由于常年的慢性刺激，鳞状上皮增生，有时可发生癌变。

（6）慢性萎缩性胃炎及胃溃疡：慢性萎缩性胃炎，胃黏膜可出现肠上皮化生，此种病变与胃癌的发生有一定关系。少数慢性溃疡病人，溃疡边缘的黏膜因受刺激而不断增生，也可发生癌变。

2. 原位癌

癌变仅限于黏膜上皮层内或皮肤表皮层内（常波及上皮的全层），但未突破基底膜，称为原位癌，如子宫颈、食管等处的原位癌。此外，当乳腺小叶腺泡发生癌变而未浸润至小叶外者，也称为小叶原位癌。原位癌是一种早期癌，如早期发现及时治疗，可防止发展为浸润性癌，从而提高治愈率。

（三）肿瘤异质性及侵袭转移

1. 肿瘤异质性

肿瘤起源于转化细胞的增生，转化细胞增生成为肿瘤需要一个连续不间断的分裂传代，不断的细胞倍增的过程。因细胞遗传性状不稳定而不断的变异，造成该肿瘤内的瘤细胞彼此基因表型上不一致。此时的肿瘤是由含有许多细胞表型不尽相同的细胞亚群组成，其细胞增生率、形态学、核型、细胞表面标记、生化特点、浸润及转移能力以及对放化疗反应皆不一致，这就是肿瘤的异质性。这些亚群是同一个转化细胞的后代，实际是瘤细胞在体内微环境中彼此竞存和筛选的结果。由于瘤细胞的遗传性不稳定，在瘤细胞不断分裂过程中，其后代细胞会先后不止一次地发生随机性突变，产生不同的细胞亚群。其中更有自主性和选择性生长潜能，更能适应局部微环境的亚群得以逐渐成为肿瘤的主体生存下来，相对无此潜能的亚群则逐渐被淘汰而消失，并且不断持续地演变。因此说肿瘤的异质性是无止境的，且随病程的迁延而加剧。肿瘤异质性有别于肿瘤异型性，后者是指肿瘤细胞形态、组织结构上，都与其发源的正常组织有不同程度的差异，这种差异称为异型性。异型性小，说明与正常组织相似，肿瘤组织分化程度高；异型性大，则表示肿瘤组织分化程度低。一般恶性肿瘤具有明显的异型性。

2. 肿瘤侵袭

肿瘤细胞离开其原发病灶组织而侵犯邻近组织，并在该处继续繁殖生长，这个过程称为侵袭。侵袭的瘤细胞占据邻近组织，但仍与原病灶相连，同时使得机体或邻近组织发生变化或破坏。上述变化在时间上和空间上均是同时进行的。侵袭分原发性和继发性侵袭，原发性侵袭指瘤细胞由原病灶向邻近组织侵袭；继发性侵袭是指从继发病灶（转移灶）再继续向周围组织侵袭。通常前者发生在肿瘤发展过程的早期，后者发生于肿瘤发展的晚期。

3. 肿瘤转移

肿瘤细胞从原发部位侵入淋巴管、血管或体腔，播散到他处，长出与原发瘤不连续而组织学类型相同的肿瘤，这个过程称为转移。所形成的肿瘤称为转移瘤或继发瘤。肿瘤的转移是恶性肿瘤最本质的特征，也是恶性肿瘤难以根治，导致患者死亡的主要原因。

一般情况下，肿瘤分化程度越低、其浸润性越强，转移率就越高；肿瘤越大、病程越长，转移瘤越多。有时原发瘤很小，甚至尚未发现，却已发生转移，如鼻咽癌、甲状腺癌、乳腺癌等的隐性癌。转移的途径有以下三种。

（1）淋巴道转移：瘤细胞侵入淋巴管后，随淋巴流首先到达引流区局部淋巴结，先在淋巴结边缘窦聚集，然后繁殖生长而累及整个淋巴结，使淋巴结肿大、变硬，切面呈灰白色。有时由于瘤组织浸出被膜使得转移的淋巴结互相融合成大的团块。局部淋巴结发生转移后，常可继续向下一站或其他淋巴结转移或经胸导管进入血流再继发血道转移。偶见因受累淋巴结或淋巴管被阻塞而发生逆行性淋巴道转移。

（2）血道转移：瘤细胞侵入血管后，随血液流到远隔器官继续生长形成转移瘤。瘤细胞多经静脉入血，少数也可经淋巴管入血。血液转移的运行途径与血栓栓塞过程相同，侵入体循环静脉的瘤细胞，往往经右心在肺内形成转移瘤；侵入肺静脉的瘤细胞，可经左心随主动脉血流发生全身各器官（脑、骨、肾等）转移；侵入门静脉系的瘤细胞多在肝内转移，如胃肠癌的肝内转移等。此外，侵入脑、腰、骨盆静脉的肿瘤细胞，也可通过吻合支进入脊椎静脉丛，如前列腺癌就可通过此途径转移到脊椎。

血道转移最常见的器官是肺，其次是肝。转移瘤形态特点是边界清楚，多个散在分布的结节，且多接近器官的表面。位于器官表面转移瘤，由于瘤结节中央出血、坏死而下陷，可形成"癌脐"。故临床上判断有无血道转移常作肺部 X 线检查及肝的超声等影像学检查。

（3）种植性转移：体内器官的肿瘤侵及器官表面时，瘤细胞可以脱落并像播种子一样，种植在邻近或远隔器官的表面，形成转移瘤。这种方式的转移称为种植性转移或播种。此种转移常见于腹腔器官的癌瘤；如胃癌侵及浆膜后，可种植到大网膜、腹膜、腹腔内器官表面，甚至卵巢等处。肺癌常在胸腔内形成广泛的种植性转移。浆膜腔的种植性转移，可引起浆膜腔积液，多呈血性。这是由于浆膜下淋巴管或毛细血管被癌栓阻塞，或浆膜受癌刺激其毛细血管通透性增加导致渗透增多，或由于血管被癌细胞破坏而引起出血。故抽吸积液做细胞学检查常可找到癌细胞，对诊断有一定价值。

第六章　心血管疾病

心血管系统由心脏和血管构成。心脏是动力器官，推动血液按一定方向在血管中流动，周而复始，其主要功能是运输代谢原料及代谢产物，保证机体新陈代谢的不断进行（图 6-1）。此外，机体的体液调节、内环境理化特性相对恒定的维持和血液防卫机制的实现，都有赖于心血管系统结构与功能的正常和完整。多种因素可引起心血管系统疾患，近年来，心血管病的发病率和病死率呈上升趋势，严重威胁人类的健康与生命。

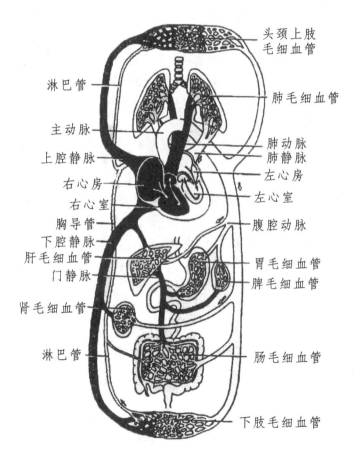

图 6-1　人体血液循环示意图

第一节　心血管系统的结构与功能

心脏是一个中空的肌性器官，具有四个腔——房间隔及室间隔分别将心脏分隔为左、右心房和左、右心室，房室之间借房室口相通，房室口有单向开放的瓣膜，保证血液单向流动。心房连接静脉，心室发出动脉。心腔的壁由心外膜、心肌层和心内膜构成。心脏在能产生自律性冲动的传导系统的控制下有节律性地收缩与舒张，起着泵的作用。冠状循环供给心脏血液，神经、体液对心脏的活动有调节作用。

一、心　脏

（一）心脏的解剖位置

心脏外形似前后略扁的倒立圆锥形，心底朝向右后上方，心尖指向左前下方，其长轴与人体中线呈 45°。心脏外裹以心包，位于胸腔中纵隔、胸骨和第 2~6 肋软骨后方，第 5~8 胸椎前方。心脏两侧与左右肺及其胸膜相邻，前方大部分被左右肺遮盖，只有胸骨体下部及左第 4、5 肋软骨处无肺组织遮盖，常为心内注射及超声波探查之部位。心脏后方与支气管、食管、迷走神经及胸主动脉为邻，前上方有退化胸腺残余，位于大血管前方，下面隔着膈肌中心腱，与肝左叶上面为邻。

心脏底部大部分由左心房、小部分由右心房构成，四个肺静脉连于左心房，上、下腔静脉分别开口于右心房上下部；心尖由左心室构成，邻近胸壁，位于左侧第 5 肋间隙、锁骨中线内 1~2 cm，可在此处看到或触摸到心尖搏动。心脏前面也称心前壁，右上部为心房部，大部分是右心房，小部分是左心房，左下部为心室部，其 2/3 由右心室前壁，1/3 由左心室前壁构成。后面也称膈面（下壁），主要由左心室后壁及小部分右心室后壁构成。侧面也称左面（侧壁），由左心室外侧壁及一小部分左心房构成。

（二）心脏的组织结构

1. 心壁的构造

（1）心内膜。心内膜是衬于心房和心室内面的一层光滑的薄膜，与血管内膜相延续，主要由内皮和结缔组织构成，在房室口纤维环处，心内膜折叠成双层，内皮中间夹有致密结缔组织，向心腔内突出形成片状结构即瓣膜。

（2）心肌层。心脏可有节律地收缩与舒张，完成这一历程有两个步骤，即电激动的产生和传导以及随之发生的机械收缩。前者由特殊分化的心肌细胞完成，后者由普通心肌细胞完成。肌层即由这两种细胞构成，大量的心肌细胞是普通心肌细胞。心房和心室的肌束不连续，分别附着于房室口处的纤维环上，故心房、心室可不同时收缩。心室肌比心房肌厚。

（3）心外膜。心外膜是被覆于心肌表面的浆膜，也是心包膜的脏层，由间皮和富有脂肪的结缔组织构成。血管、淋巴管和神经行于心外膜深面。

2. 心脏内部结构

心脏的左右心房、左右心室间互不相通，左心壁厚，右心壁薄，左心内为动脉血，右心内为静脉血。左房向前的小的锥形突出是左心耳，右房前部的锥形突出为右心耳。左右心耳壁凹凸不平，当心脏机能障碍时，血液在此流动缓慢淤积，易形成血栓。左室壁约为右室壁厚的2~3倍，左室腔呈圆锥形，右室腔呈底在房室口、尖朝左下方的三角形，左房室口有2~3个指尖大，有两个瓣膜，称二尖瓣（前瓣、后瓣），右房室口有3~4个指尖大，有三个瓣膜，即三尖瓣（前瓣、隔瓣、后瓣）。心室内有乳头肌，左室有2个，右室有3个。乳头肌尖端发出腱索连于瓣膜。当心室收缩时，血液推动瓣膜，封闭房室口，由于乳头肌的收缩，腱索牵拉，瓣膜不致翻入心房，从而防止血液倒流回心房。因此，心房、心室、纤维环、瓣膜、腱索和乳头肌在功能上是一个整体，防止血液从心室逆流入心房，其中任何一个功能失调，都能造成严重的血液动力学影响。主动脉口在左室右上角，此处有三个半月形瓣膜，称主动脉瓣。瓣膜与动脉壁之间的内腔称为主动脉窦。一个在前，两个在后，在前窦与左后窦动脉壁上分别有右、左冠状动脉的起始口，故又称右、左冠状动脉窦，右后窦称为无冠状窦。肺动脉口位于右室左上部，有三个肺动脉瓣。动脉瓣在收缩期顺血流向动脉开放，心脏舒张时血液返流即关闭，因此可防止血液倒流回心室。

3. 心脏传导系统

心脏传导系统由窦房结、房室结、房室束、左右束支及浦肯野氏纤维组成。由特殊分化的心肌细胞构成。

（1）窦房结：心脏正常的起搏点，位于上腔静脉和右心房交界处的心外膜下，由P细胞和过渡细胞组成，P细胞有自律性，过渡细胞没有。结内分布有丰富的胆碱能及肾上腺素能神经。由于窦房结紧邻于心外膜下，因此，累及心外膜的病变如风湿性全心炎、心包炎等可侵犯窦房结。营养窦房结的小动脉来自冠状动脉，小动脉的病变常引起窦房结病变。

（2）房室结：位于冠状窦口与膜部室间隔之间的右心房内膜下，起延缓冲动传导的作用。正常情况下，房室结不能产生激动，但在窦房结功能障碍时，房室结可发生起搏，因此，房室结是一个潜在的起搏点。

（3）房室束及其分支：由房室结发出纤维汇聚成房室束，在心内膜下向前下行至室间隔肌性部，顶端分为左右束支。房室束主要含浦肯野细胞。右束支为细长束，在室间隔右侧心内膜深部下行，至乳头肌根部分散开来，在心内膜下交织成网，分布于心室壁内，其末梢即浦肯野氏纤维，直接与普通心肌纤维连接。左束支呈宽短扁带状，至室间隔左室侧心内膜下即分散开并交织成网，但在左室壁的分布基本分为前支和后支，分别到左室前壁和后壁。

4. 心脏的血液供应

心脏由开口于主动脉根部的左右冠状动脉供应血液，左冠脉分出左前降支和左回旋支，供应左右心室前壁及室间隔前上2/3血液，回旋支分布于左心房、左心室外侧壁及部分后壁，右冠脉供应右室前壁、右房及心脏膈面的大部分的血液。冠脉在心外膜下分成小支深入心肌，经毛细血管汇集成心脏静脉，最后汇集到冠状窦进入右心房。

5. 心　包

心包包裹心脏和出入心脏的大血管根部形成锥形囊，可分纤维性心包与浆膜性心包两部分。纤维性心包为囊的外层，由坚韧的结缔组织构成，与血管外膜相移行，主要起固定作用。浆膜性心包是囊的内层，又分脏、壁两层，脏层包于心脏表面，壁层紧贴纤维性心包内面，脏壁两层在大血管根部相互移行，两层之间的空隙称心包腔，正常时腔内约含 50 mL 浆液称心包液，起润滑作用。

（三）心脏的泵血功能

1. 心脏泵血功能的机制

心脏活动呈周期性，在每个周期中，由正常起搏点窦房结自动产生兴奋，经心脏传导系统迅速传布到整个心脏，通过兴奋-收缩耦联，引起心房和心室交替性收缩和舒张，再与瓣膜的启闭相配合，造成心房和心室压力与容积的周期性变化，推动血液流动，完成心脏泵血功能。

（1）心动周期的概念。心脏一次收缩和舒张，构成一个机械活动周期，称为心动周期（图6-2）。心动周期的时程与心率有关，成人平均心率为 75 次/min，每个心动周期为 0.8 s，其中两心房先收缩，持续 0.1 s，继而心房舒张持续 0.7 s，心房进入舒张期后不久，心室开始收缩，持续 0.3 s，随后进入舒张期，占时 0.5 s。心室舒张的前 0.4 s 期间，心房也处于舒张期，这一时期称全心舒张期。由此可见，心脏收缩期短于舒张期。若心率加快，心动周期时间缩短，舒张期缩短比例较收缩期大，因此，心率增快时，心肌工作的时间相对延长，对心脏的持久活动不利。

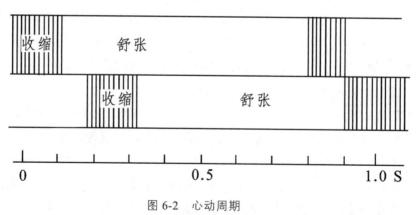

图 6-2　心动周期

（2）心脏泵血机制：一个心动周期中，由于心肌收缩与舒张造成心脏内压力变化，从而导致心房和心室之间，心房与静脉、心室与动脉之间产生压力梯度，推动血液在相应腔室之间流动。血液的单方向流动是在瓣膜活动的配合下实现的。以心室为例，心室的强烈收缩使室内压由原来近于心房水平升高到超过动脉区，造成心室-动脉压力梯度，引起动脉瓣开放，推动血液由心室射入动脉。心室血液的充盈是由于心室舒张，室内压降低，低于心房内压而使房室瓣开放，血液由心房流入心室。由于肺动脉压仅为主动脉压的 1/6，因此右心室内压变化幅度远小于左心室（图 6-3）。

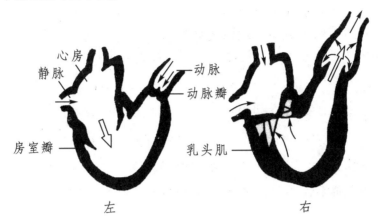

左：心房收缩示意图；右：心室收缩示意图。

图 6-3　心房和心室收缩示意图

2. 心脏泵血功能评价

心脏输出的血液量是评价心脏泵血功能的基本指标。

（1）每搏输出量和每分输出量。一次心搏一侧心室射出的血液量，称每搏输出量，简称搏出量。每分钟射出的血液量称每分输出量，简称心输出量，等于心率与心搏出量的乘积。心输出量与机体新陈代谢水平相适应，可因性别、年龄及其他生理情况而不同。正常成年男子静息状态下，心搏出量为 60~80 mL。

（2）心指数。人体静息时的心输出量与体表面积成正比。以每平方米体表面积计算的心输出量，称为心指数，是分析比较不同个体心功能的常用评定指标。正常成人安静空腹状态下的心指数约为 3.0~5.1 L/min/m²。

（3）射血分数。每搏量与心室舒张末期容积的百分比为射血分数。健康成人射血分数为 55%~60%。当心室异常扩大，心室功能减退时，搏出量可能在正常范围，但它并不与已增大的心室舒张末期容积相适应，室内血液射出比例明显下降，因此，以射血分数评定心脏功能更全面。

（4）心脏做功量。心脏一次收缩所做的功，称为每搏功，可用搏出的血液所增加的动能和压强能来表示，正常成人左心室每搏做功为 83.1 g·m，每分做功为 6.23 kg·m。右心室做功量只有左心室的 1/6。心肌收缩释放的能量主要用于维持血压，因此，评价心脏泵血功能时，心脏做功量要比单纯的心输出量更为全面。

二、血　管

心室射出的血液，流经动脉、毛细血管，最后汇聚成静脉返回心房。各类血管因其在整个血管系统中所处的部位不同，各具有不同的组织结构和功能。

（一）解剖结构

1. 动　脉

动脉是输送血液离心的管道。动脉在走行分布过程中逐渐分支，越分越细，最后移行为毛细血管，根据动脉管径大小可分为大、中、小和微动脉四种。

2. 静　脉

静脉是输送血液回心的管道。由连接毛细血管的小静脉，逐渐汇合，管径逐渐变粗，形成小静脉、中静脉，最后以大静脉连于心房。

3. 毛细血管

毛细血管是连于最小的动、静脉之间的微细管道。

（二）组织结构及功能

1. 动　脉

大动脉富有弹性，管壁厚，富含弹力纤维，有明显的可扩张性和弹性。当心室收缩射血时，动脉管壁扩张增大血容量，缓冲心搏的压力；心室舒张时，动脉管壁借弹性纤维回缩，推动血液继续向前流动。中小动脉和微动脉管壁主要由平滑肌构成，其收缩与舒张，可使血管口径发生明显变化，对血流量的调节及维持正常血压起着重要作用，故又称阻力血管（图6-4）。

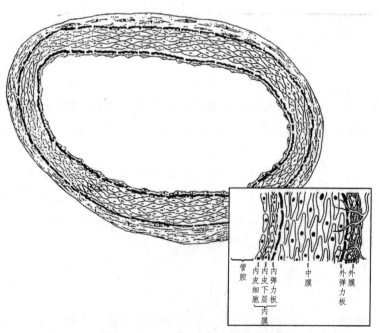

显示动脉壁内膜、中膜和外膜三层结构，右下角局部再放大示意

图 6-4　动脉壁结构示意图

2. 静　脉

静脉与相应的动脉相比，数目多，管壁薄，管径大，故其容量大且其可扩张性大。静脉口径发生较小的变化时，静脉内容纳的血量可发生很大变化，而压力变化较小，因此起着血液贮存库的作用，又称为容量血管。

3. 毛细血管

毛细血管广泛分布于机体各处，数量极大，互相连接成网。毛细血管管径小，管壁薄，管壁由内皮、基膜和薄层结缔组织构成，通透性高，血流缓慢，是体内实现物质交换的重要结构。

（三）动脉血压及其影响因素

1. 动脉血压的形成

心血管系统是一个封闭的管道系统，其中有足够量的血液充盈，是形成血压的前提，而心室射血和外周阻力是两个重要因素。在心脏收缩射血时，由于外周阻力血管对血流有较高的阻力，以及主动脉、大动脉管壁具有较大的可扩张性，因此，心脏射出的血只有 1/3 流至外周，其余 2/3 被暂时存在大动脉内；心室舒张时，射血停止，被扩张的大动脉管壁发生弹性回缩，将多贮存的那部分血液继续向外周方向推动，使动脉压在舒张期仍能维持较高水平。因此，左心室射血是间断性的，但动脉血压的变化幅度不是很大，血流是连续的。

2. 动脉血压的正常值

心室收缩时，主动脉压急剧上升，大约在收缩中期至最高值，此时的动脉血压称为收缩压。在心室舒张时，主动脉压下降，在心脏舒张末期动脉血压的最低值称为舒张压。

一般所说的动脉血压是指主动脉压，通常以肱动脉压为代表。我国健康青年人在安静时收缩压在 13.3~16.0 kPa（100~120 mmHg），舒张压在 8.0~10.7 kPa（60~80 mmHg），脉搏压（收缩压与舒张压之间的差值）为 4.0~5.3 kPa（30~40 mmHg），平均动脉压为 13.3 kPa（100 mmHg）左右。若收缩压高于 18.7 kPa（140 mmHg）和/或舒张压持续超过 12.0 kPa（90 mmHg），则认为血压高于正常水平。若舒张压低于 6.7 kPa（50 mmHg），收缩压低于 12.0 kPa（90 mmHg），则表示血压低于正常水平。

三、血液循环

血液在由心脏和血管构成的封闭管道内按一定的方向周而复始地流动，称为血液循环。血液循环可分为两个互相连续的部分，即体循环和肺循环。

（一）体循环

体循环又称大循环。左心室收缩时，将含氧量高和营养物质丰富的血液泵入主动脉，血液沿主动脉各级分支到达全身各处的毛细血管。在毛细血管处，血液把氧和营养物质释放给组织，把代谢废物和二氧化碳运走，经过物质交换，鲜红的动脉血变成暗红的含氧量较低的静脉血，经静脉血管回流到右心房，流入右心室再进入肺循环。

（二）肺循环

肺循环又称小循环。右心室收缩时，将含氧量低的血液射入肺动脉干，经肺动脉各级分支到达肺泡壁的毛细血管网，血液与肺泡内的气体通过呼吸膜实现气体交换，释放二氧化碳的同时吸收氧气。经此交换血液又变成了含氧丰富的动脉血，经肺内各级静脉回流入左心房，再流入左心室开始体循环。左右心室的输出量基本相等，肺动脉及其分支短而粗，管壁较薄，且肺循环有血流阻力小、血压低、血容量变化大等特点。肺循环血压为体循环的 1/6，且肺毛细血管血压低于血浆胶体渗透压，因此能将组织中的液体充分吸入毛细血管内。肺部组织负压使肺泡膜和毛细血管壁互相紧密相贴，有利于肺泡和血液间的气体交换。肺部组织负压还有利于吸收肺泡内液体，使肺泡内无液体积聚。在左心衰竭时，肺静脉和肺毛细血管压升高，导致肺泡或肺组织间隙液体积聚而形成肺水肿。

第二节　风湿病及心瓣膜病

一、风湿病

风湿病（Rheumatism）是一种与 A 组β溶血性链球菌感染有关的变态反应性疾病。病变主要累及全身的结缔组织，表现为急性或慢性结缔组织的炎症，胶原纤维发生特殊的变性、坏死，继而出现增生，形成具有诊断特征的风湿肉芽肿。本病为结缔组织即胶原病的一种，常侵犯心脏、关节、血管等，以心脏病变为最严重。急性期称为风湿热，临床表现为反复发作的心肌炎、多发性关节炎、皮肤环形红斑、皮下结节和"小舞蹈"等症状和体征。活动期常伴有发热，血沉加快和抗链球菌溶血素 O 抗体滴度增高等表现。本病常反复发作，导致心瓣膜损伤，形成慢性风湿性心瓣膜病。

风湿病是一种常见病，我国东北和华北等寒冷地区多见。可发生于任何年龄，但多始发于 5~14 岁的儿童，女性较男性多见，常反复发作，急性期过后，可造成轻重不等的心瓣膜器质性病变。

（一）病因与发病机制

风湿病的病因和发病机制尚未完全明了，一般认为其发生与 A 组β溶血性链球菌的感染有关。

其发病机制有以下学说：① 链球菌感染学说。该学说认为，风湿病由链球菌直接感染所致。但从病灶中从未检测或分离出链球菌。② 链球菌毒素学说。此学说认为，本病是由链球菌毒素所引起。③ 变态反应学说。该学说认为：病变是由于机体对链球菌抗原产生超敏反应（主要为Ⅲ型变态反应）所致。但此学说几乎不能解释风湿小体的产生。④ 自身免疫学说。目前支持者最多，认为 A 组溶血性链球菌使机体产生的抗体既可作用于链球菌菌体，又可作用于结缔组织及心脏，引起风湿病变，即这种抗体具有交叉反应的特点。本病发生也有自身免疫机制的参与。受链球菌感染的人很多，但感染后发生风湿病者仅有 1%~3%，也说明此病的发生与机体的反应性有关。

（二）病变特征

风湿病主要侵犯全身的结缔组织，属于变态反应性炎性疾病，心脏的结缔组织受损最为严重，其病变发展过程大致可分个三个阶段：

1. 变质渗出期

该期是病变发展的早期阶段，开始是结缔组织发生黏液样变性，其基质内蛋白多糖增多，继而肿胀的胶原纤维断裂、崩解成为无结构的颗粒状物质，称为纤维素样变性（又称纤维样坏死）。同时病灶内可见少量浆液及淋巴细胞、浆细胞、中性白细胞、单核细胞浸润。此期约1个月。

2. 增生期

增生期亦称肉芽肿期，特点是形成具有本病特征的阿少夫小体（Aschoff body），亦称风湿小体、风湿小结、风湿性肉芽肿，是诊断本病的重要依据。

风湿小体多位于心肌间质、心内膜和皮下结缔组织，在心肌间质者多位于小血管附近。小体多呈梭形，风湿小体中心是发生纤维素样变性的胶原纤维，周围有增生的纤维母细胞及具有诊断意义的风湿细胞。该细胞的特点是体积较大，胞浆丰富，嗜碱性，核大、呈卵圆形、空泡状。横切面上，染色质常浓集于中心并向外呈细丝状延伸，颇似枭眼。核的纵切面形似毛虫。关于风湿细胞的来源问题目前尚未完全解决，一般认为来自组织细胞。此外小体内还可见淋巴细胞、个别的中性白细胞。此期大约持续2~3个月。

3. 愈合期

此期又称瘢痕期。细胞成分减少，出现纤维母细胞，产生胶原纤维，并变成纤维细胞。风湿小体变成梭形小瘢痕。此期经过约2~3个月。

风湿病病变整个自然病程约历时4~6个月。但常反复发作，新旧病变常同时并存。发生在浆膜的风湿病变，主要为浆液性和（或）纤维素性炎症。

（三）各器官的病变特征

1. 急性风湿性心脏病

风湿病引起的心脏病变可表现为风湿性心内膜炎、风湿性心肌炎和风湿性心外膜炎，如心脏各层均受累则称为风湿性全心炎（Rheumatic Pancarditis）。

（1）风湿性心内膜炎（Rheumatic Endocarditis）。病变常侵犯心瓣膜，其中以二尖瓣受累为多见（约50%的病例），其次为二尖瓣和主动脉瓣同时受累，三尖瓣受累者少见。病变早期为变质和渗出性改变。肉眼观，受累的心瓣膜和心内膜肿胀、增厚，胶原纤维发生纤维素样坏死。继而在瓣膜的闭锁缘上出现单行排列的直径为1~2 mm的疣状赘生物，此种心内膜炎又称疣状心内膜炎。赘生物呈灰白色半透明，附着牢固，不易脱落。镜下，赘生物为由血小板和纤维素构成的白色血栓。赘生物常见于二尖瓣的心房面和主动脉瓣的心室面，其原因是病变早期炎症波及内皮细胞，内皮细胞受损，同时由于心瓣膜不停地开启和关闭，闭锁缘处的内皮细胞经常受到摩擦和血流冲击，使受损的内皮细胞脱落，暴露了内皮下的胶原纤维，进而导致血栓形成。病变后期，风湿病灶发生纤维化，赘生物被机化而形成瘢痕，风湿病变被机化后使内膜增厚、粗糙和皱缩，尤以左心房后壁更显著，称为马氏斑（Mccallum's plaque）。

心瓣膜由于风湿病变的反复发作，导致瓣膜增厚、变硬、卷曲变形、短缩、失去弹性而形成慢性心瓣膜病。

（2）风湿性心肌炎（Rheumatic Myocarditis）。风湿性心肌炎可单独存在，但常与风湿性心内膜炎合并发生，主要累及心肌间质的结缔组织，形成风湿性间质性心肌炎。

风湿性心肌炎的病变早期表现为心肌间质水肿，心肌小动脉附着的结缔组织发生纤维素样坏死；中期形成风湿小体；后期风湿小体发生纤维化，形成梭形瘢痕。少数情况下，风湿性心肌炎的渗出性病变非常明显，心肌间质有明显的水肿，弥漫性炎细胞浸润，重者可引起心功能不全，此种情况多见于儿童。

风湿性心肌炎常可影响心肌的收缩力，出现心跳加快、第一心音低钝及心功能不全，病变若累及传导系统，可发生传导阻滞，出现心律失常。

（3）风湿性心外膜炎（Rheumatic Pericarditis）。风湿性心外膜炎也称为风湿性心包炎。病变主要累及心包的脏层，表现为浆液性炎症或浆液纤维素性炎症。心包腔有大量浆液渗出（心包积液），纤维素黏附在心包膜上，由于心脏的不停搏动而呈绒毛状，故有"绒毛心"之称。临床上可听到心包摩擦音，心音遥远，叩诊心界向左右扩大，X线检查心脏呈梨形。恢复期如渗出物不多（50~200 mL）可完全吸收消散，若纤维素渗出物过多不能完全吸收则被机化，使脏、壁两层心包膜发生粘连，形成缩窄性心包炎，影响心脏的收缩与舒张功能。

2. 风湿性关节炎

约75%的风湿热病人在疾病的早期可出现风湿性关节炎。病变多侵犯大关节，常见于膝、踝关节，其次是肩、腕、肘等关节，常反复发作，局部有红、肿、热、痛和功能障碍。镜下以浆液渗出为主，属浆液性炎症，有少量淋巴细胞和纤维素渗出，有时在关节周围的结缔组织中可见风湿小体形成，转向愈合时，渗出物可完全被吸收，一般不留后遗症。

3. 风湿性动脉炎

风湿性动脉炎可发生在冠状动脉、肾动脉、肠系膜动脉、脑动脉、主动脉和肺动脉等处，急性期血管壁的结缔组织发生黏液样变性和灶状纤维素坏死，同时有炎细胞浸润，可有阿少夫小体形成，并可继发血栓形成。后期有瘢痕形成，导致血管壁不规则的增厚、变硬和管腔狭窄。

4. 中枢神经系统风湿性病变

发病多为年龄5~12岁的儿童，女性多于男性。主要表现为脑血管风湿性动脉炎，神经细胞的变性、胶质细胞的增生及胶质结节形成。病变以大脑皮层、基底节、丘脑及小脑皮层等处最明显。当锥体外系统受累明显时，患儿出现肢体的不自主运动，称为"小舞蹈症"。

5. 皮肤病变

风湿病皮肤病变可为渗出性和增生性两种。渗出性病变时，躯干和四肢的皮肤出现环形红斑（Erythema Annulare），为环形或半球形淡红色斑，出现在风湿热的急性期，对急性风湿病的诊断有意义。镜下可见红斑处真皮浅层血管充血，血管周围水肿及炎细胞的浸润。增生性病变表现为形成皮下结节，结节常发生在腕、肘、膝、踝等关节附近伸侧面的皮下，直径

0.5~2.0 cm，圆形或椭圆形，质地较硬，活动，压之不痛。镜下可见结节中央为大片纤维素样坏死物质，周围可见增生的纤维母细胞和风湿细胞呈栅栏状排列，外围有淋巴细胞浸润。皮下结节常分批出现，结节经数周后发生纤维化，变成瘢痕组织。风湿热时，皮下结节不经常出现，一旦出现则具有诊断意义。

二、心瓣膜病

心瓣膜病（Valvular Disease of the Heart）是指心瓣膜受到各种致病因子损伤后或先天发育异常所形成的器质性病变，表现为瓣膜口狭窄和/或关闭不全，最后导致心功能不全，引起全身血液循环障碍。心瓣膜病大多为风湿性心内膜炎反复发作的结果，感染性心内膜炎、主动脉粥样硬化和梅毒性主动脉炎也可累及主动脉瓣，引起主动脉瓣膜病。心瓣膜病少数是由瓣膜钙化或先天性发育异常所致。瓣膜关闭不全和狭窄可单独存在，但多数是二者同时并存，最常见于二尖瓣，其次是主动脉瓣。一个瓣膜上既有狭窄又有关闭不全者称为瓣膜双病变。两个或两个以上的瓣膜同时或先后受累则称为联合瓣膜病。

心瓣膜关闭不全是指心瓣膜关闭时不能完全闭合，致使一部分血液返流。瓣膜关闭不全是由于瓣膜增厚、变硬、卷曲、缩短，或由于瓣膜破裂和穿孔，亦可因为腱索增粗、缩短和与瓣膜粘连而引起。

瓣膜口狭窄是指瓣膜口在开放时不能充分张开，血流通过障碍。主要由于瓣膜炎症修复过程中相邻瓣膜之间（近瓣联合处）互相粘连，瓣膜纤维增厚，弹性减退或丧失，瓣膜环硬化和缩窄，造成血流通过障碍。

心瓣膜病可引起血流动力学变化，失代偿期出现心功能不全并发生全身血液循环障碍。

（一）二尖瓣狭窄

二尖瓣狭窄（Mitral Stenosis）主要由风湿性心瓣膜病所致，少数可由感染性心内膜炎引起，由于二尖瓣交界处粘连、增厚、变硬和钙化所致。正常成人二尖瓣口开大时，其面积大约 5 cm²，可通过两个手指。当瓣膜口狭窄时，瓣膜口形似鱼口状，面积可缩小到 1~2 cm²，甚至仅能通过医用探针。

1. 病变特征

二尖瓣狭窄依据其病变程度可分为三型。① 隔膜型：病变最轻，瓣膜轻度增厚，仍有弹性，瓣叶轻度粘连，瓣膜口轻度狭窄。② 增厚型：病变较重，瓣膜明显增厚，弹性明显减弱，瓣叶间粘连明显，瓣口狭窄较重。③ 漏斗型：病变最重，瓣膜极度增厚，完全丧失弹性，瓣叶广泛粘连，瓣膜口明显缩小如鱼口状。

病理生理上，二尖瓣狭窄对血流动力学及心功能具有很大影响：

（1）二尖瓣狭窄对左房压和心排血量的影响。由于二尖瓣狭窄，舒张期血液由左心房流向左心室受阻，舒张末期仍有部分血液滞留于左心房内，加上肺静脉血液回流，使左心房内血容量比正常增多，使左心房扩张。由于心肌纤维被拉长而使收缩力增强，左心房内残留血量减少，左心室排血量增加。初期，左心房扩张是代偿性的，随着左心房心肌前负荷增加，导致其代偿性肥大。后期，左心房代偿失调，心房收缩力减弱而呈肌原性扩张。

（2）左房压升高对肺循环和呼吸的影响。左心房压增高可使肺静脉回流受阻，肺静脉压、肺毛细血管压升高，肺小动脉反应性收缩，长期收缩可导致肺小动脉膜增生和中层肥厚，肺小动脉管腔变窄，肺血管阻力增加，肺动脉压进一步升高。轻度二尖瓣狭窄和无肺血管阻力增高者，休息时动脉压正常或轻度升高；严重二尖瓣狭窄和肺血管阻力增高者，休息时肺动脉压显著升高；肺血管阻力甚高者，肺动脉压可超过体循环动脉压。

左房压、肺静脉压和肺毛细血管压的继续缓慢升高，终致肺淤血、间质性肺水肿和肺血管壁增厚，引起肺顺应性降低和小气道阻塞，从而呼吸肌工作增加，出现呼吸困难。当肺毛细血管压急剧升高超过 0.4~0.7 kPa（30~35 mmHg）时，可致肺泡性肺水肿。

（3）肺动脉压升高对右心功能的影响：肺动脉压的持久升高可加重右心室的负荷，导致右心室代偿性肥大，心肌纤维增粗，最后右心失代偿而发生右心功能不全。右心室高度扩张，右心室瓣膜环随之扩大，可出现三尖瓣相对性关闭不全。收缩期，一部分血液自右心室回流到右心房，加重右心房的血液淤积，引起大循环淤血。

2. 临床症状

当二尖瓣口<1.5 cm^2（中度狭窄）时，患者方有明显症状，我国患者发病年龄逐渐后移，多于 20~40 岁出现症状。

（1）呼吸困难：为最常见的早期症状。当体力活动、精神紧张、发热等使心排血量或心率增加时，心室舒张期时间缩短，左心房血液回流到左心室少，左房压进一步升高，肺淤血加重，故最先为劳力性呼吸困难或仅在以上情况诱发呼吸困难。随着狭窄加重，出现休息时呼吸困难，端坐呼吸，夜间阵发性呼吸困难，甚至发生肺水肿。

（2）咯血。有几种表现：① 可发生突然大咯血，通常见于严重二尖瓣狭窄，支气管静脉血同时流入体循环静脉和肺静脉，由于肺静脉压升高，使支气管静脉破裂出血。② 伴夜间阵发性呼吸困难或咳嗽时的血性痰或带血丝痰，这是由于肺毛细血管破裂所致。③ 咯大量粉红色泡沫痰，是由左房压增高而致的急性肺水肿引起。

（3）咳嗽。常见，特别在冬季明显。有的患者在躺卧时干咳，可能与支气管黏膜淤血水肿易罹支气管炎或左房增大压迫左主支气管有关。

（4）声嘶。较少见。由于扩大的左房和肺动脉压迫左喉返神经致其麻痹引起。

（二）治 疗

1. 一般治疗

① 预防风湿热复发。近年来风湿热的临床表现常不典型。有风湿活动的患者应长期至终身应用苄星青霉素（Benzathine Penicillin）120 万 U，每月肌注一次。② 预防感染性心内膜炎。③ 无症状者避免剧烈体力活动，定期（6~12 个月）复查。④ 呼吸困难者应减少体力活动，限制钠盐摄入，口服利尿剂，避免和控制诱发急性肺水肿的因素，如急性感染、贫血等。

2. 并发症的处理

（1）大量咯血。应取坐位，用镇静剂，静脉注射利尿剂，以降低肺静脉压。

（2）急性肺水肿。处理原则与急性左心衰竭所致的肺水肿相似。但应注意：① 避免使用以扩张小动脉为主、减轻心脏后负荷的血管扩张药物，应选用扩张静脉系统、减轻心脏前负荷为主的硝酸酯类药物；② 正性肌力药物对二尖瓣窄的肺水肿无益，仅在心房颤动伴快速心室率时可静注毛花苷丙，以减慢心室率。

（3）心房颤动。治疗目的为满意控制心室率，争取恢复和保持窦性心律，预防血栓栓塞。急性发作伴快速心室率，如血流动力学稳定，可先静注毛花苷丙，以减慢心室率，该药起效较慢，且常不能满意控制心室率，此时应联合经静脉使用地尔硫草、维拉帕米或β受体阻滞剂；如血流动力学不稳定，出现肺水肿、休克、心绞痛或晕厥时，应立即电复律，如复律失败，应尽快用药减慢心室率。

慢性心房颤动：应首先争取介入或手术治疗解决狭窄。在此前提下，① 如心房颤动病程 < 1 年，左心房直径 < 60 mm，无高度或完全性房室传导阻滞和病态窦房结综合征，可行电复律或药物转复，成功恢复窦性心律后需长期口服抗心律失常药物，预防减少复发。复律之前 3 周和成功复律之后 4 周需服抗凝药物（华法林），预防栓塞。② 如患者宜复律、或复律失败、复律后不能维持窦性心律且心室率快，则可口服地高辛，每日 0.125~0.25 mg，控制静息时的心室率在 70 次/min 左右，日常活动时的心率在 90 次/min 左右。如心室率控制不满意，可加用β受体阻滞剂。③ 如无禁忌证，应长期服用华法林，预防血栓栓塞。

（4）右心衰竭。限制钠盐摄入，应用利尿药和地高辛。

3. 介入手术治疗

为治疗本病的有效方法。当二尖瓣口有效面积 < 1.5 cm^2，伴有症状，尤其症状进行加重时，应用介入或手术方法扩大瓣口面积，减轻狭窄。如肺动脉高压明显，即使症状不重，也应及早干预。

（1）经皮球囊二尖瓣成形术。为缓解单纯二尖瓣狭窄的首选方法。系将球囊导管从股静脉经房间隔穿刺跨越二尖瓣，用生理盐水和造影剂各半的混合液体充盈球囊，分离瓣膜交界处的粘连融合而扩大瓣口。对瓣叶（尤其是前叶）活动度好，无明显钙化，瓣下结构无明显增厚的患者效果更好。对高龄，伴有严重冠心病，因其他严重的肺、肾、肿瘤等疾病不宜手术或拒绝手术，妊娠伴严重呼吸困难，外科分离术后再狭窄的患者也可选择该疗法。术前可用经食管超声探查有无左心房血栓，对于有血栓或慢性心房颤动的患者应在术前充分用华法林抗凝。术后症状和血流动力学立即改善，严重并发症少见，主要应注意避免发生二尖瓣关闭不全、脑栓塞和心房穿孔所致的心脏压塞，手术死亡率小于 0.5%。其近期与远期（5 年）效果与外科闭式分离术相似，基本可取代后者。

（2）闭式分离术。经开胸手术，将扩张器由左心室心尖部插入二尖瓣口分离瓣膜交界处的粘连融合。适应证和效果与经皮球囊二尖瓣成形术相似，目前临床已很少使用。

（3）直视分离术。适于瓣叶严重钙化、病变累及腱索和乳头肌、左心房内有血栓的二尖瓣狭窄的患者。在体外循环下，直视分离融合的交界处、腱索和乳头肌，去除瓣叶的钙化斑，清除左心房内血栓。该方法较闭式分离术能更有效解除瓣口狭窄，因而血流动力学改善更好。手术死亡率小于 2%。

（4）人工瓣膜置换术。适应证为：① 严重瓣叶和瓣下结构钙化、畸形，不宜作分离术者。② 二尖瓣狭窄合并明显二尖瓣关闭不全者。手术应在有症状而无严重肺动脉高压时考虑。严重肺动脉高压增加手术风险，但非手术禁忌，术后多有肺动脉高压减轻。人工瓣膜置换术手术死亡率（3%~8%）和术后并发症均高于分离术。术后存活者，心功能恢复较好。

第三节　动脉粥样硬化

动脉粥样硬化（Atherosclerosis）是一组称为动脉硬化的血管病中最常见、最重要的一种。各种动脉硬化的共同特点是动脉管壁增厚变硬、失去弹性和管腔缩小。动脉粥样硬化的特点是受累动脉的病变从内膜开始，先后有多种病变合并存在，包括局部有脂质和复合糖类积聚、纤维组织增生和钙质沉着，并有动脉中层的逐渐退变，继发性病变尚有斑块内出血、斑块破裂及局部血栓形成。现代细胞和分子生物学技术显示动脉粥样硬化病变具有巨噬细胞游移、平滑肌细胞增生；大量胶原纤维、弹力纤维和蛋白多糖等结缔组织基质形成；以及细胞内、外脂质积聚的特点。由于在动脉内膜积聚的脂质外观呈黄色粥样，因此称为动脉粥样硬化。

其他常见的动脉硬化类型还有小动脉硬化（Arteriolosclerosis）和动脉中层硬化（Moenckeberg's arteriosclerosis）。前者是小型动脉弥漫性增生性病变，主要发生在高血压患者。后者多累及中型动脉，常见于四肢动脉，尤其是下肢动脉，在管壁中层有广泛钙沉积，除非合并粥样硬化，多不产生明显症状，其临床意义不大。

鉴于动脉粥样硬化仅是动脉硬化的一种类型，因此习惯上简称之为"动脉硬化"，而将说明其特点的"粥样"两字简化掉，实属不妥。

一、病因和发病情况

本病病因尚未完全确定，对常见的冠状动脉粥样硬化所进行的广泛而深入的研究表明，本病是多病因的疾病，即多种因素作用于不同环节所致，这些因素称为危险因素（risk factor）或易感因素。主要的危险因素为：

1. 高脂血症（Hyperlipemia）

高脂血症被认为是动脉粥样硬化的重要危险因素。大量流行病学资料表明，动脉粥样硬化的严重程度随血浆胆固醇水平的升高而加重，血浆胆固醇的浓度与冠心病的死亡率呈正相关关系。此外，高甘油三酯血症也被认为是动脉粥样硬化和冠心病的危险因素。在我国，饮食结构中多以碳水化合物为主食，而高碳水化合物膳食易发生高甘油三酯血症。

血浆低密度脂蛋白（Low Density Lipoprotein，LDL）或低密度脂蛋白胆固醇（LDL-C）与动脉粥样硬化和冠心病的发生关系密切，尤其是LDL亚型中的小颗粒致密低密度脂蛋白（small Dense Low Density Lipoprotein，sLDL）的水平被认为是判断冠心病的最佳指标。此外，极低密度脂蛋白（VLDL）和乳糜微粒（CM）也与动脉粥样硬化的发生关系密切。与上述脂蛋白相反，高密度脂蛋白（HDL）或高密度脂蛋白胆固醇（HDL-C）却具有很强的抗动脉粥样硬化和冠心病发病的作用。

此外，不同脂蛋白在动脉粥样硬化发病中的不同作用还与其载脂蛋白（Apolipoprotein，

apo）有关：CM、VLDL、LDL 的主要载脂蛋白分别为 apoB-48、apoB-100，HDL 的主要载脂蛋白为 apoA-I。目前认为，LDL、TG、VLDL 和 apoB 的异常升高与 HDL 及 apoA-I 的降低同时存在，可称为致动脉粥样硬化性脂蛋白表型，对动脉粥样硬化的发生发展具有极为重要的意义。

此外，脂蛋白（a）[1ipoprotein（a），Lp（a）]是一种含与 apoA 结合的 LDL 的 apoB-100 部分的变异 LDL。Lp（a）在血浆中的浓度与动脉粥样硬化的发病率呈正相关，在尸检材料中也证实动脉粥样硬化的病灶中有 Lp（a）的沉积，因此有认为 Lp（a）的增加是动脉粥样硬化病因中的一个遗传性危险因子。

2. 高血压（Hypertension）

据统计，高血压病人的冠状动脉粥样硬化患病率比正常血压者高 4 倍；与同年龄同性别的无高血压者相比，高血压患者动脉粥样硬化的发病较早、病变较重。高血压促发动脉粥样硬化的具体机制尚不十分清楚。可能与高血压时血压直接作用于血管壁的应力的增高有关。动脉粥样硬化病灶分布有一定规律性，多见于大动脉的分支部、血管分叉口、血管弯曲处等血流动力学容易发生变化的部位。因为压力的增高，既可使内皮细胞损伤，通透性增高，对 LDL 和白蛋白的超滤作用增强，使之易于进入内膜，又可导致血管中膜致密化，使 LDL 的运出受阻，滞留于内膜中。

3. 吸 烟

流行病学资料表明，吸烟是心肌梗死主要的独立的危险因子。在调整了高血压、高胆固醇血症之后，这种危险性依然存在。吸烟致动脉粥样硬化的机制可能与内皮细胞损伤和血内一氧化碳浓度升高有关。血中一氧化碳浓度的升高可刺激内皮细胞释放生长因子（如 PDGF），诱导中膜平滑肌细胞向内膜移行、增生，从而参与动脉粥样硬化病变的发生。

4. 糖尿病和高胰岛素血症

糖尿病患者血中甘油三酯、VLDL 水平明显升高，而 HDL 水平较低，与动脉粥样硬化和冠心病关系极为密切。由于高血糖可致 LDL 糖基化及高甘油三酯血症，后者极易产生 sLDL，并易被氧化，可促进粥样硬化中泡沫细胞的产生。此外，调查资料证明，高胰岛素血症与动脉粥样硬化的发生关系密切。胰岛素水平越高，冠心病的发病率与死亡率越高。高胰岛素水平可促进动脉壁平滑肌细胞的增生，并且与血中 HDL 含量呈负相关。

5. 遗传因素

冠心病的家族性集聚现象提示遗传因素是动脉粥样硬化的危险因素之一。已知约有 200 种基因可能对脂质的摄取、代谢和排泄产生影响。直接参与脂质代谢的载脂蛋白（apo）、酶和受体的基因多数已被证实和定位，例如 apoA-I（11q）、apoB（2p）、apoE 和 apoC（19q）、脂蛋白酯酶 LPL（8p）、肝酯酶 HL（5q）、胆固醇卵磷脂酰基转移酶 LCAT 和胆固醇转运蛋白 CEPT（16q）、LDL 受体（19q）、清道夫受体（8p）等。这些基因及其产物的变化和饮食因素的相互作用可能是高脂血症的最主要原因。但在相对少见的原发性高脂血症，某一种基因的突变就可能起决定性的作用。例如，LDL 受体的基因突变引起家族性高胆固醇血症，年龄很小就可发病。

6. 其他因素

（1）年龄：大量资料表明，动脉粥样硬化的检出率和病变程度均随年龄的增加而增加。

（2）性别：女性在绝经期前冠状动脉粥样硬化的发病率低于同龄组男性，其 HDL 水平高于男性，LDL 水平低于男性。绝经期后，两性间的这种差异消失，这可能与雌激素的影响有关。

二、发病机制

动脉粥样硬化的病变主要在动脉内膜。内膜表面的内皮细胞出现功能和/或形态的变化，进而可发生坏死脱失；病变的早期，单核细胞黏附于内皮细胞表面并穿入至内皮下；血浆中的脂质沉积于内皮下，单核细胞吞噬脂质形成单核源性或巨噬细胞源性泡沫细胞；此外，中膜的平滑肌细胞增生并迁入内膜，亦可吞噬脂质形成平滑肌细胞源性或肌源性泡沫细胞。之后泡沫细胞可发生坏死，大量的脂质特别是胆固醇存在于基质中，加之平滑肌转型产生大量的胶原纤维等基质增多，使血管内膜变厚并硬化。关于这种病变的形成机制至今尚未完全明了。其学说很多，如比较传统的脂源性学说包括脂质浸润说、渗入说和灌注说，巨噬细胞受体缺失学说，平滑肌致突变学说及近年来被普遍接受的损伤应答学说和炎症学说等。现以损伤应答和炎症学说为中心，将动脉粥样硬化病变形成中的主要因素作一阐述。

1. 脂质的作用

高脂血症在动脉粥样硬化发病机理中的作用机制除了慢性的高脂血症（主要是高胆固醇血症）可以直接引起内皮细胞的功能障碍，及高脂血症可使内皮细胞的通透性增加外，主要与 LDL 的氧化修饰有关。特别是内皮细胞和单核／巨噬细胞可使 LDL 氧化修饰而成为氧化 LDL（Ox-LDL），氧化 LDL 对动脉粥样硬化的病变形成有几种作用：可与单核／巨噬细胞的清道夫受体（Scavenger Receptor）结合使之形成泡沫细胞；对血液中的单核细胞具有较强的趋化作用；通过内皮细胞黏附分子增加单核细胞的黏附；刺激各种生长因子和细胞因子的产生；对内皮细胞和平滑肌细胞产生细胞趋化性等。

2. 内皮细胞损伤的作用

慢性的或反复的内皮细胞损伤是动脉粥样硬化的起始病变，为损伤应答学说的基础。目前认为，多种危险因素如机械性、血流动力学、低氧和吸烟等均可引起内皮细胞的损伤。此外，早期的动脉粥样硬化病变可发生于内皮细胞形态完整的动脉内膜，所以近年研究认为内皮细胞的非剥脱性功能障碍或活化在动脉粥样硬化病变形成中可能更为重要。内皮细胞的功能障碍／活化及形态学损伤可引发血液中单核细胞、血小板及血管壁中膜平滑肌细胞的变化而形成动脉粥样硬化的病灶。如内皮细胞的通透性增加使血液中的脂质易于沉积在内膜；内皮细胞的损伤或功能障碍可使单核细胞、血小板黏附增加；并且产生多种生长因子促进进展期斑块中平滑肌细胞的增生及分泌基质等。

3. 单核 / 巨噬细胞的作用

单核细胞的黏附被认为是动脉粥样硬化的早期病变。在动脉粥样硬化的早期，单核细胞可在内皮细胞黏附分子的作用下黏附于内皮细胞表面并进入内皮下，转化成巨噬细胞，吞噬脂质尤其是 Ox-LDL，转变成泡沫细胞（巨噬细胞源性泡沫细胞），是动脉粥样硬化的早期病变脂纹、脂斑的主要成分。

在动脉粥样硬化的进展期，巨噬细胞通过产生多种生物活性物质而参与-动脉粥样硬化病变的形成。如产生白细胞介素-1（IL-1）和肿瘤坏死因子（TNF）促进白细胞的黏附；产生单核细胞趋化因子（MCP-1）等化学趋化因子使白细胞进入斑块内；产生活性氧可促进斑块内 LDL 的氧化；并且产生生长因子促进平滑肌细胞的增生等。

图 6-5 为单核细胞迁入内膜及泡沫细胞形成的模式图。

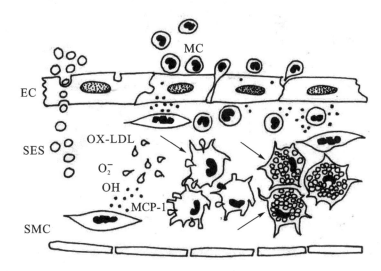

LDL 渗入内皮下间隙（SES），被氧自由基氧化修饰；MCP-1 释放，单核细胞(MC)迁入内膜；OX-LDL 与巨噬细胞表面的清道夫受体结合而被摄取,泡沫细胞形成（EC:内皮细胞,SMC:平滑肌细胞）（仿 Schwar）

图 6-5　单核细胞迁入内膜及泡沫细胞形成的模式图

4. 平滑肌增殖的作用

中膜平滑肌细胞增生、游走进入内膜，是参与动脉粥样硬化进展期病变形成的主要环节。如前所述，渗入脂质的刺激、附着于内皮的血小板、单核细胞、内皮细胞以及平滑肌细胞自身产生的一些生长因子，如血小板源性生长因子（PDGF）、纤维母细胞生长因子（FGF）、转化生长因子（TGF-α）等，均具有促进平滑肌细胞增生和/或游走的作用。增生、游走的平滑肌细胞发生表型转变，即由收缩型（细胞长梭形，胞浆内含大量肌丝和致密体）转变为合成型（细胞类圆形，胞浆内含大量粗面内质网、核蛋白体及线粒体）。此等平滑肌细胞表面亦有 LDL 受体，可以结合、摄取 LDL 及 VLDL 而成为肌源性泡沫细胞，参与病变的形成。此外这些增生的平滑肌细胞能合成大量胶原蛋白、弹性蛋白和糖蛋白等，使病变的内膜显著增厚变硬，促进硬化斑块的形成。

图 6-6 为动脉粥样硬化发生机制示意图。

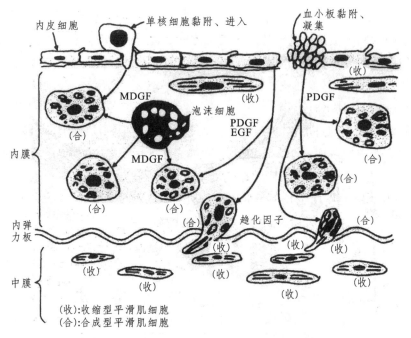

图 6-6 为动脉粥样硬化发生机制示意图

三、病理变化

（一）基本病变

1. 脂 纹

脂纹（Fatty Streak）是动脉粥样硬化的早期病变。肉眼观：于动脉内膜面，见黄色帽针头大的斑点或长短不一的条纹，条纹宽约 1~2 mm、长约 1~5 cm，平坦或微隆起。光镜下观：病灶处内皮细胞下有大量泡沫细胞聚集。泡沫细胞圆形，体积较大，石蜡切片可见胞浆内有大量小空泡（制片过程中被溶解）。在 HE 染色的切片中，不能区别泡沫细胞的来源。深入的研究表明，脂纹中多为巨噬细胞源性泡沫细胞。此外，可见较多的细胞外基质（蛋白聚糖），数量不等的合成型平滑肌细胞，少量 T 淋巴细胞，嗜中性、嗜碱性及嗜酸性粒细胞等。

脂纹最早可出现于儿童期，是一种可逆性变化，并非所有脂纹都必然发展为纤维斑块。

2. 纤维斑块

脂纹进一步发展则演变为纤维斑块（Fibrous Plaque）。肉眼观：内膜面散在不规则表面隆起的斑块，初为淡黄或灰黄色，后因斑块表层胶原纤维的增多及玻璃样变而呈瓷白色，状如凝固的蜡烛油。斑块可融合。光镜下观：病灶表层为大量胶原纤维、平滑肌细胞、少数弹性纤维及蛋白聚糖形成的纤维帽，胶原纤维可发生玻璃样变性。纤维帽下方可见不等量的泡沫细胞、平滑肌细胞、细胞外脂质及炎细胞。病变晚期，可见脂质池及肉芽组织反应。

3. 粥样斑块

粥样斑块（Atheromatous Plaque），亦称粥瘤（Atheroma），为动脉粥样硬化的典型病变。肉眼观：动脉内膜面见灰黄色斑块，既向内膜表面隆起，又向深部压迫中膜。切面见纤维帽的下方，有多量黄色粥糜样物。光镜下观：在玻璃样变性的纤维帽的深部，有大量粉染的无定形物质，为细胞外脂质及坏死物，其中可见胆固醇结晶（HE 片中为针状空隙）及钙化（图6-7）。底部及周边部可见肉芽组织、少量泡沫细胞和淋巴细胞浸润。粥瘤处中膜平滑肌细胞受压萎缩，弹性纤维破坏，该处中膜变薄。外膜可见毛细血管新生、结缔组织增生及淋巴细胞、浆细胞浸润。

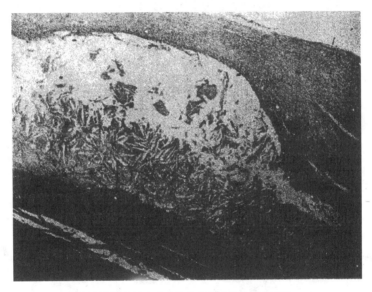

内膜灶性增厚,表层为玻璃样变的胶原纤维帽,深部为
大量坏死崩解物,其中有大量胆固醇结晶(针状空隙)

图 6-7　粥样斑块

4. 继发病变

继发病变指在纤维斑块和粥样斑块的基础上的继发病变，常见的有：① 斑块内出血：斑块内新生的血管破裂，可致斑块突然肿大，甚至使管径较小的动脉腔完全闭塞。此外，有人把斑块出现腔隙样破裂而继发动脉腔内血液灌注入斑块内也归属为斑块内出血。② 斑块破裂：纤维帽破裂，粥样物自裂口逸入血流，遗留粥瘤性溃疡。③ 血栓形成：病灶处的内皮损伤和粥瘤性溃疡，使动脉壁内的胶原纤维暴露，血小板在局部聚集形成血栓，加重血管腔阻塞；如脱落，可致栓塞。④ 钙化：钙盐沉着于纤维帽及粥瘤灶内。严重者，其硬如石。⑤ 动脉瘤形成：于严重的粥样斑块处可引起相应局部中膜的萎缩和弹性下降，在血管内压力作用下，动脉管壁局限性扩张，形成动脉瘤。动脉瘤破裂可引起大出血。

图 6-8 为动脉粥样硬化斑块结构示意图。图 6-9 为动脉粥样硬化进展过程血管横切面结构示意图。

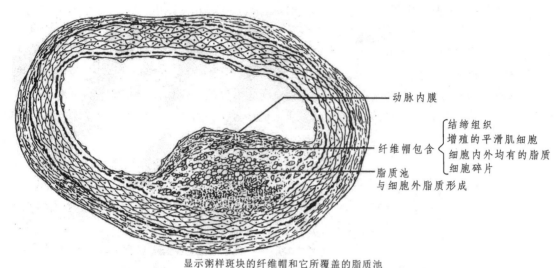

显示粥样斑块的纤维帽和它所覆盖的脂质池

图 6-8　动脉粥样硬化斑块结构示意图

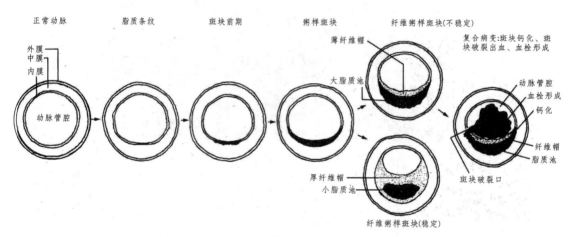

图中深黑色代表血栓、钙化,淡黑色代表脂质条纹、脂质核和脂质池,细黑点代表纤维帽

图 6-9　动脉粥样硬化进展过程血管横切面结构示意图

（二）主要动脉的病变

1. 主动脉粥样硬化

病变多见于主动脉后壁和其分支开口处，以腹主动脉最重，胸主动脉次之，升主动脉最轻。前述的各种动脉粥样硬化的基本病变均可见到。动脉瘤主要见于腹主动脉，可于腹部触及搏动性的肿块，并听到杂音。并可因其破裂发生致命性大出血。

2. 冠状动脉粥样硬化

冠状动脉发生动脉粥样硬化病变，可引起血管腔狭窄或阻塞，造成心肌缺血、缺氧或坏死而导致冠心病。

3. 颈动脉及脑动脉粥样硬化

病变最常见于颈内动脉起始部、基底动脉、大脑中动脉和 Willis 环。纤维斑块和粥样斑块常导致管腔狭窄，并可因血栓形成等复合性病变加重狭窄甚至形成闭塞。动脉瘤多见于 Willis 环部。长期供血不足可致脑实质萎缩，表现为脑回变窄，皮质变薄，脑沟变宽变深，脑质量减轻。患者可有智力及记忆力减退，精神变态，甚至痴呆。急速的供血中断可致脑梗死（脑软化）。动脉及小的动脉瘤破裂可引起脑出血及相应临床表现。

4. 肾动脉粥样硬化

病变最常累及肾动脉开口处及主干近侧端。常因斑块所致之管腔狭窄而引起顽固性肾血管性高血压；亦可因斑块合并血栓形成导致肾组织梗死，引起肾区疼痛、尿闭及发热。梗死灶机化后遗留较大瘢痕，多个瘢痕可使肾脏缩小，称为动脉粥样硬化性固缩肾。

5. 四肢动脉粥样硬化

病变以下肢动脉为重。当较大动脉管腔明显狭窄时，可因供血不足致耗氧量增加时（如行走）出现疼痛，休息后好转，即所谓间歇性跛行（Claudication）。当动脉管腔完全阻塞侧支循环又不能代偿时，可引起足趾部干性坏疽。

6. 肠系膜动脉粥样硬化

肠系膜动脉因此病变狭窄甚至阻塞时，病人有剧烈腹痛、腹胀和发热等症状。如引起肠梗死，可有便血、麻痹性肠梗阻及休克等症状。

四、防　治

首先应积极预防动脉粥样硬化的发生。如已发生，应积极治疗，防止病变发展并争取逆转。已发生并发症者，应及时治疗，防止其恶化，以延长患者寿命。

（一）一般防治措施

1. 发挥患者的主观能动性配合治疗

已有客观根据证明：经过合理防治可以延缓和阻止病变进展，甚至可使之逆转消退，患者可维持一定的生活和工作能力。此外，病变本身又可以促使动脉侧支循环的形成，使病情得到改善。因此说服患者耐心接受长期的防治措施至关重要。

2. 合理的膳食

（1）控制膳食总热量，以维持正常体重为度，40 岁以上者尤应预防发胖。正常体重的简单计算法为：体重指数（BMI）＝体重（kg）／身高（m）^{2}，一般以 20~24 为正常范围，可供参考。

（2）超过正常标准体重者，应减少每日进食的总热量，食用低脂（脂肪摄入量不超过总热量的 30%，其中动物性脂肪不超过 10%）、低胆固醇（每日不超过 500 mg）膳食，并限制酒和蔗糖及含糖食物的摄入。提倡饮食清淡，多食富含维生素 C（如新鲜蔬菜、瓜果）和植物蛋白（如豆类及其制品）的食物。尽量以植物油为食用油。

（3）年过 40 岁者即使血脂无异常，也应避免经常食用过多的动物性脂肪和含胆固醇较高的食物，如肥肉、肝、脑、肾、肺等内脏，猪油、蛋黄、蟹黄、鱼子、奶油及其制品、椰子油、可可油等。以食用低胆固醇、低动物性脂肪食物，如鱼肉、鸡肉、各种瘦肉、蛋白、豆制品等为宜。

（4）已确诊有冠状动脉粥样硬化者，严禁暴饮暴食，以免诱发心绞痛或心肌梗死。合并有高血压或心力衰竭者，应同时限制食盐的摄入。

3. 适当的体力劳动和体育活动

参加一定的体力劳动和体育活动，对预防肥胖，锻炼循环系统的功能和调整血脂代谢均有裨益，是预防本病的一项积极措施。体力活动量应根据原来身体情况、体力活动习惯和心脏功能状态而定，以不过多增加心脏负担和不引起不适感觉为原则。体育活动要循序渐进，不宜勉强作剧烈活动，对老年人提倡散步（每日 1 小时，可分次进行），做保健体操，打太极拳等。

4. 合理安排工作和生活

生活要有规律、保持乐观、愉快的情绪，避免过度劳累和情绪激动，注意劳逸结合，保证充分睡眠。

5. 提倡不吸烟，不饮酒

虽然少量低浓度酒能提高血 HDL，红葡萄酒有抗氧化的作用，但长期饮用会引起其他问题，因此不宜提倡。吸烟是导致动脉粥样硬化的危险因素，应戒烟及避免吸入"二手烟"等。

6. 积极治疗与本病有关的一些疾病

这些疾病包括高血压、糖尿病、高脂血症、肥胖症等。不少学者认为，本病的预防措施应从儿童期开始，即儿童也不宜进食高胆固醇、高动物性脂肪的饮食，亦宜避免摄食过量，防止发胖。

（二）药物治疗

1. 应用扩张血管药物

解除血管运动障碍，可用血管扩张剂。

2. 调整血脂药物的应用

血脂异常的患者，经上述饮食调节和注意进行体力活动 3 个月后，未达到目标水平者，应给以调脂药物，所谓目标水平根据患者的具体情况不同而有区别，如对于无动脉粥样硬化疾病，亦无冠心病危险因素的健康者，目标水平为：总胆固醇（TC）<5.72 mmol／L（220 mg/dL），低密度脂蛋白胆固醇（LDL-C）<3.64 mmol／L（140 mg／dL），甘油三酯（TG）<1.69 mmol／L（150 mg／dL），如已有动脉粥样硬化性疾病者，目标水平应更为严格，TC<4.68 mmol（180 mg/dL），LDL-C<2.60 mmol／L（100 mg／dL），TG 同上。可按血脂的具体情况选用下列调整血脂药物：

（1）主要降低血胆固醇，也降低血甘油三酯的药物。3-羟基-3 甲基戊二酰辅酶 A

（HMG-CoA）还原酶抑制剂类，为新一类的最有效的调整血脂药。该类药物有阻碍 HMG-CoA 还原酶的作用，后者是胆固醇合成过程中的限速酶，因而胆固醇的合成受抑制，血胆固醇水平降低。细胞内胆固醇含量减少又可刺激细胞表面 LDL 受体合成增加，从而促进 LDL、VLDL 通过受体途径代谢，降低血清 LDL 含量，又能增高 HDL。目前大量研究表明，本类药物不仅有调脂作用，其在稳定动脉粥样斑块，防止斑块破裂、继发出血、血栓形成方面亦发挥着重要作用。这类药物副作用有乏力、肌痛、胃肠道症状、皮疹等。要注意监测肝、肾功能和肌酸磷酸激酶的变化。用量宜从小剂量开始，宜睡前服用。如有必要与贝特类合用应更加严密监测肝功能及肌酸磷酸酶的变化。

（2）主要降低血甘油三酯，也降低血胆固醇的药物。如贝特（Fibrates）类药物，其降血中甘油三酯的作用强于降总胆固醇，并使 HDL 增高，且可减少组织胆固醇沉积；可降低血小板黏附性，增加纤维蛋白溶解活性和减低纤维蛋白原浓度，从而削弱凝血作用。与抗凝药合用时，要注意减少抗凝药的用量。少数患者有胃肠道反应、皮肤发痒和荨麻疹，以及一过性血清转氨酶增高和肾功能改变，宜定期检查肝、肾功能。

（3）烟酸（Nicotinic Acid）类。此类药物有降低血甘油三酯和总胆固醇，增高 HDL 以及扩张周围血管的作用。可引起皮肤潮红和发痒、胃部不适等副作用，故不易耐受。

（4）胆酸隔置剂。此类药物为阴离子交换树脂，服后吸附肠内胆酸，阻断胆酸的肠肝循环，加速肝中胆固醇分解为胆酸，与肠内胆酸一起排出体外而使血总胆固醇下降。

其他调整血脂药物还有：不饱和脂酸（Unsaturated Fatty Acid）类，包括从植物油提取的亚油酸、亚油酸乙酯等和从鱼油中提取的多价不饱和脂酸。

3. 抗血小板药物

抗血小板黏附和聚集的药物，可防止血栓形成，可能有助于防止血管阻塞性病变病情发展，用于预防冠状动脉和脑动脉血栓栓塞。可选用：① 阿司匹林 0.05~0.3g，1 次／日。该药可抑制血栓素 A_2（TXA_2）的生成，较少影响前列环素（PGI_2）的产生而起作用。② 噻氯匹定或氯吡格雷。这类药物主要拮抗由二磷酸腺苷（ADP）诱发的血小板聚集，并抑制血小板之间纤维蛋白原桥的形成。噻氯匹定有中性粒细胞和血小板减少等副作用，应注意监测。③ 血小板糖蛋白Ⅱb/Ⅲa 受体阻滞剂，阻断纤维蛋白原与Ⅱb／Ⅲa 受体的结合而使血小板聚集受抑制，静脉注射制剂有阿昔单抗。

4. 溶血栓和抗凝药物

对动脉内形成血栓导致管腔狭窄或阻塞者，可用溶解血栓制剂，继而用抗凝药。

（三）介入和外科手术治疗

包括对狭窄或闭塞的血管，特别是冠状动脉、肾动脉和四肢动脉施行再通、重建或旁路移植等外科手术，以恢复动脉的供血。用带球囊的导管进行经皮腔内血管成形术，将突入动脉管腔的粥样物质压向动脉壁而使血管畅通；在此基础上发展了经皮腔内血管旋切术、旋磨术、激光成形术等多种介入治疗，将粥样物质切下、磨碎、气化吸出而使血管再通。目前应用最多的还是经皮腔内血管成形术及支架（Stent）植入术。

第四节　冠状动脉粥样硬化性心脏病

冠状动脉粥样硬化性心脏病（Coronary Arteriosclerotic Heart Disease，简称冠心病）是粥样硬化斑块形成于冠状动脉内壁，使血流受阻，导致心肌缺血、缺氧甚至坏死，故又称缺血性心脏病（Ischemic Heart Disease）。由其他病因引起的心肌缺血不包括在内。

正常情况下，冠状动脉储备力很大，通过中枢神经系统和体液调节，冠状支脉的供血与心肌的需血保持动态平衡，当管腔轻度至中度狭窄时，一般可通过调节代偿，不引起症状，即使进行负荷试验亦不一定能查知。当冠状动脉粥样硬化较重（管腔狭窄>75%），调节机能不足以代偿时，方始出现症状。冠状动脉供血不足症状的出现还与粥样斑块发展的快慢有关，发展较慢者，可通过附近吻合支来输送血至狭窄部位以下的缺血区，如果时间充分，这种侧支循环完全可以补偿狭窄部位以下的血供，即使病变动脉闭塞，亦不致产生严重后果。但如病变进展快，未及形成侧支循环，或冠状动脉突然发生痉挛，则会引起心肌缺血、损伤以至坏死。

图 6-10 为人体胸腔结构示意图，图 6-11 为人体心脏示意图。

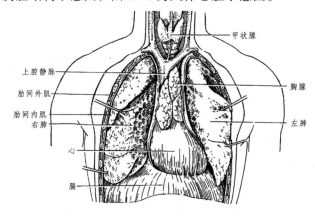

图 6-10　人体胸腔结构示意图

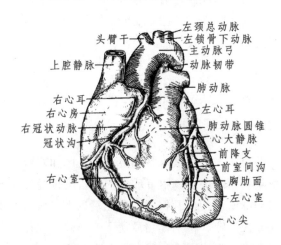

图 6-11　人体心脏示意图

据我国 6 325 例尸检统计证实，左冠状动脉前降支发病最多（尤以该段的上 1/3 为甚），其次是右冠状动脉主干，其余依次为左旋支或左主干、后降支。

一、心绞痛

心绞痛（Angina Pectoris）是冠状动脉供血不足，心肌急剧的、暂时的缺血与缺氧所引起的临床综合征。

1. 病　因

冠状动脉粥样硬化使冠状动脉管腔狭窄，心肌供血不足，在劳累、情绪激动、暴饮暴食、寒冷等因素的影响下，导致冠状动脉反射性痉挛，造成心肌供血短时间严重不足或一过性血流中断，这种急剧的暂时的心肌缺血、缺氧，在临床上患者常出现心绞痛。

2. 发病机制

心肌缺血、缺氧可引起疼痛，冠状动脉粥样硬化使冠状动脉管腔狭窄或部分分支闭塞，扩张性减弱，血流量减少，在致病因素作用下，冠状动脉可发生痉挛，使冠脉血流进一步减少，心肌血流供给不足，引起心绞痛。

产生疼痛的直接因素，可能是在缺血缺氧的情况下，心肌内积聚过多的代谢产物，如乳酸、丙酮酸、磷酸等酸性物质，或类似激肽类物质，刺激心脏内植物神经，传至大脑，产生疼痛感。

3. 病变特征

病理检查显示，心绞痛的病人至少有一支冠状动脉的主支管腔显著狭窄，堵住的部分达横切面的 75% 以上。有侧支循环形成者，则有关的冠状动脉要有更严重的阻塞才会发生心绞痛。另一方面，冠状动脉造影发现 5%~10% 的心绞痛病人，其冠状动脉的主要分支无明显病变，提示这些病人的心肌血供和氧供不足，可能是冠状动脉痉挛。

病人在心绞痛发作之前，常有血压增高、心率增快、肺动脉压和肺毛血管压增高的变化，反映心脏和肺的顺应性降低。发作时可有左心室收缩力和收缩速度降低、射血速度减慢、左心室收缩压下降、心搏量和心排血量降低、左心室舒张末期压和血容量增加等左心室收缩和舒张功能障碍的病理生理变化。左心室壁可呈收缩不协调或部分心室壁有收缩减弱的现象。

4. 临床基础联系

心绞痛以发作性胸痛为主要临床表现，疼痛的特点为：

（1）部位。主要在胸骨体上段或中段之后，可波及心前区，有手掌大小范围，甚至横贯前胸，界限不很清楚。常放射至左肩、左臂内侧达无名指和小指，或至颈、咽或下颌部。

（2）性质。疼痛性质因人而异，胸痛常为压迫、窒息、沉重、闷胀或紧缩性，也可有烧灼感，不像针刺或刀扎样痛，偶伴濒死的恐惧感觉。疼痛表现不同可能是由于体液、神经、精神等因素的影响，各人的感受和反应不同。发作时，病人往往不自觉地停止原来的活动，直至症状缓解。

（3）诱因。发作常由体力劳动或情绪激动（愤怒、焦急、过度兴奋等）所激发，饱食、寒冷、吸烟、心动过速、休克等亦可诱发。疼痛发生于劳力或激动的当时，而不在一天或一阵劳累之后。典型的心绞痛常在相似的条件下发生，但有时同样的劳力只在早晨而不在下午引起心绞痛，提示与晨间痛阈较低有关。

（4）持续时间。疼痛出现后常逐步加重，在 3~5 min 内渐消失，一般在停止原来诱发症状的活动后即缓解。舌下含用硝酸甘油也能在几分钟内使之缓解。可数天或数星期发作一次，亦可一日内多次发作。

二、心肌梗死

心肌梗死（Myocardial Infarction）是心肌的缺血性坏死，是在冠状动脉病变的基础上，发生冠状动脉血供急剧减少或中断，使相应的心肌严重而持久地急性缺血所致。心肌梗死是冠心病的严重类型。

1. 病因与发病机制

心肌梗死最常见的病因是冠状动脉粥样硬化，发病机理是：① 在冠状动脉粥样硬化病变的基础上继发血栓形成，使冠状动脉管腔完全闭塞。② 冠状动脉痉挛，多在上述各种诱因的刺激下发生。③ 粥样硬化斑块内出血，可引起内膜下血肿，血肿能使狭窄的动脉发生闭锁。④ 冠状动脉粥样硬化致管腔明显狭窄，重体力活动、情绪过分激动或血压剧升，可使左心室负荷明显加重，心肌供血不足，引起心肌梗死。⑤ 心肌梗死后发生的严重心律失常、休克或心力衰竭，均可使冠状动脉灌流量进一步降低，心肌坏死范围扩大。

2. 病变特征

心肌梗死的好发部位与闭塞的冠状动脉供血区域是一致的。由于左冠状动脉比右冠状动脉病变更为常见，故心肌梗死多发生在左心，特别是左心室。其中左心室前壁、心尖部及室间隔的前 2/3，约占全部心肌梗死的 50%，该部位正是左冠状动脉前降支的供血区域；约 25% 的心肌梗死发生在左心室后壁、室间隔后 1/3 及右室大部分，此乃右冠状动脉供血区域；此外见于左心室侧壁，相当于左冠状动脉左旋支的供血区域。右心房和右心室发生心肌梗死者极为罕见。

心肌梗死的范围大小与被阻塞的冠状动脉分支的大小、部位和侧支循环情况有关。根据梗死所占心肌的厚度不同，可以把心肌梗死分为两种：① 心内膜下梗死。梗死范围仅限于心内膜下方，为一薄层，其厚度仅占整个心肌厚度的 1/3，并波及肉柱和乳头肌，常表现为小灶坏死。严重病例，坏死灶扩大融合成为累及整个心内膜下心肌的环状坏死。② 区域性心肌梗死。亦称为透壁性心肌梗死，大多位于左心室，梗死累及心壁三层组织，为典型的心肌梗死类型。

病理生理上主要出现左心室舒张和收缩功能障碍的一些血流动力学变化，其严重度和持续时间取决于梗塞的部位、程度和范围。心脏收缩力减弱、顺应性减低、心肌收缩不协调。

急性心肌梗死引起的心力衰竭称为泵衰竭，按 Killip 分级法可分为：Ⅰ级，尚无明显心力衰竭；Ⅱ级，有左心衰竭；Ⅲ级，有急性肺水肿；Ⅳ级，有心源性休克等不同程度或阶段的血流动力学变化。心源性休克是泵衰竭的严重阶段。但如兼有肺水肿和心源性休克则情况最严重。

3. 心肌梗死的生化变化

冠状动脉闭塞 5min 后，梗死的心肌细胞内糖原减少或消失，是由于梗死部位心肌细胞内糖原酵解所致。心肌坏死时，一些酶（谷草转氨酶、谷丙转氨酶、肌酸磷酸激酶及乳酸脱氢酶）可释放入血，使血中这些酶的浓度升高，尤以肌酸磷酸激酶的升高对心肌梗死的诊断有帮助。

4. 临床表现

临床表现与梗死的大小、部位、侧支循环情况密切相关。

（1）先兆症状：多数病人在发病前数日至数周有乏力、烦躁、胸部不适、活动时心悸、气急、心绞痛等前驱症状，其中以新发生心绞痛或原有的心绞痛加重为最突出。心绞痛发作较以往频繁、性质较剧、持续较久、硝酸甘油疗效差、诱因不明显，疼痛时伴有恶心、呕吐、大汗和心动过速，或伴有心功能不全、严重心律失常、血压大幅度波动等。发现先兆应及时入院，可使部分病人避免发生心肌梗死。

（2）疼痛：为最突出的症状，多发生于清晨，疼痛部位和性质与心绞痛相同，但多无明显诱因，且常发生于安静时，程度剧烈，持续时间较长，可达数小时或数天，休息和含用硝酸甘油片多不能缓解。病人常烦躁不安、出汗、恐惧、或有濒死感。少数病人无疼痛，一开始即表现为休克或急性心力衰竭；部分病人疼痛位于上腹部，易被误认为胃穿孔、急性胰腺炎或胃溃疡；部分病人有头昏、头晕、乏力、盗汗或呼吸困难等症状。

（3）全身症状：有发热、心动过速、白细胞增高和血沉加快等体征，由坏死物质吸收所引起。一般在疼痛发生后 24~48 h 出现，程度与梗死范围常呈相关，体温一般在 38 ℃左右，很少超过 39 ℃，持续一周。

（4）胃肠道症状：疼痛剧烈时常伴有频繁的恶心、呕吐和上腹胀痛，与迷走神经受坏死心肌刺激和心排出量降低而组织灌注不足等有关。肠胀气也不少见，重症者可发生呃逆。

（5）心律失常：见于 75%~95% 的病人，多发生在起病 1~2 周内，而以 24 小时内最多见，可伴乏力、头晕、昏厥等症状。

（6）低血压和休克：大概 20% 的病人发生休克，多在起病数小时到一周内发生，主要是心源性，为心肌广泛（40% 以上）坏死，心排血量急剧下降所致。疼痛期中血压下降常见，可持续数周后上升，且常不能恢复以往水平。如疼痛缓解而收缩压仍低于 10.67 kPa（80 mmHg），有烦躁不安、面色苍白、皮肤湿冷、脉细而快、大汗淋漓、尿量减少（每小时尿量<20 mL），神志迟钝甚至昏厥者，则为休克表现。

（7）心力衰竭：见于 32%~48% 的病人，可在起病最初几天内发生，或在疼痛休克好转阶段出现，主要是急性左心衰竭，为梗死后心脏舒缩力显著减弱和顺应性降低所致，出现呼吸困难、咳嗽、紫绀、烦躁等症状，严重者可发生肺水肿，随后可发生颈静脉怒张、肝肿大、水肿等右心衰竭表现。右心室心肌梗死者可一开始即出现右心衰竭表现，伴血压下降。

第五节　冠状动脉粥样硬化性心脏病的介入诊断和治疗

一、冠状动脉造影

用特形的心导管经股动脉、肱动脉或桡动脉送到主动脉根部，分别插入左、右冠状动脉口，后推注射器注入少量造影剂。这种选择性冠状动脉造影可使左、右冠状动脉及其主要分支得到清楚的显影，并可进行电影摄影、快速连续摄片、磁带录像或光盘记录。可发现各支动脉狭窄病变的部位并估计其程度。一般认为，管腔直径减少 70%~75% 以上会严重影响血供，减少 50%~70% 者也有一定意义。冠状动脉造影的主要指征为：① 对药物治疗中，心绞痛仍较重者，明确动脉病变情况以考虑介入性治疗或旁路移植手术；② 胸痛似心绞痛而不能确诊者；③ 中老年患者心脏增大、心力衰竭、心律失常、疑有冠心病而无创性检查未能确诊者。

二、冠心病的介入治疗

介入治疗是用心导管技术疏通狭窄甚至闭塞的冠状动脉管腔，从而改善心肌的血流灌注的方法（图 6-12）。它属血管再通（Vascular Recanalization）术的范畴，是心肌血流重建（Myocardial Revascuizriztion）术中创伤性最小的一种。临床最早应用的是经皮冠状动脉腔内成形术（Percutaneous Transluminal Coronary Angioplasty，PTCA，1997 年），其后还发展了经冠状动脉内旋切术、旋磨术和激光成形术等，1987 年又开发了冠状动脉内支架置入术（Intracoronary Stenting）。这些技术统称为经皮冠状动脉介入治疗（Percutaneous Coronary Intervention， PCI）。目前 PTCA 和支架置入术已成为治疗本病的重要手段。

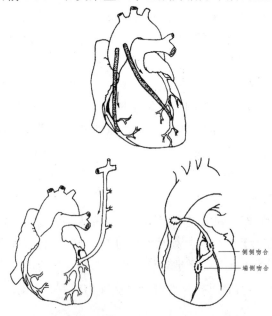

图 6-12　冠状动脉介入治疗示意图

1. 经皮冠状动脉腔内成形术

经皮穿刺周围动脉将带球囊的导管送入冠状动脉到达狭窄节段，扩张球囊使狭窄管腔扩大血流畅通，是最常用的 PCI。其作用机制是，球囊扩张时主要通过下列几种机制使管腔扩大：①斑块被压回管壁；② 斑块局部表面破裂；③ 偏心性斑块处的无病变血管壁伸展。

2. 冠状动脉内支架置入术

支架置入术是将以不锈钢或合金材料刻制或绕制成管状而其管壁呈网状带有间隙的支架，置入冠状动脉内已经和未经 PTCA 扩张的狭窄节段支撑血管壁，维持血流畅通。

（1）作用机制：支架置入后满意的结果是所有支架的网状管壁完全紧贴血管壁，支架管腔均匀地扩张，血流畅通。此时支架逐渐被包埋在增厚的动脉内膜之中，内膜在 1~8 周内被新生的内皮细胞覆盖。支架管壁下的中膜变薄和纤维化。

（2）置入步骤：与 PTCA 基本相同。当冠状动脉狭窄病变被球囊导管较满意地扩张后，撤出球囊导管，送入携带支架的球囊导管到该处，经注射造影确定支架放置部位准确无误后，予以加压扩张。选用支架球囊与血管直径之比为（1~1.1）：1，扩张压力为 11~13 大气压，持续 20 min 左右，将球囊抽瘪。重复造影，如结果满意撤出球囊导管。

（3）术前术后处理：与 PTCA 相同。术后用药中除服阿司匹林抗血小板的作用外，宜加用氯吡格雷首剂 300 mg，继而 75 mg，1 次/日，连用 6~9 个月。

第六节　原发性高血压

原发性高血压（Primary Hypertension）是以血压升高为主要临床表现的综合征，通常简称为高血压。高血压是多种心、脑血管疾病的重要病因和危险因素，影响重要脏器如心、脑、肾的结构与功能，最终导致这些器官的功能衰竭，迄今仍是心血管疾病死亡的主要原因之一。

一、血压分类和定义

人群中血压水平呈连续性正态分布，正常血压和血压升高的划分并无明确界线，因此高血压的标准是根据临床及流行病学资料人为界定的。目前，我国采用国际上统一的血压分类和标准，高血压定义为收缩压≥140mmHg 和（或）舒张压≥90mmHg，根据血压升高水平，又进一步将高血压分为 1、2、3 级（表 6-1）。

表 6-1　血压的定义和分类（WHO/ISH，1999 年）

类别	收缩压（mmHg）		舒张压（mmHg）
理想血压	<120	和	<80
正常血压	<130	和	<85
正常高值	130~139	或	85~89
高血压			
1 级（轻度）	140~159	或	90~99

类别	收缩压（mmHg）		舒张压（mmHg）
亚组：临界高血压	140~149	或	90~94
2 级（中度）	160~179	或	100~109
3 级（重度）	≥180	或	≥110
单纯收缩期高血压	≥140	和	<90
亚组:临界收缩期高血压	140~149	和	<90

二、流行病学

高血压患病率和发病率在不同国家、地区或种族之间有差别，工业化国家较发展中国家高，美国黑人约为白人的 2 倍。高血压患病率、发病率及血压水平随年龄增加而升高，高血压在老年人较为常见，尤其是收缩期高血压。

我国自 20 世纪 50 年代以来进行了三次（1959 年、1979 年、1991 年）成人血压普查，高血压患病率分别为 5.11%、7.73% 与 11.88%，总体上呈明显上升趋势，推算我国现有高血压患者已超过一亿人。流行病学调查显示，我国高血压患病率和流行存在地区、城乡和民族差别，北方高于南方，华北和东北属于高发区；沿海高于内地；城市高于农村；高原少数民族地区患病率较高。男、女性高血压患病率差别不大，青年期男性略高于女性，中年后女性稍高于男性。

三、病　因

原发性高血压的病因为多因素，可分为遗传和环境因素两个方面。高血压是遗传易感性和环境因素相互作用的结果。一般认为在比例上，遗传因素约占 40%，环境因素约占 60%。

（一）遗传因素

高血压具有明显的家族聚集性，父母均有高血压，子女的发病概率高达 46%，约 60% 高血压患者可询问到有高血压家族史。高血压的遗传可能存在主要基因显性遗传和多基因关联遗传两种方式。在遗传表型上，不仅血压升高发生率体现遗传性，而且在血压高度、并发症发生以及其他有关因素方面，如肥胖，也有遗传性。

（二）环境因素

1. 饮　食

不同地区人群血压水平和高血压患病率与钠盐平均摄入量显著相关，摄盐越多，血压水平和患病率越高，但是同一地区人群中个体间血压水平与摄盐量并不相关，摄盐过多导致血压升高主要见于对盐敏感的人群中。钾摄入量与血压呈负相关。饮食中钙摄入对血压的影响尚有争议，多数人认为饮食低钙与高血压发生有关。高蛋白质摄入属于升压因素，动物和植物蛋白质均能升压。饮食中饱和脂肪酸或饱和脂肪酸／不饱和脂肪酸比值较高也属于升压因素。饮酒量与血压水平线性相关，尤其与收缩压，每天饮酒量超过 50 g 乙醇者高血压发病率明显增高。

2. 精神应激

城市脑力劳动者高血压患病率超过体力劳动者，从事精神紧张度高的职业者发生高血压的可能性较大，长期生活在噪声环境中听力敏感性减退者患高血压也较多。高血压患者经休息后往往症状和血压可获得一定改善。

（三）其他因素

1. 体　重

超重或肥胖是血压升高的重要危险因素。体重常是衡量肥胖程度的指标，一般采用体重指数（BMI），即体重（kg）／身高（m）²（以 20~24 为正常范围）。高血压患者约 1/3 有不同程度肥胖。血压与 BMI 呈显著正相关。肥胖的类型与高血压发生关系密切，腹型肥胖者容易发生高血压。

2. 避孕药

服避孕药妇女血压升高发生率及程度与服用时间长短有关。35 岁以上妇女容易出现血压升高。口服避孕药引起的高血压一般为轻度，并且可逆转，在终止避孕药后 3~6 个月血压常恢复正常。

3. 阻塞性睡眠呼吸暂停综合征（OSAS）

OSAS 是指睡眠期间反复发作性呼吸暂停。OSAS 常伴有重度打鼾，其病因主要是上呼吸道咽部肌肉收缩或狭窄、腺样和扁桃体组织增生、舌根部脂肪浸润后垂以及下腭畸形。OSAS 患者 50% 有高血压，血压高度与 OSAS 病程有关。

四、发病机制

高血压的发病机制，即遗传与环境因素通过什么途径和环节升高血压，至今还没有一个完整统一的认识。其原因如下：第一，高血压不是一种均匀同质性疾病，不同个体之间病因和发病机制不尽相同；第二，高血压的病程较长，进展一般较缓慢，不同阶段有始动、维持和加速等不同机制参与；第三，参与血压正常生理调节的机制不等于高血压发病机制，某一种机制的异常或缺陷常被其他各种机制代偿；第四，高血压的发病机制与高血压引起的病理生理变化很难截然分开，血压的波动性和高血压定义的人为性以及发病时间的模糊性也使始动机制很难确定。

从血流动力学角度，血压主要决定于心排出量和体循环周围血管阻力，平均动脉血压（MBP）＝心排血量（CO）× 总外周血管阻力（PR）。高血压的血流动力学特征主要是总外周血管阻力相对或绝对增高。从总外周血管阻力增高出发，目前高血压的发病机制较集中在以下几个环节。

（一）交感神经系统活性亢进

各种病因因素使大脑皮层下神经中枢功能发生变化，各种神经递质浓度与活性异常，包括去甲肾上腺素、肾上腺素、多巴胺、神经肽 Y、5-羟色胺、血管升压素、脑啡肽、脑钠肽和中枢肾素-血管紧张素系统，导致交感神经系统活性亢进，血浆儿茶酚胺浓度升高，阻力小动脉收缩增强。

（二）肾性水钠潴留

有较多因素可引起肾性水钠潴留，例如亢进的交感活性使肾血管阻力增加；肾小球有微小结构病变；肾脏排钠激素（前列腺素、激肽酶、肾髓质素）分泌减少，或者肾外排钠激素（内源性类洋地黄物质、心房肽）分泌异常，或者潴钠激素（18-羟脱氧皮质酮、醛固酮）释放增多等。

（三）肾素-血管紧张素-醛固酮系统（RAAS）激活

经典的 RAAS 包括：肾小球入球动脉的球旁细胞分泌肾素，激活从肝脏产生的血管紧张素原，生成血管紧张素 I，然后经肺循环的转换酶（ACE）生成血管紧张素 II（A II）。A II 是 RAAS 的主要效应物质，作用于血管紧张素 II 受体（AT$_1$），使小动脉平滑肌收缩，刺激肾上腺皮质球状带分泌醛固酮，通过交感神经使去甲肾上腺素分泌增加。这些作用均可使血压升高。

（四）细胞膜离子转运异常

血管平滑肌细胞有许多特异性的离子通道、载体和酶，组成细胞膜离子转运系统，维持细胞内外钠、钾、钙离子浓度的动态平衡。遗传性或获得性细胞膜离子转运异常，包括钠泵活性降低，钙泵活性降低，可导致细胞内钠、钙离子浓度升高，膜电位降低，激活平滑肌细胞兴奋-收缩耦联，使血管收缩反应性增强和平滑肌细胞增生与肥大，血管阻力增高。

（五）胰岛素抵抗

胰岛素抵抗（Insulin Resistance，IR）是指必须以高于正常的血胰岛素释放水平来维持正常的糖耐量，表示机体组织对胰岛素处理葡萄糖的能力减退。约 50％原发性高血压患者存在不同程度的 IR，在肥胖、血甘油三酯升高、高血压与糖耐量减退同时并存的四联症患者中最为明显。近年来认为胰岛素抵抗是 2 型糖尿病和高血压发生的共同病理生理基础，但是胰岛素抵抗是如何导致血压升高，尚未获得肯定解释。

现在已知，覆盖血管内膜面的内皮细胞能生成、激活和释放各种血管活性物质，例如一氧化氮（NO）、前列环素（PGI$_2$）、内皮素（ET-1）、内皮依赖性血管收缩因子（EDCF）等，调节心血管功能。随着年龄增长以及各种心血管危险因素的参与，例如血脂异常、血糖升高、吸烟、高同型半胱氨酸血症等，氧自由基产生增加，NO 灭活增强，氧化应激（oxidative stress）反应等均可影响动脉弹性功能和结构。由于大动脉弹性减退，脉搏波传导速度增快，反射波抵达中心大动脉的时相从舒张期提前到收缩期，出现收缩期延迟压力波峰，可以导致收缩压升高，舒张压降低，脉压增大。阻力小动脉结构（血管数目稀少或壁/腔比值增加）和功能（弹性减退和阻力增大）改变，影响外周压力反射点的位置或反射波强度，也对脉压增大起重要作用。

五、病　理

高血压早期无明显病理改变。长期高血压引起全身小动脉病变，表现为小动脉中层平滑肌细胞增殖和纤维化，管壁增厚和管腔狭窄，导致重要靶器官如心、脑、肾组织缺血。长期高血压及伴随的危险因素可促进动脉粥样硬化的形成及发展，该病变主要累及中、大动脉。

（一）心　脏

高血压的心脏改变主要是左心室肥厚和扩大。压力负荷增高，儿茶酚胺与血管紧张素Ⅱ等生长因子都可刺激心肌细胞肥大和间质纤维化。高血压发生心脏肥厚或扩大，称为高血压心脏病，最终可导致心力衰竭。长期高血压常合并冠状动脉粥样硬化和微血管病变。

（二）脑

长期高血压可使脑血管发生缺血与变性，容易形成微动脉瘤，从而发生脑出血。高血压促使脑动脉粥样硬化，可并发脑血栓形成。脑小动脉闭塞性病变，主要发生在大脑中动脉的垂直穿透支，引起腔隙性脑梗死。

（三）肾　脏

长期持续高血压使肾小球内囊压力升高，肾小球纤维化、萎缩，以及肾动脉硬化，因肾实质缺血和肾单位不断减少，最终导致肾功能衰竭。恶性高血压时，入球小动脉及小叶间动脉发生增殖性内膜炎及纤维素样坏死，可在短期内出现肾功能衰竭。

（四）视网膜

高血压可使视网膜小动脉早期发生痉挛，随着病程进展出现硬化改变。血压急骤升高可引起视网膜渗出和出血。

六、临床表现及并发症

（一）症　状

大多数高血压起病缓慢、渐进，一般缺乏特殊的临床表现。常见症状有头晕、头痛、颈项板紧、疲劳、心悸等，呈轻度持续性，在紧张或劳累后加重，不一定与血压水平有关，多数症状可自行缓解。也可出现视力模糊、鼻出血等较重症状。约1/5患者无症状，仅在测量血压时或发生心、脑、肾等并发症时才被发现。

（二）体　征

血压随季节、昼夜、情绪等因素有较大波动。冬季血压较高，夏季较低；血压有明显昼夜波动，一般夜间血压较低，清晨起床活动后血压迅速升高，形成清晨血压高峰。患者在家中的自测血压值往往低于诊所血压值。体格检查听诊时可有主动脉瓣区第二心音亢进、收缩期杂音或收缩早期喀喇音，少数患者在颈部或腹部可听到血管杂音。

（三）恶性或急进型高血压

少数患者病情急骤发展，舒张压持续≥130 mmHg，并有头痛，视力模糊，眼底出血、渗出和乳头水肿，肾脏损害突出，持续蛋白尿、血尿与管型尿。病情进展迅速，如不及时有效降压治疗，预后很差，常死于肾功能衰竭、脑卒中或心力衰竭。病理上以肾小动脉纤维样坏死为特征。发病机制尚不清楚，部分患者继发于严重肾动脉狭窄。

（四）并发症

1. 高血压危象

因紧张、疲劳、寒冷、嗜铬细胞瘤阵发性高血压发作、突然停服降压药等诱因，小动脉发生强烈痉挛，血压急剧上升，影响重要脏器血液供应而产生危急症状。在高血压早期与晚期均可发生。危象发生时，出现头痛、烦躁、眩晕、恶心、呕吐、心悸、气急及视力模糊等严重症状，以及伴有痉挛动脉（椎基底动脉、颈内动脉、视网膜动脉、冠状动脉等）累及的靶器官缺血症状。

2. 高血压脑病

发生在重症高血压患者，由于过高的血压突破了脑血流自动调节范围，脑组织血流灌注过多引起脑水肿。临床表现以脑病的症状与体征为特点，表现为弥漫性严重头痛、呕吐、意识障碍、精神错乱，甚至昏迷、局灶性或全身抽搐。

3. 脑血管病

包括脑出血、脑血栓形成、腔隙性脑梗死、短暂性脑缺血发作。

4. 心力衰竭

一般情况下，高血压引起的心力衰竭，主要表现为左心衰竭。随着病程的延长，左心衰也会引发右心衰，导致全心衰竭。

5. 慢性肾功能衰竭

高血压对肾脏的损害是一种严重的并发症。高血压和肾损伤相互影响，形成恶性循环。高血压引起的肾衰竭大多为慢性肾功能衰竭。

6. 主动脉夹层

本症是血液渗入主动脉壁中层形成的夹层血肿，并沿着主动脉壁延伸剥离的严重心血管急症，也是猝死的病因之一。高血压是导致本病的重要因素。突发剧烈的胸痛常易误诊为急性心肌梗死。疼痛发作时心动过速，血压更高。可迅速出现夹层破裂（如破入心包引起急性心脏压塞）或压迫主动脉大分支的各种不同表现。

七、实验室检查

（一）常规项目

高血压患者常规检查的项目是尿常规、血糖、血胆固醇、血甘油三酯、肾功能、血尿酸和心电图。这些检查有助于发现相关的危险因素和靶器官损害。部分患者根据需要和条件可以进一步检查眼底、超声心动图、血电解质、低密度脂蛋白胆固醇与高密度脂蛋白胆固醇等。

（二）特殊检查

如果为了更进一步了解高血压患者病理生理状况和靶器官结构与功能变化，可以有目的地选择一些特殊检查，例如 24 小时动态血压监测（ABPM），踝／臂血压比值心率变异，颈动脉内膜中层厚度（IMT），动脉弹性功能测定，血浆肾素活性（PRA）等。24 小时动态血压监测有助于判断血压升高严重程度，了解血压昼夜节律，指导降压治疗以及评价降压药物疗效。

八、治　疗

（一）目的与原则

原发性高血压目前尚无根治方法，虽然降压治疗不是治本，但也不仅仅是对症，降压治疗的最终目的是减少高血压患者心、脑血管病的发生率和病死率。

高血压治疗原则如下：

1. 改善生活行为

适用于所有高血压患者，包括使用降压药物治疗的患者。① 减轻体重：尽量将体重指数（BMI）控制在 25 以下。体重降低对改善胰岛素抵抗、糖尿病、高脂血症和左心室肥厚均有益。② 减少钠盐摄入：膳食中约 80% 钠盐来自烹调用盐和各种腌制品，所以应减少烹调用盐，每人每日食盐量以不超过 6 g 为宜。③ 补充钙和钾盐：每人每日吃新鲜蔬菜 400~500 g，喝牛奶 500 mL，可以补充钾 1 000 mg 和钙 400 mg。④ 减少脂肪摄入：膳食中脂肪量应控制在总热量的 25% 以下。⑤ 限制饮酒：饮酒量每日不可超过相当于 50 g 乙醇的量。⑥ 增加运动：运动有利于减轻体重和改善胰岛素抵抗，提高心血管适应调节能力，稳定血压水平。较好的运动方式是低或中等强度的等张运动，可根据年龄及身体状况选择慢跑或步行，一般每周 3~5 次，每次 30~60 min。

2. 降压药治疗对象

应使用降压药治疗的对象包括：高血压 2 级或以上患者（≥160/100 mmHg）；高血压合并糖尿病，或者已经有心、脑、肾靶器官损害和并发症患者；凡血压持续升高 6 个月以上，改善生活行为后血压仍未获得有效控制患者。从心血管危险分层的角度，高危和极高危患者必须使用降压药物强化治疗。

3. 血压控制目标值

原则上应将血压降到患者能最大耐受的水平，目前一般主张血压控制目标值至少 <140/90 mmHg。糖尿病或慢性肾脏病合并高血压患者，血压控制目标值<130/80 mmHg。根据临床试验已获得的证据，老年收缩期性高血压的降压目标水平为：收缩压（SBP）140~150 mmHg，舒张压（DBP）<90 mmHg 但不低于 65~70 mmHg。舒张压降得过低可能抵消收缩压下降得到的益处。

（二）降压药物治疗

1. 降压药物种类

目前常用降压药物可归纳为五大类，即利尿剂、β受体阻滞剂、钙通道阻滞剂（CCB）、血管紧张素转换酶抑制剂（ACEI）和血管紧张素 II 受体阻滞剂（ARB）。

除了上述五大类主要的降压药物外，在降压药发展历史中还有一些药物，包括交感神经抑制剂，例如利血平、可乐定；直接血管扩张剂，例如肼屈嗪；α₁受体阻滞剂，例如哌唑嗪、特拉唑嗪、多沙唑嗪等。这些药物曾多年用于临床并有一定的降压疗效，但因副作用较多，目前不主张单独使用，但是在复方制剂或联合治疗时有些还仍在使用。

2. 降压治疗方案

大多数无并发症或合并症患者可以单独或者联合使用噻嗪类利尿剂、β 受体阻滞剂、CCB、ACEI 和 ARB，治疗应从小剂量开始，逐步递增剂量。临床实际使用时，患者心血管危险因素状况、靶器官损害、并发症、合并症、降压疗效、不良反应以及药物费用等，都可能影响降压药的具体选择。现在认为，2 级高血压（≥160／100 mmHg）患者在开始时就可以采用两种降压药物联合治疗，处方联合或者固定剂量联合，有利于血压在相对较短时期内达到目标值。

联合治疗应采用不同降压机制的药物。比较合理的两种降压药联合治疗方案是：利尿剂与 β 受体阻滞剂；利尿剂与 ACEI 或 ARB；二氢吡啶类钙拮抗剂与β受体阻滞剂；钙拮抗剂与 ACEI 或 ARB。三种降压药合理的联合治疗方案除有禁忌证外必须包含利尿剂。采用合理的治疗方案和良好的治疗依从，一般可使患者在治疗后 3~6 个月内达到血压控制目标值。对于有并发症或合并症患者，降压药和治疗方案选择应该个体化。

因为降压治疗的益处是通过长期控制血压达到的，所以高血压患者需要长期降压治疗，尤其是高危和极高危患者。在每个患者确立有效治疗方案并获得血压控制后，仍应继续治疗，不要随意停止治疗或频繁改变治疗方案，停服降压药后多数患者在半年内又回复到原来的高血压水平。因此是否坚持治疗是治疗是否有成效的关键!在血压平稳控制 1~2 年后，可以根据需要逐渐减少降压药品种与剂量。由于高血压治疗的长期性，患者的治疗依从性十分重要。采取以下措施可以提高患者的治疗依从性：医师与患者之间保持经常性的良好沟通；让患者和家属参与制定治疗计划；鼓励患者家中自测血压。

第七章 呼吸系统疾病

呼吸系统包括鼻、咽、喉、气管、支气管和肺，是通气和换气的器官。吸入肺泡内的氧气，进入肺泡壁毛细血管，使静脉血变成动脉血，通过血液循环送到全身各个器官组织，经过复杂的氧化过程，产生能量；同时各组织器官在氧化过程中所产生的二氧化碳等代谢产物，再通过血液循环运送到肺，然后呼出体外。

呼吸系统与外界相通，环境中的病原微生物、有害气体、粉尘及某些致敏原等均可随空气进入肺内。肺又是接受全部心输出血量的器官，血液中的致病因子易侵入肺内。内外环境中的有害因素常是诱发肺疾患的主要原因。在正常生理情况下，呼吸道各级支气管上皮细胞、杯状细胞和腺体组成的纤毛-黏液排送系统，所分泌的黏液中含有的溶菌酶、干扰素、补体、分泌型 IgA 等免疫活性物质，以及肺泡壁中的巨噬细胞等，共同构成了呼吸系统的防御屏障。当其防御机制受到损害时，会引起呼吸系统疾病。

呼吸系统疾病的种类很多，最常见的是感染性疾病，尤其是细菌性肺炎、肺结核病等较为常见。然而，由于大气污染、吸烟和某些因素，慢性阻塞性肺疾患、肺癌、职业性肺疾患、肺源性心脏病等的发病率呈上升趋势，这些疾患可导致严重的心肺功能障碍，对人的生命与健康造成威胁。

第一节　呼吸系统的结构与功能

一、呼吸系统的结构

呼吸道以环状软骨下缘为界，分为上、下呼吸道两个部分（图 7-1）。上呼吸道由鼻、咽和喉构成，除能传导气体外，尚有嗅觉、湿化、加温、净化空气、吞咽和发音的功能。下呼吸道从气管起，经支气管逐级分支到达肺泡。终末细支气管以上为传导部分，呼吸性细支气管以下为换气部分。临床上通常把管径小于 2 mm 的小支气管和细支气管称为小气道，是呼吸系统常见的患病部位。

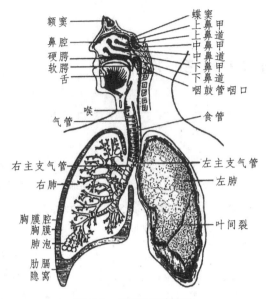

图 7-1　呼吸系统概观

（一）上呼吸道

1. 鼻　腔

鼻腔黏膜覆盖假复层纤毛柱状上皮，其间夹着杯状细胞，纤毛向咽的方向作节律性摆动，能将鼻腔黏膜上黏着的细菌、灰尘等排至咽腔。上皮深面为基膜，其下为固有层，由疏松结缔组织构成，含有许多混合腺和弥散淋巴组织以及丰富的毛细血管和静脉丛（能温暖吸入的冷空气）。

2. 咽

咽的外壁分布着成群的淋巴样组织和扁桃体。

3. 喉

喉上与喉咽、下与气管相连，是呼吸通道和发音器官。喉腔由单个的甲状软骨、环状软骨、会厌软骨、成对的杓状软骨，以及软骨间的关节、喉肌和韧带构成。喉腔内部有两对皱襞，上面的一对是室襞（亦称假声带），下面的一对为声襞（声带）。两侧声带之间的裂隙为声门，是喉腔的最狭窄部分。静息呼吸时，声门随之舒缩；深呼吸时，声门大开；咳嗽或用力屏气时，声门关成一条裂缝。

（二）下呼吸道

下呼吸道从气管起，分为左右总支气管、小支气管、细支气管、终末细支气管、呼吸性细支气管、肺泡管、肺泡囊、肺泡，愈分愈细，共分24级。从气管到终末细支气管是气体的传导部分，从呼吸性细支气管到肺泡为气体的交换部分。

1. 传导气道

1）传导气道的形态结构

（1）气管。气管位于食管前方，上与喉的环状软骨相连，下与主支气管相接，成人气管全长 11 cm 左右，由 16~20 个马蹄形（"C"形）软骨环构成（缺口对向背侧）。

（2）支气管。气管向下进入胸腔时分为左右总支气管（又称主支气管）。右总支气管较粗壮，与气管中线呈 25°~30°，较平直，异物易进入其中。左总支气管较细长，与气管中线成 50°，略呈水平走向。左右两总支气管的夹角，成人约为 55°~65°，小儿约为 70°~80°。主支气管分叉的角度大小有临床意义：夹角过小，可能因一侧支气管受压移位所致；夹角过大，反映支气管分叉下淋巴结增大，可能与某些疾病有关，如肺癌、结核。

（3）支气管在肺内的分支。左右支气管在肺门处按肺叶分为肺叶支气管（二级支气管），肺叶支气管再分为肺段支气管（三级支气管），肺段支气管再依次分为细支气管、终末支气管。从终末支气管再向下分支即为呼吸性支气管，肺泡突出于其壁上。支气管反复分支，犹如树木的分枝，故称支气管树。

2）传导气道的组织结构（图 7-2）

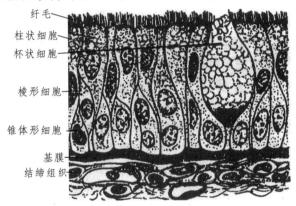

纤毛
柱状细胞
杯状细胞
棱形细胞
锥体形细胞
基膜
结缔组织

图 7-2　支气管组织结构

传导气道的管壁由黏膜、黏膜下层和外膜组成。

（1）黏膜层。分为上皮和固有层两层：① 上皮为假复层纤毛柱状上皮，每个纤毛柱状上皮细胞表面约有 200~250 根纤毛，每平方厘米上有 15 亿~20 亿根纤毛。在纤毛上皮细胞间夹有透亮的杯状细胞，能分泌黏液。支气管分支越细，杯状细胞的数目就越少，至细支气管时黏膜仅为一层纤毛细胞和极少的杯状细胞。细支气管和终末细支气管上皮中有两类细胞：一类为纤毛细胞；另一类为分泌细胞，又称 Clara 细胞，呈柱状，胞质中含分泌颗粒，能分泌蛋白酶、黏多糖酶、脂类、肺泡表面活性物质，可降低导气部位分泌物的黏度，保持气道通畅。② 固有层由富含弹性纤维的结缔组织构成。固有层外有螺旋形排列的平滑肌。

（2）黏膜下层。为疏松结缔组织，其间有大量的黏液腺和浆液腺（统称气管腺），腺导管开口于黏膜表面，分泌的黏液不仅有保持黏膜湿润的作用，还能黏着尘埃和细菌。

（3）外膜。由透明软骨和纤维组织构成，缺口间由平滑肌束和结缔组织连接，构成膜壁。在 4~5 级以下的较小支气管中，软骨渐渐变成间断的、不规则的软骨片，到细支气管时软骨片消失，而平滑肌相对增多。外膜中还有血管、淋巴管、神经纤维和脂肪组织等，在接近肺泡过程中逐渐变薄。

3）传导气道的神经体液调节

各支气管上的平滑肌受迷走神经和交感神经双重支配：迷走神经兴奋时，平滑肌收缩，支气管腔变小；交感神经兴奋时，平滑肌舒张，支气管腔变大。此外，体液因素对支气管平滑肌也起调节作用：肾上腺素可以使支气管平滑肌舒张；乙酰胆碱、组织胺、缓激肽等使之收缩。

2. 肺

肺是有弹性的海绵状、圆锥形器官，位于胸膜腔纵隔两侧，脏层胸膜的斜裂深入肺组织将肺分为右肺三叶、左肺二叶。肺门是支气管、肺动脉、肺静脉、神经、淋巴管进出的通道。

1）肺叶和肺段

肺叶依支气管和血管的分支再分为肺段，肺段在解剖结构和功能上可认为是一独立单位。肺段间由少量结缔组织（肺胸膜的延续）分隔。轻度感染可局限在一个肺段内，感染严重时则可由一肺段向其他肺段蔓延。

2）肺小叶

肺小叶由细支气管以下的分支与相应的肺组织构成。

（1）腺泡：由终末细支气管所支配的肺组织，直径约 1~6 mm。腺泡内有呼吸性细支气管、肺泡等，是气体交换的场所。

（2）肺泡管：呼吸性细支气管的分支，有许多肺泡开口于肺泡管。

（3）肺泡囊：肺泡管分支尾端形成的约 10 个肺泡附着的囊状盲端。

（4）肺泡：为薄层多面体囊泡，一面与肺泡囊、肺泡管（或呼吸性细支气管）相通，其余各面与相邻肺泡紧密相连，相接处即为肺泡壁或肺泡隔。肺泡壁表面覆以肺泡上皮。肺泡的平均直径约为 0.25 mm，每侧肺约有 3 亿个肺泡，肺泡总面积约为 80~100 m^2。肺泡由以下结构构成：

① 肺泡上皮。肺泡上皮由Ⅰ型和Ⅱ型两种细胞组成。Ⅰ型肺泡细胞覆盖于肺泡内表面，覆盖 90% 以上的肺泡面积，为扁平细胞，极薄（0.1 mm），上皮下有一层基底膜，常与毛细血管基底膜融合，此处即为肺泡腔内与毛细血管血流内气体交换的场所。Ⅰ型肺泡上皮细胞和毛细血管内皮细胞及基底膜，构成气血屏障，或称呼吸膜。电镜下呼吸膜有六层结构，仅允许气体通过。Ⅱ型肺泡细胞数量较少，呈立方形或圆形，位于Ⅰ型肺泡细胞之间，电镜下可见细胞表面有少量微绒毛，胞质内最主要的特征是嗜锇性板层小体，直径 0.1~0.2 mm，外有膜包裹，内有平行排列或同心圆排列的板层结构，形成一层薄的液膜，即肺泡表面活性物质，可降低肺泡表面张力以维持肺泡的形态，避免肺泡在呼气末期塌闭。Ⅱ型肺泡细胞还有增殖分化能力，可修复受损的Ⅰ型肺泡细胞。

② 肺泡隔。相邻两个肺泡之间的少量结缔组织间隔，称为肺泡隔。其最显著的特征是含有丰富的毛细血管网。此外，尚有大量弹性纤维，有助于呼气时肺泡的回缩；还有胶原纤维和网状纤维以及巨噬细胞，后者细胞体大，可吞噬病菌或异物、灰尘，可游离于肺泡腔内。

③ 肺泡孔：相邻肺泡之间的小孔，可沟通相邻肺泡以平衡肺泡间气体的压力。

3）肺的循环系统

肺由双重循环系统供应血液：一为肺循环，全身各器官回心静脉血均流经肺循环，在肺内进行气体交换；另一为支气管循环，包括支气管动脉和静脉，是肺、气道和胸膜等的营养血管。

肺循环与支气管循环之间通过动脉-动脉和静脉-静脉吻合支互相交通，因此当肺动脉分支阻塞时，其所支配的区域可由支气管动脉供血。

4）肺的淋巴系统

淋巴结始见于肺叶支气管的初级分支，称肺淋巴结，然后注入肺门处淋巴结，称为支气管肺淋巴结（又称肺门淋巴结）。围绕总支气管的淋巴结在肺根成簇。位于气管分支外侧和下部的淋巴结为气管支气管淋巴结。

5）肺的神经

肺接受内脏运动和感觉两类神经的支配。交感和迷走神经属于内脏运动神经，主要调节气管、支气管与血管等平滑肌的舒缩以及腺体的分泌。肺的内脏感觉神经末梢分布于气管及支气管黏膜上皮、血管外膜和脏层胸膜，能接受及传入感觉性冲动。

（三）胸膜及胸膜腔

1. 胸　膜

胸膜是一层很薄的浆膜，由扁平的间皮细胞构成。胸膜分为脏胸膜和壁胸膜。脏胸膜包被于肺的表面，壁胸膜衬于胸壁内面和膈肌上面，每侧形成一个完全封闭的胸膜腔。

2. 胸膜腔

脏胸膜与壁胸膜之间的腔隙称为胸膜腔，其特点为：

（1）正常状态下胸膜腔是一个潜在的腔隙，脏、壁两层紧密相贴，其中仅有少量浆液，可减少呼吸时两层胸膜之间的摩擦。临床上气胸、胸腔积液等情况都发生在胸膜腔内，此时脏、壁两层胸膜分开，肺被压缩而萎陷。

（2）正常胸膜腔呈负压状态，这是使肺扩展的重要因素。若肺破裂或胸壁损伤引起气胸时，胸膜腔的负压即消失，肺即萎陷，纵隔偏向健侧，发生呼吸困难。

（3）胸膜隐窝为胸膜壁层各部分之间相互移行反折处，肺的边缘不能伸入其间。根据所在部位，分为肋膈隐窝（又称肋膈窦）和肋纵隔隐窝。深吸气时，肺下缘不能完全充满此隐窝。胸膜炎时，胸膜渗出液首先积于此，故此处为抽液的良好部位。

（四）纵　隔

纵隔位于胸腔中部、两肺之间，前有胸骨，后有胸椎，纵隔中除有心脏、大血管、气管和食管外，还有丰富的神经、淋巴组织、脂肪和结缔组织等。正常纵隔是可以移动的。由于两侧胸腔内压平衡，使纵隔保持在中央位置。肺、胸膜疾患可使纵隔发生异常移位：如一侧肺不张，患侧胸腔内压降低，纵隔可向患侧移位；胸腔大量积气或积液时，使患侧胸腔内压增高，纵隔可推健侧；穿通性气胸，在呼吸周期中，两侧胸腔内压发生差异，可引起纵隔扑动。

（五）胸　廓

胸廓是胸部的支架，前后径短而横径长，其形状可因性别、年龄、体型、发育情况等而异。不同类型的胸廓在一定程度上影响到内部器官的形状和相互关系：狭长型胸廓，膈穹较低，心脏近于垂直位；宽短胸廓，心脏多呈横位。胸廓可因疾病而变形，如严重肺结核可因肺广泛纤维化而使胸廓呈扁形或左右不对称。

二、呼吸过程

机体在新代谢过程中，不断地消耗氧气，同时产生二氧化碳。氧气需从外环境中摄取，产生的二氧化碳必须排出。这种机体与环境之间的气体交换称为呼吸（respiration）。机体的组织细胞不能与外环境直接进行气体交换，需要通过呼吸器官进行，并由血液循环运输。整个呼吸过程分为下列三个既连续又同时进行的阶段（图 7-3）：① 外呼吸，指外界环境与血液在肺部实现的气体交换，其中包括"肺通气"（肺与外界的气体交换）和肺换气（肺泡与血液之间的气体交换）两个过程。② 气体运输，指肺循环毛细血管与体循环毛细血管间的气体运输过程。③ 内呼吸，指血液通过组织液与细胞之间的气体交换。

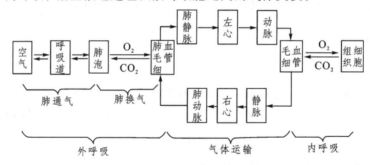

图 7-3　呼吸过程的三个连续环节

（一）肺通气

肺通气（Pulmonary Venitilation）是气体进出肺的过程，气体的流动有赖于压力差的推动。气体流动还需克服阻力。因此，肺通气功能是由通气的动力克服通气的阻力来实现的。

1. 肺通气的动力

胸廓扩大与缩小，肺亦随之张缩。肺扩张，肺容积增大而内压下降，反之肺缩小则肺容积缩小而内压升高，形成了大气压与肺内压之间的压力差，从而驱动气体进（吸）、出（呼）肺。胸廓的扩大与缩小，由呼吸肌的舒缩实现。因此，肺泡气与大气之间的压力差，是推动气体流动的直接动力，而呼吸肌的舒缩则是实现肺通气的原动力。

呼吸时呼吸肌收缩和舒张造成的胸廓和膈的运动，称为呼吸运动。呼吸运动除靠呼吸肌的节律性缩和舒张外，还有胸、腹部许多肌肉的参与协助。

吸气时，肋间外肌收缩，肋骨和胸骨向上、向外移动，胸腔的前后径和左右径增大，同时由于膈肌收缩，横膈下降，胸腔的上下径增大，从而扩大了胸腔容积，肺容积随之扩大，空气被吸入肺内。

呼气时，肋间外肌松弛，胸廓（包括肋骨、胸骨及胸壁肌肉）因本身重力和弹性而恢复到原来的位置，膈肌也松弛上升，胸腔容积缩小，肺也因本身的弹性回缩而缩小，肺内气体就被呼出体外。

机体在安静时平稳而均匀的呼吸称为平静呼吸，每分钟约 12~18 次。平静呼吸主要是由吸气肌有节律地收缩与舒张实现的。当膈与肋间外肌收缩时，胸腔容积与肺容积扩大，肺内压低于大气压 0.13~0.27 kPa（1~2 mmHg），空气流入肺内，形成吸气；膈肌与肋间外肌舒张时使膈上移，同时肋骨与胸骨下降回原位，胸腔与肺容积缩小，肺内压高于大气压约0.13~0.27 kPa，肺内气体外流，形成呼气。可见，平静呼吸时，吸气是主动过程；呼气时，呼气肌并不参与，故是被动过程。

当用力呼吸时（如气急、呼吸困难），除上述主要呼吸肌（膈肌、肋间外肌）加强收缩外，胸锁乳突肌、斜角肌、腹壁肌等都会参与运动。此时吸气和呼气都是主动过程，消耗能量大。

在某些疾病中，即使用力呼吸仍不能适应机体的需要时，会出现呼吸窘迫、明显的鼻翼煽动等现象，并有喘不过气的感觉，称为呼吸困难（Dyspnea）。

综上所述，呼吸运动包括胸廓运动和膈运动。以胸廓运动为主的呼吸，胸部舒缩起伏较大，称为胸式呼吸（Thoracic Breathing）。以膈肌运动为主的呼吸，腹部起伏明显，称为腹式呼吸（Abdominal Breathing）。正常成人的呼吸大多为胸式、腹式混合式呼吸。

2. 肺通气的阻力

肺通气的动力必须克服通气的阻力，才能实现肺通气。临床上见到通气障碍的疾患，许多是由于通气阻力增大所致。肺通气阻力有弹性阻力和非弹性阻力两种。正常时，弹性阻力约占总通气阻力的 70%。

1）弹性阻力

任何弹性物体，受到外力作用时可发生变形，同时弹性体也会产生对抗变形的力，即回位力，这就是弹性阻力。胸廓和肺都是弹性体，因此，对呼吸运动都具有弹性阻力。肺弹性阻力与胸廓弹性阻力之和，即为呼吸总弹性阻力。

（1）肺弹性阻力。肺弹性阻力来自两个方面：一是肺泡表面液体层所形成的表面张力；二是肺弹性纤维的弹性回缩力。前者约占弹性阻力的 2/3，后者约占 1/3。

① 肺泡表面张力与肺泡表面活性物质：肺泡表面覆盖着薄层液体，液体分子间的引力造成肺泡壁的表面张力，使肺泡趋向缩小。由于正常肺泡壁 II 型上皮细胞分泌的表面活性物质涂敷在肺泡液体层的表面，具有降低肺泡液体层表面张力的作用。若肺组织缺血缺氧，损伤了 II 型细胞的功能，则其分泌减少，肺泡表面张力就增大，致使吸气阻力增大，导致呼吸困难，甚至发生肺不张。

② 肺弹性回缩力：肺组织含弹性纤维，具有一定的弹性回缩力。在一定范围内，肺被扩张得越大，弹性回缩力也就越大。肺气肿时，弹性纤维被破坏，弹性阻力减小，肺泡气不易呼出，致使呼气后肺内残余气量增大。

（2）胸廓弹性阻力。胸廓也是弹性体，具有弹性回缩力，构成呼吸的弹性阻力。对胸廓和肺来说，它们的弹性阻力的大小表现在胸廓和肺在一定外力作用下容积是否容易扩大。弹性阻力大，则当外力作用时不易扩大，因而胸廓和肺的容积增大较少；弹性阻力小，胸廓和肺在外力作用下容易扩大，则容积增大较多。

（3）肺和胸廓的顺应性。弹性阻力的大小通常用顺应性（Compliance）来表示。顺应性是指肺和胸廓扩张的难易程度，容易扩张即顺应性大，不易扩张即顺应性小。弹性阻力大时，肺和胸廓不易扩张，顺应性小；弹性阻力小时则肺容易扩张，顺应性大。顺应性与弹性阻力成反比，即：

$$顺应性（C）=\frac{1}{弹性阻力（R）}$$

肺和胸廓的顺应性，可用单位压力所引起的容积变化来衡量，即压力每升高 1 kPa 时，其容积可增加几升，即：

$$顺应性（C）=\frac{容积变化（\triangle V）}{压力变化（\triangle P）}（L/kPa）$$

某些病理情况，如肺淤血、肺水肿、肺纤维化时，弹性阻力增大，肺顺应性减小，可致呼吸困难。

2）非弹性阻力

非弹性阻力主要是指气体通过呼吸道时遇到的摩擦阻力，又称呼吸道阻力。影响呼吸道阻力的因素主要有呼吸道口径与气流速度。呼吸道狭窄时（如支气管痉挛），呼吸道阻力显著增大，出现呼吸困难。气流速度越快，呼吸道阻力越大，主支气管以上部位（鼻道、咽喉、气管）由于总横断面积小，气流速度快，且管道弯曲，是产生呼吸道阻力的主要部位，约占总呼吸道阻力的 80%~90%。临床上某些严重通气不良病人作气管切开术，可大大减小呼吸道阻力，有利于改善肺通气。

3. 呼吸气量

在呼吸运动中，吸入和呼出的气量随着机体活动的情况而变化，因此必须对通气过程有量化的概念。

1）肺容量

肺容量是指肺内的气体量。肺可能容纳的最大气体量，称肺总量（Total Lung Capacity，TLC）。肺总量由潮气量、补吸气量、补呼气量及残气量四部分组成。肺容量的大小决定于呼吸运动的深浅。

（1）潮气量（Tidal Volume，TV）：平静呼吸时每次吸入或呼出的气量。正常成人潮气量为 400~500 mL。

（2）补吸气量（Inspiratory Reserve Volume，IRV）：平静吸气末再尽力吸气所能增加的吸入气量。正常成人约 1.5~2.0 L。补吸气量与潮气量之和称深吸气量（Inspiratory Capacity，IC），是决定最大通气潜力的一个重要因素，深吸气量大表示吸气贮备力大。

（3）补呼气量（Expiratory Reserve Volume，ERV）：平静呼气末再尽力呼气所能增加的呼出气量。正常成人约为 0.9~1.2 L。该气量大小表示呼气的贮备能力。

（4）残气量（Residual Volume，RV）：最大呼气后，肺内仍残留的不能呼出的气量。正常成人约为 1.0~1.5 L。残气量过大表示肺通气功能不良。

平静呼气末，肺内所残留的气量，称功能残气量（Functional Residual Capacity，FRC）。它是补呼气量与残气量之和，正常成人约为 2.5 L。肺气肿者，肺弹性回缩力降低，功能残气量增大；肺纤维化者，肺弹性阻力增大，功能残气量减小。

（5）肺活量（Vital Capacity，VC）：最大深吸气后作最大深呼气时所呼出的最大气量。它是潮气量、补吸气量和补呼气量之和，是肺在一次活动中的最大通气范围。正常成人男性约为 3.5 L，女性约为 2.5 L。

（6）用力呼气量（Forced Expiratory Volume，FEV）：过去称时间肺活量，是指在一次最深吸气后，用力尽快呼气，计算头几秒钟内呼出气量占肺活量的百分数。正常成人第 1 秒内的用力呼气量为 83%，第 2 秒内为 96%，第 3 秒内为 99%。肺弹性降低或阻塞性肺疾患，用力呼气量可显著降低。

2）肺的通气量

肺的通气量是指单位时间内进出肺的气体量。比肺容量能更好地反映肺的通气功能。

（1）每分通气量（Minure Ventilation Volume）：每分钟内进或出肺的气体总量。其取决于呼吸深度（潮气量的大小）和呼吸频率。正常成人约为 6~8 L。

$$每分通气量=潮气量 \times 呼吸频率（次／分）$$

以最大的呼吸深度和速度所达到的每分通气量称最大通气量。这是评价一个人能进行多大运动量的一项重要指标。正常成人男性约 100 L，女性约 80 L。

（2）肺泡通气量（Alveolar Ven - tilation Volume）。

$$每分肺泡通气量=（潮气量 - 无效腔气量） \times 呼吸频率$$

从鼻到肺泡，凡是没有气体交换功能的管腔称为无效腔或死腔。减去无效腔气量，计算肺泡通气量，才能了解肺通气的真实效能。浅而快的呼吸可降低有效通气量，对机体不利，适当深而慢的呼吸，可增大肺泡通气量。

（二）呼吸气体的交换和运输

1. 呼吸气体的交换

呼吸气体的交换是指肺泡和血液之间、血液和组织之间 O_2 和 CO_2 的交换。

1）气体交换的过程

气体在肺泡及组织内的交换是根据它们各自的 O_2 分压或 CO_2 分压的大小，从分压高处向分压低处弥散。所谓分压是指混合气体中各组成气体具有的压力。肺呼吸膜两侧气体的分压不同。正常成人肺泡内 O_2 分压为 13.9 kPa，肺泡毛细血管的静脉血 O_2 分压为 5.3 kPa，故 O_2 从分压高的肺泡透过呼吸膜弥散到静脉内。肺泡内 CO_2 分压正常为 5.3 kPa，毛细血管内 CO_2 分压为 6.1 kPa，则 CO_2 从血液向肺泡弥散。

组织细胞在代谢过程中不断地消耗 O_2 而产生 CO_2，故组织中 O_2 分压较低为 5.3 kPa，而流经毛细血管的动脉血 O_2 分压为 13.3 kPa，所以血液中的 O_2 就迅速透过毛细血管弥散到组织液中，而细胞内 O_2 分压更低，组织内的 O_2 不断透过细胞膜，向细胞内弥散供细胞利用。与此同时，细胞产生的 CO_2 不断向组织弥散，使 CO_2 分压升高到 6.1 kPa，毛细血管动脉端 CO_2 分压为 5.3 kPa，故组织中的 CO_2 就能迅地弥散到毛细血管中去。总之，通过组织与毛细血管间的气体交换，动脉血又变成静脉血，再流向肺毛细血管进行气体交换，又不断获得 O_2 放出 CO_2。

2）影响气体交换的因素

（1）气体的物理特性与弥散速率。气体弥散速率与气体的溶解度成正比，与其分子量成反比。

$$气体弥散速率（D）= \frac{溶解度}{\sqrt{分子量}}$$

在 37 ℃ 时，一个标准大气压下，O_2 和 CO_2 在血浆中的溶解度分别为 21.4 mL／L 和 515.0 mL／L。CO_2 溶解度为 O_2 的 24 倍。O_2 和 CO_2 分子量分别为 32 和 44。CO_2 的弥散速率为 O_2 的 20 倍。由于 CO_2 弥散比 O_2 容易得多，临床上一般很少发生 CO_2 弥散障碍。

（2）肺泡气的更新率。当无效腔增大（如支气管扩张）或功能残气量增大（如肺气肿）时，都会使肺泡气更新率降低，从而使肺泡与血液间的 O_2 及 CO_2 分压差减小，影响肺内的气体交换。

（3）呼吸膜的面积和厚度。气体通过呼吸膜的弥散量，与弥散面积成正比，与呼吸膜的厚度成反比。呼吸膜的弥散能力可以"弥散容量"为指标，是指某气体在 1.0 kPa 分压下，单位时间内通过呼吸膜弥散的毫升数。我国正常成人弥散容量平均为 150.0 mL／min／kPa。临床上发生肺纤维化、肺淤血时，呼吸膜厚度增加；肺气肿时由于肺泡壁变薄、断裂，气体弥散的呼吸膜面积减小，这些因素均可使气体交换减少。

（4）肺通气／血流比值。肺泡与血液交换的气体，需要足够的肺泡通气量和肺血流量，每分钟肺泡通气量与肺血流量的比值（V/Q）必须配合恰当，才能达到最佳换气效率。正常人安静时 V/Q=4.2L/5L≈0.8，这时的换气效率最高。V/Q 比值大于或小于 0.8，都表明通气量与血流量配合不当，肺换气效率降低。

2. 血液气体运输

O_2 和 CO_2 均以物理溶解和化学结合两种形式在血液中运输。

（1）氧的运输。O_2 直接溶解在血液中进行运输的量是很少的，其溶解量取决于 O_2 分压的大小。当肺泡内 O_2 分压为 13.3 kPa 时，通过呼吸膜进行气体交换的每 100 mL 动脉血中仅溶解 0.3 mL 氧，这不能满足组织、细胞对 O_2 的需要，但 O_2 必须先溶解在血浆中，才能再弥散到细胞内与血红蛋白进行化学结合。

大约有 98% 的 O_2 是依赖于在红细胞内与血红蛋白相结合的形式，称氧合血红蛋白（HbO_2），被运输到组织中去的。血红蛋白能否与 O_2 结合，也与 O_2 分压有关。当 O_2 分压高时，血红蛋白易与 O_2 作疏松的结合；当 O_2 分压降低时，又易与 O_2 解离，脱氧后的血红蛋白称去氧血红蛋白（Hb）。

静脉血流经肺毛细血管时，因肺泡 O_2 分压高达 13.3 kPa，血红蛋白可迅速与 O_2 结合，几乎完全饱和而成为动脉血。动脉血流经 O_2 分压低的组织时，约有 25% 的 O_2 与血红蛋白分离供细胞利用。每克血红蛋白完全饱和时，最多只能结合 1.34 mL 氧。正常成人每 100 mL 血液含血红蛋白约 14 g，最多能结合 O_2 量 18.7 mL，此为（血）氧容量。血红蛋白实际结合的 O_2 量，称为（血）氧含量。氧含量占氧容量的百分比称为血氧饱和度。如果血红蛋白量减少，则与氧结合的量少。贫血者血红蛋白少，因此血液运输 O_2 量也随之减少。

（2）二氧化碳的运输。CO_2 的溶解度虽比 O_2 大，但每升血液中溶解的 CO_2 也只有约 30 mL，

仅占血液中 CO_2 总量的 5%，其余 95% 的 CO_2 都是以结合的形式运输的。血中 CO_2 的结合形式有碳酸氢盐和氨基甲酸血红蛋白两种，以前者为主，约占血液 CO_2 总量的 88%，后者约占 7%。溶解在血浆中的 CO_2 透过细胞膜进入红细胞，在碳酸酐酶的催化作用下，CO_2 和水生成碳酸，碳酸可不断解离为氢离子和碳酸氢离子。当红细胞中碳酸氢离子超过血浆中的碳酸氢离子浓度时，又可透过红细胞膜进入血浆中，与钠盐结合形成碳酸氢钠以进行运输。

还有少量的 CO_2 与血红蛋白的氨基结合，形成氨基甲酸血红蛋白而被运输。

当静脉血流经肺泡毛细血管时，上述形式的 CO_2 再溶解在血浆中，通过弥散，进入肺泡，然后排出体外。

三、呼吸运动的调节

呼吸肌的节律性收缩、舒张构成了呼吸运动，并随人体活动的情况而改变呼吸的频率和深度，以适应机体代谢的需要。这些主要是通过神经系统的调节、肺内感受器与外周化学感受器的反射来实现的。

（一）呼吸的中枢调节

中枢神经系统中，产生和调节呼吸运动的神经细胞群，称为呼吸中枢，这些细胞群广泛分布于大脑皮层、间脑、脑桥、延髓和脊髓等部位。脑的各级部位在产生和调节呼吸运动中的作用不同，大脑皮层调节随意的呼吸动作，脑干为主的神经系统调节自主的节律呼吸。

（二）呼吸的反射性调节

1. 肺牵张反射

肺扩张或缩小所引起的反射性呼吸变化称为肺牵张反射。吸气时肺扩张，可反射性地使吸气终止转为呼气；反之，呼气时肺缩小，引起吸气中枢兴奋。这样就能维持正常的节律性呼吸运动。它和脑桥的调整中枢共同调节呼吸频率和深度，防止肺过度膨胀，减少呼吸肌的能量消耗，使身体获得足够的通气量。肺牵张感受器主要分布在支气管和细支气管的平滑肌层中。

2. 化学感受性反射

血液中 PaO_2、$PaCO_2$ 和 H^+ 浓度的改变，可通过化学感受器反射性地改变呼吸运动，对保持血液 CO_2 与 O_2 含量及 pH 值的相对稳定起着重要作用。

CO_2 分压增高或氢离子浓度增加时对呼吸的刺激作用是通过外周化学感受器（颈动脉体和主动脉体），分别由窦神经和迷走神经将兴奋传入延髓呼吸神经元，使其兴奋，导致呼吸加深加快。

当血液中 CO_2 浓度过高时，可直接麻痹呼吸中枢，不仅不能使呼吸加强，反而可使呼吸减慢甚至停止。

一般情况下，血液 CO_2 增多比低 O_2 的刺激作用更强，但严重的慢性呼吸机能障碍者，如严重慢性支气管炎、肺心病，既缺 O_2，又有 CO_2 潴留，由于血中长期保持高浓度的 CO_2，呼吸中枢对 CO_2 刺激的敏感性已降低，此时低 O_2 刺激所引起的外周化学感受性反射，已成为维持中枢兴奋性的重要因素，因此，对这种病人，不宜输入高浓度氧，也不可快速给氧，而应采取低浓度持续给氧，以免突然解除 O_2 的刺激作用，导致呼吸抑制。

3. 呼吸肌本体感受性反射

呼吸肌受牵张时，可通过本体感受性反射，使呼吸肌收缩加强。这一反射在平静呼吸时作用不明显，当运动或气道阻力增大（如支气管痉挛）时，肌梭受到较强的刺激，反射性地引起呼吸肌收缩加强，有助于克服气道阻力。

四、呼吸系统的免疫功能

呼吸系统与外界直接相通，其表面积相当于一个网球场大小，每天有约 10 000 L 的空气通过。空气中的各种微生物、变应原、粉尘及其他有害的颗粒不断地进入肺中，因此，呼吸系统建立了多种防御功能以抵抗各种有害因子的侵袭。

（一）呼吸道的非特异性免疫

1. 黏液纤毛的廓清作用

传导气道的纤毛柱状上皮表面覆有黏液层（黏液毯），主要由杯状细胞与黏膜下层腺体分泌，正常人分泌量每日达 10~100 mL。黏液毯具有防止上皮脱水、离子失衡、毒性物质穿透等作用。每个柱状上皮上有纤毛 200~250 根，以每分钟 1 000~1 500 次的速度进行摆动，将黏住的各种异物排向咽喉部再咳出。

2. 肺泡巨噬细胞的吞噬作用

巨噬细胞是体内吞噬能力最强的细胞，能清除病原体、有害异物，清除衰老及死亡的细胞和代谢产物等。巨噬细胞的功能还有：加工、传递抗原给 T 细胞及 B 细胞，调节免疫反应；产生多种因子，如白细胞介素、弹力蛋白酶、胶原酶、溶菌酶、中性粒细胞趋化因子、热原质等。

3. 非特异性体液免疫

（1）α_1-抗胰蛋白酶：蛋白分解酶抑制剂，可抑制细菌酶类及弹力蛋白酶、胶原酶和纤维蛋白溶解酶等。α_1-抗胰蛋白酶缺乏可致肺的炎症部位有中性粒细胞和巨噬细胞过多聚集及炎性产物堆积，引起肺损伤、肺气肿。

（2）溶菌酶：一种低分子蛋白，由吞噬细胞、黏膜上皮细胞和腺体产生，可直接杀菌，也可在补体和分泌型 IgA 的协同下溶解细菌。

（3）干扰素：存在于支气管分泌液中的一种非特异性免疫因子，可以诱导邻近未受感染的细胞产生病毒蛋白，阻断病毒在细胞之间的扩散，保护正常细胞不受病毒感染。它有较广泛的抗病毒谱。

（4）补体：呼吸道分泌液中含少量的补体 C_3、C_4 和 C_6，在炎症反应时，局部含量可增高。在特异性抗体存在时，补体可经经典途径激活，对很多革兰阴性菌有溶解、杀灭作用。

（5）乳铁蛋白：在支气管黏液腺内形成的一种蛋白质，因其争夺细菌生长所必需的铁剂，而起抑制细菌生长的作用。

（二）呼吸系统的特异性免疫

特异性免疫是后天获得的，体液免疫由体液和呼吸道分泌液中的免疫球蛋白，特别是分泌型 IgA 来实现。细胞免疫则通过抗原刺激后产生致敏 T 淋巴细胞来实现。

1. 体液免疫

B 细胞在抗原刺激下，增殖、分化为浆细胞而产生各种免疫球蛋白，有 IgA、IgG、IgM、IgE 和 IgD。

分泌型 IgA（sIgA）的功能是抑制细菌、凝集抗原、中和毒素和病毒，对保护呼吸道黏膜、防止病菌和其他抗原物质侵入机体起着重要作用。

IgG 主要存在于血清中，是下呼吸道的免疫球蛋白，一部分由局部合成，另一部分由血清渗到呼吸道中。IgG 的主要功能：① 促进吞噬，IgG 的 Fc 段能与中性粒细胞、巨噬细胞、K 细胞等表面 Fc 受体结合，发挥调理作用，激活 K 细胞对靶细胞的杀伤作用。② 激活补体。③ 中和毒素。④ 能通过胎盘，对新生儿抗感染、免疫起重要作用。

总之，呼吸道黏膜中主要是 sIgA，体液中主要是 IgG，血管中主要是 IgM。而 IgE、IgD 则与变态反应有关。

2. 细胞免疫

在呼吸系统细胞免疫中淋巴因子起主要作用。巨噬细胞吞噬抗原后，加工处理呈递给 T 细胞及 B 细胞，B 细胞产生抗体，T 细胞释放淋巴因子，其中趋化因子可吸引巨噬细胞、中性粒细胞或嗜酸性粒细胞向炎区聚集，使吞噬、杀菌能力增强。

第二节　慢性阻塞性肺疾病

慢性阻塞性肺疾病（Chronic Obstructive Pulmonary Disease，COPD）是一种具有气流受限特征的肺部疾病，气流受限不完全可逆，呈进行性发展。确切的病因还不十分清楚，但认为与肺部对有害气体或有害颗粒的异常炎症反应有关。

COPD 是呼吸系统疾病中的常见病和多发病，患病率和病死率均高，因肺功能进行性减退，严重影响患者的劳动力和生活质量。世界卫生组织（WHO）资料显示，COPD 的病死率居所有病死因的前列，且有逐年增加之势。以美国为例，1965~1998 年的 30 年间，冠心病、高血压脑卒中的病死率分别下降 59% 和 64%，而 COPD 却增加 163%。COPD 造成巨大的社会和经济负担，已成为一个重要的公共卫生问题。

根据最新的中国肺健康调查研究（CPH2018）显示，在 2012 年 6 月—2015 年 5 月调查的 50 991 人中，COPD 的患病率为 8.6%，据此估算，在我国近 1 亿人患有 COPD,其患病率之高是十分惊人的。

COPD 与慢性支气管炎和肺气肿密切相关。慢性支气管炎是指支气管壁的慢性、非特异性炎症。如患者每年咳嗽、咳痰达 3 个月以上，连续 2 年或更长，并可排除其他已知原因的慢性咳嗽，即可以诊断为慢性支气管炎。肺气肿则指肺部终末细支气管远端气腔出现异常持久的扩张，并伴有肺泡壁和细支气管的破坏而无明显的肺纤维化。"破坏"是指呼吸性气腔扩大且形态不均匀一致，肺泡及其组成部分的正常形态被破坏和丧失。当慢性支气管炎或（和）肺气肿患者的肺功能检查出现气流受限并且不能完全可逆时，则可诊断为 COPD。如患者只有慢性支气管炎或（和）肺气肿，而无气流受限，则不能诊断为 COPD，而视为 COPD 的高危期。

支气管哮喘也具有气流受限。但支气管哮喘是一种特殊的气道炎症性疾病，其气流受限具有可逆性，它不属于 COPD。某些患者在患病过程中，可能会出现慢性支气管炎合并支气管哮喘或支气管哮喘合并慢性支气管炎，在这种情况下，表现为气流受限不完全可逆，从而使两种疾病难以区分。此外，一些已知病因或具有特征病理表现的气流受限疾病，如肺囊性纤维化、弥漫性泛细支气管炎以及闭塞性细支气管炎等均不属于 COPD。

一、病因和发病机制

确切的病因不清楚，但大多与下列导致慢性支气管炎的因素有关。

1. 吸　烟

吸烟为重要的发病因素，烟草中含焦油、尼古丁和氢氰酸等化学物质，可引起以下损害：可损伤气道上皮细胞，使纤毛运动减退和巨噬细胞吞噬功能降低；支气管黏液腺肥大、杯状细胞增生，黏液分泌增多，使气道净化能力下降；支气管黏膜充血水肿、黏液积聚，容易继发感染；慢性炎症及吸烟刺激黏膜下感受器，使副交感神经功能亢进，引起支气管平滑肌收缩，气流受限。

烟草、烟雾还可使氧自由基产生增多，诱导中性粒细胞释放蛋白酶，抑制抗蛋白酶系统，破坏肺弹力纤维，诱发肺气肿形成。吸烟者慢性支气管炎的患病率比不吸烟者高 2~8 倍，烟龄越长，吸烟量越大，COPD 患病率越高。

2. 职业性粉尘和化学物质

当职业性粉尘及化学物质，如烟雾、过敏原、工业废气及室内空气污染等，浓度过大或接触时间过长，均可能产生与吸烟无关的 COPD。

3. 空气污染

大气中的有害气体如二氧化硫、二氧化氮、氯气等可损伤气道黏膜以及有害气体产生的细胞毒作用，使纤毛清除功能下降，黏液分泌增加，为细菌感染增加条件。

4. 感　染

感染是 COPD 发生发展的重要因素之一。病毒、细菌和支原体是本病急性加重的重要因素。病毒主要为流感病毒、鼻病毒、腺病毒和呼吸道合胞病毒等；细菌感染以肺炎链球菌、流感嗜血杆菌、卡他莫拉菌及葡萄球菌等为多见。

5. 蛋白酶-抗蛋白酶失衡

蛋白水解酶对组织有损伤、破坏作用；抗蛋白酶对弹性蛋白酶等多种蛋白酶具有抑制功能。其中 α_1-抗胰蛋白酶（α_1-AT）是活性最强的一种。蛋白酶和抗蛋白酶维持平衡是保证肺组织正常结构免受损伤和破坏的主要因素。蛋白酶增多或抗蛋白酶不足均可导致组织结构破坏而发生肺气肿。

6. 其　他

如机体的内在因素、自主神经功能失调、营养、气温的突变等都有可能参与 COPD 的发生、发展。

二、病理改变

COPD 的病理改变主要表现为慢性支气管炎及肺气肿的病理变化。支气管黏膜上皮细胞变性、坏死，溃疡形成；纤毛倒伏、变短、不齐、粘连，部分脱落；缓解期黏膜上皮修复、增生、鳞状上皮化生和肉芽肿形成；杯状细胞数目增多肥大，分泌亢进，腔内分泌物潴留；基底膜变厚坏死；支气管腺体增生肥大。

各级支气管壁有各类炎症细胞浸润，以浆细胞、淋巴细胞为主。急性发作期可见到大量中性粒细胞，严重者为化脓性炎症，黏膜充血、水肿、变性坏死和溃疡形成，基底部肉芽组织和机化纤维组织增生导致管腔狭窄。炎症导致气道壁的损伤和修复过程反复循环发生。修复过程导致气道壁的结构重塑，胶原含量增加及疤痕形成，这些病理改变是 COPD 气流受限的主要病理基础之一。

肺气肿的病理改变可见肺过度膨胀，弹性减退。表面可见多个大小不一的大泡。镜检见肺泡壁变薄，肺泡腔扩大、破裂或形成大泡，血液供应减少，弹力纤维网破坏。细支气管壁有炎症细胞浸润，管壁黏液腺及杯状细胞增生、肥大，纤毛上皮破损、纤毛减少。有的管腔纤细狭窄或扭曲扩张，管腔内有痰液存留。细支气管的血管内膜可增厚或管腔闭塞。

三、病理生理

在该病的早期，一般反映大气道功能的检查如第一秒用力呼气容积（FEV_1）、最大通气量、最大呼气中期流速等多为正常。但有些患者小气道功能（直径小于 2 mm 的气道）已发生异常。随着病情加重，气道狭窄，阻力增加，常规通气功能检查可有不同程度异常。缓解期大多恢复正常。随疾病发展，气道阻力增加、气流受限成为不可逆。

慢性支气管炎并发肺气肿时，视其严重程度可引起一系列病理生理改变。早期病变局限于细小气道，仅闭合容积增大，反映肺组织弹性阻力及小气道阻力的动态肺顺应性降低。病变侵入大气道时，肺通气功能明显障碍，最大通气量均降低。随着病情的发展，肺组织弹性日益减退，肺泡持续扩大，回缩障碍，则残气量及残气量占肺总量的百分比增加。肺气肿日益加重，大量肺泡周围的毛细血管受膨胀肺泡的挤压而退化，致使肺毛细血管大量减少，肺泡间的血流量减少，此时肺泡虽有通气，但肺泡壁无血液灌流，导致生理无效腔气量增大；也有部分肺区虽有血液灌流，但肺泡通气不良，不能参与气体交换。如此，肺泡及毛细血管大量丧失，弥散面积减少，产生通气与血流比例失调，使换气功能发生障碍。通气和换气功能障碍可引起缺氧和二氧化碳潴留，发生不同程度的低氧血症和高碳酸血症，最终出现呼吸功能衰竭。

四、临床表现

1. 症状

该病起病缓慢、病程较长。主要表现为以下症状：

（1）慢性咳嗽。随病程发展可终身不愈。常晨间咳嗽明显，夜间有阵咳或排痰。

（2）咳痰。一般为白色黏液或浆液性泡沫性痰，偶可带血丝，清晨排痰较多。急性发作期痰量增多，可有脓性痰。

（3）气短或呼吸困难。早期在劳力时出现，后逐渐加重，以致在日常活动甚至休息时也感到气短。这是 COPD 的标志性症状。

（4）喘息和胸闷。部分患者特别是重度患者或急性加重时可出现喘息和胸闷症状。

（5）其他。晚期患者有体重下降，食欲减退等。

2. 体征

早期体征可无异常，随疾病进展出现以下体征：

（1）视诊及触诊：胸廓前后径增大，剑突下胸骨下角增宽（桶状胸）。部分患者呼吸变浅，频率增快，严重者可有缩唇呼吸等；触觉语颤减弱。

（2）叩诊：肺部过清音，心浊音界缩小，肺下界和肝浊音界下降。

（3）听诊：两肺呼吸音减弱，呼气延长，部分患者可闻及干性啰音和（或）湿性啰音。

五、实验室及特殊检查

1. 肺功能检查

肺功能检查是判断气流受限的主要客观指标，对 COPD 诊断、严重程度评价、疾病进展、预后及治疗反应等有重要意义。

（1）第一秒用力呼气容积占用力肺活量百分比（FEV_1 / FVC）是评价气流受限的一项敏感指标。第一秒用力呼气容积占预计值百分比（FEV_1% 预计值），是评估 COPD 严重程度的良好指标，其变异性小，易于操作。吸入支气管舒张药后 $FEV_1 / FVC < 70$% 及 $FEV_1 < 80$% 预计值者，可确定为不能完全可逆的气流受限。

（2）肺总量（TLC）、功能残气量（FRC）和残气量（RV）增高，肺活量（VC）减低，表明肺过度充气，有参考价值。由于 TLC 增加不及 RV 增高程度大，故 RV / TLC 增高。

（3）一氧化碳弥散量（DLco）及 DLco 与肺泡通气量（VA）比值（DLco / VA）下降，该项指标供诊断参考。

2. 胸部 X 线检查

COPD 早期胸片可无变化，以后可出现肺纹理增粗、紊乱等非特异性改变，也可出现肺气肿改变。X 线胸片改变对 COPD 诊断特异性不高，主要作为确定肺部并发症及与其他肺疾病鉴别之用。

3. 胸部 CT 检查

CT 检查不应作为 COPD 的常规检查。高分辨 CT，对有疑问病例的鉴别诊断有一定意义。

4. 血气检查

该项检查对确定发生低氧血症、高碳酸血症、酸碱平衡失调以及判断呼吸衰竭的类型有重要价值。

5. 其　他

COPD 合并细菌感染时，血白细胞增高，核左移。痰培养可能检出病原菌；常见病原菌有肺炎链球菌、流感嗜血杆菌、卡他莫拉菌、肺炎克雷白杆菌等。

六、诊断与严重程度分级

主要根据吸烟等高危因素史、临床症状、体征及肺功能检查等综合分析确定。不完全可逆的气流受限是 COPD 诊断的必备条件。吸入支气管舒张药后 FEV_1 / FVC<70 % 及 FEV_1<80% 预计值可确定为不完全可逆性气流受限。

有少数患者并无咳嗽、咳痰症状，仅在肺功能检查时 FEV_1 / FVC<70%，而 $FEV_1 \geqslant 80\%$ 预计值，在排除其他疾病后，亦可诊断为 COPD。

根据 FEV_1 / FVC、FEV1% 预计值和症状可对 COPD 的严重程度做出分级（表 7-1）。

表 7-1　COPD 的分级和分级标准

分级	分级标准
0 级：高危	有罹患 COPD 的危险因素 肺功能在正常范围 有慢性咳嗽、咳痰症状
Ⅰ 级：轻度	FEV_1/FVC<70% $FEV_1 \geqslant 80\%$预计值 有或无慢性咳嗽、咳痰症状
Ⅱ 级：中度	FEV_1/FVC<70% $50\% \leqslant FEV_1 < 80\%$预计值 有或无慢性咳嗽、咳痰症状
Ⅲ 级：重度	FEV_1/FVC<70% $30\% \leqslant FEV_1 < 50\%$预计值 有或无慢性咳嗽、咳痰症状
Ⅳ 级：极重度	FEV_1/FVC<70% $FEV_1 < 30\%$预计值 或 $FEV_1 < 50\%$预计值，伴慢性呼吸衰竭

COPD 病程分期：急性加重期（慢性阻塞性肺疾病急性加重）指在疾病过程中，短期内咳嗽、咳痰、气短和（或）喘息加重、痰量增多，呈脓性或黏液脓性，可伴发热等症状；稳定期则指患者咳嗽、咳痰、气短等症状稳定或症状轻微。

七、鉴别诊断

1. 支气管哮喘

支气管哮喘多在儿童或青少年期起病，以发作性喘息为特征，发作时两肺布满哮鸣音，缓解后症状消失，常有家庭或个人过敏史。哮喘的气流受限多为可逆性，其支气管舒张试验阳性。

2. 支气管扩张

支气管扩张有反复发作咳嗽、咳痰特点，常反复咯血。合并感染时有多量脓性痰。查体常有肺部固定性湿性啰音。部分胸部 X 片显示肺纹理粗乱或呈卷发状，高分辨 CT 可见支气管扩张改变。

3. 肺结核

肺结核可有午后低热、乏力、盗汗等结核中毒症状，痰检可发现结核分枝杆菌，胸部 X 线片检查可发现病灶。

4. 肺 癌

肺癌症状有慢性咳嗽、咳痰，近期痰中可带血，并反复发生，胸部 X 片及 CT 可发现占位病变或阻塞性肺不张或肺炎。痰细胞学检查、纤维支气管镜检查以至肺活检，可有助于明确诊断。

5. 其他原因所致呼吸气腔扩大

肺气肿是一病理诊断名词。呼吸气腔均匀规则扩大而不伴有肺泡壁的破坏时，虽不符合肺气肿的严格定义，但临床上也常习惯称为肺气肿，如代偿性肺气肿、老年性肺气肿、Down 综合征中的先天性肺气肿等。临床表现可以出现劳力性呼吸困难和肺气肿体征，但肺功能测定没有气流受限的改变，即 $FEV_1 / FVC \geq 70\%$，与 COPD 不同。

八、并发症

1. 慢性呼吸衰竭

常在 COPD 急性加重时发生，其症状明显加重，发生低氧血症和（或）高碳酸血症，可具有缺氧和二氧化碳潴留的临床表现。

2. 自发性气胸

如有突然加重的呼吸困难，并伴有明显的发绀，患侧肺部叩诊为鼓音，听诊呼吸音减弱或消失，应考虑并发自发性气胸，通过 X 线检查可以确诊。

3. 慢性肺源性心脏病

由于 COPD 肺病变引起肺血管床减少及缺氧致肺动脉痉挛、血管重塑，导致肺动脉高压、右心室肥厚扩大，最终发生右心功能不全。

九、治　疗

（一）稳定期治疗

1. 健康教育

教育和劝导患者戒烟；因职业或环境粉尘、刺激性气体所致者，应脱离污染环境。

2. 支气管舒张药的应用

包括短期按需应用以暂时缓解症状，及长期规则应用以预防和减轻症状两类。

（1）β_2肾上腺素受体激动剂：主要有沙丁胺醇（salbutamol）气雾剂，每次 100~200 μg（1~2喷），雾化吸入，疗效可持续 4~5 h，每 24 h 不超过 8~12 喷。特布他林（terbutaline）气雾剂亦有同样作用。

（2）抗胆碱药：COPD 常用的制剂，主要品种为异丙托溴铵（ipratropium）气雾剂，雾化吸入，起效较沙丁胺醇慢，疗效可持续 6~8 h，每次 40~80 μg（每喷 20 μg），每天 3~4 次。

（3）茶碱类：茶碱缓释或控释片，每次 0.2 g，早、晚各一次；氨茶碱（aminophylline），每次 0.1 g，每日 3 次。

除以上支气管舒张剂外，尚有沙美特罗（salmeterol）、福莫特罗（formoterol）等长效 β_2肾上腺素受体激动剂，必要时可选用。

3. 祛痰药

对痰不易咳出者可应用。常用药物有盐酸氨溴索（ambroxol），每次 30 mg，每日 3 次，或羧甲司坦（carbocisteine）0.5 g，每日 3 次。

4. 长期家庭氧疗（LTOT）

家庭氧疗对 COPD 慢性呼吸衰竭者可提高生活质量和生存率，对患者的血流动力学、运动能力、肺生理和精神状态均会产生有益的影响。LTOT 指征：① $PaO_2 \leqslant 55$ mmHg 或 $SaO_2 \leqslant 88\%$，有或没有高碳酸血症。② PaO_2 55~60 mmHg，或 $SaO_2 < 89\%$，并有肺动脉高压、心力衰竭水肿或红细胞增多症（血细胞比容>0.55）。一般用鼻导管吸氧，氧流量为 1.0~2.0 L／min，吸氧时间>15 h／d。目的是使患者在海平面、静息状态下，达到 $PaO_2 \geqslant 60$ mmHg 和（或）使 SaO_2 升至 90%。

（二）急性加重期治疗

（1）确定急性加重期的原因及病情严重程度。最多见的急性加重原因是细菌或病毒感染。

（2）根据病情严重程度决定门诊或住院治疗。

（3）支气管舒张药的应用同稳定期。有严重喘息症状者可给予较大剂量雾化吸入治疗，如应用沙丁胺醇 2 500 μg 或异丙托溴铵 500 μg，或沙丁胺醇 1 000 μg 加异丙托溴铵 250~500 μg，通过小型雾化吸入器给患者吸入治疗以缓解症状。

（4）控制性吸氧。发生低氧血症者可鼻导管吸氧，或通过面罩吸氧。鼻导管给氧时，吸入的氧浓度与给氧流量有关，估算公式为：吸入氧浓度（%）= 21+4×氧流量（L/min）。一般吸入氧浓度为 28%~30%，应避免吸入氧浓度过高引起二氧化碳潴留。

（5）抗生素的应用。当患者呼吸困难加重，咳嗽伴痰量增加、有脓性痰时，应根据患者所在地常见病原菌类型及药物敏感情况积极选用抗生素治疗。如给予β内酰胺类／β内酰胺酶抑制剂；第二代头孢菌素、大环内酯类或喹诺酮类。

（6）糖皮质激素的应用。对需住院治疗的急性加重期患者可考虑口服泼尼松龙30~40mg/d，也可静脉给予甲泼尼龙。连续使用 5~7 天。

如患者有呼吸衰竭、肺源性心脏病、心力衰竭，具体治疗方法可参阅有关章节治疗内容。

十、预　防

COPD 的预防主要是避免发病的高危因素、急性加重的诱发因素以及增强机体免疫力。戒烟是预防 COPD 的重要措施，也是最简单易行的措施，在疾病的任何阶段戒烟都有益于防止 COPD 的发生和发展。控制职业和环境污染，减少有害气体或有害颗粒的吸入，可减轻气道和肺的异常炎症反应。积极防治婴幼儿和儿童期的呼吸系统感染，可能有助于减少以后 COPD 的发生。流感疫苗、肺炎链球菌疫苗等对防止 COPD 患者反复感染可能有益。加强体育锻炼，增强体质，提高机体免疫力，可帮助改善机体一般状况。此外，对于有 COPD 高危因素的人群，应定期进行肺功能监测，以尽可能早期发现 COPD 并及时予以干预。

第三节　肺　癌

肺癌（Lung Cancer）大多数起源于支气管黏膜上皮，因此也称支气管肺癌（Broncho-Pulmonary Carcinoma）。近 50 年来，全世界肺癌的发病率明显增高，据统计，在欧美某些国家和我国大城市中，肺癌的发病率已居男性各种肿瘤的首位。肺癌病人多数是男性，男女之比约（3~5）∶1，但近年来，女性肺癌的发病率也明显增加。发病年龄大多在 40 岁以上。

一、病　因

肺癌的病因至今不完全明确。大量资料表明，长期大量吸烟是肺癌的一个重要致病因素。烟草燃烧时可释放多种致癌物质。多年每日吸烟 40 支以上者，肺鳞癌和小细胞癌的发病率比不吸烟者高 4~10 倍。

某些工业部门和矿区职工，肺癌的发病率较高，这可能与长期接触石棉、铬、镍、铜、锡、砷、放射性物质等致癌物质有关。城市居民肺癌的发病率比农村高，这可能与大气污染和烟尘中致癌物质含量较高有关。因此，应该提倡不吸烟，并加强工矿和城市环境的"三废"处理工作。

人体内在因素如免疫状态、代谢活动、遗传因素、肺部慢性感染等，也可能对肺癌的发病有影响。

近来，在肺癌分子生物学方面的研究表明，P53 基因、转化生长因子 B1 基因、nm23-H$_1$ 基因表达的变化与基因突变与肺癌的发病有密切的关系。

二、病　理

肺癌起源于支气管黏膜上皮。癌肿可向支气管腔内或（和）邻近的肺组织生长，并可通过淋巴、血行或经支气管转移扩散。癌肿的生长速度和转移扩散的情况与癌肿的组织学类型、分化程度等生物学特性有一定关系。

肺癌的分布情况，右肺多于左肺，上叶多于下叶。起源于主支气管、肺叶支气管的肺癌，位置靠近肺门者称为中心型肺癌（图 7-4）；起源于肺段支气管以下的肺癌，位置在肺的周围部分者称为周围型肺癌（图 7-5）。

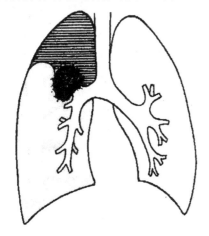 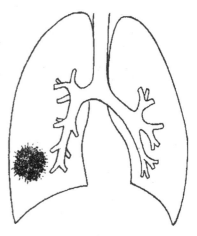

图 7-4　右上叶中心型肺癌（肺不张）　　　　图 7-5　右下叶周围型肺癌

1. 分　类

临床上一般按细胞类型将肺癌分为下列四种。

（1）鳞状细胞癌（鳞癌）：在肺癌中最为常见，约占 50%。患者年龄大多在 50 岁以上，男性占多数。大多起源于较大的支气管，常为中心型肺癌。虽然鳞癌的分化程度不一，但生长速度尚较缓慢，病程较长，对放射和化学疗法较敏感。通常先经淋巴转移，血行转移发生较晚。

（2）小细胞癌（未分化小细胞癌）：发病率比鳞癌低，发病年龄较轻，多见于男性。一般起源于较大支气管，大多为中心型肺癌。细胞形态与小淋巴细胞相似，形如燕麦穗粒，因而又称为燕麦细胞癌。小细胞癌恶性程度高，生长快，较早出现淋巴和血行广泛转移。对放射和化学疗法虽较敏感，但在各型肺癌中预后最差。

（3）腺癌：发病年龄较小，女性相对多见。多数起源于较小的支气管上皮，多为周围型肺癌，少数则起源于大支气管。早期一般没有明显临床症状，往往在胸部 X 线检查时发现，表现为圆形或椭圆形分叶状肿块。一般生长较慢，但有时在早期即发生血行转移，淋巴转移则较晚发生。

细支气管肺泡癌是腺癌的一种类型，起源于细支气管黏膜上皮或肺泡上皮，故又称为细支气管肺泡细胞癌。此癌症发病率低，女性较多见，常位于肺野周围部分。一般分化程度较高，生长较慢，癌细胞沿细支气管、肺泡管和肺泡壁生长，而不侵犯肺泡间隔。淋巴和血行转移发生较晚，但可侵犯胸膜或经支气管播散到其他肺叶。在 X 线形态上可分为结节型和弥漫型两类。前者可以是单个结节或多个结节，后者形态类似支气管肺炎。

（4）大细胞癌：此型肺癌甚为少见，约半数起源于大支气管。细胞大，胞浆丰富，胞核形态多样，排列不规则。大细胞癌分化程度低，常在发生脑转移后才被发现。预后很差。

此外，少数肺癌病例同时存在不同类型的癌肿组织，如腺癌内有鳞癌组织，鳞癌内有腺癌组织或鳞癌与小细胞癌并存。这一类癌肿称为混合型肺癌。

2. 扩散与转移

肺癌的扩散和转移，有下列几种主要途径。

（1）直接扩散：肺癌形成后，癌肿沿支气管壁并向支气管腔内生长，可以造成支气管腔部分或全部阻塞。癌肿可直接扩散侵入邻近肺组织，并穿越肺叶间裂侵入相邻的其他肺叶。癌肿的中心部分可以坏死液化形成癌性空洞。此外，随着癌肿不断地生长扩大，还可侵犯胸内其他组织和器官。

（2）淋巴转移：淋巴转移是常见的扩散途径。小细胞癌在较早阶段即可经淋巴转移。鳞癌和腺癌也常经淋巴转移扩散。癌细胞经支气管和肺血管周围的淋巴管道，先侵入邻近的肺段或肺叶支气管周围的淋巴结，然后根据肺癌所在部位，到达肺门或气管隆凸下淋巴结，或侵入纵隔和气管旁淋巴结，最后累及锁骨上前斜角肌淋巴结和颈部淋巴结。纵隔和气管旁以及颈部淋巴结转移一般发生在肺癌同侧，但也可以在对侧，即所谓交叉转移。肺癌侵入胸壁或膈肌后，可向腋下或上腹部主动脉旁淋巴结转移。

（3）血行转移：血行转移是肺癌的晚期表现。小细胞癌和腺癌的血行转移较鳞癌更为常见。通常癌细胞直接侵入肺静脉，然后经左心随着大循环血流而转移到全身各处器官和组织，常见的有肝、骨骼、脑、肾上腺等。

三、临床表现

肺癌的临床表现与癌肿的部位、大小、是否压迫、侵犯邻近器官以及有无转移等情况有着密切关系。早期肺癌特别是周围型肺癌往往没有任何症状，大多在胸部 X 线检查时发现。癌肿在较大的支气管内长大后，常出现刺激性咳嗽，极易误认为伤风感冒。当癌肿继续长大影响引流，继发肺部感染时，可以有脓性痰液，痰量也较前增多。另一个常见症状是血痰，通常为痰中带血点、血丝或断续地少量咯血；大量咯血则很少见。有的肺癌病人，由于肿瘤造成较大的支气管不同程度的阻塞，可以在临床上出现胸闷、哮鸣、气促、发热和胸痛等症状。

晚期肺癌压迫侵犯邻近器官、组织或发生远处转移时，可以产生下列征象：① 压迫或侵犯膈神经，引起同侧膈肌麻痹。② 压迫或侵犯喉返神经，引起声带麻痹，声音嘶哑。③ 压迫上腔静脉，引起面部、颈部、上肢和上胸部静脉怒张，皮下组织水肿，上肢静脉压升高。④ 侵犯胸膜，可引起胸膜腔积液，往往为血性；大量积液，可以引起气促；有时癌肿侵犯胸膜及胸壁，可以引起持续性剧烈胸痛。⑤ 癌肿侵入纵隔，压迫食管，可引起吞咽困难。⑥ 上叶顶部肺癌，亦称 Pancoast 肿瘤，可以侵入纵隔和压迫位于胸廓上口的器官或组织，如第 1 肋骨、锁骨下动脉和静脉、臂丛神经、颈交感神经等，产生剧烈胸肩痛、上肢静脉怒张、水肿、臂痛和上肢运动障碍，同侧上眼睑下垂、瞳孔缩小、眼球内陷、面部无汗等颈交感神经综合征。肺癌血行转移后，按侵入的器官而产生不同症状。

少数肺癌病例，由于癌肿产生内分泌物质，临床上可呈现非转移性的全身症状，如骨关节病综合征（杵状指、骨关节痛、骨膜增生等）、Cushing 综合征、重症肌无力、男性乳腺增大、多发性肌肉神经痛等。这些症状在切除肺癌后可能消失。

四、诊　断

早期诊断具有重要意义，只有在病变早期得到诊断、早期治疗，才能获得较好的疗效。为此，应当广泛进行防癌的宣传教育，劝阻吸烟，建立和健全肺癌防治网。对 40 岁以上成人，定期进行胸部 X 线普查。中年以上久咳不愈或出现血痰，应提高警惕，作周密的检查；如胸部 X 线检查发现肺部有肿块阴影时，应首先考虑到肺癌的诊断，宜进行详细的进一步检查，不能轻易放弃肺癌的诊断或拖延时间，必要时应剖胸探查。目前，80% 的肺癌病例在明确诊断时已失去外科手术的治疗机会，因此，如何提高早期诊断率是一个十分迫切的问题。

诊断肺癌的主要方法有：

1. X 线和 CT 检查

X 线检查和 CT 检查是诊断肺癌的重要手段。大多数肺癌可以经胸部 X 线摄片和电子计算机体层扫描（CT）检查获得临床诊断。

中心型肺癌早期 X 线胸片可无异常征象。当癌肿阻塞支气管，排痰不畅，远端肺组织发生感染，受累的肺段或肺叶可出现肺炎征象。若支气管管腔被癌肿完全阻塞，可产生相应的肺叶或一侧全肺不张。当癌肿发展到一定大小，可出现肺门阴影，由于肿块阴影常被纵隔组织影所掩盖，因此需作胸部 X 线断层摄影和 CT 检查才能显示清楚。

在断层 X 线片上可显示突入支气管腔内的肿块阴影，管壁不规则、增厚或管腔狭窄、阻塞。支气管造影可显示管腔边缘残缺或息肉样充盈缺损，管腔中断或不规则狭窄。肿瘤侵犯邻近的肺组织和转移到肺门及纵隔淋巴结时，可见肺门区肿块，或纵隔阴影增宽，轮廓呈波浪形，肿块形态不规则，边缘不整齐，有时呈分叶状。纵隔转移淋巴结压迫膈神经时，可见膈肌抬高，透视可见膈肌反常运动。气管隆凸下肿大的转移淋巴结，可使气管分叉角度增大，相邻的食管前壁，也可受到压迫。晚期病例还可看到胸膜腔积液或肋骨破坏。

电子计算机体层扫描（CT）可显示薄层横断面结构图像，避免病变与正常组织互相重叠，密度分辨率很高，可发现一般 X 线检查隐藏区（如肺尖、膈上、脊柱旁、心后、纵隔等处）的早期肺癌病变，对中心型肺癌的诊断有重要价值。CT 可显示位于纵隔内的肿块阴影、支气管受侵的范围、癌肿的淋巴结转移状况以及对肺血管和纵隔内器官组织侵犯的程度，并可作为制定中心型肺癌的手术或非手术治疗方案的重要依据。

周围型肺癌最常见的 X 线表现，为肺野周围孤立性圆形或椭圆形块影，直径从 1~2 cm 到 5~6 cm 或更大。块影轮廓不规则，常呈现小的分叶或切迹，边缘模糊毛糙，常显示细短的毛刺影。周围型肺癌长大阻塞支气管管腔后，可出现节段性肺炎或肺不张。癌肿中心部分坏死液化，可示厚壁偏心性空洞（图 7-6），内壁凹凸不平，很少有明显的液平面。

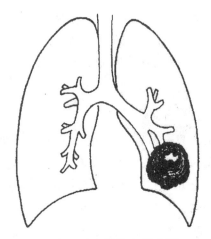

图 7-6　左下叶癌性偏心性空洞

　　结节型细支气管肺泡癌的 X 线表现，为轮廓清楚的孤立球形阴影，与上述的周围型肺癌的 X 线表现相似。弥漫型细支气管肺泡癌的 X 线表现为浸润性病变，轮廓模糊，自小片到一个肺段或整个肺叶，类似肺炎。

　　由于 CT 检查的分辨率高，可清楚显示肺野中 1 cm 以下的肿块阴影，因此可以发现一般胸部 X 线平片容易遗漏的较早期周围型肺癌。CT 检查对于周围型肺癌肺门及纵隔淋巴结转移的情况，是否侵犯胸膜、胸壁及其他脏器，少量的胸膜腔积液，癌肿空洞内部情况等都可提供详细的信息。因此，CT 检查对周围型肺癌的诊断和治疗方案的选择也具有重要价值。

　　2. 痰细胞学检查

　　肺癌表面脱落的癌细胞可随痰液咯出。痰细胞学检查时，如找到癌细胞，可以明确诊断，多数病例还可判别肺癌的病理类型。痰检查的准确率为 80% 以上。起源于较大支气管的中央型肺癌，特别是伴有血痰的病例，痰中找到癌细胞的机会更多。临床上对肺癌可能性较大者，应连续数日重复送痰液进行检查。

　　3. 支气管镜检查

　　该项检查对中心型肺癌诊断的阳性率较高，可在支气管腔内直接看到肿瘤，并可采取小块组织（或穿刺病变组织）作病理切片检查，亦可经支气管刷取肿瘤表面组织或作病理切片检查，取支气管内分泌物进行细胞学检查。

　　4. 纵隔镜检查

　　纵隔镜检查可直接观察气管前隆凸下及两侧支气管区淋巴结情况，并可采取组织作病理切片检查，明确肺癌是否已转移到肺门和纵隔淋巴结。中央型肺癌，纵隔镜检查的阳性率较高。检查阳性者，一般说明病变范围广，不适宜手术治疗。

　　5. 放射性核素肺扫描检查

　　肺癌及其转移病灶与枸橼酸 [67]镓、[197]汞氯化物等放射性核素有亲和力。放射性核素静脉注射后作肺扫描，在癌变部位可显现放射核素浓集影像，阳性率可达 90% 左右。但肺部炎症和其他一些非癌病变也可呈现阳性现象，因此必须结合临床表现和其他检查资料综合分析。

6. 经胸壁穿刺活组织检查

这个方法对周围型肺癌阳性率较高，但可能产生气胸、胸膜腔出血或感染，以及癌细胞沿针道播散等并发症，故应严格掌握检查适应证。

7. 转移病灶活组织检查

晚期肺癌病例，已有锁骨上、颈部、腋下等处淋巴结转移或出现皮下转移结节者，可切取转移病灶组织作病理切片检查，或穿刺抽取组织作涂片检查，以明确诊断。

8. 胸腔积液（胸水）检查

抽取胸水经离心处理后，取其沉淀作涂片检查，寻找癌细胞。

9. 剖胸检查

肺部肿块经多种方法检查，仍未能明确病变的性质，而肺癌的可能性又不能排除时，如病人全身情况许可，应作剖胸探查术。术时可根据病变情况或活检结果，给予相应治疗，以免延误病情。

肺癌的分期和 TNM 分类：肺癌的分期对临床治疗方案的选择具有重要指导意义。世界卫生组织按照肿瘤的大小（T）、淋巴结转移的情况（N）和有无远处转移（M）将肺癌加以分类，为目前世界各国所采用，现介绍如下（见表 7-2）。

表 7-2　肺癌 TNM 分期表

T 原发肿瘤	N 区域淋巴结	M 远处转移
TX：指未发现原发肿瘤或通过痰细胞学、支气管镜灌洗发现癌细胞，但影像学及支气管镜无发现 T I：肿瘤最大直径 ≤3 cm，周围包绕肺组织及脏层胸膜，支气管镜见肿瘤侵及叶支气管 T II：3 cm<肿瘤最大直径 ≤5 cm，侵犯主支气管，但未侵及隆突，侵及脏层胸膜，有阻塞性肺炎或者部分、全肺不张 T III：5 cm<肿瘤最大直径 ≥7 cm，直接侵及以下任何一个器官，包括胸壁、膈神经、心包，全肺肺不张、肺炎，同一肺叶出现孤立性癌结节 T IV：肿瘤最大直径 >7 cm，无论大小，侵及以下任何一个器官，包括纵隔、心脏、大血管、隆突、喉返神经、主气管、食管、椎体、膈肌，同侧不同肺叶内出现孤立癌结节	NX：指区域淋巴结无法评估 N_0：无区域淋巴结转移 N_1：同侧支气管周围及或同侧肺纹淋巴结以及肺内淋巴结转移，包括原发肿瘤直接侵及的肺内淋巴结 N_2：同侧纵隔内及或隆突下淋巴结转移 N_3：对侧纵隔，对侧肺门、同侧或对侧前斜角肌及锁骨上淋巴结转移	MX：指远处转移无法评估 M_0：无远处转移 M_1：远处转移。M_1A 局限于胸腔内，包括胸膜播散，恶性胸腔积液，心包积液或胸膜结节，以及对侧肺液出现癌结节；M_1B 远处器官单发转移灶；M_1C 多个或单个器官多处转移

五、治 疗

肺癌的治疗方法主要有外科手术治疗、放射治疗、化学药物治疗、中医中药治疗以及免疫治疗等。尽管 80% 的肺癌的人在明确诊断时已失去手术机会，但手术治疗仍然是肺癌最重要和最有效的治疗手段。然而，目前所有的治疗肺癌的方法效果均不能令人满意，必须适当地联合应用，进行综合治疗以提高肺癌的治疗效果。具体的治疗方案应根据肺癌的分期和 TNM 分类，病理细胞类型，病人的心肺功能和全身情况以及其他有关因素等，进行认真详细的综合分析后再作决定。

一般来讲，凡非小细胞肺癌病灶较小，局限在支气管和肺内，尚未发现远处转移，病人的全身情况较好，心肺功能可以耐受者，均应采用手术治疗。并根据手术时发现的情况、病理类型、细胞分化程度、淋巴结转移情况，决定综合应用化疗、放疗及其他治疗。对于癌肿已侵犯胸膜、胸壁、心包等情况（T_3、T_4）以及纵隔淋巴结已有转移（N_2）者，应根据情况（如能切除者）进行扩大的肺切除术，例如合并胸壁切除及重建术、心包部分切除术、胸膜剥脱术、左心房部分切除术及纵隔淋巴结清扫术等。术前后辅助放疗或化疗。扩大的肺癌切除术手术范围大，损伤严重，故在病例选择方面应特别慎重。

通常，T_1 或 $T_2N_0M_0$ 病例以根治性手术治疗为主；而 II 期和 III 期病人则应加作术前后化疗、放疗等综合治疗，以提高疗效。

小细胞肺癌常在较早阶段就已发生远处转移，手术很难治愈。可采用化疗→手术→化疗，化疗→放疗→手术→化疗或化疗→放疗→化疗，以及附加预防性全脑照射等积极的综合治疗，已使疗效比过去有明显提高。

1. 手术治疗

手术疗法的目的，是彻底切除肺部原发癌肿病灶和局部及纵隔淋巴结，并尽可能保留健康的肺组织。

肺切除术的范围，取决于病变的部位和大小。对周围型肺癌，一般施行肺叶切除术；对中心型肺癌，一般施行肺叶或一侧全肺切除术。有的病例，癌变位于一个肺叶内，但已侵及局部主支气管或中间支气管，为了保留正常的邻近肺叶，避免作一侧全肺切除术，可以切除病变的肺叶及一段受累的支气管，再吻合支气管上下切端，临床上称为支气管袖状肺叶切除术（图 7-7）。如果相伴的肺动脉局部受侵，也可同时作部分切除，端端吻合，称为支气管袖状肺动脉袖状肺叶切除术。

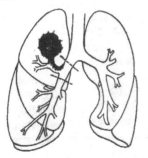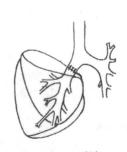

（1）　　　　　　　　　　　　　　　　（2）

（1）点线示支气管切断处；（2）支气管吻合。

图 7-7 右上叶肺癌切除和支气管吻合术

手术治疗结果：非小细胞肺癌，T_1 或 $T_2N_0M_0$ 病例经手术治疗后，约有半数的人能获得长期生存，有的报告其 5 年生存率可达 70% 以上。Ⅱ 期及 Ⅲ 期病例生存率则较低。据统计，我国目前肺癌手术的切除率为 85%~97%，术后 30 天死亡率在 2% 以下，总的 5 年生存率为 30%~40% 左右。

手术禁忌证：① 远处转移，如脑、骨、肝等器官转移（即 M_1 病例）；② 心、肺、肝、肾功能不全，全身情况差的病人；③ 广泛肺门、纵隔淋巴结转移，无法清除者；④ 严重侵犯周围器官及组织，估计切除困难者；⑤ 胸外淋巴结转移，如锁骨上（N_3）等，肺切除术应慎重考虑。

2. 放射治疗

放射治疗是局部消灭肺癌病灶的一种手段。临床上使用的主要放射疗法设备有 ^{60}钴治疗机和加速器等。

在各种类型的肺癌中，小细胞癌对放射疗法敏感性较高，鳞癌次之，腺癌和细支气管肺泡癌最低。据统计单独应用放射疗法，3 年生存率约为 10%。通常是将放射疗法、手术与药物疗法综合应用，以提高治愈率。临床上常采用的是手术后放射疗法。对癌肿或肺门转移病灶未能彻底切除的病例，于手术中在残留癌灶区放置小的金属环或金属夹作标记，便于术后放射疗法时准确定位。一般在术后 1 个月左右病人健康情况改善后开始放射疗法，为了提高肺癌病灶的切除率，有的病例可手术前进行放射治疗。

晚期肺癌病例，并有阻塞性肺炎、肺不张、上腔静脉阻塞综合征或骨转移引起剧烈疼痛者以及癌肿复发的病例，也可进行姑息性放射疗法，以减轻症状。

放射疗法可引起倦乏、胃纳减退、低热、骨髓造血功能抑制、放射性肺炎、肺纤维化和癌肿坏死液化空洞形成等反应和并发症，应给予相应处理。

3. 化学治疗

化学治疗对有些分化程度低的肺癌，特别是小细胞癌，疗效较好。化学疗法作用遍及全身，临床上可以单独应用于晚期肺癌病例，以缓解症状，或与手术、放射等疗法综合应用，以防止癌肿转移复发，提高治愈率。

常用于治疗肺癌的化学药物有：环磷酰胺、氟尿嘧啶、丝裂霉素、阿霉素、表阿霉素、丙卡巴肼（甲基苄肼）、长春碱、甲氨蝶呤、洛莫司汀（环己亚硝脲）、顺铂、卡铂、紫杉醇等。应根据肺癌的类型和病人的全身情况合理选用药物，并根据单纯化疗还是辅助化疗选择给药方法、决定疗程的长短以及哪几种药物联合应用、间歇给药等，以提高化疗的疗效。

需要注意的是，目前化学药物对肺癌疗效仍然较差，症状缓解期较短，副作用较多。临床应用时，要掌握药物的性能和剂量，并密切观察副作用。出现骨髓造血功能抑制、严重胃肠道反应等情况时要及时调整药物剂量或暂缓给药。

4. 中医中药治疗

按病人临床症状、脉象、舌苔等表现，应用辨证论治法则治疗肺癌，一部分病人的症状可得到改善，寿命延长。

5. 免疫治疗

近年来，通过实验研究和临床观察，发现人体的免疫功能状态与癌肿的生长发展有一定关系，从而促使免疫治疗的应用。

免疫治疗的具体措施有：

（1）特异性免疫疗法：用经过处理的自体肿瘤细胞或加用佐剂后，作皮下接种进行治疗。此外尚可应用各种白介素、肿瘤坏死因子、肿瘤核糖核酸等生物制品。

（2）非特异性免疫疗法：用卡介苗、短小棒状杆菌、转移因子、干扰素、胸腺肽等生物制品，或左旋咪唑等药物以激发和增强人体免疫功能。

当前，肺癌的治疗效果仍不能令人满意。由于治疗对象多属晚期，其远期生存率低，预后较差。因此，必须研究和开展以下方面的工作，以提高肺癌治疗的总体效果：① 积极宣传，普及肺癌知识，提高肺癌诊断的警惕性，研究和探索早期诊断方法，提高早期发现率和诊断率；② 进一步研究和开发新的有效药物，改进综合治疗方法；③ 改进手术技术，进一步提高根治性切除的程度和同时最大限度地保存正常肺组织的技术；④ 研究和开发分子生物学技术，探索肺癌的基因治疗技术，使之能有效地为临床服务。

第八章　消化系统疾病

消化和吸收是人体获得能源以维持生命的重要机能。食物在消化管内经过一系列复杂而有序的消化分解过程，成为小分子物质，在肠道被吸收，经肝脏加工，变为体内物质，供全身组织利用，其余无用及未能吸收的物质构成粪便，经肛门排出体外。

消化系统包括的器官较多，且直接开口于体外，其黏膜接触病原体及多种有害物的机会较多，容易发生损伤、感染及炎症，恶性肿瘤的发病率较高也与此有关。

消化吸收是机体生存的基础。任何消化系统疾患均可影响其他系统；相反消化系统疾患也可源于其他系统。

第一节　消化系统的结构与功能

一、消化系统的组成

消化系统由消化管和消化腺两部分组成。消化管各部的功能不同，形态各异，可分为口腔、咽、食管、胃、小肠（又分为十二指肠、空肠、回肠）和大肠（又分为盲肠、结肠和直肠）等部。临床上通常把十二指肠以上的部分称为上消化道，空肠以下的部分称为下消化道。消化腺包括口腔腺、肝、胰及消化管壁内的许多小腺体，这些腺体的分泌物借导管排入消化管腔内。

（一）消化管的组织结构

消化管各段外观和功能虽不完全相同，但它们的组织结构有共同特点，均由黏膜、黏膜下层、肌层和外膜构成。

1. 黏　膜

黏膜是管壁的最内层，由上皮、固有膜和黏膜肌层共同构成。食管及食管以上和肛门齿状线以下的黏膜上皮是复层扁平上皮，而胃、小肠、大肠均为单层柱状上皮。上皮向管壁固有膜（或更深处）凹陷，分化成消化道管壁中的小腺，如胃底腺、贲门腺、幽门腺、小肠腺及大肠腺等。在咽部和肛门齿状线下个别部位有复层柱状上皮，是上皮移行转变处。固有膜多为疏松结缔组织（类似网状结缔组织），含有数量不等的淋巴细胞（多属 B 淋巴细胞）、浆细胞、巨噬细胞及其他白细胞，构成一道防御屏障。黏膜肌层为薄层平滑肌，自胃以下，肌纤维排列为内环和外纵两层。其收缩能改变黏膜形状，以利消化、吸收、局部血液运输和腺体分泌等。

2. 黏膜下层

黏膜下层在黏膜周围，主要由疏松结缔组织构成，走行小动脉、静脉及神经纤维，尚有黏膜下神经丛。该层有支持、营养、调节黏膜的功能。

3. 肌　层

肌层在黏膜下层周围。除食管中段以上及肛门下部为骨骼肌外，其余各段均由平滑肌组成。平滑肌纤维分为两层：内层环行而外层纵行排列。胃的肌层发达，尚有一斜行层。有些部位环行肌特别发达，形成括约肌，如幽门括约肌、回盲部、肛门内括约肌等，肌层之间有肌间神经丛。

4. 外　膜

外膜主要由结缔组织构成。不少部位外表面有浆膜覆盖，成为腹膜脏层。

（二）消化腺的形态和组织结构

消化腺除分散于消化管内的小消化腺外，还有位于消化管壁之外的大消化腺，如口腔腺、胰腺和肝。

1. 肝

肝是人体最大的消化腺，肝细胞分泌胆汁，有助于脂肪的消化和吸收。

肝的结构和功能与其他消化腺有很多不同：肝细胞的排列分布特殊，不形成类似胰腺和唾液腺的腺泡；肝内有丰富的血窦，肝动脉血以及由胃肠、胰、脾的静脉汇合而成的门静脉血均输入肝血窦内；肝细胞既产生胆汁排入胆管，又合成多种蛋白质和脂类物质直接分泌入血，由胃肠吸收的物质经门静脉输入肝内，在肝细胞内进行合成、分解、转化、贮存。

2. 胰

胰是人体的第二大消化腺，横位于胃的后方，胰表面有薄层结缔组织被膜。血管、淋巴管和神经伴随被膜的结缔组织伸入实质，构成间质，将实质分成若干小叶。胰实质由外分泌部和内分泌部组成：外分泌部由腺泡和导管组成，分泌的胰液含多种消化酶，在消化食物中起重要作用；内分泌部又称胰岛，由内分泌细胞组成细胞团。胰岛主要有下列细胞：① A细胞。约占胰岛细胞总数的20%，多分布于胰岛外周部，细胞较大。A细胞分泌胰高血糖素，它的作用是促进糖原分解为葡萄糖并抑制糖原合成，使血糖升高。② B细胞。数量较多，约占胰岛细胞总数的70%，多分布于胰岛的中部，细胞较小。B细胞分泌胰岛素，其作用与胰高血糖素相反，可使血糖降低。胰岛素与胰高血糖素协同作用，共同维持血糖浓度的相对恒定。③ D细胞。数量较少，约占胰岛细胞总数的5%，分泌生长抑素，可调节A、B细胞的分泌功能。④ PP细胞。数量很少，分泌胰多肽。胰多肽有抑制胃肠运动，减弱胆囊收缩，增强胆囊管括约肌收缩等作用。

二、消化和吸收

人体在生命活动和组织更新过程中，所需的营养物质和能量主要来源于食物。营养物质包括蛋白质、脂肪、糖、无机盐、维生素和水。通常，食物中的无机盐、水和大多数维生素可被机体直接吸收利用，而蛋白质、脂肪和糖类，因分子大、结构复杂，必须在消化管内被消化后才能被吸收。食物在消化管内被分解成结构简单的小分子物质的过程，称为消化；食物的成分或消化后的产物通过消化管黏膜进入血液和淋巴液的过程，称为吸收。

食物的消化方式有两种：一种是通过消化管肌肉的舒缩活动，将食物磨碎，并与消化液充分混合，以及将食物不断向消化管下方推进的过程，称机械性消化；另一种方式则通过消化腺分泌的各种消化酶，催化蛋白质、脂肪和糖类的分解，使之成为可吸收的小分子物质的过程，称化学性消化。两种消化方式相互补充并同时进行。

（一）口腔内消化

消化过程从口腔开始，食物停留时间短，包括机械性和化学性消化。口腔内消化能反射性地引起胃、胰及小肠等的活动，为胃肠消化创造条件。

唾液的成分和作用：

① 唾液的性质和成分。唾液是由腮腺、颌下腺、舌下腺以及许多散在分布的小唾液腺体所分泌的混合液，为无色、无味的黏稠液体。正常成人一天分泌量约 1~1.5 L，pH 为 6.6~7.1。唾液中水分约占 99%，主要无机物有钠、钾、钙、氯和硫酸盐等，有机物主要有唾液淀粉酶、溶菌酶和黏蛋白等。

② 唾液的作用。唾液可湿润与溶解食物，以利于咀嚼和吞咽。唾液淀粉酶可使淀粉分解为麦芽糖。唾液还能清洁和保护口腔，溶菌酶具有杀菌作用。

（二）胃内消化

胃是中空的囊状器官，具有暂时贮存食物和对食物进行初步消化的功能。胃的运动使食物进一步磨碎，并与胃液混合变成粥样食糜，食物中的蛋白质被初步分解。此后，食糜逐次少量地通过幽门向十二指肠推送。

1. 胃液的分泌

1）胃液的性质、成分和作用

纯净的胃液是无色而呈酸性的液性，pH 为 0.9~1.5。正常人每日分泌量为 1.5~2.5 L。胃液的主要成分有：

（1）盐酸：又称胃酸，由胃腺的壁细胞分泌。胃液中盐酸以两种形式存在，一种是游离酸，占绝大部分；另一种是与蛋白质结合的结合酸。两者之和称为总酸。盐酸的生理作用：① 激活胃蛋白酶原，并且提供胃蛋白酶发挥作用的适宜的酸性环境。② 促进食物中蛋白质变性而易于消化。③ 具有抑菌和杀菌作用。④ 盐酸进入小肠后，可促进胰液、胆汁、小肠液的分泌。⑤ 促进小肠对钙和铁的吸收。

胃酸分泌过少或缺乏时，常可发生腹胀和腹泻等消化不良的症状；分泌过多时，对胃和十二指肠黏膜具有侵蚀作用，是消化性溃疡的重要病因。由胃黏膜上皮细胞的腔面膜和邻近细胞间的紧密连接构成的一道位于胃腔和胃黏膜上皮之间的生理屏障，称为胃黏膜屏障。其作用是防止 H^+ 由胃腔扩散入黏膜内，并防止 Na^+ 从黏膜向胃腔内扩散。很多药物如阿斯匹林、酒精、胆汁酸等，可破坏黏膜屏障，使黏膜内的 Na^+ 进入胃腔，H^+ 由胃腔进入黏膜层可引起胃酸和胃蛋白酶的分泌，并引起组织胺的释放，加重胃黏膜的损伤，引发胃黏膜的肿胀和溃疡。

（2）胃蛋白酶原：由胃腺的主细胞分泌，刚分泌出来时并无活性，在盐酸或已激活的胃蛋白酶的作用下，转变为具有活性的胃蛋白酶，可将蛋白质分解为胨和胨，以及少量的多肽和氨基酸。胃蛋白酶发挥作用的最适 pH 为 2。

（3）黏液：黏液具有较高的黏滞性和形成凝胶的特征，分泌后覆盖在胃黏膜表面，能降低液的酸度，减弱胃蛋白酶的活性，并具有润滑和保护胃黏膜不受伤害的作用。

（4）内因子：胃腺中壁细胞分泌的一种糖蛋白，一方面可与维生素 B_{12} 结合，使其不被小肠内的水解酶所破坏，另一方面可促进回肠对维生素 B_{12} 的吸收。

2. 胃液分泌的调节

胃液分泌的调节包括刺激和抑制两方面因素。

（1）刺激胃液分泌的因素。食物是引起胃液分泌的生理性刺激物，按感受食物刺激的部位，可分为头期、胃期和肠期，均受神经和体液因素双重调节。① 头期。头期胃液分泌由进食动作引起，其传入冲动均来自头部感受器。食物的形状、气味、声音等刺激了视、嗅、听等感受器，引起胃液的分泌，为条件反射性分泌。当咀嚼和吞咽食物时，刺激了口腔、咽、喉等处的各类感受器，引起非条件反射性分泌。当迷走神经兴奋时，其末梢释放乙酰胆碱，直接引起腺体细胞分泌，还可引起胃窦黏膜内的 G 细胞释放胃泌素，后者经过血液循环刺激胃腺分泌胃液。头期胃液分泌的特点：分泌量多、酸度高、胃蛋白酶含量高，消化力强。② 胃期。食物入胃后，对胃产生直接的机械性和化学性刺激，可反射性地引起胃液分泌。食物的化学成分直接作用于黏膜 G 细胞释放胃泌素而引起胃液分泌。此期胃液的特点是：酸度也很高，但消化力较头期弱。③ 肠期。肠期胃液分泌是食糜入小肠后引起的，以体液调节机制为主。特点是：分泌量少，胃蛋白酶原含量也少。

（2）抑制胃液分泌的因素。胃液分泌还受到各种抑制性因素的调节，包括盐酸、脂肪和高渗溶液。盐酸是胃腺活动的产物，当胃内盐酸达到一定临界浓度时，对胃腺的活动具有抑制作用。脂肪及其代谢产物进入十二指肠后或高渗溶液对胃液分泌亦有抑制作用。

（三）小肠内的消化

小肠内消化是整个消化过程中最重要的阶段。食糜在小肠内受到胰液、胆汁、小肠液的化学性消化和小肠的机械性消化，消化过程基本完成。同时，营养物质被小肠黏膜吸收。

1. 胰液的分泌

1）胰液的性质、成分和作用

胰液是胰腺的外分泌液，是无色的碱性液体，pH 为 7.8~8.4。主要成分有水、碳酸氢盐和多种消化酶。

（1）碳酸氢盐。其主要作用是中和进入十二指肠的胃酸，保护肠黏膜免受强酸的侵蚀，并为小肠内多种消化酶的活动提供适宜的碱性环境。

（2）胰蛋白酶和糜蛋白酶。这两种酶均以无活性的酶原形式分泌并存于胰液中。肠液中的肠致活酶可激活胰蛋白酶原，变成有活性的胰蛋白酶。糜蛋白酶原在胰蛋白酶的作用下转化为有活性的糜蛋白酶。胰蛋白酶和糜蛋白酶能将蛋白质分解为胨和胨，两者协同作用还可将蛋白质分解成多肽和氨基酸。

（3）胰脂肪酶。胰脂肪酶可将脂肪分解为甘油和脂肪酸，在有胆盐存在时，胰脂肪酶的活性大为增强。

（4）胰淀粉酶。胰淀粉酶不需激活就具有活性，可将淀粉分解为麦芽糖。其最适 pH 为 6。胰液中含有上述三种主要营养物质的消化酶，因而它是最重要的一种消化液。

2. 胆汁的分泌和排出

胆汁是由肝细胞不断生成的，生成后由肝管流出，经胆总管进入十二指肠，或由肝管流入胆囊贮存，当消化时再由胆囊排入十二指肠。

胆汁的主要成分为胆盐以及胆固醇、胆色素等。胆盐可降低脂肪的表面张力，乳化脂肪，促进脂肪消化，同时与脂肪酸结合形成水溶性复合物，促进脂肪和脂溶性维生素的吸收。

3. 小肠液的分泌

小肠液中含有多种酶，但真正由小肠腺分泌的酶，现知仅肠致活酶一种，它能激活胰蛋白酶原。

（四）大肠内消化

人类的大肠内没有重要的消化活动。食物经过小肠的消化和吸收后，剩余的残渣进入大肠。大肠的主要机能在于吸收水分，暂时贮存食物残渣，形成粪便排出体外。但大肠内细菌能利用简单的物质合成维生素 B 复合物和维生素 K，这些维生素对于人体的代谢和某些功能具有重要作用。

（五）吸　收

吸收是指食物的成分或其消化后的产物，通过消化管黏膜上皮细胞，进入血液和淋巴液的过程。由于消化管各部位的组织结构以及食物在各部位被消化的程度和停留时间的不同，消化管和不同部位的吸收能力和吸收速度亦不同。在口腔和食管内，仅有少量药物（如亚硝酸甘油）被黏膜细胞吸收。胃可吸收少量水分、酒精及某些药物，小肠则是营养物的主要吸收部位，大肠可吸收水分和某些盐类。

1. 小肠在吸收中的重要地位

小肠之所以是营养物质吸收的主要场所，是因为：

（1）吸收面积大。人的小肠长约 5~7 m，其黏膜具有许多环形皱褶，皱褶上有许多绒毛，绒毛上又有许多微绒毛，因而使肠管黏膜的吸收面积增加约 600 倍，达 200 m^2 左右。

（2）绒毛内有丰富的平滑肌纤维、毛细血管和毛细淋巴管，提供了营养物质的吸收途径；绒毛的伸缩具有唧筒样作用，挤压毛细血管和毛细淋巴管，加速了营养物质的吸收和运输。

（3）小肠内含有各种消化酶，使食物被充分消化成可被吸收的小分子物质，为吸收创造了条件

（4）食物在小肠内停留时间长，约 3~8 h，使营养物质有充分的时间被消化和吸收。除各种营养成分被小肠吸收外，消化道每天分泌的多达 6~8 L 的各种消化液也在小肠被重吸收。

2. 主要营养物质的吸收

营养物质的吸收形式可分为被动转运、主动转运和入胞作用等。被动转运包括滤过、扩

散、渗透和易化扩散等作用。主动转运则靠细胞膜上的泵蛋白逆电、化学梯度的转运，需消耗能量。在转运钠离子的同时，一些非电解质物质也被转运。某些大分子物质和物质团块，则通过入胞作用转运。

（1）糖的吸收。糖吸收的主要形式为单糖。小肠内的单糖主要是葡萄糖，而半乳糖和果糖较少。葡萄糖通过载体主动吸收，并与 Na^+ 的吸收耦联进行。管腔膜上的载体蛋白、葡萄糖和 Na^+ 三者结合形成复合物时，葡萄糖被吸收入血。

（2）蛋白质的吸收。其吸收形式为氨基酸，由小肠全部主动吸收入血，其吸收机制和葡萄糖相似。依靠载体的主动吸收，并需 Na^+ 泵提供能量。

（3）脂肪的吸收。脂肪吸收的主要形式是甘油、甘油一酯、游离脂肪酸，可与胆汁中的胆盐形成混合微粒，靠胞饮作用而被吸收。长链脂肪酸甘油一酯被吸收后，重新合成为甘油三酯，形成乳糜微粒，经高尔基复合体包裹在一个囊泡内，经释放而扩散入淋巴。中、短链甘油三酯水解产生的脂肪酸和甘油一酯为水溶性的，故可直接进入门静脉。由于食物中长链脂肪酸较多，所以脂肪的吸收以淋巴途径为主。

（4）无机盐的吸收。

① 钠的吸收。成人每日摄入和消化腺分泌的 Na^+ 的 95%~99% 被吸收。Na^+ 的吸收可通过易化扩散进入肠上皮细胞内，再通过细胞膜上钠泵的主动作用进入血液。

② 铁的吸收。成人每日吸收 1 mg 铁，仅为摄入量的 1/10。食物中的铁多为三价铁，必须还原为亚铁后方能被吸收。维生素 C 和胃液中的盐酸均可促进铁的吸收。

③ 钙的吸收。食物中的钙仅有少部分被吸收，其余大部分随粪便排出。食物中的钙只有在水溶性的离子状态下才能被吸收。维生素 D、脂肪、酸性环境都能促进小肠钙的吸收。

④ 水的吸收。正常成人每日有 6~10 L 水进入胃肠，包括每日摄入的水分约 1~2 L，及消化腺分泌的液体约 6~7 L。每日随粪便排出的水仅 150 mL。水的吸收部位主要在小肠。

⑤ 维生素的吸收。维生素可分为水溶性和脂溶性两类。水溶性维生素主要以易化扩散的方式在小肠上段被吸收。维生素 B_{12} 必须与内因子结合成复合物，才不被小肠内消化酶所破坏而在回肠被吸收。脂溶性维生素因溶于脂肪，先与胆盐结合成水溶性复合物后再被吸收。

三、消化系统活动的调节

消化系统各部虽具有不同结构和功能特点，但它们密切配合，协调一致地进行活动，并与整个机体活动相适应，为机体代谢提供物质和能量。消化系统各器官的活动都是通过神经和体液的调节实现的。

（一）神经调节

1. 消化器官的神经支配及其作用

消化器官除口腔、食管上段及肛门外括约肌外，都接受副交感神经和交感神经的双重支配。其中副交感神经的作用是主要的。副交感神经兴奋时，大多数节后纤维末梢释放乙酰胆碱，引起消化器官兴奋，胃肠运动增强，使胃的排空和肠内容物的推进加速；括约肌舒张，胆汁排放，消化腺的分泌增加。

支配消化道的交感神经分布到胃、肠各部分。交感神经兴奋时，大多数节后纤维末梢释放去甲肾上腺素，引起消化器官抑制，消化管活动减弱，此时括约肌收缩，消化液分泌和排放减少。

2. 消化器官活动的反射性调节

消化活动的反射性调节包括非条件反射和条件反射。

（1）非条件反射。非条件反射是由食物进入口腔直接刺激口腔黏膜的机械、温度和化学感受器，冲动经传入神经到达中枢，反射性地引起唾液分泌；咀嚼和吞咽时，食物对口腔、咽和食道感受器的刺激，可反射性地引起胃液分泌和胃的容受性舒张，为接纳和消化食物做好准备；食物对胃和小肠的刺激，又可反射性地引起胃肠的运动、胆汁及小肠液的分泌，同时加强胃肠的运动。

（2）条件反射。在生活过程中，食物的颜色、形状、气味以及有关食物的语言、文字，甚至进食的时间、环境等均可成为条件刺激。所以当人们看到喜爱的食物或嗅到食物的香味时，即使食物还没入口，就能引起消化腺的分泌和消化管的运动，为食物的消化做好了准备。应该强调的是人的精神、心理、情绪和社会环境因素对消化器官功能有重要影响。精神乐观、情绪稳定及良好的社会环境可以使食欲增加和消化器官的活动旺盛。相反，则食欲减退增加和消化器官的功能低下。因此，心理健康和良好的社会环境对消化功能具有特殊重要的意义。

（二）体液调节

消化系统的功能活动，除了受神经系统调节外，体液调节也起着重要作用。调节消化系统活动的体液因素主要是激素及组织胺等化学物质，大多数为胃肠道内散在的内分泌细胞所分泌。

1. 胃肠激素的作用

胃肠道黏膜的一些内分泌细胞受食物及其分解物的刺激后，可产生多种特殊化学物质，经血液循环运送，调节消化器官的活动。这些化学物质统称为胃肠激素，其化学结构多为肽类。现已被确认的胃肠激素主要有胃泌素、胆囊收缩素、促胰液素和抑胃肽四种。

（1）胃泌素：又称促胃液素，由胃窦和十二指肠黏膜的 G 细胞分泌。迷走神经兴奋及胃内食糜的机械刺激，蛋白质的分解产物、短链脂肪酸、胆盐等化学性刺激，均可引起胃泌素的释放。其主要生理作用是促进胃腺壁细胞分泌盐酸，还可促进胰液、胆汁、小肠液的分泌，促进胃肠运动以使胃的排空和肠内容物推进加快，并能促进胃肠道黏膜和胰腺组织蛋白质的合成而对消化道黏膜生长具有营养作用。当幽门部或十二指肠的胃酸增加到一定浓度时，可抑制胃泌素的分泌。这种负反馈调节，对保持胃酸的正常水平具有重要意义。

（2）促胰液素：由小肠上段黏膜中的 S 细胞分泌。盐酸、蛋白质分解产物、脂肪酸等可增进促胰液素的释放。其生理作用是促进胰腺大量分泌水和碳酸氢盐，而分泌的酶的含量很低；还能刺激肝胆汁及小肠液的分泌和胆囊收缩；此外，可抑制胃液的分泌和抑制胃肠运动。

（3）胆囊收缩素：由十二指肠和空肠黏膜的 I 细胞分泌。食物中蛋白质、脂肪和消化产物作用于小肠黏膜，可促进胆囊收缩素的释放。其生理作用是引起胆囊强烈收缩、奥迪氏括约肌舒张，促进胆汁排放，增加胰液中各种酶的分泌；还可引起胆汁、小肠液的分泌及胃肠运动增强。

（4）抑胃肽：由小肠上部黏膜 K 细胞分泌。食物中脂肪、葡萄糖、氨基酸等可促进抑胃肽的释放。其生理作用是抑制胃液分泌和胃的运动，促进胰岛素的释放。

2. 组织胺

胃液的分泌除受神经和激素的调节外，还受组织胺等一些局部因素的调节。正常情况下，胃黏膜可释放少量组织胺，对胃酸分泌具有很强的刺激作用，还能提高壁细胞对乙酰胆碱或胃泌素的敏感性。组织胺通过局部扩散，作用于壁细胞，使其更多地分泌盐酸。临床上常用注射组织胺的方法来检查胃腺的分泌机能。

第二节　乙型病毒性肝炎

乙型病毒性肝炎（Viral Hepatitis B），简称乙型肝炎，是由乙型肝炎病毒（HBV）引起，通过血液与体液传播，具有慢性携带状态的传染病，临床表现多样化，容易发展为慢性肝炎和肝硬化，少数病例可转变为原发性肝细胞癌。本病在我国广泛流行，人群感染率高，是当前危害人民健康最严重的传染病之一。

一、病原学

HBV 是嗜肝脱氧核糖核酸病毒（Hepadna Virus）科中的一员，本组病毒其他成员仅寄生于动物，包括鸭肝炎病毒（DHBV）、土拨鼠肝炎病毒（WHV）和地松鼠肝炎病毒（GSHV）。

完整的 HBV 颗粒直径为 42 nm，又名 Dane 颗粒，分为包膜与核心两部分。包膜上的蛋白质，亦即乙肝表面抗原（HBsAg），在肝细胞内合成，大量释放于血液循环中，本身并无传染性。核心部分含有环状双股 DNA、DNA 聚合酶（DNAP）、核心抗原（HBcAg）和 e 抗原（HBeAg），是病毒复制的主体。

HBV 基因组又称 HBV-DNA，含 3 200 碱基对，分为正（S）、负（L）两链。L 链有 4 个开放读码区（S、C、P、X 区）。S 区又分为前 S_1、前 S_2 两区及 S 基因，分别编码包膜上的前 S_1、前 S_2 白及 HBsAg，这三者合称为大蛋白，前 S_2 蛋白与 HBsAg 合称中蛋白，HBsAg 为主蛋白。前 S_2 区还编码多聚人血清白蛋白受体（PHSA-R）。C 区编码 HBcAg 及 HBeAg。P 区编码 DNAP。X 区编码 HBxAg。

HBV 的抵抗力很强，能耐受 600 ℃ 4 h 及一般浓度的消毒剂，煮沸 10 min 或高压蒸汽消毒可以灭活。黑猩猩易感，在体外 HBV 可在人及猴肾细胞、人羊膜、HeLa 细胞及 Hep 细胞中生长，在组织培养中经常伴有细胞病变。

（一）乙型肝炎表面抗原和抗体系统

在此系统中包括 HBsAg 与抗-HBs、前 S_1、前 S_2 抗原及其相应抗体。机体感染 HBV 后 3 周 HBsAg 开始在血中出现，在急性患者中至少持续 5 周，至症状消失后滴度逐渐下降，最长可持续 5 个月。在慢性患者和无症状携带者中可持续多年。除血液外，HBsAg 还存在于各种体液和分泌物如唾液、尿液、精液之中，是 HBV 存在的间接指标。前 S_1 和前 S_2 抗原紧接着 HbsAg 而出现于血液中。并与 HBeAg 和 HBV-DNV 相关。抗前 S_1 抗体出现于潜伏期，在抗-HBc-IgM 出现之前。随后抗体前 S_2 抗体在急性期时出现，处于 HBV 复制终止点的前后，提示前 S_2 抗体有清除病毒的作用。

（二）乙型肝炎核心抗原和抗体系统

HBcAg 主要存在于受感染的肝细胞核内，血液中的 HBV 颗粒，经处理后亦可检出 HBcAg 和 DNAP，两者都是 HBV 复制的标记。血清中的核心抗体（抗-HBc），出现于 HBsAg 出现后 2~4 周，当时抗-HBs 尚未出现，HBsAg 已消失，只检出抗-HBc，此阶段称为窗口期（window phase）。IgM 型抗-HBc 只存在于乙型肝炎急性期和慢性乙型肝炎急性发作期，有鉴别诊断意义。IgG 型抗-HBc 出现较迟，但可保持多年，是过去感染的标志。

（三）乙型肝炎 e 抗原和抗体系统

HBeAg 是一种可溶性蛋白抗原，可能由 HBV 基因组 C 开放读框中的前 C 区所编码，一般仅见于 HBsAg 阳性血清，亦偶见于 HBsAg 阴性血清。HBeAg 在血中出现稍后于 HBsAg 且消失较早，它与 DNAP 和 HBV-DNA 密切相关，是 HBV 活动性复制和传染性的重要指标。抗-HBe 紧接着 HBeAg 的消失而出现于血液中，表示病毒复制已减少，传染性降低。

（四）乙型肝炎的分子生物学标记物

1. 乙型肝炎病毒 DNA 聚合酶

DNAP 位于 HBV 核心部分，由 P 读码框编码，具有逆转录酶活性，是直接反映 HBV 复制能力的指标。

2. 乙型肝炎病毒脱氧核糖核酸

HBV-DNA 位于 HBV 核心部分，与 HBeAg 几乎同时出现于血液中，称为游离型 HBV-DNA，是 HBV 感染的最直接、特异和灵敏的指标。在慢性 HBV 感染时可整合到肝细胞基因组中，称为整合型 HBV-DNA。

二、流行病学

（一）传染源

乙型肝炎的传染源是多样化的，有急、慢性患者，也有隐性感染者与带病毒者，其中以慢性患者与带病毒者为最重要。

急性患者的传染期从起病前数周开始，并持续于整个急性期。HBsAg 阳性的慢性患者和无症状携带者的传染性与 e 抗原、HBV-DNA 及 DNAP 是否阳性有关。

凡血清中 HBsAg 持续阳性超过 6 个月以上者，称为迁延性 HBsAg 携带者。国内的迁延性 HBsAg 携带者中，绝大多数同时 HBeAg 阳性，在数量上占人群的 10%~15%，因而是最主要的传染源。HBsAg 携带者的持续时间取决于年龄和免疫状态。从婴幼儿时期开始携带 HBsAg 者，其持续时间多在 10 年以上。

（二）传播途径

HBV 主要通过血液和其他体液排出体外，并通过注射或非注射途径进入易感者体内。

注射途径包括输血及血制品、集体预防接种、药物注射和针刺等方式。随着献血者的筛选、血制品的净化和一次性注射器和针灸针的推广，经注射的传播途径所占比例将逐渐下降。在当前和今后相当长一段时期，非注射途径包括母婴传播、生活上密切接触、手术和血液的接触等传播途径将为最主要的传播途径。

母婴传播，包括经胎盘、分娩、哺乳、喂养等方式，所引起的 HBV 感染，约占我国婴幼儿 HBV 感染的 1/3。其余 2/3 的 HBV 感染，主要通过密切生活接触和注射等水平传播方式而获得。

由于 HBV 可通过唾液、精液和阴道分泌物排出，因而性接触也是乙型肝炎的重要传播途径之一。

在医院内，乙型肝炎可在病人之间以及病人与医务人员之间传播，成为院内感染的重要组成部分。

吸血昆虫传播乙型肝炎虽有可能，但缺乏充分的证据。由于 HBV 通常不经粪便排出，粪-口传播途径的可能性甚少。

（三）易感性与免疫力

新生儿通常不具有来自母体的先天性抗-HBs，因而普遍易感。随着年龄增长，通过隐性感染获得免疫的比例亦随之增加，至 30 岁以后，我国接近半数的人可检出抗-HBs。故 HBV 感染多发生于婴幼儿及青少年，至成年以后，除少数易感者外，已感染 HBV 的人多已成为慢性或潜伏性感染。到中年以后，无症状 HBsAg 携带者亦逐渐减少。

（四）流行特征

我国属乙型肝炎高发区，HBV 总感染率（HBsAg 携带率+抗-HBs 阳性率+单纯抗-HBc 阳性率）在许多地区都超过 50%。由于乙型肝炎基本不通过粪-口途径传播，不存在水型和食物型流行暴发，一般只表现为散发性发病。又由于母婴传播常见，故常有多个病例集中于一个家庭的现象。本病终年皆可发生，无明显季节高峰。发病年龄集中于儿童及青少年，HBsAg 携带者则男多于女，其原因未明。

三、发病机制

HBV 通过皮肤、黏膜进入机体后，迅速通过血流到达肝脏和其他器官。HBV 不仅能在肝细胞内复制，还能感染肝外的一些组织，如胰腺、胆管上皮细胞、肾小球基底膜、血管、皮肤、白细胞和骨髓细胞等，并在细胞内复制。但肝外细胞对 HBV 的易感性明显低于肝细胞，复制程度也较低。

HBV 虽能在肝细胞内复制并引起细胞病变，但乙型肝炎的组织损伤，不是 HBV 复制的直接结果，而是通过机体的免疫反应所引起的。在黄疸前期，循环中的免疫复合物可沉着于血管壁上及关节腔内，引起发热、皮疹和关节痛等血清病样表现。同时由于 HBV 又在肝细胞内复制导致肝细胞膜上的抗原结构发生变化，在 K 细胞和 T 细胞的参与下，引起肝细胞损伤。

在少数情况下，慢性乙型肝炎患者循环中的免疫复合物可沉积于各脏器的血管壁上，造成肾炎、结节性多动脉炎等肝外损害。肝外损害也可能与 HBV 在肝外组织中复制有关。HBV 在抑制细胞中复制导致细胞裂解又可加重自身免疫反应。

机体的免疫反应状态与 HBV 感染的转归有密切关系。免疫反应正常者感染 HBV 后一般表现为急性黄疸型肝炎，在恢复期中随着抗-HBs 的足量产生，HBV 得以清除，HBsAg 亦逐渐消失，机体随即恢复正常。

免疫反应亢进的患者，由于抗-HBs 产生过早过多，可与 HBsAg 形成抗体过剩的免疫复合物，导致局部过敏坏死反应（Arthus 反应），而引起急性或亚急性重症型肝炎。

免疫反应低下者，由于抗-HBs 的产生不足以清除体内 HBV，后者得以继续复制产生大量 HBsAg，从而导致无症状 HBsAg 携带状态，或发展为慢性迁延性肝炎。

慢性活动性肝炎的发病机理还未清楚，可能由于 HBV 感染，使 HBsAg 或 HBcAg 持续表达于肝细胞膜上，而抗-HBs 的产生又不足以清除 HBV，导致 K 细胞和 T 细胞在自身免疫的参与下持续杀伤肝细胞。

四、病理生理

（一）黄　疸

以肝细胞性黄疸为主，胆小管壁上的肝细胞坏死，导致管壁破裂，胆汁反流入血管。肿胀的肝细胞压迫胆小管，胆小管内胆栓形成，炎症细胞压迫肝内小胆管均导致胆汁淤积。肝细胞通透性增加及胆红素的摄取、结合、排泄等功能障碍都可引起黄疸。

（二）肝性脑病

肝性脑病的产生因素是多方面的，在重症型肝炎和在肝硬化时各因素的比重不同。

1. 血氨及其他毒性物质的潴积

大量肝细胞坏死时，肝细胞解毒功能减低，肝硬化时门-腔静脉短路，均可引起血氨及其他毒性物质，如短链脂肪酸、硫醇、某些有害氨基酸（如色氨酸、蛋氨酸、苯丙氨酸等）、其他毒性物质（如羟苯乙醇胺、苯乙醇胺等）的潴积，使中枢神经系统中毒，从而导致肝性脑病。

2. 氨基酸比例失调

正常时血浆支链氨基酸／芳香氨基酸（支／芳）比值为 3.0~3.5，肝性脑病时支／芳比值为 0.6~1.2。在急性肝坏死时表现为芳香氨基酸显著升高，而支链氨基酸正常或轻度减少，在肝硬化时则表现为芳香氨基酸升高和支链氨基酸减少。两者都由于肝功能衰竭不能充分转化芳香氨基酸（苯丙氨酸、酪氨酸等），而支链氨基酸（缬氨酸、亮氨酸、异亮氨酸等）因不在肝内转化而不受影响所致。但支／芳比值有时与肝性脑病并无显著相关。

（三）出　血

肝细胞坏死可导致由肝脏合成的多种凝血因子缺乏、血小板减少。重症型肝炎时弥散性血管内凝血（DIC）也可导致凝血因子和血小板消耗。少数情况下乙型肝炎可并发血小板减少性紫癜或再生障碍性贫血。这些因素都可引起出血。

（四）急性肾功能不全

在重症型肝炎或肝硬化时，由于内毒素血证、肾血管收缩、肾缺血、有效血容量下降等因素可导致肾小球滤过率和肾血浆流量降低，从而引起急性肾功能不全。肾损害多是功能性的，但亦可发展为急性肾小管坏死。

（五）腹　水

重症型肝炎和肝硬化时，由于肾皮质缺血，肾素分泌增多，刺激肾上腺皮质分泌过多的醛固酮，导致钠潴留，利钠激素的减少也导致钠潴留。钠潴留是早期腹水产生的主要原因。而后期门脉高压、低蛋白血症和肝硬化时增殖的结节压迫血窦，使肝淋巴液生成增多，则是促进腹水增多的因素。

五、临床表现

乙型肝炎的潜伏期 60~90 日最常见，极限 45~160 日。

乙型肝炎的临床表现是多样化的，包括急性、慢性、淤胆型和重症型肝炎，其中以慢性肝炎和重症型肝炎突出。

1. 急性乙型肝炎

多起病缓慢，常无发热，在黄疸前期急性免疫复合物病（血清病）样表现如皮疹，关节痛等较急性甲型肝炎常见。其他表现与急性甲型肝炎相似，但少数病例可转变为慢性肝炎。

2. 慢性迁延乙型肝炎（Chronic Persistent Hepatitis B）

部分急性肝炎可迁延半年以上不愈，多无黄疸，但反复出现疲乏、头晕、消化道症状、肝区不适、肝肿大、压痛。也可有轻度脾肿大。少数患者还可有低热。肝功能检查仅有轻度改变或无改变。

3. 急性重病型肝炎

亦称暴发型肝炎（Fulminent Hepatitis），发病多有诱因，如起病后未适当休息、营养不良、嗜酒或服用损害肝脏药物、妊娠或合并感染等。起病 10 日以内出现：黄疸迅速加深，肝脏迅速缩小，有出血倾向，中毒性鼓肠，腹水迅速增多，有肝臭、急性肾功能不全（肝肾综合征）和不同程度的肝性脑病。

六、实验室检查

（一）肝功能检查

1. 血清酶的检测

以血清谷丙转氨酶（ALT，又称 SGPT）为最常用。此酶在肝细胞浆内含量最丰富，肝细胞损伤时即释出细胞外，因此是非特异性肝损害指标。当其他引起肝损害的原因如其他感染或药物中毒性肝损害被排除后，ALT 比正常值升高 2 倍以上时，结合临床表现和免疫学检查有诊断价值。急性病毒性（甲型、乙型或非甲非乙型）肝炎患者在黄疸出现前 3 周 ALT 即开始升高，直至黄疸消失后 2~4 周才恢复正常。慢性肝炎时 ALT 可持续升高或反复不正常，有时成为肝损害唯一表现。重症肝炎患者若黄疸迅速加深而 ALT 反而下降，则表明肝细胞大量坏死。在其他血清酶当中，血清碱性磷酸酶（AKP）的显著升高有利于肝外梗阻性黄疸诊断，从而有助于与肝细胞性黄疸的鉴别。此外，血清胆碱酯酶（CHE）及乳酸脱氢酶（LDH）均有参考价值。

2. 蛋白功能检测

肝损害时由于血清蛋白发生质与量的改变，可以产生血清胶体稳定性试验的异常反应。常用者有脑磷脂胆固醇絮状试验（CCFT）、麝香草酚浊度试验（TTT）和硫酸锌浊度试验（ZnTT）等。敏感度均低于 ALT，但在病程中偶见絮状或浊度试验阳性而 ALT 正常者。慢性活动性肝炎及肝硬化血清白蛋白往往明显降低，而丙种球蛋白则升高，形成白蛋白/球蛋白（A/B）比值倒置现象。对此现象更准确的检测可采用血清蛋白电泳或各种免疫球蛋白的定量检测。

3. 色素代谢功能试验

急性肝炎早期尿中尿胆原增加，黄疸期尿胆红素及尿胆原均增加，淤胆型肝炎时尿胆红素强阳性而尿胆原可阴性。黄疸型肝炎时血清直接和间接反应胆红素均升高，但前者幅度高于后者。凡登白试验多呈双相或直接加速反应（肝内淤胆所致）。无黄疸型患者可选用磺溴酞钠（BSP）滞留试验或靛青绿（ICG）滞留试验。

（二）乙型肝炎血清标记物（Serum Markers）检测

HBV 标记物包括各种抗原抗体系统、DNAP、HBV-DNA 和 PHSA-R 等。

1. 表面抗原（HBsAg）与抗体（抗-HBs）

HBsAg 是最早发现的 HBV 标记物，至今仍然是最常用的 HBV 间接指标。但不同检测方法的灵敏度差别很大，如放射免疫（RIA）法比酶联免疫吸附（ELISA）法灵敏 20 倍，比反向被动血凝法灵敏 400 倍。在判断结果时必须加以考虑。作为保护性抗体指标的抗体-HBs，其结果同样受到检测方法灵敏度的影响。用不同灵敏度方法检测这两项指标的阳性率可差别 3~5 倍。

前 S_1 与前 S_2 抗原抗体系统检测还在研究阶段，未作为常规。

2. e 抗原（HBeAg）与抗体（抗-HBe）

HBeAg 是 HBV 核心成分，是病毒复制与传染性指标之一。抗-HBe 是 HBV 感染进入后期与传染性减低的指标。两者都可用高灵敏度的 RIA 或 ELISA 法检测。

3. 核心抗原（HBcAg）与抗体（抗-HBc）

HBcAg 是 HBV 核心成分，也是 HBV 存在的直接指标之一。由于游离的 HBcAg 不出现于血液中，需用除垢剂将病毒包膜去掉才能检出，故很少作为常规检测。抗-HBc 的检测方法与抗-HBs 类似。高滴度抗-HBc 表示 HBV 有活动性复制，低滴度抗-HBc 是过去 HBV 感染的标志。IgM 型抗-HBc 是现症感染 HBV 的标志，对急性乙型肝炎有确诊或排除的意义。

4. DNA 聚合酶（DNAP）

DNAP 也是 HBV 核心成分，故 HBV 相关的 DNAP 也是 HBV 存在的直接指标之一，并反映 HBV 的复制程度。由于检测方法较繁复，多用于抗病毒药物临床试用的评价，很少作为常规。

5. 乙型肝炎病毒 DNA（HBV-DNA）

HBV-DNA 是 HBV 存在及有无复制能力的直接指标，可用 ^{32}P 或生物素标记 DNA 探针作分子杂交法检测。有定性及定量两种方法，多用于 HBV 感染的确定和抗病毒药物疗效考核。

6. 乙型肝炎相关多聚人血清白蛋白受体（PHSA-R）

PHSA-R 是 HBV 前 S_2 基因的产物，存在于大多数 HBV 感染者血清内，可用间接红细胞凝集法检测。与 HBeAg、DNAP 和 HBV-DNA 等标记物结合起来，PHSA-R 可作为 HBV 复制、感染性和抗病毒药物疗效考核指标之一。

七、并发症与后果

乙型肝炎为全身性感染性疾病，各系统均可产生并发症，慢性活动性肝炎时更可出现多个器官损害。消化系统常见的并发症有胆道炎症、胰腺炎、胃肠炎等。内分泌系统并发症有糖尿病等。血液系统并发症有再生障碍性贫血、溶血性贫血等。循环系统并发症有心肌炎、结节性多动脉炎等。泌尿系统并发症有肾小球肾炎、肾小管性酸中毒等。皮肤并发症有过敏性紫癜等。

肝硬化是乙型肝炎的重要后果。在我国，乙型肝炎是肝硬化的主要病因。急性和亚急性重症型肝炎易发展为坏死性肝硬化，慢性活动性肝炎易发展为门脉性肝硬化，淤胆型肝炎则可演变为胆汁性肝硬化。

现在大多数人认为乙型肝炎是原发性肝癌的主要病因。在肝癌患者中，HBsAg 阳性率特别高，癌周肝细胞常可检出 HBsAg，HBV-DNA 可整合到肝细胞基因组。HBV 感染与原发性肝癌流行病学分布相吻合。慢性肝炎随访观察极少数病例可直接转变为肝癌，其相对危险性显著高于对照人群。

八、治　疗

病毒性肝炎目前还无可靠的特效治疗，无论是甲型、乙型或非甲非乙型肝炎，治疗原则均以休息、营养为主，辅以适当药物，避免饮酒、过劳和使用损害肝脏药物。各临床类型肝炎的治疗重点则有所不同。

（一）急性肝炎

应强调早期卧床休息，至症状明显减退，可逐步增加活动。一般急性黄疸型肝炎患者，于隔离期（甲型肝炎起病后 3 周，乙型肝炎至 HBsAg 阴转，非甲非乙型肝炎至黄疸完全消退）满，临床症状消失，血清胆红素在 17.1 μmoL／L 以下，ALT 在正常值 2 倍以下时可以出院。

但出院后仍应休息 1~3 个月，恢复工作后应定期复查 1~2 年。

饮食宜清淡，热量足够，蛋白质摄入争取达到每日 1~1.5 g／kg，适当补充 B 族维生素和维生素 C。进食量过少者可由静脉补充葡萄糖及维生素。不强调高糖和低脂肪饮食。

急性黄疸型肝炎在中医多属阳黄症，急性无黄疸型肝炎多属肝气郁结，可分别用茵陈蒿汤及逍遥散加减辨证治疗。

（二）慢性肝炎

患者无需绝对卧床休息，宜用动静结合的疗养措施。处于活动期的患者，应以静养为主；处于静止期的患者，可从事其力所能及的轻工作。症状消失，肝功能正常 3 个月以上者，可恢复其本来的工作，但仍需随访 1~2 年。

应适当进食较多的蛋白质，避免过高热量饮食，以防止肝脏脂肪变性。也不宜食过多的糖，以免导致糖尿病。

一般的非特异性护肝药物，主要包括维生素类（B 族、C、E、K、叶酸），促进解毒功能药物（肝太乐、肝乐、维丙胺、硫辛酸），促进能量代谢药物（肌苷、复合核苷酸钠、ATP、辅酶 A）及促进蛋白质合成药物（复方氨基酸、水解蛋白、人血清白蛋白）等，可作为辅助治疗。但宜精简，避免使用过多药物。

特异性免疫增强剂可选用 HBV 特异性免疫核糖核酸。非特异性免疫增强剂可选用胸腺肽、辅酶 Q_{10}、云芝等。转移因子有时会导致 ALT 的升高，应及时注意。

免疫抑制剂如肾上腺皮质激素、硫唑嘌呤、D-青霉胺等仅适应于有明显自身免疫表现的慢性活动性肝炎。一般不适用于慢性迁延性肝炎。

慢性乙型肝炎的抗病毒疗法，曾试用过的药物有阿糖腺苷、单磷酸阿糖腺苷、无环鸟苷、去氧无环鸟苷、干扰素诱导剂、人白细胞干扰素 α、β 及 γ，其中人白细胞干扰素 α 较为有效。

（三）重症型肝炎

急、慢性肝炎有发展为重型倾向时，应及时采取必要措施以防止病情恶化。当患者进入明显重型阶段时，应加强支持和对症治疗，使患者能度过危险期，以便肝脏能有机会进行修补与再生。

1. 一般和支持疗法

患者应绝对卧床休息，密切观察病情。尽可能减少饮食中的蛋白质，以控制肠道内氨的来源。进食不足者，可静脉滴注 10%~25% 葡萄糖溶液 1 000~1 500 mL。补充足量维生素 B、C 及 K。静脉输入人血浆白蛋白或新鲜血浆有较显著疗效。注意维持水、电解质及酸碱平衡。有重症倾向的急性肝炎患者，可口服强的松 40~60 mg／d，或静脉滴注地塞米松 10~20 mg／d，疗程 7~10 d。

2. 对症治疗

（1）出血的防治。使用足量止血药物，输入新鲜血浆、血液、血小板或凝血因子等。可用甲氰咪呱或呋喃硝胺（ranititdine）防止消化道出血。注意改善微循环，可选用丹参注射液、低分子右旋糖酐等静脉滴注。如已发生 DIC，则应积极处理。

（2）肝性脑病的防治。氨中毒的防治：低蛋白饮食；采用不易吸收的广谱抗生素如新霉素、巴龙霉素等口服或灌肠；保持大便通畅。

九、预　防

（一）控制传染源

1. 患者的隔离

急、慢性乙型肝炎患者均应按血液及接触传染病常规隔离至 HBsAg 阴转。

2. HBsAg 携带者的处理

无症状 HBsAg 携带者应进一步检测各项感染指标，首先是 HBeAg。感染指标阳性者按慢性患者隔离。单纯 HBsAg 阳性者不得献血、从事饮食行业及托幼等工作。

（二）切断传播途径

重点在于防止通过血液和体液的传播。每一单元血液都要通过最敏感的方法检测 HBsAg，阳性者弃去。一切注射器、针头、针灸针、刺血针、手术用具和食具都要用高压消毒或煮沸 10 min 以上。不耐热的器械如内窥镜等则用 2%戊二醛浸泡 2 h 消毒。漱洗用具要专用。接触病人后用肥皂和流动水洗手。

（三）保护易感人群

1. 主动免疫

适用于 HBsAg 阳性母亲所产下的新生儿和任何血清中 HBsAg 或抗-HBs 阴性的人。制剂有灭活的血源乙型肝炎疫苗和基因重组酵母疫苗两种，内含提纯或基因重组 HBsAg 20 μg/mL，肌肉注射 3 次，第 2 次相隔 1 个月，第 3 次相隔 6 个月。注射满 3 次后抗-HBs 产生率达 96%。

2. 被动免疫

适用于已暴露于 HBV 的易感者，包括 HBsAg 阳性母亲所产下的新生儿。制剂为高效价乙型肝炎免疫球蛋白（HBIG），内含抗-HBs100 IU/mL 以上。肌肉注射成人 500 IU，新生儿 100 IU，免疫力可维持 21 天。与乙型肝炎疫苗联合应用可提高预防效果。

第三节　消化性溃疡

消化性溃疡主要指发生在胃和十二指肠的慢性溃疡，即胃溃疡和十二指肠溃疡，因溃疡形成与胃酸/胃蛋白酶的消化作用有关而得名，溃疡的黏膜缺损超过黏膜肌层，不同于糜烂。

一、病因和发病机制

在正常生理情况下，胃十二指肠黏膜经常接触有强侵蚀力的胃酸和在酸性环境下被激活、能水解蛋白质的胃蛋白酶，此外，还经常受摄入的各种有害物质的侵袭，但却能抵御这些侵袭因素的损害，保持黏膜的完整性，这是因为胃十二指肠黏膜具有一系列防御和修复机制，这一机制主要涉及 3 个层面：

1. 上皮前的黏液和碳酸氢盐（ HCO_3^- ）

最表面的黏液层是一道对胃蛋白酶弥散的物理屏障，而处于黏液层与上皮细胞之间的碳酸氢盐层则是保持胃液与中性黏膜间高 pH 梯度的缓冲层。

2. 上皮细胞

上皮细胞分泌黏液和 HCO_3^- 维持上皮前的结构与功能，上皮细胞顶面膜对酸反弥散起屏障作用；上皮细胞再生速度很快，可及时替代受损而死亡的细胞，修复受损部位。

3. 上皮后

胃黏膜丰富的毛细血管网内的血流为上皮细胞旺盛的分泌及自身不断更新提供能量物质，并将反弥散进入黏膜的 H^+ 带走。

目前认为，胃十二指肠黏膜的这一完善而有效的防御和修复机制，足以抵抗胃酸/胃蛋白酶的侵蚀，一般而言，只有当某些因素损害了这一机制才可能发生胃酸/胃蛋白酶侵蚀黏膜而导致溃疡形成。近年的研究已经明确，幽门螺杆菌和非甾体抗炎药是损害胃十二指肠黏膜屏障从而导致消化性溃疡发病的常见病因。

当胃黏膜屏障功能受到损害或抵抗力降低时，胃酸中的氢离子可以发生逆向弥散，引起胃黏膜糜烂出血，而后导致溃疡形成。

（1）胃液消化作用增强。这是指胃酸分泌增加，在此基础上，伴胃蛋白酶增多，结果溃疡病患者的胃酸浓度高于常人，从而胃酸的消化作用增强，这在十二指肠溃疡尤为突出。

（2）黏膜抵抗力降低，包括：① 幽门括约肌张力降低，引起胆汁逆流，从而胆汁分解胃黏膜表面的黏液屏障，使胃酸和胃蛋白酸直接接触胃黏膜；经常口服水杨酸类药、饮酒、吸烟等亦能破坏黏液屏障。② 幽门螺杆菌感染，产生的蛋白水解酶能分解糖蛋白，使胃黏膜分泌黏液减少，使黏膜受损，导致胃液中的氢离子逆向流向胃黏膜，使其受损，抵抗力降低。

（3）神经内分泌失调，长期紧张焦虑可使大脑皮层的调节紊乱，如十二指肠病人有明显的迷走神经兴奋性增高的现象，导致胃酸分泌增加。流入十二指肠后则会消化十二指肠黏膜。胃溃疡的神经调节紊乱表现在迷走神经兴奋性降低，胃蠕动减弱，使食物在胃内存留时间延长，刺激胃窦部，使 G 细胞分泌胃泌素增加，后者促使胃酸分泌的作用，从而促进消化性溃疡的发生。

（4）遗传因素。溃疡病有时可见家族多发趋势，说明与遗传因素有关。在正常人，当食物由胃进入十二指肠球部使该处呈酸性化环境时，可抑制胃内容物的进一步排空。这种反馈性抑制胃排空机制在某些十二指肠溃疡者可出现遗传性缺乏，因而胃内排空受不到抑制，十二指肠的酸度不断增加而形成消化性溃疡。近年研究发现，O 型血的人易患溃疡病，这是由于其胃黏膜细胞易受到细菌的损害。

二、病变特性

1. 病变部位

胃溃疡多发生在胃小弯近幽门侧，特别是胃窦部，胃前壁和胃后壁较少。十二指肠溃疡好发于十二指肠球部的前壁或后壁，愈往下愈少。有时胃及十二指肠溃疡同时存在。

2. 大体观察

溃疡通常只一个，呈圆形或椭圆形，直径为 0.5~1.0 cm，一般不超过 2.5 cm。溃疡边缘整齐，深达肌层，基底清洁。周围胃黏膜皱襞溃疡呈放射状。

3. 镜下表现

典型的溃疡底由表向里分为四层：① 渗出层，由坏死组织碎片、炎细胞等组成。② 坏死层，由无结构坏死组织组成。③ 肉芽组织层。④ 瘢痕组织层。位于瘢痕组织内的小动脉常因炎性刺激致使管壁增厚、管腔狭窄或有血栓形成。血管的这种变化，一方面能防止出血，另一方面因局部血液循环障碍而妨碍组织的再生，使溃疡愈合困难。此外，溃疡底部神经节细胞及神经纤维常发生变性、断裂。溃疡周围常伴有慢性炎症，溃疡边缘的黏膜可有不同程度的肠上皮化生或不典型增生。

三、临床表现

1. 周期性上腹疼痛

其发生可能与胃酸直接刺激溃疡底神经末梢有关。此疼痛规律性强。如胃溃疡疼痛出现在餐后半小时至两小时内，下餐前消失。此与食物对胃壁刺激使幽门区 G 细胞分泌胃泌素增加，刺激胃酸分泌有关。十二指肠溃疡的疼痛多发生在饭后 1.5 h 以后，此时胃内容已排空，故又称饥饿痛，进食少量食物可缓解症状。此与迷走神经兴奋、胃酸分泌增加排入十二指肠而刺激溃疡有关。

2. 反酸、呕吐

当溃疡处于活动期时，可引起幽门狭窄、幽门部梗阻及胃的逆蠕动，致使酸性胃内容物反流，导致反酸与呕吐。

3. 嗳气

由于消化不良，胃内容物排空困难而发酵，引起上腹部饱胀感或嗳气。

4. 结局与并发症

（1）愈合。溃疡经适当治疗后，底部肉芽组织增生，增补局部缺损，同时渗出物及坏死组织逐渐被吸收排除，四周黏膜上皮再生并向中心生长，覆盖溃疡面而愈合。已破坏的肌层不能完全再生，由瘢痕组织修复。较深大的溃疡在愈合过程中，常因大量瘢痕组织形成及瘢痕收缩而引起胃的变形。

（2）并发症。

① 出血：溃疡底部血管被侵蚀破裂的结果。少量出血是因溃疡底部毛细血管的破坏，患者出现大便颜色深，潜血试验阳性，长期出血可导致贫血。大出血是因较大的血管被腐蚀破坏后而发生破裂，患者出现呕血及黑便，因胃酸的作用，呕出的血液呈咖啡色，可伴发出血性休克。

② 穿孔：溃疡底部组织不断被侵蚀，溃疡不断加深，最终穿透胃及十二指肠壁的结果。穿孔多为胃幽门附近或十二指肠前壁溃疡，尤其是十二指肠前壁溃疡，因肠壁较薄易发生穿孔。急性穿孔，具有强烈刺激性的胃、十二指肠内容物流入腹腔，引起急性化学性腹膜炎，患者突然发生剧烈腹痛，甚至休克。以后，由于细菌生长，转变为细菌性腹膜炎。部分溃疡在穿透浆膜之前，浆膜已发生炎症并与邻近器官组织如胰、肝、大网膜等发生粘连，穿孔时不与腹腔相通，形成慢性穿透性溃疡。此时病变局限，穿孔部周围可形成脓肿或局限性腹膜炎。十二指肠后壁溃疡很少形成急性穿孔。

③ 幽门狭窄：主要发生于幽门及靠近幽门的十二指肠或胃窦部的溃疡。由于溃疡瘢痕收缩引起幽门狭窄及梗阻，致使胃内容物通过困难，继发胃扩张。患者反复呕吐，丧失大量水及氯化物，可致碱中毒。瘢痕性梗阻是永久性的，必须手术治疗。而由溃疡周围急性炎症、充血、水肿及幽门括约肌痉挛引起的梗阻可以是一过性的，适当治疗后症状可以缓解。

④ 癌变：只见于胃溃疡，癌变仅在 1% 以内，十二指肠溃疡一般不发生癌变。

四、实验室和其他检查

1. 胃镜检查及胃黏膜活组织检查

胃镜检查不仅可对胃十二指肠黏膜直接观察、摄像，还可在直视下取活组织作病理学检查及幽门螺杆菌检测，因此胃镜检查对消化性溃疡的诊断及良、恶性溃疡的鉴别诊断的准确性高于 X 线钡餐检查。

2. X 线钡餐检查

X 线钡餐发现龛影对溃疡有确诊价值。局部有压痛，十二指肠球部激惹和球部畸形，胃大弯侧痉挛性切迹提示可能有溃疡。

3. 幽门螺杆菌检查

该项应常规检查，因为有无幽门螺杆菌感染会决定治疗方案的选择，幽门螺杆菌的检查方法通常有以下几种：① 通过胃镜检查检测螺杆菌；② 非侵入性检查有 ^{13}C 或 ^{14}C 尿素呼气试验；③ 粪便幽门螺杆菌抗原检测及血清学检查（定性检测血清抗幽门螺杆菌 IgG 抗体）。

4. 胃液分析和血清胃泌素测定

此类检查一般仅在疑有胃泌素瘤时作鉴别诊断之用。

五、治　疗

消除病因，缓解症状，愈合溃疡，防止复发和防治并发症，针对病因的治疗如根除幽门螺杆菌，有可能彻底治愈溃疡病，是近年消化性溃疡治疗的一大进展。

1. 一般治疗

生活规律，工作宜劳逸结合，避免过度劳累和精神紧张，注意饮食规律，戒烟戒酒，服用非甾体抗炎药者尽可能停用。

2. 治疗消化性溃疡药物的应用

（1）抑制胃酸药物。溃疡的愈合与抑酸治疗的强度和时间成正比。抗酸药具中和胃酸作用，可迅速缓解疼痛症状，药物有碱性抗酸剂如氢氧化铝等，H_2受体拮抗剂（H_2RA）如西咪替丁等，以及质子泵抑制剂（PPI）如奥美拉唑。

（2）保护胃黏膜药物。这类药物治疗机制主要是黏附覆盖在溃疡面上阻止胃酸/胃蛋白酶侵蚀溃疡面，促进内源性前列腺素合成和刺激表皮生长因子分泌，这类药物有硫糖铝、胶体铋等。

（3）根除幽门螺杆菌治疗。对幽门螺杆菌感染引起的消化性溃疡，根除幽门螺杆菌不但可促进愈合，而且可预防溃疡复发从而彻底治愈溃疡。抗菌药物有克拉霉素、阿莫西林、甲硝唑等，通常与质子泵抑制剂或胶体铋联合运用。

第四节　肝硬化

肝硬化（Liver Cirrhosis）是一种常见的慢性进行性疾病，可由多种原因引起。肝细胞弥漫性变性、坏死，继而出现纤维组织增生和肝细胞的结节性再生，这三种改变反复交替进行，结果肝脏小叶结构（图 8-1）和血液循环途径逐渐被改建。致使肝脏变形、变硬而形成肝硬变。临床上有多系统受累，以肝功能损害和门静脉高压为主要表现，晚期出现消化道出血、肝性脑病、继发性感染等严重并发症。

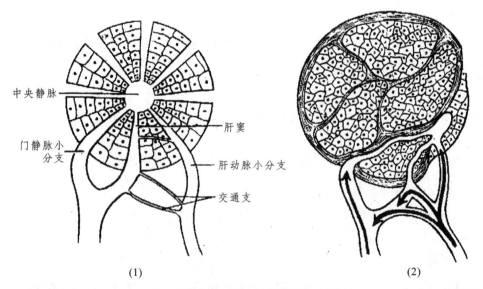

中央静脉　　　　　　　　　　　肝窦

门静脉小分支　　　　　　　　　肝动脉小分支

交通支

(1)　　　　　　　　　　　(2)

图 8-1　肝小叶示意图

一、病　因

引起肝硬化的原因很多，我国以病毒性肝炎所致的肝硬化为主，国外的以酒精中毒为多见。

1. 病毒性肝炎

主要是乙型、丙型、丁型肝炎病毒重叠感染，通常经过慢性肝炎阶段而来，甲型和戊型病毒性肝炎通常不发展为肝硬化。

2. 酒精中毒

长期大量饮酒（每日摄入乙醇 80 g 达 10 年以上）时，乙醇及其中间代谢产物（乙醛）的毒性作用，引起肝脏酒精性肝炎，由酒精性肝炎发展为肝硬化。

3. 胆汁淤积

持续肝内胆汁淤积或肝外胆管阻塞时，可引起原发性或继发性胆汁性肝硬化。

4. 循环障碍

慢性充血性心力衰竭，可致肝脏长期淤血，肝细胞缺氧、坏死，结缔组织增生，最终造成淤血性（心源性）肝硬化。

5. 其　他

如工业毒物或药物、代谢障碍、营养障碍、免疫紊乱、血吸虫病等，也可引起肝硬化。

根据结节形态，肝硬化可分为 3 型：① 小结节性肝硬化。常见，结节大小相仿，直径 3~5 mm，最大不超过 1 cm，纤维间隔较细，假小叶大小也不一致。② 大结节性肝硬化。由大片肝坏死引起，结节粗大，大小不均，直径 1~3 cm，最大达 5 cm，结节由多个小叶构成，纤维间隔宽窄不一，假小叶大小不等。③ 大小结节混合性肝硬化。肝内同时存在大、小结节两种病理形态。

二、临床表现

（一）肝硬化的分期

肝硬化通常起病隐匿，病程发展缓慢，病情亦较轻微。可隐伏 3~5 年甚至 10 年以上，少数因短期大片肝坏死，3~6 个月便发展成肝硬化，临床将肝硬化分为肝功能代偿期和失代偿期，但两期界限常不清楚。

1. 代偿期

症状轻，缺乏特异性，以乏力和食欲减退出现较早，且较突出，可伴有腹胀不适、恶心、上腹隐痛、轻微腹泻等。症状呈间歇性，因劳累或伴发病而出现，经休息或治疗后可缓解，患者营养状态一般，肝轻度肿大，质地结实或偏硬，无或有轻度压痛，脾轻度或中度大，肝功能检查结果正常或轻度异常。

2. 失代偿期

症状显著。主要为肝功能减退和门静脉高压症两大类临床表现。同时可有全身多系统症状。

（二）肝功能减退的临床表现

1. 全身症状

一般情况和营养状况较差，消瘦乏力，精神不振，严重者衰弱而卧床不起，皮肤干枯，面色黝暗无光泽（肝病面容），可有不规则低热、夜盲及浮肿等。

2. 消化道症状

食欲不振，甚至厌食，进食后常感上腹饱胀不适，恶心和呕吐，对脂肪和蛋白质耐受性差。稍进油腻肉食即易引起腹泻，患者腹水和胃肠积气，终日腹胀难受，上述症状的产生与肝硬化门静脉高压、胃肠道瘀血水肿、消化吸收障碍和肠道菌丛失调等有关，半数以上患者有轻度黄疸，少数有中、重度黄疸，提示肝细胞有进行性或广泛坏死。

3. 出血倾向和贫血

常有鼻出血、牙龈出血、皮肤紫癜和胃肠道出血等倾向，与肝合成凝血因子减少、脾功能亢进和毛细血管脆性增加有关；患者常有不同程度的贫血，与营养不良，肠道吸收障碍，胃肠道失血和脾功能亢进有关。

4. 内分泌紊乱

主要有雌激素增多、雄激素减少，有时糖皮质激素亦减少。肝功能减退时对雌激素的灭能作用减弱，致使雌激素在体内蓄积，通过负反馈抑制腺垂体的分泌功能致使雄激素减少，糖皮质激素亦减少，引起雄雌激素平衡失调，男性表现为性欲减退、睾丸萎缩、毛发脱落和乳房发育等；女性则表现为月经失调、闭经与不孕等。患者面部、颈、上胸、肩背和上肢等上腔静脉引流区域出现蜘蛛痣和（或）毛细血管扩张，在手掌的大鱼际、小鱼际和指端腹侧部位有红斑，称为肝掌，这些均被认为与雌激素增多有关。

5. 黄　疸

肝细胞坏死和肝内胆管不同程度的阻塞都可引起黄疸，多为肝细胞性黄疸，一般程度较轻。

6. 肝性脑病（肝昏迷）

肝性脑病是晚期肝功能衰竭引起的一种神经精神综合征，病理生理基础是肝细胞功能衰竭和门腔静脉之间有手术造成的或自然形成的侧支分流，主要是来自肠道的许多毒性代谢产物未被肝解毒和清除，经侧支进入体循环，透过血脑屏障而至脑部，引起大脑功能紊乱。

血氨主要来自肠道、肾和骨骼肌生成的氨，但胃肠道是氨进入身体的主要部位，正常人胃肠道每日可产氨 4 g，大部分是由尿素经肠道细菌的尿素酶分解产生，小部分是食物中的蛋白质被肠道菌的氨基酸氧化酶分解产生，游离的 NH_3 有毒性，且能透过血脑屏障。在肝性脑病患者血氨水平增高者，血脑屏障对氨的通透表面积增大及大脑氨的代谢增高。氨对大脑的毒性作用主要是干扰脑的能量代谢，引起高能磷酸化合物浓度降低，血氨过高可能抑制丙酮酸脱氢酶的活性，从而影响乙酰辅酶 A 的生成，干扰脑中三羧酸循环，致使脑需要能量下降，造成脑功能紊乱。

（三）门静脉高压症

门静脉系统阻力增加和门静脉血流量增多，是门静脉高压的发生机制。

1. 脾 大

脾因长期淤血而变大，多为轻、中度大，部分可达脐下。上消化道大出血时，脾可暂时缩小，甚至不能触及。晚期脾大常伴有白细胞、血小板和红细胞计数减少，称为脾功能亢进。

2. 侧支循环的建立和开放（图 8-2）

门静脉压力增高，超过 200 mmH$_2$O 时，正常消化器官和脾的回心血液流经肝脏受阻，导致门静脉系统许多部位与腔静脉之间建立门-体侧支循环。临床上有三支重要的侧支开放：① 食管和胃底静脉曲张；② 腹壁静脉曲张；③ 痔静脉扩张，有时扩张形成痔核。

3. 腹腔积液（腹水）

腹水是肝硬化最突出的临床表现，失代偿期患者 75% 以上有腹水。腹水形成的机制为钠、水的过量潴留，与下列腹腔局部因素和全身因素有关：① 门静脉压力增高。超过 300 mmH$_2$O 时，腹腔内脏血管床静水压增高，组织液回吸收减少而漏入腹腔。② 低白蛋白血症。白蛋白低于 30 g/L 时，血浆胶体渗透压降低，致使血液成分外渗。③ 淋巴液生成过多。肝静脉回流受阻时，血浆自肝窦壁渗透至窦旁间隙，使肝淋巴液生成增多（每日约 7~11 L，正常为 1~3 L）。

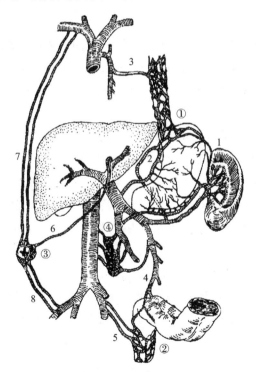

1—胃短静脉；2—胃冠状静脉；3—奇静脉；4—直肠上静脉；5—直肠下静脉、肛管静脉；
6—脐旁静脉；7—腹上深静脉；8—腹下深静脉。
① 胃底、食管下段交通支；② 直肠下端、肛管交通支；③ 前腹壁交通支；④ 腹膜后交通支。

图 8-2 门静肪与腔静脉之间的交通支

三、治　疗

1. 一般治疗

（1）休息。代偿期患者宜适当减少活动，失代偿期患者应以卧床休息为主。

（2）饮食。饮食以高热量、高蛋白质和维生素丰富而易消化的食物为宜。肝功能显著损害或有肝性脑病先兆时，应限制或禁食蛋白质；有腹水时饮食应少盐或无盐，禁酒及避免进食粗糙、坚硬的食物，禁用损害肝脏的药物。

（3）支持疗法。失代偿期患者食欲减退、恶心、呕吐，宜静脉输入高渗葡萄糖液以补充热量，病情转重者应用复方氨基酸、白蛋白或鲜血。

2. 药物治疗

目前尚未有特效药，平日可补充维生素和消化酶。水飞蓟素有保护肝细胞膜作用；秋水仙碱有抗炎症和抗纤维化作用。中医药治疗肝硬化历史悠久，确能改善症状和肝功能，一般常以活血化瘀药物为主，按病情辨证施治。

3. 腹水治疗

（1）限制钠、水的摄入。

（2）利尿药的应用。

（3）排腹水加输注白蛋白。单纯排放腹水只能临时改善症状，2~3 天内腹水即迅速复原，可采取排放腹水加输注白蛋白治疗难治性腹水，每次排腹水 4 000~6 000 mL，亦可一次排 10 000 mL，甚至将腹水排放完，同时静脉输注白蛋白 40~60 g。此治疗方法比大剂量利尿药治疗效果好。

（4）提高血浆胶体渗透压。每周定期、少量、多次输注鲜血和白蛋白。

（5）腹水浓缩回输。排放腹水 5 000~10 000 mL，通过超滤或透析浓缩处理成 500 mL 再静脉回输，有感染的腹水不可回输。

（6）腹腔-颈静脉引流。又称 LeVeen 引流法，采用装有单向阀门的硅管，一端留置于腹腔，另端自腹壁皮下朝向头颈，插入颈内静脉，利用腹-胸腔压力差，将腹水引向上腔静脉。

（7）近年来开展的颈静脉肝内门体分流术，是一种以介入放射学的方法在肝内的门静脉与肝静脉的主要分支间建立分流通道，此方法能有效降低门静脉压力，创伤小，安全性高，适用于食管静脉曲张大出血和难以治疗的腹水，但易诱发肝性脑病。

4. 门静脉高压症的手术治疗

手术治疗的目的主要是降低门静脉系统压力和消除脾功能亢进，有各种分流、断流术和脾切除术等。

第五节　急性胰腺炎

　　急性胰腺炎（acute pancreatitis）是多种病因导致胰酶在胰腺内被激活后，引起胰腺组织自身消化、水肿、出血甚至坏死的炎症反应。临床以急性上腹痛、恶心、呕吐、发热和血胰酶增高为特点，病变程度轻重不等，轻者以胰腺水肿为主，临床多见，病情常呈自限性，预后良好，又称为轻症急性胰腺炎。少数重者的胰腺出现坏死，常继发感染、腹膜炎和休克等多种并发症，病死率高，称为重症急性胰腺炎。图 8-3 为人体肝脏和胰腺示意图。

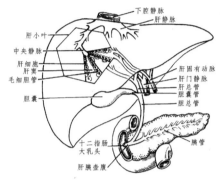

图 8-3　人体肝脏和胰腺示意图

一、病　因

（一）梗阻与反流

1. 胆道疾病

　　约 50% 的急性胰腺炎由胆道结石、炎症或胆道蛔虫引起，尤以胆石症为最多见，大约 70%~80% 的胰管与胆总管汇合成共同通道开口于十二指肠壶腹部，即"共同通道学说"，一旦结石嵌顿在壶腹部，将会导致胰腺炎与胆管炎。① 梗阻：由于上述原因导致壶腹部狭窄或（和）Oddi 括约肌痉挛，胆道内压力超过胰管内压力（正常胰管内压力高于胆管内压），造成胆汁逆流入胰管。② Oddi 括约肌功能不全、胆总管损伤、壶腹部和胆道炎症引起暂时性 Oddi 括约肌松弛，使富含肠激酶的十二指肠液反流入胰管。

　　图 8-4 为肝胰壶腹示意图。

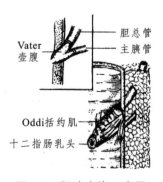

图 8-4　肝胰壶腹示意图

2. 胰管阻塞

胰管结石或蛔虫、胰管狭窄、肿瘤等可引起胰管梗阻，致胰液排泄障碍及胰管内压增高，胰腺腺泡破裂，胰液与消化酸溢入间质，引起急性胰腺炎。

3. 十二指肠乳头邻近部位病变

十二指肠乳头邻近部位病变，伴有十二指肠内压增高和 Oddi 括约肌功能障碍，利于十二指肠液反流入胰管，使肠激酶致活消化酶。

（二）大量饮酒和（或）暴饮暴食

大量饮酒和（或）暴饮暴食，可使胰腺分泌过度，引起十二指肠乳头水肿与 Oddi 括约肌痉挛，剧烈呕吐时十二指肠内压力骤增，致十二指肠反流，长期酒癖者常有胰液内蛋白含量增高，易沉淀而形成蛋白栓，致胰液排出不畅。

（三）手术与创伤

胆胰或胃手术后，腹部钝挫伤，直接或间接损伤胰实质与血液循环供应；内镜逆行胰管造影检查时，可因重复注射造影剂或注射压力过高，导致注射性胰腺炎。

（四）内分泌与代谢障碍

任何引起高钙血症的原因（如甲状腺肿瘤、维生素 D 过量等）均可造成胰管钙化，增加胰液分泌和促进胰蛋白酶原激活。

（五）感　染

急性胰腺炎继发于急性传染性疾病者多数较轻，随感染痊愈而自行消退，如急性流行性腮腺炎、传染性单核细胞增多症、柯萨奇病毒等引起的感染。

（六）药物副作用

如噻嗪类利尿剂、硫唑嘌呤、糖皮质激素、四环素和磺胺类等可直接损伤胰腺组织，使胰液分泌或黏稠度增加，引起急性胰腺炎。

二、发病机制

上述各种病因分别或同时引起胰腺分泌过度旺盛，胰腺血循环紊乱与生理性胰蛋白酶抑制物质减少等发病基础，虽然致病途径不同，但却具有共同的发病过程，即胰腺各种消化酶被激活所致的自身消化。

正常胰腺分泌的消化酶有两类：一类具有生物活性；另一类为不具活性的酶原，如胰蛋白酶原等，各种酶原进入十二指肠后，在肠激酶的作用下，首先激活胰蛋白酶原，形成胰蛋白酶，一旦形成，便使各种胰消化酶原被激活。

胰腺在各种病因的作用下，胆汁或十二指肠液反流、细菌毒素、缺血与缺氧等因素参与下，其自身消化的防卫作用被削弱，胰腺消化酶原被激活，即导致胰腺自身消化的病变过程，各种消化酶共同作用，造成胰腺实质及邻近组织的病变，细胞的损伤和坏死又促使消化酶释放，形成恶性循环。

消化酶和坏死组织液，又可通过血循环、淋巴管途径输送到全身，引起全身多脏器损害，成为出血性坏死型胰腺炎的各种并发症和致死原因。

三、病变特征

1. 水肿型（亦称间质型）

胰腺肿大、坚硬、间质水肿、充血、炎性细胞浸润，少量腺泡坏死，血管变化不明显。

2. 出血坏死型

该型以腺泡及脂肪组织大生的坏死，广泛的出血与坏死为特点，坏死区呈钙皂斑，病程长可并发脓肿，引起化学性腹膜炎、胸膜炎，可继发细菌感染。

四、临床表现

1. 腹　痛

腹痛为急性胰腺炎的主要症状和首发症状，突然起病，可为钝痛、刀割样痛、钻痛或绞痛，呈持续性，可有阵发性加剧，不被解痉药所缓解，进食可加剧，部位多在中上腹，可向腰背部呈带状放射，取弯腰抱胸位可减轻疼痛，水肿型腹痛3~5天即缓解，坏死型病情发展较快，腹部剧痛延续较长，由于渗液扩散，可引起全腹痛。

2. 恶心、呕吐及腹胀

这些症状在起病后出现，有时颇频繁，吐出食物和胆汁，呕吐后腹痛并不减轻，有腹胀，出现麻痹性肠梗阻。

3. 发　热

出现中等以上发热，持续3~5 d。持续一周以上不退或逐日上升，且有白细胞升高者应怀疑有继发感染，如胰腺脓肿或胆道感染等。

4. 低血压或休克

可能由于胰液外溢刺激腹膜引起剧烈疼痛，胰腺组织及腹腔出血，组织坏死，蛋白质分解引起机体中毒，休克严重时抢救不及时可以致死。

5. 水、电解质、酸碱平衡及代谢紊乱

急性胰腺炎多有轻重不等的脱水、低血钾等，呕吐频繁可有代谢性碱中毒。

五、实验检查和其他检查

1. 白细胞计数

白细胞增多及中性粒细胞核左移。

2. 血、尿淀粉酶测定

血清淀粉酶在起病后 6~12 h 开始升高，48 h 后开始下降，持续 3~5 d。血清淀粉酶超过正常值 3 倍可确诊本病。淀粉酶的高低不一定反映病情轻重，出血坏死型胰腺炎淀粉酶值可正常或低于正常。

尿淀粉酶升高较晚，在发病后 12~14 h 开始升高，下降缓慢，持续 1~2 周，但尿淀粉酶值受患者尿量的影响。

3. 血清脂肪酶测定

血清脂肪酶起病后 24~72 h 开始上升，持续 7~10 d，对病后就诊较晚的急性胰腺炎患者有诊断价值，且特异性也较高。

4. C 反应蛋白（CRP）的测定

CRP 是组织损伤和炎症的非特异性标志物，有助于评估与监测急性胰腺炎的严重性，在胰腺坏死时明显升高。

5. 其他生化检查

暂时性血糖升高常见，可能与胰岛素释放减少和胰高血糖素释放增加有关。

6. 影像学检查

（1）腹部平片：可见十二指肠充气，表示近段空肠麻痹扩张。

（2）腹部 B 超：可帮助诊断，可发现胰腺水肿和胰周液体的积聚，还可探查胆囊结石、胆管结石。

（3）增强 CT 扫描：该法为敏感的确诊方法，可发现弥漫性或局灶性胰腺增大，水肿、坏死液化，胰腺周围组织变模糊、增厚，并可见积液，还可发现胰腺炎的并发症，如胰腺脓肿、坏死等。

（4）磁共振成像（MRI）：可提供与 CT 相同的信息。

六、治 疗

1. 常规治疗

大多数急性胰腺炎属于轻症，经 3~5 d 积极治疗多可治愈，通常采用的治疗措施包括：① 禁食。② 胃肠减压。③ 静脉输液，积极补足血容量，维持水电解质和酸碱平衡，维持热量供应。④ 止痛治疗。⑤ 应用抗生素。急性胰腺炎属化学性炎症，抗生素并非必要，但发病常与胆道疾病有关，因此习惯应用。⑥ 抑酸治疗，使胃酸形成减少。

2. 外科治疗

外科治疗常用：① 腹腔灌洗，可消除腹腔内细菌、内毒素、胰酶、炎症因子等，减少这些物质进入血循环后对全身脏器损害。② 手术治疗。内科治疗无效，疑有胃肠穿孔，并发脓肿，假囊肿，弥漫性腹膜炎，胆液性胰腺炎等，才适合外科手术治疗。

第六节　胆系结石

胆系结石包括发生在胆囊和胆管的结石，分为三类：① 胆固醇结石：以胆固醇为主，含量 80%以上，呈白黄、灰黄或黄色，形状和大小不一，小者如砂粒，大者直径达数厘米，呈多面体、圆形或椭圆形。切面可见放射状条纹，X 线不显影。② 胆色素结石：含胆色素为主，呈棕黑色或棕褐色，形状大小不一，可呈粒状、长条状，甚至呈铸管形，质松软，易碎，一般为多发，剖面呈层状，可有或无核心。松软不成形的胆色素结石，形似泥砂，又称泥砂样结石，X 线多不显影。③ 混合性结石：由胆红素、胆固醇、钙盐等多种成分混合组成。根据其所含成分的比例不同而呈现不同的形状和颜色。剖面呈层状，有的为中心呈放射状而外周呈层状，因含钙盐较多，X 线检查常可显影。混合性结石约 60%发生在胆囊内，40%在胆管内。图 8-5 为胆系结石示意图。

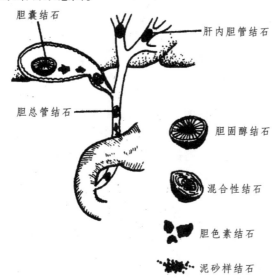

图 8-5　胆系结石示意图

一、病因和发病机制

1. 胆固醇结石的病因和发病机制

在正常胆汁中，胆汁酸盐占胆汁固体成分的一半以上，胆汁中的磷脂约有 90%为卵磷脂，占胆汁中固体成分的 1/4 以上，胆汁中胆固醇占 3%~6%，不溶于水，其溶解度取决于它在胆汁中与胆盐和卵磷脂的比例，即胆固醇溶解能力=（胆盐+卵磷脂）/胆固醇。当该比值大于 12：1 时，胆固醇在胆汁中可保持溶解状态，形成微胶粒。反之，胆固醇呈过饱和状态，极易自溶液中析出结晶而形成结石。可见胆汁中胆固醇与胆盐和卵磷脂的一定比例是维持微胶稳定的重要条件。造成胆固醇、胆盐及卵磷脂比例失调的主要因素如下：① 代谢异常。代谢异常可导致成石胆汁的形成。其中主要因素是胆盐池的缩小。胆汁中的胆盐经胆道排入肠道，消化食物，又经肠黏膜重吸入经门静脉入肝，后又被分泌到胆小管内，再重新排入胆道，称肠肝循环，如肠切除、炎性肠道疾患可丢失大量胆盐，还有肝脏合成胆汁酸所需 7a-羟化酶活性降低，致使胆汁酸生成减少，胆盐池缩小，胆汁呈过饱和状态。② 胆囊的作用。当胆囊有炎症时，胆囊黏膜吸收胆盐加快，致使胆汁中胆固醇浓度相对增加。③ 其他因素。胆汁淤积、细菌感染及异物的成核心作用，都可能是形成胆固醇结石的重要条件。

另外，胆囊管细长迂回，淋巴结肿大等造成胆汁流通不畅，使胆汁在胆囊内淤积，从而引起胆汁的理化状态发生改变，都可促使胆石形成。图 8-6 为胆囊结构示意图。

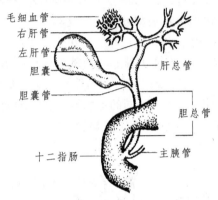

图 8-6 胆囊结构示意图

2. 胆色素结石的病因和发病机制

肝脏排泄的胆红素主要是水溶性的胆红素二葡萄糖醛酸化物，在胆汁中它在 β-葡萄糖醛酸酶（β-G 酶）的作用下，水解为游离胆红素（UGB）和葡萄糖醛酸，UGB 与胆汁中的钙离子相结合，形成不溶于水的胆红素钙盐。但胆汁中的 β-G 酶活性很低，所以胆汁中的胆红素不容易被水解。如果发生感染，细菌产生大量的 β-G 酶，而且活性很高，于是产生大量 UGB，与钙离子结合成胆红素钙，沉淀而形成结石，除了感染外，胆道中葡萄糖二酸-1，4-内酯含量降低，胆道异物、寄生虫卵、食物残渣等可成为结石的核心，还有人的胆汁中有很多可促使胆红素钙集结的无机阳离子（如 Na^+、K^+、Ca^{2+}、Mg^{2+}等），在胆道炎症中，具有架桥作用的高分子有机物质又有增加，这些都可促使胆红素钙集结并形成结石。

总之，胆石形成最基本的条件就是胆固醇在胆汁中呈过饱和状态，或者游离胆红素在胆汁中相对增多，然后才发生一系列结石形成的过程。与代谢障碍、胆道感染、胆汁滞留等因素明显有关。

二、结石的分类

胆结石可根据发生的部位不同而分为胆囊结石和胆管结石。

1. 胆囊结石

胆囊结石视结石的大小、部位、是否梗阻及有无炎症等出现不同的临床症状。大个单发的胆固醇结石，不易发生嵌顿，一般无明显症状。当胆囊结石嵌于胆囊颈部时，可导致囊内压力增高，胆汁淤积，易并发细菌感染，使胆囊黏膜充血、水肿、渗出，引起急性胆囊炎，于是出现一系列临床症状，以胆绞痛为最典型。较小的胆囊结石，可通过胆囊管排入胆总管，导致胆囊管括约肌的收缩、痉挛，甚至梗阻，不但会产生胆绞痛还会引起急性胆囊炎和全身感染症状。若胆囊管慢性梗阻，胆囊内胆汁中的胆红素被吸收，结果胆囊内充满无色的胆囊黏膜分泌物而又无继发感染，即可形成胆囊积水。

2. 胆管结石

肝外胆管结石症状取决于结石的阻塞程度及有无感染。如果结石阻塞胆管并继发胆管炎，则会出现典型的三联征（Charcot 征），即腹痛、寒热和黄疸。① 腹痛：胆管内结石向下移动，嵌于胆总管下端壶腹部，刺激括约肌和胆管平滑肌痉挛而导致胆绞痛。② 寒战高热：胆管结石致胆管内压升高，胆道感染逆行扩散，引起全身感染中毒症状。③ 黄疸：如胆管结石嵌于 Vater 壶腹部而不能松解时，在胆绞痛、寒战高热过后 1~2 日，即可出现黄疸，这种梗阻性黄疸和长期未愈，会带来慢性胆汁淤积性肝硬化，最终还会出现门静脉高压症。

肝内胆管结石常为继发性，因此常表现为肝外胆管结石所引起的症状或胆囊炎症状。此外，常有患侧肝区和胸背部持续性胀痛，如滞留的胆汁感染而发生胆管内化脓性炎症时，则会出现高热、寒战、败血症、休克等。

三、临床表现

约 20%~40% 的胆囊结石病人可终生无症状，而在其他检查、手术或尸体解剖时被偶然发现，称为静止性胆囊结石。也可以表现为胆绞痛或急、慢性胆囊炎，症状出现与否和结石的大小、部位、是否合并感染，以及梗阻及胆囊的功能等有关。

（1）消化不良等胃肠道症状。大多数病人仅在进食后，特别是进油腻食物后，出现上腹部疼痛或在上腹部隐痛不适，饱胀，伴嗳气、呃逆等，常被误诊为"胃病"。

（2）胆绞痛是其典型表现。结石移位并嵌顿于胆囊壶腹部或颈部，胆汁排空受阻，胆囊内压力升高，胆囊强力收缩而发生绞痛。阵发性发作，可向肩胛部和背部放射，多伴恶心呕吐。

（3）持续嵌顿和压迫胆囊壶腹部和颈部的较大结石，可引起肝总管狭窄或胆囊胆管瘘、反复发作的胆囊炎、胆管炎及梗阻性黄疸，称 Mirizzi 综合征。

（4）其他症状。胆囊结石长期嵌顿但未合并感染时，胆汁中的胆色素被胆囊黏膜吸收，并分泌黏液性物质而致胆囊积液。胆囊积聚的液体呈透明无色，称为"白胆汁"。小的结石可通过胆囊管进入并停留于胆总管内形成继发性胆管结石，嵌顿在壶腹部可引起胆汁性胰腺炎。嵌顿结石同时压迫肠管可造成十二指肠瘘，结石及炎症的反复刺激可继发胆囊癌变。

四、诊　断

临床病史和体检可为诊断提供有益线索，但确诊需依靠影像学检查，B 超检查发现胆结石即可确诊，正确诊断率在 96% 以上，是首选方法。

五、治　疗

胆囊切除术是治疗胆囊结石的首选方法，效果确切。

近年来开展的腹腔镜胆囊切除术，是在电视荧屏的监控下，通过 3~4 个腹壁小戳孔，将带有光导纤维的腹腔镜及与之配套的特殊手术器械插入腹腔进行胆囊切除术，是一种微创性手术。该手术具有创伤小，痛苦轻，对病人全身及腹腔局部的干扰少，术后恢复快，住院时间短和遗留瘢痕较小等优点。适应证同一般胆囊切除术，包括胆囊结石、胆囊息肉、慢性胆囊炎等。禁忌证包括：① 疑有胆囊癌变者；② 合并原发性胆管结石及胆管狭窄者；③ 腹腔内严重感染及腹膜炎；④ 疑有腹腔广泛粘连；⑤ 合并妊娠；⑥ 有出血倾向或凝血功能障碍者；⑦ 有严重心肺等重要脏器功能障碍而难以耐受全身麻醉及手术者。由于腹腔镜有其局限性，还不能完全取代开腹手术。因此，在腹腔镜手术中，遇有某些特殊情况时，如解剖变异、解剖关系不清、出血等，应及时中转开腹手术。

体外震波碎石由于并发症发生率高，加以效果差，现已很少应用。

对于年老、有严重心血管疾患等不能耐受手术的病人，可考虑溶石疗法。鹅脱氧胆酸和熊脱氧胆酸对胆固醇结石有一定效果，但此类药物有肝毒性，反应大，服药时长，价格昂贵，且停药后结石易复发。

第七节 肠梗阻

肠内容物不能正常运行、顺利通过肠道，称为肠梗阻，是外科常见的病症。肠梗阻不但可引起肠管本身解剖与功能上的改变，并可导致全身性生理上的紊乱，临床病象复杂多变。近年来，随着对其病理生理认识的不断深入和提高以及治疗方法的改进，治疗效果有很大提高，但病情严重者如绞窄性肠梗阻的死亡率仍相当高。

一、病因和分类

肠梗阻按发生的基本原因可以分为三类：

1. 机械性肠梗阻

这类肠梗阻最为常见，是由于各种原因引起肠腔变狭小，因而使肠内容通过发生障碍。可因：

（1）肠腔堵塞，如寄生虫、粪块、大胆石、异物等；

（2）肠管受压，如粘连带压迫、肠管扭转、嵌顿疝或受肿瘤压迫等；

（3）肠壁病变，如先天性肠道闭锁、炎症性狭窄、肿瘤等引起。

2. 动力性肠梗阻

发病较上类为少。这类肠梗阻是由于神经反射或毒素刺激引起肠壁肌功能紊乱使肠蠕动丧失或肠管痉挛，以致肠内容物不能正常运行，但无器质性的肠腔狭窄。常见的如急性弥漫性腹膜炎、腹部大手术、腹膜后血肿或感染引起的麻痹性肠梗阻。痉挛性肠梗阻甚少见，可见于如肠道功能紊乱和慢性铅中毒引起的痉挛。

3. 血运性肠梗阻

这类肠梗阻是由于肠系膜血管栓塞或血栓形成，使肠管血运障碍，继而发生肠麻痹而使肠内容物不能运行。随着人口老龄化，动脉硬化等疾病增多，血运性肠梗阻现已不属少见。

肠梗阻又可按肠壁有无血运障碍，分为单纯性和绞窄性二类：

（1）单纯性肠梗阻：只是肠内容物通过受阻，而无肠管血运障碍。

（2）绞窄性肠梗阻：梗阻并伴有肠壁血运障碍者，可因肠系膜血管受压、血栓形成或栓塞等引起。

肠梗阻还可按梗阻的部位分为高位（如空肠上段）和低位（如回肠末段和结肠）两种；根据梗阻的程度，又可分为完全性和不完全性肠梗阻；此外，按发展过程的快慢还可分为急性和慢性肠梗阻。倘若一段肠袢两端完全阻塞，如肠扭转、结肠肿瘤等，则称闭袢性肠梗阻。结肠肿瘤引起肠梗阻，由于其近端存在回盲瓣，也易致闭袢性肠梗阻。

肠梗阻在不断变化的病理过程中，上述各种类型在一定条件下是可以互相转化的。

二、病理生理

肠梗阻发生后，肠管局部和机体全身将出现一系列复杂的病理和病理生理变化。

1. 各类型的病理变化不全一致

单纯性机械性肠梗阻一旦发生，梗阻以上肠蠕动增加，以克服肠内容物通过障碍。另一方面，肠腔内因气体和液体的积贮而膨胀。液体主要来自胃肠道分泌液；气体的大部分是咽下的空气，部分是由血液弥散至肠腔内和肠道内容物经细菌分解或发酵产生。肠梗阻部位愈低，时间愈长，肠膨胀愈明显。梗阻以下肠管则瘪陷、空虚或仅存积少量粪便。扩张肠管和瘪陷肠管交界处即为梗阻所在，这对手术中寻找梗阻部位至为重要。急性完全性梗阻时，肠管迅速膨胀，肠壁变薄，肠腔压力不断升高，到一定程度时可使肠壁血运障碍。最初主要表现为静脉回流受阻，肠壁的毛细血管及小静脉瘀血，肠壁充血、水肿、增厚，呈暗红色。由于组织缺氧，毛细血管通透性增加，肠壁上有出血点，并有血性渗出液渗入肠腔和腹腔。随着血运障碍的发展，继而出现动脉血运受阻，血栓形成，肠壁失去活力，肠管变成紫黑色。又由于肠壁变薄、缺血和通透性增加，腹腔内出现带有粪臭的渗出物。最后，肠管可缺血坏死而溃破穿孔。

慢性肠梗阻多为不完全梗阻，梗阻以上肠腔有扩张，并由于长期肠蠕动增强，肠壁呈代偿性肥厚，故腹部视诊常可见扩大的肠型和肠蠕动波。痉挛性肠梗阻多为暂时性，肠管多无明显病理改变。

2. 全身性病理生理改变

主要由于体液丧失、肠膨胀、毒素的吸收和感染所致。

（1）体液丧失。体液丧失及因此而引起的水、电解质紊乱与酸碱失衡，是肠梗阻很重要的病理生理改变。胃肠道的分泌液每日约为 8 000 mL，在正常情况下绝大部分被再吸收。急性肠梗阻病人，由于不能进食及频繁呕吐，大量丢失胃肠道液，使水分及电解质大量丢失，尤以高位肠梗阻为甚。低位肠梗阻时，则这些液体不能被吸收而潴留在肠腔内，等于丢失体外。另外，肠管过度膨胀，影响肠壁静脉回流，使肠壁水肿和血浆向肠壁、肠腔和腹腔渗出。如有肠绞窄存在，更丢失大量血液。这些变化可以造成严重的缺水，并导致血容量减少且血液浓缩，以及酸碱平衡失调。但其变化也因梗阻部位的不同而有差别。

（2）感染和中毒。在梗阻以上的肠腔内细菌数量显著增加，细菌大量繁殖，而产生多种强烈的毒素。由于肠壁血运障碍或失去活力，细菌和毒素渗透至腹腔内可引起严重的腹膜炎和中毒。

（3）休克。严重的缺水、血液浓缩、血容量减少、电解质紊乱、酸碱平衡失调、细菌感染，可引起严重休克。当肠坏死、穿孔，发生腹膜炎时，全身中毒尤为严重。最后可因急性肾功能及循环、呼吸功能衰竭而死亡。

（4）呼吸和循环功能障碍。肠腔膨胀使腹压增高，膈肌上升，腹式呼吸减弱，影响肺内气体交换，同时妨碍下腔静脉血液回流，而致呼吸、循环功能障碍。

三、临床现象

尽管由于肠梗阻的原因、部位、病变程度、发病急慢的不同，可有不同的临床表现，但肠内容物不能顺利通过肠腔则是一致具有的，其共同表现是腹痛、呕吐、腹胀及停止自肛门排气排便。

1. 腹　痛

机械性肠梗阻发生时，由于梗阻部位以上强烈肠蠕动，表现为阵发性绞痛，疼痛在腹中部，也可偏于梗阻所在的部位。腹痛发作时可伴有肠鸣，自觉有"气块"在腹中窜动，并受阻于某一部位。有时能见到肠型和肠蠕动波。听诊为连续高亢的肠鸣音，或呈气过水音或金属音。如果腹痛的间歇期不断缩短，以至成为剧烈的持续性腹痛，则应该警惕可能是绞窄性肠梗阻的表现。

2. 呕　吐

在肠梗阻早期，呕吐呈反射性，吐出物为食物或胃液；进食或饮水均可引起呕吐。此后呕吐随梗阻部位高低而有所不同，一般是梗阻部位愈高，呕吐出现愈早、愈频繁。高位肠梗阻时呕吐频繁，吐出物主要为胃及十二指肠内容物；低位肠梗阻时，呕吐出现迟而少，吐出物可呈粪样。结肠梗阻时，呕吐到晚期才出现。呕吐物如呈棕褐色或血性，是肠管血运障碍的表现。麻痹性肠梗阻时，呕吐多呈溢出性。

3. 腹　胀

腹胀一般在梗阻发生一段时间后出现，其程度与梗阻部位有关。高位肠梗阻腹胀不明显，但有时可见胃型。低位肠梗阻及麻痹性肠梗阻腹胀显著，遍及全腹。结肠梗阻时，如果回盲瓣关闭良好，梗阻以上结肠可成闭袢，则腹周膨胀显著。腹部隆起不均匀对称，是肠扭转等闭袢性肠梗阻的特点。

4. 停止自肛门排气排便

完全性肠梗阻发生后，病人多不再排气排便；但梗阻早期，尤其是高位肠梗阻，可因梗阻以下肠内尚残存的粪便和气体，仍可自行或在灌肠后排出，不能因此而否定肠梗阻的存在。某些绞窄性肠梗阻，如肠套叠、肠系膜血管栓塞或血栓形成，则可排出血性黏液样粪便。

四、检　查

单纯性肠梗阻早期，病人全身情况多无明显改变。梗阻晚期或绞窄性肠梗阻病人，可表现唇干舌燥、眼窝内陷、皮肤弹性消失，尿少或无尿等明显缺水征；或脉搏细速、血压下降、面色苍白、四肢发凉等中毒和休克征象。

1. 体格检查

（1）腹部视诊：机械性肠梗阻常可见肠型和蠕动波。肠扭转时腹胀多不对称。麻痹性肠梗阻则腹胀均匀。

（2）触诊：单纯性肠梗阻因肠管膨胀，可有轻度压痛，但无腹膜刺激征。绞窄性肠梗阻，可有固定压痛和腹膜刺激征。压痛的包块，常为受绞窄的肠袢。蛔虫性肠梗阻时，常在腹中部触及条索状团块。

（3）叩诊：绞窄性肠梗阻时，腹腔有渗液，移动性浊音可呈阳性。

（4）听诊：肠鸣音亢进，有气过水声或金属音，为机械性肠梗阻表现。麻痹性肠梗阻时，则肠鸣音减弱或消失。

直肠指检如触及肿块，可能为直肠肿瘤，或极度发展的肠套叠的套头，或低位肠腔外肿瘤。

2. 化验检查

单纯性肠梗阻的早期，变化不明显。随着病情发展，血红蛋白值及血细胞比容可因缺水、血液浓缩而升高。尿比重也增高。白细胞计数和中性粒细胞明显增加，多见于绞窄性肠梗阻。查血气分析和血清 Na^+、K^+、Cl^-、尿素氮、肌酐的变化，可了解酸碱失衡、电解质紊乱和肾功能的状况。呕吐物和粪便检查，如有大量红细胞或隐血阳性，应考虑肠管有血运障碍。

3. X 线检查

一般在肠梗阻发生后 4~6 h，X 线检查即显示出肠腔内气体；立位或侧卧位透视或拍片，可见多数液平面及气胀肠袢。但即使无上述征象，也不能排除肠梗阻的可能性。

五、诊 断

在肠梗阻诊断过程中，必需辨明下列问题：

1. 是否肠梗阻

根据腹痛、呕吐、腹胀、停止自肛门排气排便四大症状和腹部可见肠型或蠕动波，肠鸣音亢进等，一般可作出诊断。X 线检查对确定有否肠梗阻帮助较大。但需注意，有时可不完全具备这些典型表现，特别是某些绞窄性肠梗阻的早期，可能与输尿管结石、卵巢囊肿蒂扭转、急性坏死性胰腺炎等混淆，甚至误诊为一般肠痉挛，尤应警惕。除了诊断是否肠梗阻外，尚需明确下列问题。

2. 是单纯性还是绞窄性梗阻

这点极为重要，因为绞窄性肠梗阻预后严重，必须及早进行手术治疗。

3. 是高位还是低位梗阻

高位小肠梗阻的特点是呕吐发生早而频繁，腹胀不明显。低位小肠梗阻的特点是腹胀明显，呕吐出现晚而次数少，并可吐粪样物。结肠梗阻与低位小肠梗阻的临床表现很相似，鉴别较困难，X线检查有很大帮助。低位小肠梗阻，扩张的肠袢在腹中部，呈"阶梯状"排列，而结肠内无积气。结肠梗阻时扩大的肠袢分布在腹部周围，可见结肠袋，胀气的结肠阴影在梗阻部位突然中断。

4. 是完全性还是不完全性梗阻

完全性梗阻呕吐频繁，如为低位梗阻腹胀明显，完全停止排便排气。X线腹部检查见梗阻以上肠袢明显充气和扩张，梗阻以下结肠内无气体。不完全梗阻呕吐与腹胀都较轻或无呕吐，X线所见肠袢充气扩张都较不明显，而结肠内仍有气体存在。

5. 是什么原因引起梗阻

应根据年龄、病史、体征、X线检查等几方面分析。在临床上粘连性肠梗阻最为常见，多发生在以往有过腹部手术、损伤或炎症史的病人。嵌顿性或绞窄性腹外疝是常见的肠梗阻原因，所以机械性肠梗阻的病人应仔细检查各可能发生外疝的部位。结肠梗阻多系肿瘤所致，需特别提高警惕。新生婴儿以肠道先天性畸形多见。2岁以内小儿，则肠套叠多见。蛔虫团所致的肠梗阻常发生于儿童。老年人以肿瘤及粪块堵塞为常见。

六、治　疗

肠梗阻的治疗原则是矫正因肠梗阻所引起的全身生理紊乱和解除梗阻。具体治疗方法要根据肠梗阻的类型、部位和病人的全身情况而定。

1. 基础疗法

即不论采用非手术或手术治疗，均需应用的基本处理。

（1）胃肠减压：治疗肠梗阻的重要方法之一。通过胃肠减压，吸出胃肠道内的气体和液体，可以减轻腹胀，降低肠腔内压力，减少肠腔内的细菌和毒素，改善肠壁血循环，有利于改善局部病变和全身情况。

（2）矫正水、电解质紊乱和酸碱失衡：不论采用手术和非手术治疗，纠正水、电解质紊乱或酸碱失衡是极重要的措施。最常用的是静脉输注葡萄糖、等渗盐水；如梗阻已存在数日，也需补钾，在高位小肠梗阻以及呕吐频繁的病人尤为重要。但输液所需容量和种类须根据呕吐情况、缺水体征、血液浓缩程度、尿排出量和密度，并结合血清钾、钠、氯和血气分析监测结果而定。

（3）防治感染和中毒：应用抗肠道细菌，包括抗厌氧菌的抗生素对于防治细菌感染，从而减少毒素的产生都有一定作用。一般单纯性肠梗阻可不应用抗生素，但对单纯性肠梗阻晚期，特别是绞窄性肠梗阻以及手术治疗的病人，应该使用。

此外，还可应用镇静剂、解痉剂等一般对症治疗，止痛剂的应用则应遵循急腹症治疗的原则。

2. 解除梗阻

可分手术治疗和非手术治疗两大类。这里主要介绍手术治疗。

各种类型的绞窄性肠梗阻、肿瘤及先天性肠道畸形等引起的肠梗阻，以及非手术治疗无效的病人，适应手术治疗。由于急性肠梗阻病人的全身情况常较严重，所以手术的原则和目的是：在最短手术时间内，以最简单的方法解除梗阻或恢复肠腔的通畅。具体手术方法要根据梗阻的病因、性质、部位及病人全身情况而定。

手术大体可归纳为下述四种：

（1）解决引起梗阻的原因：如粘连松解术、肠切开取除异物、肠套叠或肠扭转复位术等。

（2）肠切除肠吻合术：如肠管因肿瘤、炎症性狭窄等，或局部肠祥已经失活坏死，则应作肠切除肠吻合术。

对于绞窄性肠梗阻，应争取在肠坏死以前解除梗阻，恢复肠管血液循环，正确判肠管的生机十分重要。如在解除梗阻原因后有下列表现，则说明肠管已无生机：① 肠壁已呈黑色并塌陷；② 肠壁已失去张力和蠕动能力，肠管呈麻痹、扩大、对刺激无收缩反应；③ 相应的肠系膜终末小动脉无搏动。

（3）短路手术：当引起梗阻的原因既不能简单解除，又不能切除时，如晚期肿瘤已浸润固定，或肠粘连成团与周围组织愈着，则可作梗阻近端与远端肠祥的短路吻合术。

（4）肠造口或肠外置术：如病人情况极严重，局部病变所限，不能耐受和进行复杂手术，可用这类术式解除梗阻。

第九章

泌尿系统疾病

泌尿系统（Urinary System）由肾、输尿管、膀胱和尿道组成。其主要功能是排出机体新陈代谢中产生的废物和多余的水，保持机体内环境的平衡和稳定。此外，肾还有内分泌功能，产生促红细胞生成素（Erythropoietin）、对血压有重要影响的肾素（Renin）以及能调控钙和维生素 D 衍生物代谢的 1，25-二羟胆钙化醇等物质。肾生成尿液，输尿管将尿液输送至膀胱，膀胱为储存尿液的器官，尿道将尿液排出体外。图 9-1 为男性泌尿系统全貌。

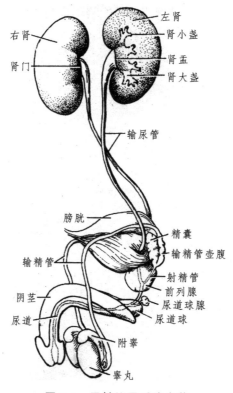

图 9-1　男性泌尿系统全貌

第一节　泌尿系统解剖

一、肾

肾（Kidney）是实质性器官，左、右各一，形似蚕豆，位于腹后壁。因受肝的影响，右肾较左肾约低 1~2 cm。肾分内、外两缘，前、后两面及上、下两端。肾的前面凸向腹外侧，后面紧贴后腹壁，上端宽而薄，下端厚而窄，质量约 134~148 g。

（一）肾的位置

肾位于脊柱两侧，腹膜后间隙内，属腹膜外位器官（图 9-2、图 9-3）。左肾在第 11 胸椎体下缘至第 2~3 腰椎间盘之间；右肾则在第 12 胸椎体上缘至第 3 腰椎体上缘之间。两肾上端相距较近，距正中线平均 3.8 cm；下端相距较远，距正中线平均 7.2 cm。左右两侧的第 12 肋分别斜过左肾后面中部和右肾后面上部。肾门约在第 1 腰椎体平面，相当于第 9 肋软骨前端附近，在正中线外侧约 5 cm（图 9-4）。在腰背部，肾门的体表投影点在竖脊肌外缘与第 12 肋的夹角处，称肾区（Renal Region）。肾病患者触压和叩击该处可引起疼痛。

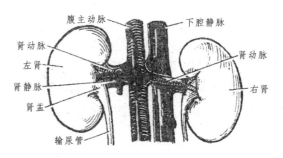

图 9-2　肾（后面）

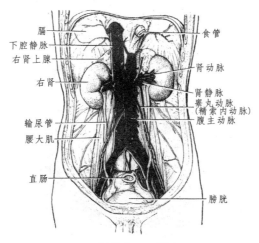

图 9-3　肾的位置(前面)

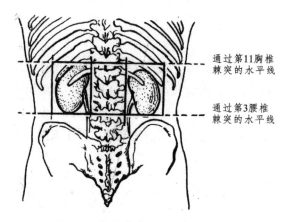

图 9-4　肾的体表投影(后面)

通过第11胸椎棘突的水平线

通过第3腰椎棘突的水平线

（二）肾的被膜

肾皮质表面由平滑肌纤维和结缔组织构成的肌织膜（Muscular Tunica）包被，它与肾实质紧密粘连，不可分离，进入肾窦，被覆于肾乳头以外的窦壁上。除肌织膜外，通常将肾的被膜分为三层：即由内向外依次为纤维囊、脂肪囊和肾筋膜（图 9-5、图 9-6）。

1. 纤维囊

纤维囊（Fibrous Capsule）为坚韧而致密的、包裹于肾实质表面的薄层结缔组织膜，由致密结缔组织和弹性纤维构成。肾破裂或部分切除时需缝合此膜。在肾门处，此膜分为两层，一层贴于肌织膜外面，另一层包被肾窦内结构表面。纤维囊与肌织膜连结疏松，易于剥离，如剥离困难即为病理现象。

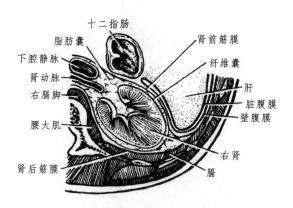

图 9-5　肾的被膜（经第二腰椎横断面）

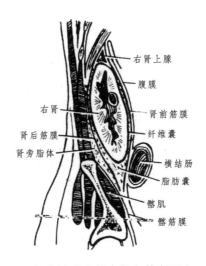

图 9-6　肾的被膜（经右肾矢状断面）

2. 脂肪囊

脂肪囊（Fatty Renal Capsule）又名肾床，是位于纤维囊外周、包裹肾脏的脂肪层。肾的边缘部脂肪丰富，并经肾门进入肾窦。临床上作肾囊封闭，就是将药液注入肾脂肪囊内。

3. 肾筋膜

肾筋膜（Renal Fascia）位于脂肪囊的外面，包被肾上腺和肾的周围，由它发出的一些结缔组织小梁穿脂肪囊与纤维囊相连，有固定肾脏的功能。位于肾前、后面的肾筋膜分别称为肾前筋膜和肾后筋膜，二者在肾上腺的上方和肾外侧缘处均互相愈着，在肾的下方则互相分离，并分别与腹膜外组织和髂筋膜移行，其间有输尿管通过。

（三）肾的结构

观察肾的冠状切面（图 9-7），肾实质可分位于表层的肾皮质（Renal Cortex）和深层的肾髓质（Renal Medulla）。肾皮质厚 1~1.5 cm，新鲜标本为红褐色，富含血管并可见许多红色点状细小颗粒，由肾小体（Renal Corpuscles）与肾小管（Renal Tubulus）组成。肾髓质色淡红，约占肾实质厚度的 2/3。可见 15~20 个呈圆锥形、底朝皮质、尖向肾窦、光泽致密、有许多颜色较深放射状条纹的肾锥体（Renal Pyramid）。肾锥体的条纹由肾直小管和血管平行排列形成。2~3 个肾锥体尖端合并成肾乳头（Renal Papillae），并突入肾小盏（Minor Renal Calices），肾乳头顶端有许多小孔称乳头孔（Papillary Foramina），肾产生的终尿就是经乳头孔流入肾小盏内。伸入肾锥体之间的皮质称肾柱（Renal Column）。肾小盏呈漏斗形，共有 7~8 个，其边缘包绕肾乳头，承接排出的尿液。在肾窦内，2~3 个肾小盏合成一个肾大盏（Major Renal Calices），再由 2~3 个肾大盏汇合形成一个肾盂（Renal Pelvis）。肾盂离开肾门向下弯行，约在第 2 腰椎上缘水平，逐渐变细与输尿管相移行。成人肾盂容积约 3~10 mL，平均为 7.5 mL。

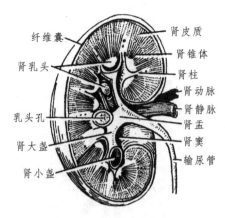

图 9-7　左肾冠状切面

二、输尿管

输尿管（Ureter）是成对的、位于腹膜外位的肌性管道，约平第 2 腰椎上缘，起自肾盂末端，终于膀胱（图 9-8、图 9-9）。长约 10~30 cm，管径平均 0.5~1.0 cm，最窄处管径只有0.2~0.3 cm。全长分三部：输尿管腹部、输尿管盆部、输尿管壁内部。

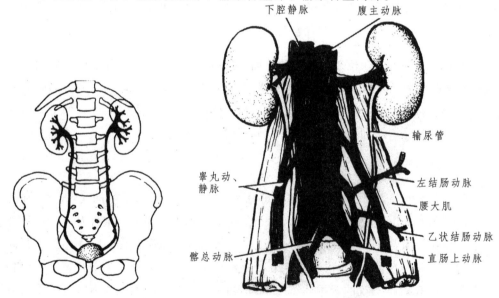

图 9-8　肾盂造影示肾盂、输尿管全程　　　　图 9-9　输尿管腰段走行

三、膀　胱

膀胱（Urinary Bladder）是储存尿液的肌性囊状器官，其形状、大小、位置和壁的厚度随尿液充盈程度而异（图 9-10、图 9-11）。一般正常成年人的膀胱容量为 350~500 mL，超过500 mL 时，因膀胱壁张力过大而产生疼痛。膀胱的最大容量为 800 mL，新生儿膀胱容量约为成人的 1/10，女性的容量小于男性，老年人因膀胱肌张力低而容量增大。

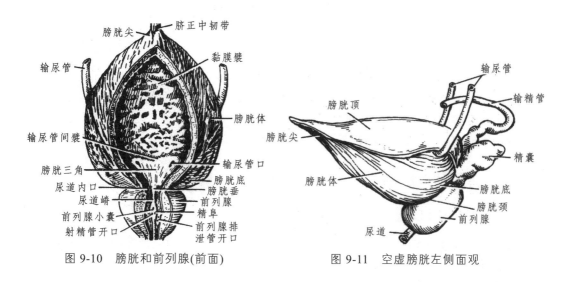

图 9-10 膀胱和前列腺(前面)

图 9-11 空虚膀胱左侧面观

四、尿　道

男性尿道见男性生殖系统。女性尿道（Female Urethra）长约 3~5cm，直径约 0.6cm，较男性尿道短而直（图 9-12）。尿道内口约平耻骨联合，走行向前下方，穿过尿生殖膈，开口于阴道前庭的尿道外口。尿道内口（Internal Urethral Orifice）周围被平滑肌构成的膀胱括约肌环绕。穿过尿生殖膈处被由横纹肌形成的尿道阴道括约肌环绕。尿道外口（Extenal Urethral Orifice）位于阴道口的前方、阴蒂的后方 2~2.5 cm 处。在尿道下端有尿道旁腺（Skeins Gland），其导管开口于尿道周围，发生感染时可形成囊肿，并可波及尿道腺。

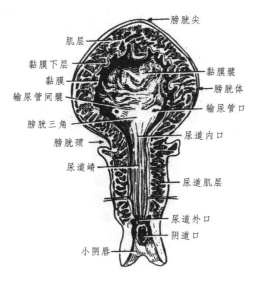

图 9-12　女性尿道

第二节　尿的生成和排出

　　肾是维持机体内环境相对稳定的最重要的器官之一。通过尿的生成和排出，可以① 排出机体的大部分代谢终产物以及进入体内的异物；② 调节细胞外液量和渗透压；③ 保留体液中的重要电解质如钠、钾、碳酸氢盐以及氯离子等，排出氢离子，维持酸碱平衡。

　　尿的生成包括肾小球的滤过、肾小管和集合管的重吸收及分泌三个基本过程。

一、肾的功能解剖

（一）肾单位和集合管

　　肾单位（Nephron）是肾的基本功能单位，它与集合管共同完成尿的生成过程。肾单位由以下各部分构成（图 9-13）：

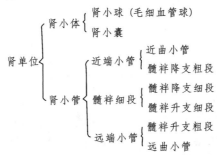

图 9-13　肾单位的构成

　　集合管（Colecting Duct）因在胚胎发生中起源于尿道嵴，故不属于肾单位。集合管与远端小管相连，每一集合管又接受多条远曲小管。集合管在尿生成过程中，特别是在尿液浓缩过程中起着重要作用。

（二）皮质肾单位和近髓肾单位

　　肾单位按其所在部位不同，可分为皮质肾单位和近髓肾单位（即髓旁肾单位）两类。处于肾皮质不同部位的肾单位和肾血管的结构显著不同（图 9-14）。

　　1. 皮质肾单位

　　皮质肾单位主要分布于外皮质层和中皮质层。人肾的皮质肾单位约占肾单位总数的 85%~90%。这类肾单位的肾小球体积较小；入球小动脉的口径比出球小动脉的粗，两者口径之比约为 2：1。出球小动脉进一步再分为毛细血管后，几乎全部分布于皮质部分的肾小管周围。这类肾单位的髓袢甚短，只达外髓质层，有的甚至不到髓质。

　　2. 近髓肾单位

　　近髓肾单位分布于靠近髓质的内皮质层，在人肾约占肾单位中的 10%~15%。

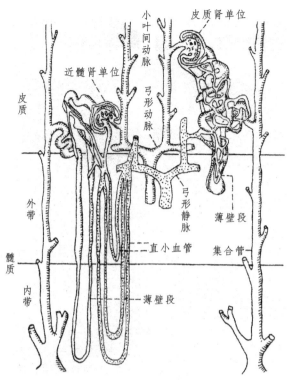

处于肾皮质不同部位的肾单位和肾血管的结构显著不同

图 9-14　肾单位和肾血管的示意图

这类肾单位的肾小球体积较大；其髓袢甚长，可深入到内髓质层，有的甚至到达乳头部。出球小动脉不仅形成缠绕邻近的近曲小管或远曲小管的网状毛细血管，而且还形成细而长的U 字形直小血管。直小血管可深入到髓质，并形成毛细血管网包绕髓袢升支和集合管。近髓肾单位和直小血管的这些解剖特点，决定了它们在尿的浓缩与稀释过程中起着重要的作用。

二、肾小球的滤过功能

循环血液经过肾小球毛细血管时，血浆中的水和小分子溶质，包括少量分子量较小的血浆蛋白，可以滤入肾小囊的囊腔而形成滤过液。用微穿刺实验证明，肾小球的滤过液就是血浆的超滤液。

微穿刺法是利用显微操纵仪将外径为 6~10 μm 的微细玻璃管插入肾小囊的囊腔中。在与囊腔相接部位的近端小管内，注入石蜡油防止超滤液进入肾小管。用微细玻璃管直接抽取囊腔中的液体进行微量化学分析。结果表明，肾小囊液除了蛋白质含量甚少之外，各种晶体物质如葡萄糖、氯化物、无机磷酸盐、尿素、尿酸和肌酐等的浓度都与血浆中的非常接近，而且渗透压及酸碱度也与血浆的相似，由此证明囊内液确是血浆的超滤液（图 9-15）。

单位时间内（每分钟）两肾生成的超滤液量称为肾小球滤过率（Glomerular Filtration Rate，GFR）。据测定，体表面积为 1.73 m^2 的个体，其肾小球滤过率为 125 mL/min 左右。照此计算，两侧肾脏每一昼夜从肾小球滤过的血浆总量将高达 180 L。此值约为体重的 3 倍。肾小球滤过率和肾血浆流量的比值称为滤过分数（filtration fraction）。若肾血浆流量为 660 mL/min，则滤过分数为：125/660×100≈19％。滤过分数的值表明，流经肾的血浆约有1/5由肾小球滤过到囊腔中。肾小球滤过率的大小决定于滤过系数（K_f）（即滤过膜的面积及其通透性的状态）和有效滤过压（Effective Filtration Pressure）。肾小球滤过率=k_f×P_{UF}，P_{UF}表示有效滤过压。

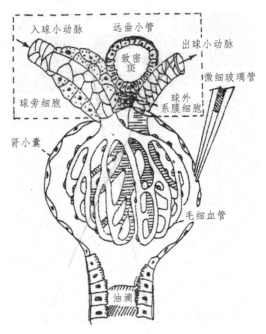

图9-15　肾小球、肾小囊微穿刺和球旁器示意图(方框示球旁器)

（一）滤过膜及其通透性

正常人体两侧肾全部肾小球毛细血管总面积估计在1.5 m² 以上，这样大的滤过面积有利于血浆的滤过。在正常情况下，人两肾的全部肾小球的滤过面积保持稳定。在急性肾小球肾炎时由于肾小球毛细血管管腔变窄或完全阻塞，以致有滤过功能的肾小球数量减少，有效滤过面积也随之减少，导致肾小球滤过率降低，结果出现少尿甚至无尿。

不同物质通过肾小球滤过膜的能力取决于被滤过物质的分子大小及其所带的电荷（图9-16）。一般来说，有效半径小于2.0 nm的中性物质，如葡萄糖分子（分子量180）的有效半径为0.36 nm，它可以被自由滤过；有效半径大于4.2 nm的大分子物质则不能滤过。有效半径在2.0~4.2 nm之间的各种物质分子，随着有效半径的增加，它们被滤过的量逐渐降低。以上事实提示，滤过膜上存在着大小不同的孔道。用不同有效半径的中性右旋糖酐分子进行实验，也清楚地说明了被滤过物质的大小与滤过的关系。有效半径小于2.0 nm的中性右旋糖酐能自由通过滤过膜，有效半径大于4.2 nm的右旋糖酐就完全不能通过。有效半径在2.0~4.2 nm的右旋糖酐，其滤过量与有效半径成反比，即随着有效半径增大，滤过量就不断减少。然而有效半径约3.6 nm的血浆白蛋白（分子量为96 000）却很难滤过，这是由于白蛋白带负电荷所致。滤过膜的通透性还取决于被滤过物质所带的电荷。用带不同电荷的右旋糖酐进行实验观察到，即使有效半径相同，带正电荷的右旋糖酐较易被滤过，而带负电荷的右旋糖酐则较难通过滤过膜。

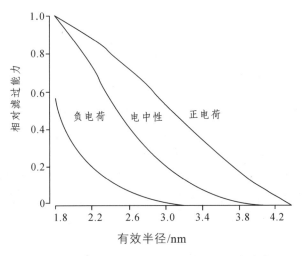

滤过能力的值为 1.0，表示能自由滤过；0 则不能滤过。

图 9-16　不同的分子有效半径和带不同电荷对
右旋糖酐滤过能力的作用

滤过膜的上述特性可由滤过膜的超微结构的特点来说明（图 9-17）。滤过膜由三层结构组成：① 内层是毛细血管的内皮细胞。内皮细胞上有许多直径 50~100 nm 的小孔，称为窗孔（Fenestration），可防止血细胞通过，但对血浆蛋白的滤过可能不起阻留作用。② 中间层是非细胞性的基膜，是滤过膜的主要滤过屏障。基膜是由水合凝胶构成的微纤维网结构，水和部分溶质可以通过微纤维网的网孔。有人把分离的基膜经特殊染色后证明有 4~8 nm 的多角形网孔。微纤维网孔的大小可能决定着分子大小不同的溶质何者可以滤过。③ 外层是肾小囊的上皮细胞。上皮细胞具有足突，相互交错的足突之间形成裂隙。裂隙上有一层滤过裂隙膜（Filtration Slit Membrane），膜上有直径 4~14 nm 的孔，它是滤过的最后一道屏障。通过内、中两层的物质最后将经裂隙膜滤出，裂隙膜在超滤作用中也很重要。

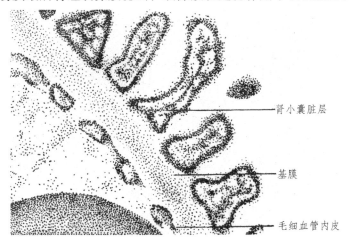

肾小囊脏层

基膜

毛细血管内皮

图 9-17　滤过膜示意图

滤过膜各层含有许多带负电荷的物质，主要为糖蛋白。这些带负电荷的物质排斥带负电荷的血浆蛋白，限制它们的滤过。在病理情况下，滤过膜上带负电荷的糖蛋白减少或消失，就会导致带负电荷的血浆蛋白滤过量比正常时明显增加，从而出现蛋白尿。

（二）有效滤过压

肾小球滤过作用的动力是有效滤过压（图9-18）。

肾小球有效滤过压=（肾小球毛细血管血压+囊内液胶体渗透压）−（血浆胶体渗透压+肾小囊内压）

由于肾小囊内的滤过液中蛋白质浓度极低，其胶体渗透压可忽略不计。因此，

有效滤过压=肾小球毛细血管血压−（血浆胶体渗透压+肾小囊内压）。

皮质肾单位的入球小动脉粗而短，血流阻力较小；出球小动脉细而长，血流阻力较大。因此，肾小球毛细血管血压较其他器官的毛细血管血压高。用微穿刺法测得大鼠肾小球毛细血管血压平均值为45 mmHg，为主动脉平均压的40%左右。用微穿刺法还发现，由肾小球毛细血管的入球端到出球端，血压下降不多。肾小囊内压与近曲小管内压力相近，约10 mmHg。据测定，大鼠肾小球毛细血管入球端的血浆胶体渗透压约为25 mmHg，因此在入球端的有效滤过压=45−（25+10）=10 mmHg。但肾小球毛细血管内的血浆胶体渗透压不是固定不变的。在血液流经肾小球毛细血管时，由于不断生成滤过液，血液中血浆蛋白浓度就会逐渐增加，血浆胶体渗透压也随之升高。因此，有效滤过压也就逐渐下降，当有效滤过压下降到零时，就达到滤过平衡（Filtration Equilibrium），滤过便停止。由此可见，不是肾小球毛细血管全段都有滤过，即只有从入球小动脉端到开始出现滤过平衡这一段才有滤过。滤过平衡越靠近入球小动脉端，有效滤过的毛细血管长度就越短，肾小球滤过率就越低。相反，滤过平衡越靠近出球小动脉端，有效滤过的毛细血管长度越长，肾小球滤过率就越高（图9-19）。如果不出现滤过平衡，全段毛细血管都会有滤过。

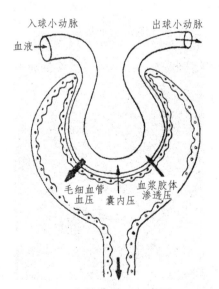

图9-18　有效滤过压示意图

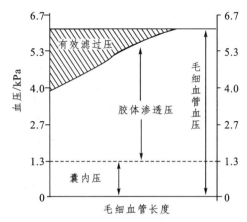

图 9-19　肾小球毛细血管血压、胶体渗透压和囊内压对肾小球滤过率的影响

三、肾小管与集合管的转运功能

人两肾每天生成的肾小球滤过液达 180 L，而终尿仅为 1.5 L 左右。这表明滤过液中约 99% 的水被肾小管和集合管重吸收，只有约 1% 被排出体外。滤过液中的葡萄糖全部被肾小管重吸收回血；钠、尿素等被不同程度地重吸收；肌酐、尿酸和 K^+ 等还被肾小管分泌入管腔中。

肾小管和集合管的转运包括重吸收和分泌。重吸收（Reabsorption）是指物质从肾小管液中转运至血液中，而分泌（Secretion）是指上皮细胞将本身产生的物质或血液中的物质转运至肾小管腔内。肾小球滤过液进入肾小管后称为小管液（Tubular Fluid）。

物质通过肾小管上皮的转运包括被动转运和主动转运。被动转运是指溶质顺电化学梯度通过肾小管上皮细胞的过程。渗透压之差是水的转运动力，水从渗透压低的一侧通过细胞膜进入渗透压高的一侧。主动转运是指溶质逆电化学梯度通过肾小管上皮细胞的过程。主动转运需要消耗能量，根据主动转运过程中能量来源的不同，分为原发性主动转运和继发性主动转运。原发性主动转运所需要消耗的能量由 ATP 水解直接提供。继发性主动转运所需的能量不是直接来自 Na^+ 泵，而是来自其他溶质顺电化学梯度转运时释放的。许多重要物质的转运都直接或间接与 Na^+ 的转运相关联，因此 Na^+ 的转运在肾小管上皮细胞的物质转运中起着关键的作用。

（一）近端小管中的物质转运

肾小球滤过液流经近端小管后，滤过液中约 67% 的 Na^+、Cl^-、K^+ 和水被重吸收，85% 的 HCO_3^- 也被重吸收，葡萄糖、氨基酸全部被重吸收；H^+ 则分泌到肾小管中。近端小管重吸收的关键动力是上皮细胞基侧膜上的 Na^+ 泵；许多溶质，包括水的重吸收都与 Na^+ 泵的活动有关。

（二）髓袢中的物质转运

小管液在流经髓袢的过程中，约 20% 的 Na^+、Cl^- 和 K^+ 等物质被进一步重吸收。髓袢升支粗段的 NaCl 重吸收在尿液稀释和浓缩机制中具有重要意义。髓袢升支粗段对水的通透性很低，水不被重吸收而留在小管内。由于 NaCl 被上皮细胞重吸收至组织间液，因此造成小管液低渗，组织间液高渗。这种水和盐重吸收的分离，有利于尿液的浓缩和稀释。

（三）远端小管和集合管中的物质转运

在远曲小管和集合管，重吸收大约 12% 滤过的 Na^+ 和 Cl^-，分泌不同量的 K^+ 和 H^+，重吸收不同量的水。水、NaCl 的重吸收以及 K^+ 和 H^+ 的分泌可根据机体的水、盐平衡状况来进行调节。如机体缺水或缺盐时，远曲小管和集合管可增加水、盐的重吸收；当机体水、盐过多时，则水、盐重吸收明显减少，水和盐从尿排出增加。因此，远曲小管和集合管对水和盐的转运是可被调节的。水的重吸收主要受血管升压素（也称抗利尿激素）调节，而 Na^+ 和 K^+ 的转运主要受醛固酮调节。

第三节　急性肾衰竭

急性肾衰竭（Acute Renal Failure）是由各种原因引起的肾功能在短时间（几小时至几天）内突然下降而出现的临床综合征。肾功能下降可发生在原来无肾功能不全的患者，也可发生在原已稳定的慢性肾脏病（Chronic Kidney Disease，CKD）者，突然有急性恶化。急性肾衰竭主要表现为氮质废物血肌酐（Cr）和尿素氮（BUN）升高，水、电解质和酸碱平衡紊乱，以及全身各系统并发症。常伴有少尿（< 400 mL/d），但也可以无少尿表现。急性肾衰竭发病率、病因学和结局高度依赖所涉及的人群和所应用的急性肾衰竭的定义。

一、病因和分类

急性肾衰竭有广义和狭义之分，广义的急性肾衰竭可分为肾前性、肾性和肾后性三类。狭义的急性肾衰竭是指急性肾小管坏死（Acute Tubular Necrosis，ATN）。

肾前性急性肾衰竭的常见病因包括血容量减少（如各种原因的液体丢失和出血），有效动脉血容量减少和肾内血流动力学改变（包括肾前小动脉收缩或肾后小动脉扩张）等。肾后性急性肾衰竭的特征是急性尿路梗阻，梗阻可发生在尿路从肾盂到尿道的任一水平。肾性急性肾衰竭有肾实质损伤，最常见的是肾缺血或肾毒性物质（包括药物性或色素性肾病如血管内溶血及横纹肌溶解）损伤肾小管上皮细胞（如 ATN）。在这一分类中也包括肾小球病，血管病和间质炎症伴有的肾功能突然下降。

本节主要以急性肾小管坏死（ATN）为代表进行叙述。

二、发病机制

不同病因、不同的病理损害类型的急性肾小管坏死可以有不同的始动机制和持续发展因素。中毒引致的急性肾小管坏死，也大多发生在多种因素综合基础之上，如年龄、有否糖尿病等。由毒物所致的肾损害，大多也有缺血因素参与。

肾前性急性肾衰竭是肾灌注减少导致血流动力学介导的肾小球滤过率（GFR）降低，但不存在肾实质损伤。如果能及时纠正肾灌注量减少，则能逆转血流动力学损害，会使肾功能迅速恢复。但若低灌注持续，可发生细胞明显损伤，从肾前性转向 ATN。

目前对于缺血所致急性肾小管坏死的发病机制，主要有以下解释：

1. 肾血流动力学异常

主要为肾血浆流量下降，肾内血流重新分布表现为肾皮质血流量减少，肾髓质充血等。造成上述血流动力学障碍的原因众多，主要有：① 交感神经过度兴奋；② 肾内肾素-血管紧张素系统兴奋；③ 肾内舒张血管性前列腺素（主要为 PGI_2、PGE_2）合成减少，缩血管性前列腺素（血栓素 A_2）产生过多；④ 由于血管缺血，导致血管内皮损伤。血管收缩因子（内皮素）产生过多，舒张因子（一氧化氮）产生相对过少，目前认为本机制可能为最主要机制。⑤ 管-球反馈过强，造成肾血流及肾小球滤过率进一步下降。

2. 肾小管上皮细胞代谢障碍

主要为缺氧所致，表现为：① ATP 含量明显下降，Na^+- K^+-ATP 酶活力下降，使细胞内 Na^+、Cl^- 浓度上升，K^+ 浓度下降，细胞肿胀；② Ca^{2+}-ATP 酶活力下降，使胞浆中 Ca^{2+} 浓度明显上升，线粒体肿胀，能量代谢失常；③ 细胞膜上磷脂酶因能量代谢障碍而大量释放，进一步促使线粒体及细胞膜功能失常；④ 细胞内酸中毒等。

3. 肾小管上皮脱落，管腔中管型形成

肾小管管腔堵塞造成压力过高，一方面妨碍了肾小球滤过，另一方面积累于被堵塞管腔中的液体沿受损的细胞间隙进入组织间隙，加剧了已有的组织水肿，进一步降低了肾小球滤过及肾小管间质缺血性障碍。

三、病　理

由于病因及病变的严重程度不同，病理改变可有显著差异。肉眼见肾增大而质软，剖面可见髓质呈暗红色，皮质肿胀，因缺血而呈苍白色。典型的缺血性急性肾衰竭，光镜检查可见肾小管上皮细胞片状和灶性坏死，从基底膜上脱落。肾小管管腔管型堵塞。管型由未受损或变性的上皮细胞、细胞碎片、Tamm - Horsfall 粘蛋白和色素组成。肾缺血者，基底膜常遭破坏。如基底膜完整性存在，则肾小管上皮细胞可迅速地再生，否则上皮细胞不能再生。

肾毒性急性肾衰竭形态学变化最明显的部位在近端肾小管的曲部和直部。肾小管上皮细胞坏死不如缺血性急性肾衰竭明显。

四、临床表现

急性肾小管坏死（ATN）是肾性急性肾衰竭最常见的类型，通常按其病因分为缺血性和肾毒性。但临床上常常是多因素，如发生在危重疾病时它综合包括了脓毒病、肾脏低灌注和肾毒性药物等因素。

临床病程典型可分为三期：

1. 起始期

此期患者常遭受一些已知 ATN 的病因，例如低血压、缺血、脓毒病和肾毒素等，但尚未发生明显的肾实质损伤，在此阶段急性肾衰竭是可预防的。但随着肾小管上皮发生明显损伤，GFR 突然下降，临床上急性肾衰竭综合征的表现变得明显，则进入维持期。

2. 维持期

该期又称少尿期。典型的为 7~14 天，但也可短至几天，长至 4~6 周。肾小球滤过率保持在低水平，许多患者可出现少尿（<400 mL/d），但也有些患者无少尿表现，尿量在 400 mL/d 以上，称为非少尿型急性肾衰竭，其病情大多较轻，预后较好。然而，不论尿量是否减少，随着肾功能减退，临床上均可出现一系列尿毒症表现。

（1）急性肾衰竭的全身并发症。

① 消化系统症状：食欲减退、恶心、呕吐、腹胀、腹泻等，严重者可发生消化道出血。

② 呼吸系统症状：除感染的并发症外，因过度容量负荷，尚可出现呼吸困难、咳嗽、憋气、胸痛等症状。

③ 循环系统症状：多因尿少和未控制饮水，以致体液过多，出现高血压及心力衰竭、肺水肿表现；因毒素滞留、电解质紊乱、贫血及酸中毒引起各种心律失常及心肌病变。

④ 神经系统症状：出现意识障碍、躁动、谵妄、抽搐、昏迷等尿毒症脑病症状。

⑤ 血液系统症状：可有出血倾向及轻度贫血现象。

感染是急性肾衰竭另一常见而严重的并发症。在急性肾衰竭同时或在疾病发展过程中还可合并多个脏器衰竭，患者死亡率可高达 70%。

（2）水、电解质和酸碱平衡紊乱。

可表现为：① 代谢性酸中毒：主要因为肾排酸能力减低，同时又因急性肾衰竭常合并高分解代谢状态，使酸性产物明显增多。② 高钾血症：除肾排泄钾减少外，酸中毒、组织分解过快也是主要原因。在严重创伤、烧伤等所致横纹肌溶解（Rhabdomyolysis）引起的急性肾衰竭，有时每日血钾可上升 1.0~2.0 mmol/L 以上。③ 低钠血症：主要由水潴留过多引起。此外，还可有低钙、高磷血症，但远不如慢性肾衰竭时明显。

3. 恢复期

该期肾小管细胞再生、修复，肾小管完整性恢复。肾小球滤过率逐渐恢复正常或接近正常范围。少尿型患者开始出现利尿，可有多尿表现，每日尿量可达 3 000~5 000 mL，或更多。通常持续 1~3 周，继而再恢复正常。与肾小球滤过率相比，肾小管上皮细胞功能溶质和水的重吸收的恢复相对延迟，常需数月后才能恢复。少数患者可最终遗留不同程度的肾脏结构和功能缺陷。

五、实验室检查和其他检查

1. 血液检查

血液检查可见有轻、中度贫血；血肌酐和尿素氮进行性上升，血肌酐每日平均增加 ≥44.2 μmol/L，高分解代谢者上升速度更快，每日平均增加 ≥176.8 μmol/L。血清钾浓度升高，常大于 5.5 mmol/L。血 pH 常低于 7.35。碳酸氢根离子浓度多低于 20 mmol/L。血清钠浓度正常或偏低。血钙降低，血磷升高。

2. 尿液检查

尿常规检查尿蛋白多为+~++，常以中、小分子蛋白为主。尿沉渣检查可见肾小管上皮细胞、上皮细胞管型和颗粒管型及少许红、白细胞等；尿比重降低且较固定多在 1.015 以下，因肾小管重吸收功能损害，尿液不能浓缩所致；尿渗透浓度低于 350 mmol/L，尿与血渗透浓度之比低于 1.1，尿钠含量增高，多在 20~60 mmol/L；肾衰指数常大于 1；滤过钠排泄分数常大于 1。应注意尿液指标检查须在输液、使用利尿药、高渗药物前进行，否则会影响结果。

3. 影像学检查

尿路超声显像对排除尿路梗阻和慢性肾功能不全很有帮助。必要时 CT 等检查可显示是否存在着与压力相关的扩张，如有足够的理由怀疑由梗阻所致，可做逆行性或下行性肾盂造影。X 线或放射性核素检查对检查血管有无阻塞有帮助，但要明确诊断仍需行肾血管造影。

4. 肾活检

肾活检是重要的诊断手段。在排除了肾前性及肾后性原因后，没有明确致病原因（肾缺血或肾毒素）的肾性急性肾衰竭都有肾活检指征。这些包括了肾小球肾炎、系统性血管炎、急进性肾炎及急性过敏性间质性肾炎。

六、诊　断

急性肾衰竭一般是基于血肌酐的绝对或相对值的变化诊断，如血肌酐三绝对值每日平均增加 44.2~88.4 μmol/L；或在 24~72 h 内血肌酐值相对增加 25%~100%。

根据原发病因，肾功能进行性减退，结合相应临床表现和实验室检查，对 ATN 一般不难作出诊断。在鉴别诊断方面，首先应排除慢性肾脏疾病（CKD）基础上的急性肾衰竭，CKD 可从存在贫血、尿毒症面容、肾性骨营养不良症、神经病变和双侧肾萎缩等得到提示。其次应排除肾前性和肾后性原因，在确定为肾性急性肾衰竭后，尚应排除是肾小球、肾血管或肾间质病变引起。因为引起急性肾衰竭综合征（广义急性肾衰竭）的疾病有多种，均需与 ATN 鉴别。而其各种不同疾病，其治疗方法也大不相同，故仔细进行鉴别很有必要。ATN 需与肾前性少尿、肾后性尿路梗阻、肾性急性肾衰竭鉴别。

近年来为了对急性肾衰竭定义的标准化，在诊断上强调识别四个关键问题：肾损伤程度、肾损伤时间、肾损伤严重性和是否原有 CKD 的存在。

七、治　疗

急性肾衰竭的治疗包括以下方面：

1. 纠正可逆的病因，预防额外的损伤

急性肾衰竭首先要纠正可逆的病因。对于各种严重外伤、心力衰竭、急性失血等都应进行治疗，包括输血，等渗盐水扩容，处理血容量不足、休克和感染等。应停用影响肾灌注或肾毒性的药物。

应用小剂量多巴胺（<每分钟 0.5~2 μg/kg）可扩张肾血管，增加肾血浆流量以增加尿量，但循证医学没有证据表明其在预防或治疗急性肾衰竭上有效。由于使用小剂量多巴胺也会增加包括心律失常、心肌缺血、肠缺血（伴增加革兰阴性菌菌血症）和抑制垂体激素分泌的危险，故临床上不应常规使用。

应用利尿药可能会增加尿量，从而有助于清除体内过多的液体，但循证医学尚未证实利尿药治疗能改变急性肾衰竭的临床病程或降低死亡率。其他药物治疗如心钠肽（ANP）、类胰岛素生长因子 1（IGF-1）等也均未证实对急性肾衰竭治疗有帮助。

2. 维持体液平衡

每日补液量应为显性失液量加上非显性失液量并减去内生水量。由于非显性失液量和内生水量估计常有困难，因此每日大致的进液量可按前一日尿量加 500 mL 计算。发热患者只要体重不增加可增加进液量。

3. 饮食和营养

补充营养以维持机体的营养状况和正常代谢，这有助于损伤细胞的修复和再生，提高存活率。急性肾衰竭患者每日所需能量应为每公斤体重 147 kJ（35kcal）。主要由碳水化合物和脂肪供应；蛋白质的摄入量应限制为 0.8 g/（kg·d），对于有高分解代谢或营养不良以及接受透析的患者的蛋白质摄入量可放宽。尽可能地减少钠、钾、氯的摄入量。不能口服的患者需静脉营养补充必需氨基酸及葡萄糖。

4. 高钾血症的治疗

血钾超过 6.5 mmol/L，心电图表现为 QRS 波增宽等明显的变化时，应予以紧急处理，包括：① 钙剂（10% 葡萄糖酸钙 10~20 mL）稀释后静脉缓慢（5 min）注射；② 11.2% 乳酸钠或 5% 碳酸氢钠 100~200 mL 静滴，以纠正酸中毒并同时促进钾离子向细胞内流动；③ 50% 葡萄糖溶液 50 mL 加普通胰岛素 10 U 缓慢地静脉注射，可促进糖原合成，使钾离子向细胞内移动；④ 口服离子交换（降钾）树脂（15~30 g，每日 3 次）。以上措施无效、或为高分解代谢型 ATN 的高钾血症患者，透析是最有效的治疗。

5. 代谢性酸中毒

应及时治疗，如 HCO_3^- 低于 15 mmoL/L，可选用 5% 碳酸氢钠 100~250 mL 静滴。对于严重酸中毒患者，应立即开始透析。

6. 感　染

感染是常见并发症，也是死亡主要原因之一。应尽早使用抗生素。根据细菌培养和药物敏感试验选用对肾无毒性或毒性低的药物，并按内生肌酐清除率调整用药剂量。

7. 心力衰竭

临床表现与一般心力衰竭相仿，处理措施亦基本相同。但急性肾衰竭患者对利尿药的反应很差；对洋地黄制剂疗效也差，加之合并电解质紊乱和肾脏排泄减少，剂量调整困难，易发生洋地黄中毒。药物治疗以扩血管为主，使用减轻前负荷的药物。容量负荷过重的心力衰竭最有效的治疗是尽早进行透析治疗。

8. 透析疗法

明显尿毒症综合征，包括心包炎和严重脑病、高钾血症、严重代谢性酸中毒、容量负荷过重对利尿药治疗无效者都是透析治疗指征。对非高分解型、尿量不减少的患者，可试行内科保守治疗。有关早期进行预防性透析，至今尚无前瞻性、对照研究报道。但在少数回顾性研究中似存活率较高，故重症患者倾向于早期进行透析，其目的是：① 尽早清除体内过多的水分、毒素；② 纠正高钾血症和代谢性酸中毒以稳定机体的内环境；③ 有助于液体、热量、蛋白质及其他营养物质的摄入；④ 有利于肾损伤细胞的修复和再生。

急性肾衰竭的透析治疗可选择间歇性血液透析（IHD）、腹膜透析（PD）或连续性肾脏替代治疗（Continuous Renal Replacement Therapy，CRRT）。血液透析的优点是代谢废物的清除率高、治疗时间短，但易有心血管功能不稳定，尤其是症状性低血压，且需要应用抗凝药，对有出血倾向的患者增加治疗的风险。腹膜透析无需抗凝和很少发生心血管并发症，适合于血流动力学不稳定的患者，但其透析效率较低，且偶有发生腹膜炎的危险。CRRT 包括连续性动-静脉血液滤过（CAVH）和连续性静-静脉血液滤过（CVVH）等，适用于多器官功能衰竭患者，具有血流动力学稳定，每日可清除水分 10~14 L，保证了静脉内高营养。但要注意监护，注意肝素用量。有关急性肾衰竭的肾脏替代治疗方法，至今尚无足够资料提示 IHD 好还是 CRRT 更好，但在血流动力学不稳定的患者使用 CRRT 较为安全。

9. 多尿的治疗

多尿开始时，由于肾小球滤过率尚未恢复，肾小管的浓缩功能仍较差，治疗仍应维持水、电解质和酸碱平衡，控制氮质血症，以及防治各种并发症。已施行透析的患者，仍应继续透析。多尿期 1 周左右后可见血肌酐和尿素氮水平逐渐降至正常范围，饮食中蛋白质摄入量可逐渐增加，并逐渐减少透析次数直至停止透析。

10 恢复期的治疗

一般无需特殊处理，定期随访肾功能，避免使用对肾有损害的药物。

八、预　后

ATN 的结局高度依赖于合并症严重程度，例如无并发症的 ATN 死亡率为 7%~23%，而手术后或危重病合并多器官功能衰竭的 ATN 死亡率高达 50%~80%，死亡率并随衰竭器官数的增加而增加。尽管急性肾衰竭短期存活率差，但如果能存活出院，长期存活率则良好。

九、预　防

积极治疗原发病，及时发现导致急性肾小管坏死的危险因素并加以去除，是防止发生急性肾衰竭的关键。在老年人、糖尿病、原有 CKD 及危重病患者，尤应注意避免肾毒性药物、造影剂、肾血管收缩药物的应用及避免肾缺血及血容量缺失。

第十章

运动系统疾病

运动系统由骨、关节和骨骼肌组成，约占成人体重的60%。全身各骨藉关节相连形成骨骼，构成坚硬的骨支架，支持体重，保护内脏，赋予人体基本形态。如颅保护脑，胸廓保护心、肺、肝、脾诸器官。骨骼肌附着于骨，在神经系统支配下收缩和舒张，收缩时，以关节为支点牵引骨改变位置，产生运动。运动中，骨起着杠杆作用。关节是运动的枢纽，骨骼肌则是动力器官。骨和关节是运动系统的被动部分，骨骼肌是运动系统的主动部分。骨组织除了起支撑作用外，还有一个非常重要的功能就是制造血细胞。骨髓造血期开始于人胚第4个月，第5个月以后始成为造血中心。婴儿出生时全身骨髓普遍造血，儿童到4岁以后，骨髓腔的增长速度已超过造血组织增加的速度，脂肪细胞逐步填充多余的骨髓腔。到18岁左右，只有脊椎骨、髂骨、肋骨、胸骨、颅骨和长骨近端骨骺处才有造血骨髓。

第一节　骨学总论

骨（Bone）是一种器官，主要由骨组织（骨细胞、胶原纤维和基质）构成，具有一定形态和构造，外被骨膜，内容骨髓，含有丰富的血管、淋巴管及神经，不断进行新陈代谢和生长发育，并有修复、再生和改建的能力。经常锻炼可促进骨的良好发育，长期废用则出现疏松。基质中有大量钙盐和磷酸盐沉积，是钙、磷的储存库，参与体内钙、磷代谢，骨髓具有造血功能。

一、骨的分类

成人有206块骨（图10-1），可分为颅骨、躯干骨和四肢骨三部分。前二者统称中轴骨。按形态，可将骨分为4类：

1. 长　骨

长骨（Long Bone）呈长管状，分布于四肢，分一体两端。体又称骨干（Diaphysis, Shaft），内有空腔称髓腔（Medullary Cavity），容纳骨髓。体表面有1~2个血管出入的孔，称滋养孔（Nutrient Foramen）。两端膨大称骺（Epiphysis），有一光滑的关节面（Articular Surface），与相邻关节面构成关节。骨干与骺相邻的部分称干骺端（Metaphysis），幼年时保留一片软骨，称骺软骨（Epiphysil Cartilage），骺软骨细胞不断分裂繁殖和骨化，使骨不断加长。成年后，骺软骨骨化，骨干与骺融为一体，其间遗留一骺线（Epiphysial Line）。

2. 短　骨

短骨(Short Bone)形似立方体，多成群分布于连结牢固且较灵活的部位，如腕骨和跗骨。

3. 扁　骨

扁骨（Flat Bone）呈板状，主要构成颅腔、胸腔和盆腔的壁，起保护作用，如颅盖骨和肋骨。

4. 不规则骨

不规则骨（Irregular Bone）形状不规则，如椎骨。有些不规则骨内有腔洞，称含气骨（Pneumatic Bone），如上颌骨。

骨根据发生，可分为膜化骨和软骨化骨。有的骨由膜化骨和软骨化骨组成，则称复合骨，如枕骨。发生在某些肌腱内的扁圆形小骨，称籽骨（Sesamoid Bone），如髌骨和第一跖骨头下的籽骨。

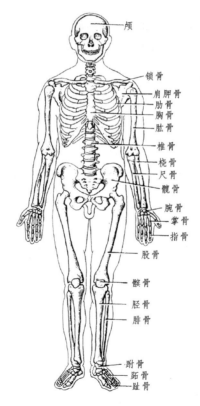

图 10-1　全身骨骼

二、骨的表面形态

骨的表面因受肌肉牵拉、血管神经的经过和贯通以及与脏器邻接等产生特定的形态而予以一定的名称。

1. 骨面突起

骨面突然高起的称为突（Process），较尖锐的小突起为棘（Spine）；基底较广的突起称隆起（eminence），粗糙的隆起称粗隆（Tuberosity）；圆形的隆起称结节（Tuber）和小结节（Tubercle），细长的锐缘称嵴（Crest），低而粗涩的嵴称线（Line）。

2. 骨面凹陷

骨面大的凹陷称窝（Fossa），小的称凹（Fovea）或小凹（Foveola）；长形的凹称沟（Sulcus），浅的凹陷称压迹（Impression）

3. 骨的空腔

骨内的腔洞称腔（Cavity）、窦（Sinus）或房（Antrum），小的称小房（Cellules），长形的称管（Canal）或道（Meatus）。腔或管的开称口（Aperture）或孔（Foramen），不整齐的口称裂孔（Hiatus）。

4. 骨端的膨大

较圆者称头（Head）或小头（Capitulum），头下略细的部分称颈（Neck）。椭圆的膨大称髁（Condyle），髁上的突出部分称上髁（Epicondyle）。

5. 平滑的骨面

平滑的骨面称面（Surface），骨的边缘称缘（Border），边缘的缺口称切迹（Notch）。

三、骨的表面特征

骨的表面形态各异，这种形态特征与其功能是相互对应的。骨表面的突起或凹陷，均有肉、韧带附着。突起有结节、粗隆、突（乳突、突、茎突）、转子、踝等。线状的突起称棘，凹陷有窝、陷窝等。缘上的缺陷叫切迹。神经血管穿行处称沟、裂、管、孔。长骨的上端称头，头体间称颈；下端膨大有关节面称髁，髁上方的突起称上髁。三角形扁骨（如肩胛）分面、缘、角。一些骨内的空腔称窦或小房。在体表能够看到或触摸到的骨突出结构，称骨性标志，如胸骨角、肩峰、内踝等。

四、骨的构造（图 10-2、图 10-3）

1. 骨　质

骨质由骨组织构成，分为骨密质和骨松质。骨密质（Compact Bone），质地致密，耐压性较大，配布于骨的表面。骨松质（Spongy Bone），呈海绵状，由相互交织的骨小梁（Trabeculae）排列而成，配布于骨的内部。骨小梁的排列与骨所承受的压力和张力的方向一致，因而能承较大的重量。颅盖骨表层为骨密质，分别称外板和内板，外板厚而坚韧，富有弹性，内板薄而松脆，故颅骨骨折多见于内板。二板之间的松质，称板障（Diploe），有板障静脉经过。

2. 骨　膜

除关节面的部分外，新鲜骨的表面都覆有骨膜（Periosteum）。骨膜由纤维结缔组织构成，含有丰富的神经和血管，对骨的营养、再生和感觉有重要作用。骨膜可分为内、外两层，外层致密，有许多胶原纤维束穿入骨质，使之固着于骨面。内层疏松，有成骨细胞和破骨细胞，分别具有产生新骨质和破坏骨质的功能，幼年期功能非常活跃，直接参与骨的生成；成年时转为静止状态，但是，骨一旦发生损伤（如骨折），骨膜可又重新恢复功能，参与骨折端的修复愈合。如骨膜剥离太多或损伤过大，则骨折愈合困难。

衬在髓腔内面和松质间隙内的膜称骨内膜（Endosteum），是菲薄的结缔组织，也含有成骨细胞和破骨细胞，有造骨和破骨的功能。

3. 骨　髓

骨髓（Bone Marrow）充填于骨髓腔和骨松质间隙内。胎儿和幼儿的骨髓内含发育阶段不同的红细胞和某些白细胞，呈红色，称红骨髓（Red Bone Marrow），有造血功能。5岁以后，长骨骨干内的红骨髓逐渐被脂肪组织代替，呈黄色，称黄骨髓（Yellow Bone Marrow），失去造血活力。但在慢性失血过多或重度贫血时，黄骨髓可转化为红骨髓，恢复造血功能。而在椎骨、髂骨、肋骨、胸骨及肱骨和股骨的近侧端骨松质内，终生都是红骨髓，因此，临床常选髂后上嵴等处进行骨髓穿刺，检查骨髓象。

4. 骨的血管、淋巴管和神经

（1）血管：长骨的动脉包括滋养动脉、干骺端动脉、骺动脉及骨膜动脉。滋养动脉是长骨的主要动脉，一般有1~2支，经骨干的滋养孔进入骨髓腔，分升支和降支达骨端，分支分布到骨干密质的内层、骨髓和干骺端，在成年人可与干骺端动脉及骺动脉的分支吻合。干骺端动脉和骺动脉均发自邻近动脉，从骺软骨附近穿入骨质。上述各动脉均有静脉伴行。不规则骨、扁骨和短骨的动脉来自骨膜动脉或滋养动脉（图10-4）。

（2）淋巴管：骨膜的淋巴管很丰富，但骨的淋巴管是否存在，尚有争论。

（3）神经：伴滋养血管进入骨内，分布到哈佛管的血管周围间隙中，以内脏传出纤维较多，分布到血管壁；躯体传入纤维则多分布于骨膜，骨膜对张力或撕扯的刺激较为敏感，故骨胀肿和骨折常引起剧痛。

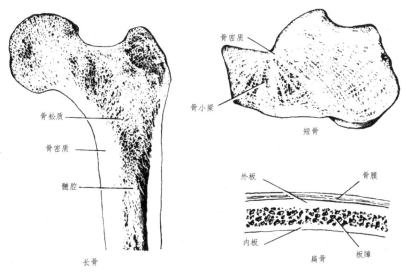

图 10-2　骨的内部构造

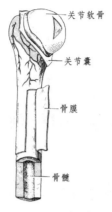
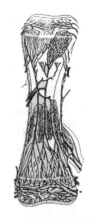

关节软骨

关节囊

骨膜

骨髓

图 10-3　长骨的构造　　　图 10-4　长骨的血液供应

五、骨的化学成分和物理性质

骨主要由有机质和无机质组成。有机质主要是骨胶原纤维束和黏多糖蛋白等，构成骨的支架，赋予骨以弹性和韧性。无机质主要是碱性磷酸钙，使骨坚硬挺实。脱钙骨（去掉无机质）仍具原骨形状，但柔软有弹性；煅烧骨（去掉有机质）虽形状不变，但脆而易碎。两种成分的比例，随年龄的增长而发生变化。幼儿的骨中有机质和无机质各占一半，故弹性较大，柔软，易发生变形，在外力作用下不易骨折，或折而不断（称青枝状骨折）。成年人骨中有机质和无机质的比例约为 3：7，最为合适，因而骨具有很大硬度和一定的弹性，较坚韧。新鲜成人骨中密质的生物力学性能：弯曲强度 160 MPa，剪切强度 54 MPa，拉伸强度 120~150 MPa，杨氏模量 18 GPa。老年人的骨无机质所占比例更大，但因激素水平下降，影响钙、磷的吸收和沉积，骨质出现多孔性，骨组织的总量减少，表现为骨质疏松症（Osteoporosis），此时骨的脆性较大，易发生骨折。

骨与其他金属材料相比，其最大的特性在于它是一种有生命的器官，力学因素对骨的生长发育和改造重建起着非常重要的作用，人体的每一块骨都有一个最适宜的应力范围，应力过高或过低都会引起骨的吸收和萎缩，如长期失重和瘫痪可因应力过低造成骨的脱钙和退行性变化；骨折手术中在骨折内固定器械的受力点可造成局部的应力集中导致骨质的破坏和吸收，不受力的部位可造成应力遮挡而导致骨质的退变。因此，目前研究制造与骨质有相近力学性能的骨折内固定材料和对人体力学环境影响不大的内固定器械是研究的重点之一。

六、骨的发生和发育

骨发生于中胚层的间充质，从胚胎第 8 周开始，间充质先分布成膜状，以后有的在膜的基础上骨化，称膜化骨；有的发育成软骨，以后再骨化，称软膜化骨。因此成骨过程有两种：

1. 膜化骨

在间充质膜内有些细胞分化为成骨细胞，产生骨胶原纤维和基质，基质中逐渐钙沉积，构成骨质。开始化骨的部位，称骨化点（中心），由此向外作放射状增生，形成海绵状骨质。新生骨质周围的间充质膜即成为骨膜。骨膜下的成骨细胞不断产生新骨使骨不断加厚；骨化点边缘不断产生新骨质，使骨不断加宽。同时，破骨细胞将已形成的骨质破坏吸收，成骨细胞再将其改造和重建,如此不断进行,最终达到成体骨的形态,如颅盖骨和面颅骨等。

2. 软膜化骨

以长骨为例,间充质内先形成软骨性骨雏形,软骨外周的间充质形成软骨膜,膜下的一些细胞分化为成骨细胞。围绕软骨体中部产生的骨质,称骨领。骨领处的软骨膜即成为骨膜。骨领生成的同时,有血管侵入软骨体,间充质也随之而入,形成红骨髓。其中的间充质细胞分化为成骨细胞与破骨细胞,开始造骨,此处即称原发骨化点(初级骨化中心)。中心被破骨细胞破坏而形成的腔,即骨髓腔。胎儿出生前后,骺处出现继发骨化点(次级骨化中心),在骺部也进行造骨。骨膜、原发骨化点和继发骨化点不断造骨,分别形成骨干与骺,二者之间有骺软骨。此后,外周的骨膜不断造骨,使骨干不断加粗。骨髓腔内也不断地破骨、造骨与重建,使骨髓腔不断扩大。同时,骺软骨也不断增长和骨化,使骨不断加长。近成年时,骺软骨停止增长,全部骨化,骨干与骺之间遗留一骺线(X 射线不显影,呈空节)。形成关节面的软骨,保留为关节软骨,终身不骨化。全身各骨骨化点的出现及干骺愈合均发生在一定年龄。

表 10-1 为附肢主要各骨骨化点出现及长合时期。

表 10-1　附肢主要各骨骨化点出现及长合时期

骨名	骨化点			骨化点出现时期		长合时期（岁）
	名称		数目	胎龄（周）	生后（岁）	
肱骨	上端	头	1		1	20~22
		大结节	1		2~3	20~22
		小结节	1		3~4	20~22
	体	体	1	8		
	下端	肱骨小头	1		2	18~20
		内上髁	1		6~8	18~20
		滑车	1		9~10	18~20
		外上髁	1		12~13	18~20
尺骨	上端（鹰嘴）		1	8	8~11	16~17
	体		1	8		
	下端（头）		1	8	7~8	20
桡骨	上端（头）		1	8	5~6	17~18
	体		1	8		
	下端		1	8	1~2	
腕骨	头状骨		1		1	20
	钩骨		1		1	
	三角骨		1		3	
	月骨		1		4	
	舟骨		1		5	
	大多角骨		1		6	
	小多角骨		1		7	
	豌豆骨		1		8~14	

骨名		骨化点		骨化点出现时期		长合时期
		名称	数目	胎龄（周）	生后（岁）	（岁）
股	上端	大转子	1		3~4	17~18
		小转子	1		9~14	17~19
		头	1		1	17~24
骨		体	1	7		19~24
		下端	1	36		19~24
髌骨			数个		3~5	6~7
胫		上端	1	8	1	19~20
骨		体	1	8		16~20
		下端	1	8	2	16~20
腓		上端	1	8	3~5	22~24
骨		体	1	8		20~24
		下端	1	8	2	20~24

七、骨的可塑性与骨组织工程

骨的基本形态是由遗传因子决定的，然而其形态构造的细节，则在整个生长发育过程境的影响，不断发生变化。影响骨生长发育的因素有神经、内分泌、营养、疾病及其他物理、化学因素等。神经系统调节骨的营养过程，功能加强时，可促使骨质增生，骨坚韧粗壮；反之，骨质则变得疏松。神经损伤后的瘫痪病人骨可出现脱钙、疏松和骨质吸收，甚至出现自发性骨折。内分泌对骨的发育有很大作用，如果成年以前，垂体生长激素分泌亢进，进而促使骨过快过度生长可形成巨人症；若分泌不足，则发育停滞成为侏儒。成年人如垂体生长激素分泌亢进，则出现肢端肥大症。维生素 A 对成骨细胞和破骨细胞的作用进行调节、平衡，保持骨的正常生长。维生素 D 促进肠管对钙、磷的吸收，缺乏时体内钙、磷减少，影响骨的钙化，在儿童期可造成佝偻病，在成年人可导致骨质软化。此外，机械因素的作用也不容忽视。加强锻炼可使骨得到正常发育，而长期对骨的不正常压迫，如童工负重、儿童的不正确姿势以及肿瘤的压迫等，可引起骨的变形。

骨折后，折断处有骨痂形成。骨折愈合的初期，骨痂颇不规则，经过一定时间的吸收和改建，可基本恢复原有的形态结构。

人体由于疾病、外伤或肿瘤切除等原因所造成的骨组织缺损可通过移植各种替代物加以修复，以往采用的替代物包括自体骨组织、同种异体骨组织、异种骨组织和人工合成物质等，虽然这些替代物已应用于临床，但还存在不少问题。近年来随着组织细胞培养技术的普及，细胞生物学、分子生物学、生物化学等学科的发展和医用生物材料的开发利用，产生了一门新的学科领域——组织工程学。其基本方法是先将功能相关的组织细胞进行体外培养扩增，将扩增的组织细胞种植在生物相容性良好的可降解的组织支架上，然后将这种复合体移植到所需修补的部位，在体内细胞继续增殖，同时组织支架逐渐被机体降解、吸收，结果形成新的有功能的组织。骨组织工程的研究目前主要集中在以下三方面：① 种子细胞的研究。骨组织工程的种子细胞主要有来自骨外膜的骨原细胞、来自骨髓的骨髓基质细胞、来自胚胎骨的成纤维细胞样细胞及来自胚胎间充质的骨祖细胞。种子细胞经体外定向分化和增殖为成骨细胞。② 生物组织支架的研究。用于骨组织工程支架研究的材料主要有两大类：一类是人工合成的支架材料，它又分为有机材料和无机材料，有机材料主要有大分子聚合物如聚乳酸（PLA）、聚羟基乙酸（PGA）和胶原等；无机材料有生物玻璃陶瓷（BGC）、羟基磷灰石（HA）及羟基磷灰石骨水泥（CPC）等。另一类天然的支架材料，有机的天然材料有去无机物骨（脱钙骨），无机的天然材料有去有机物骨、经处理的珊瑚等。良好的支架材料应有良好的生物相容性、生物可降解性、骨生长诱导性等特性。③ 骨生长因子的研究。多种生长因子参与骨的形成过程，生长因子通过调节细胞的增殖和分化过程、改变细胞产物的合成而影响成骨过程，常用的生长因子有成纤维细胞生长因子（FGF）、血小板衍化生长因子（PDGF）、骨形态发生蛋白（BMP）等。目前组织工程化人工骨已有应用于临床的初步报道。

第二节　骨质疏松症

骨质疏松症是一种以低骨量和骨组织微结构破坏为特征，导致骨骼脆性增加和易发生骨折的全身性疾病。本病是老年人的一种常见病，随着人们寿命的延长，社会的老龄化，其发生率逐渐上升。骨质疏松症引起的骨折等并发症可致残、致死，耗资大，给患者、家庭和社会带来沉重的负担。因此，骨质疏松症的防治已成为世界性的重要公共卫生问题之一。骨质疏松症可分为三大类：① 原发性骨质疏松，又可分为两种类型：Ⅰ型（绝经后骨质疏松），由破骨细胞介导，最常见于绝经不久的女性（多在 51~65 岁），为高转换型，快速的骨丢失主要为小梁骨，特别是脊柱和桡骨远端；Ⅱ型（老年性骨质疏松），多在 65 岁以后发生，主要侵犯椎体和髋骨，与高龄、慢性钙缺乏、骨形成不足有关。② 继发性骨质疏松，常继发于其他疾病，如内分泌代谢病（甲状旁腺功能亢进症、库欣综合征、甲状腺功能亢进症、性腺功能减退症、糖尿病）、血液病（骨髓瘤、白血病）、胃肠道疾病、长期卧床、制动等。③ 第三类为特发性，多见于 8~14 岁的青少年，多数有遗传家族史，女性多于男性。本节主要讨论原发性骨质疏松症。

一、病因和发病机制

正常成人期骨代谢的主要形式是骨重建，在破骨细胞作用下不断吸收旧骨，而在成骨细胞作用下，又再合成新骨，这种骨吸收和骨形成的协调活动形成了体内骨转换的稳定状态，骨质净量无改变。骨吸收过多或形成不足引起平衡失调的最终结果会导致骨量的减少和骨微细结构的变化，就会形成骨质疏松。一切影响破骨细胞和成骨细胞数目和功能的因素，都与骨质疏松的发生有关。

（一）骨吸收及其影响因素

骨吸收主要由破骨细胞介导，破骨细胞来源于骨髓造血干细胞。骨吸收由三个连续变化的阶段所组成：① 破骨细胞在骨内的形成和动员，即先有前破骨细胞分化、融合，然后形成成熟的破骨细胞；② 破骨细胞接触骨质时被激活；③ 破骨细胞激活后分泌化学物质以溶解骨质中的矿物质和有机成分。在此过程中，成骨细胞和其他骨细胞以及邻近的单核细胞、巨噬细胞、淋巴细胞、成纤维细胞等，在各种激素和局部介质的作用下，产生多种细胞因子及其他介质，通过互相影响，对调控破骨细胞的形成和激活起重要作用。骨吸收增强是破骨细胞数量和活性增加的结果，多种激素和局部介质参与了其调节过程，主要的几种简介如下。

1. 雌激素

雌激素主要抑制骨吸收，雌激素缺乏可造成骨吸收增强，从而导致快速骨丢失。卵巢摘除或过早闭经的女性，由于雌激素缺乏，较易发生骨质疏松，说明雌激素对骨量的维持至关重要。

2. 1, 25-二羟维生素 D_3

维生素 D 需在体内转变为 $1, 25 (OH)_2 D_3$ 才起作用。其对骨代谢的影响是多方面的，$1, 25 (OH)_2 D_3$ 可加速小肠细胞微绒毛的成熟，刺激钙结合蛋白的产生，增加肠钙吸收，提高血清钙水平。$1, 25 (OH)_2 D_3$ 缺乏和血清钙浓度降低会增强骨钙动员，促进骨吸收。生理剂量的 $1, 25 (OH)_2 D_3$ 可刺激成骨细胞活性和骨基质形成，防止骨质疏松的发生。但大剂量时，破骨细胞过度活跃，可使骨吸收明显增加，因此 $VitD_3$ 对骨量的影响是双向的，并与剂量有关。

3. 降钙素（CT）

CT 可抑制骨吸收。破骨细胞是 CT 的靶细胞，有 CT 受体。CT 可直接抑制破骨细胞活性，但作用短暂，并抑制大单核细胞转变为破骨细胞。

4. 甲状旁腺素（PTH）

PTH 是促进骨吸收的重要介质。破骨细胞膜上无 PTH 受体，PTH 必须先作用于成骨细胞，促进其分泌多种骨吸收因子如 IL-6、IL-11 等，从而促进破骨细胞的作用。

5. 白介素-6（IL-6）

体内多种细胞均能产生 IL-6，IL-6 是一种多功能细胞因子，作用在破骨细胞形成的早期阶段，促进破骨细胞形成，并刺激正常成熟的破骨细胞形成骨吸收陷窝，因而刺激骨吸收。

6. 其他细胞因子

IL-1 由单核、巨噬细胞产生，或从骨原细胞产生，有明显促进骨吸收功能。

（二）骨形成及其影响

骨形成主要由成骨细胞介导。成骨细胞是骨形成、骨骼生长和发育的重要细胞，由局部骨源性的基质干细胞增殖、分化而来。成骨细胞位于骨外膜的内层及骨小梁或骨髓腔表面，向其周围产生胶原纤维和基质，这些物质在未矿化时称为类骨质。类骨质的微纤维间互相侧向融合，逐渐沉积骨盐结晶，最后类骨质完全骨质化形成新骨，成骨细胞埋于其中成为骨细胞。

人的一生其骨量的变化可分为三个阶段：第一阶段为骨量上升期，出生后骨量不断增长，约在 30~35 岁达到骨峰期；第二阶段是骨代谢平衡期，女性自 30 岁到 50 岁（绝经期），男性自 30 岁到 70 岁左右；第三阶段为骨量减少期。青春期是骨量发育的关键时期，在这个阶段若骨形成不足可降低骨峰值。骨峰值越小，越容易发生骨质疏松症。影响人体骨量的另一个因素是骨丢失量和丢失速度。骨形成受遗传、营养、生活方式、激素等多种因素的影响。

1. 遗传因素

初步的研究表明，骨质疏松症可能是多基因的疾病，这些基因（例如维生素 D 受体基因）可能参与骨量的获得和骨转换的调控，但有明显的种族差异。迄今未能确认某一特异基因在本病的发生起关键性作用。

2. 钙摄入

钙是骨质中最基本的矿物质成分，在骨生长期如饮食中有足够的钙摄入量，可促进骨量形成，钙摄入量不足可造成较低的骨峰值。

3. 生活方式

足够的体力活动与骨峰值的形成有关，活动过少或过度运动均容易发生骨质疏松症。吸烟、酗酒、高蛋白和高盐饮食、饮大量咖啡、VitD 摄入量不足或光照少等均为骨质疏松症的危险因素。

4. 激　素

生长激素（GH）的促进合成代谢作用有利于骨钙化、骨形成，GH 可刺激肝内及骨内胰岛素样生长因子（IGF）的生成。成骨细胞上有 GH 和 IGF-1 的受体，IGF-1 促进成骨细胞的增生和分化。GH 还可影响骨内矿物质的沉积。雄激素（主要是睾酮和双氢睾酮）除作用于成骨细胞促进骨形成外，还抑制破骨细胞的分化。雄激素缺乏时，由于骨吸收大于骨形成，容易发生骨质疏松。皮质类固醇激素过多（如库欣综合征或长期、大量应用糖皮质激素）可抑制成骨细胞，减少骨形成，诱发骨质疏松症的发生，并容易发生病理性骨折，

5. 药　物

除糖皮质激素外，过多甲状腺激素治疗、抗癫痫药、肝素、化疗药和长期锂治疗等均为骨质疏松症的危险因素。

二、临床表现

过去曾误认为骨质疏松症无明显症状，目前发现疼痛是其最常见、最主要的症状。除了骨折可引起疼痛外，在骨量减少期，就可出现全身骨骼疼痛，尤以腰背痛最为常见，其余依次为膝关节、肩背部、手指、前臂、上臂，主要是由于骨转换过快，骨吸收增加，骨小梁破坏、消失，骨膜下皮质骨的破坏所引起。骨折是骨质疏松症的并发症，髋部骨折危害最大，据报道其病死率可达 10%~20%，50%会致残，椎体骨折为最常见，引起驼背和身材变矮，成为骨质疏松症的重要临床体征之一。此外，桡骨骨折也很常见。

三、诊断和鉴别诊断

包括骨质疏松症的确定；排除继发性及其他影响因素；了解骨转换的高低。

（一）骨量的测定

由于目前生化检查不能作为诊断标准，骨矿含量（BMC）和骨密度（BMD）测量是判断低骨量、确定骨质疏松的重要手段，是评价骨丢失率和治疗骨质疏松症疗效的重要客观指标。有许多方法用于测定外周、躯干或全身的骨量，以及松骨质或皮质骨的骨密度。骨密度的估计方法是从X线照片开始发展起来的，从测量特性可分为定性、半定量和定量三类，从方法特性可分放射性测量方法和超声测量方法，前者测量骨矿密度的克数，后者测量超声幅的衰减和超声传导速度。X线照片测定法最简单、最经济，但不敏感，只有当骨量减少30%或更多时，骨X线照片才能显示出骨量的改变，对于早期诊断和监测治疗后骨量增加情况意义不大。目前，一些大的综合医院有高精度、非创伤性的单光子（SBA）、双光子（DPA）、单能X线（SXA）双能X线（DXA）吸收法、定量CT（QCT）和定量骨超声（QUS）等仪器。

1994年世界卫生组织一个研究小组提出了关于白人妇女骨量测定的诊断标准。① 正常：骨密度低于正常年轻妇女骨量峰值均值在1个标准差以内。② 低骨量（骨量减少）：骨密度低于正常年轻妇女骨量峰值均值在1至2.5个标准差之间。③ 骨质疏松症：骨密度低于正常年轻妇女骨量峰值均值超过了2.5个标准差。④ 严重骨质疏松症：骨密度低于正常年轻妇女骨量峰值均值超过了2.5个标准差，并伴有1处或多处骨折。

男性骨质疏松症的骨密度测量和诊断标准尚未确立，目前大多采用低于2.0个标准差即可初步判定为骨质疏松，具体标准有待临床研究工作的进一步深入确定。

（二）骨转换的生化测定

骨的新陈代谢包括旧骨的吸收和新骨形成，分别由破骨细胞和成骨细胞完成。破骨细胞在骨吸收时释放不同的酶及酸性产物降解骨质及矿物质。成骨细胞在其分化过程中合成一些新骨所必需的物质，这些产物随血液进入循环，采用一定的方法从血、尿中检测这些物质的水平，对骨质疏松的诊断、鉴别诊断及疗效评估有重要意义，但受条件限制，不能普遍应用。

1. 与骨吸收有关的生化指标

（1）空腹尿钙、尿羟脯氨酸及羟赖氨酸糖苷。空腹尿钙水平是反映骨吸收最简便易行的方法，但由于钙从肾脏排泄时受各种钙调节激素的影响，故不能准确反映骨吸收时所释出的钙量。尿羟脯氨酸是体内各种胶原的降解产物，体内一半胶原降解产物来源于骨，由于其代谢方式受饮食影响大，也不是骨吸收的良好指标，上述两项检查应按具体情况分析。羟赖氨酸是胶原的一种特异氨基酸，它一部分为半乳糖苷烃赖氨酸，另一部分为葡萄糖半乳糖苷羟赖氨酸，这两种物质在骨和软组织的含量不同，因此，其特异性较尿羟脯氨酸高。

（2）血浆抗酒石酸酸性磷酸酶（TRAP）。酸性磷酸酶是一种溶酶，存在于体内多种组织中，缺乏特异性及敏感性。而骨的酸性磷酸酶来源于破骨细胞，在骨吸收增强时，血中TRAP升高。

（3）尿中胶原吡啶交联。成熟胶原有两种不能还原的吡啶交联，一种是赖酰吡啶并啉（LP），主要存在于骨中；另一种是羟赖吡啶并啉（HP），存在于软骨和骨中。LP是骨的特异标志物，尿中HP与LP可反映骨吸收情况。

2. 与骨形成有关的生化指标

（1）血清碱性磷酸酶（ALP）。血清中 ALP 主要来源于肝和骨，其中骨中 ALP 约占总 ALP 的一半，血清总 ALP 是检测骨形成的常用指标之一，血清 ALP 升高是骨转换增加的结果。但这项指标缺乏敏感性和特异性。

（2）血清骨钙素（又称 BGP）。BGP 由成骨细胞合成，在新骨形成时，与羟磷灰石的钙离子螯合，沉积于骨基质中。青春期 BGP 水平与骨发育正相关，成年后随年龄而降低，BGP 是骨形成的特异性标志，在骨转换率增高疾病时 BGP 水平升高。

（3）血清 I 型前胶原羧基端前肽（PICP）。血清 PICP 水平反映成骨细胞活动、骨形成和 I 型胶原合成速率的特异指标。

（三）骨组织活检

对疑难病例，可在髂嵴取骨活检，在脱钙和不脱钙骨组织切片上，观察并量化成骨细胞、破骨细胞，以及骨皮质、骨松质和骨小梁的结构和连接，但不易广泛开展。

血尿钙、磷含量的测定是鉴别病因的基础。原发性骨质疏松症一般血清钙、磷、镁等无异常。

四、防　治

预防比治疗更为现实和重要，应积极避免和及时处理各种危险因素，合理膳食，自幼年起摄入足够钙、维生素 D、维生素 B$_{12}$、维生素 K，蛋白质的摄入应适量，少年时代起应有适量运动，尤其负重锻炼，以期获得理想的骨峰值。老人膳食亦应合理，少饮酒和咖啡，不吸烟、不滥服镇静药，妇女绝经后如无禁忌证可应用雌激素替代治疗 5~10 年。加强自我保护意识，加强体育锻炼，做力所能及的事，注意防止摔倒，减少骨折的发生。

药物治疗包括以下几个方面：

1. 钙剂和维生素 D

这些是防治原发性骨质疏松症的基本药物，剂量应适宜，不宜过大或过小。

成人元素钙摄入量应不少于 800 mg／d，孕妇及哺乳期可增至 1 000~1 500 mg／d。选择含钙量高的食物，如牛奶、奶酪、豆制品、虾皮、紫菜、海带等，牛奶含钙量较高，100 mL 牛奶约含元素钙 117 mg。各种钙片制剂含钙量不一，应选择含元素钙量高、吸收率高、副作用少者。分次饭后服比一次空腹服有效。通常钙剂没有副作用，个别有便秘、腹胀，补钙过多可引起高钙尿症，易形成泌尿系结石，若尿钙 > 300mg／d，应暂停服用。

1, 25（OH）$_2$D$_3$ 可以促进小肠钙吸收和骨的矿化。维生素 D 主要来源之一是皮肤经光照合成，若不足应补充。一般成人需要 400 U／d，老人 600~800 U／d。

2. 性激素补充疗法

大量临床实践、基础研究和流行病学研究表明雌激素是健康女性不可缺少的内分泌激素，确立了性激素补充疗法（HRT）在预防绝经后退行性疾病包括绝经后骨质疏松症的重要作用。性激素补充疗法的原则是进行生理性补充，保持妇女健康的生理状况，并应个体化治疗。性激素补充疗法的适应症有：骨质疏松症；骨质疏松的危险因素如基础骨量低、骨丢失快者。

（1）尼尔雌醇（nilestriol，戊炔雌三醇）：口服 1~2 mg，每 2 周 1 次。联合应用甲羟孕酮（安宫黄体酮），6~10 mg／d，每 3~6 个月用 7~10 天。

（2）替勃龙（7-甲基异炔诺酮）：具有雌激素、孕激素和弱雄激素作用，口服 1.25~2.5 mg／d。

（3）隔天 1 次交替应用炔雌醇（乙炔雌二醇）50 μg 和甲羟孕酮 2 mg。

（4）妊马雌酮（结合型雌激素）：是从已怀孕的马尿中分离的结合雌激素，口服 0.3~0.625 mg／d，1 个月为 1 个周期。

3. 抑制骨吸收的药物

对不适于 HRT 或男性原发性骨质疏松症呈骨转换高者，可考虑选用抑制骨吸收药物。

（1）二膦酸盐类药物：有几种制剂，其中一种为依替膦酸钠（羟乙膦酸钠），因可引起骨矿化障碍，宜间歇用药或周期性用药。

（2）降钙素（CT）：

CT 对骨质疏松症患者有镇痛、增进活动功能、改善钙平衡、减慢骨丢失作用。

4. 刺激骨形成药物

目前尚无确实刺激骨形成的药物，对骨转换低的老年性原发性骨质疏松症可选用一些药物。依普黄酮有雌激素样作用，但不具雌激素固有的特性，既抑制骨吸收，也促进骨形成。

第三节　骨与关节损伤

运动系统由骨、关节和骨骼肌组成，约占成人体重的 60%。成人全身骨共有 206 块，除 6 块听小骨属于感觉器外，其余可分为颅骨、躯干骨和附肢骨三部分。

骨是一种器官，具有一定的形态和功能，具有坚硬而有韧性的物理特征，全身骨藉关节相连形成骨骼，构成坚硬的骨支架，支持体重、保护内脏，赋予人体基本形态。骨骼肌附着骨，在神经系统支配下收缩和舒张，收缩时，以关节为支点牵引骨改变位置，产生运动。运动中，骨起着杠杆作用。关节是运动的枢纽，骨骼肌则是动力器官，骨和关节是运动系统的被动部分，骨骼肌是运动系统的主动部分。

骨组织中有丰富的神经和血管，能不断地进行新陈代谢，并具有再生、修复和改建的能力，经常进行锻炼可促进骨的良好发育和生长，长期不运动则可导致退化和萎缩。

一、骨折的愈合

骨的再生能力很强，具有良好复位的外伤性骨折，一般在 3~4 个月或更长的时间内，可完全愈合。骨折的修复主要取决于受累组织的局部因素，即骨折与周围软组织的损伤程度。骨外、内膜中骨母细胞的增生和产生新生骨质是骨折愈合的基础。因此，骨外膜、骨内膜在骨折修复过程中起着主要作用。骨折后经血肿形成、纤维性和骨性骨痂形成以及骨痂改建的过程而完全愈合，使骨在结构和功能上恢复正常。

1. 骨折愈合过程

骨折愈合（Fracture Healing）过程可分为以下几个阶段（图 10-5、图 10-6）。

（1）血肿形成期：骨折时除骨组织被破坏外，也可伴有附近软组织的损伤和撕裂。骨组织和骨髓都富含血管，骨折后常伴有大量出血，在骨折的两断端及其周围组织间形成血肿，一般在几小时内血肿发生血液凝固。和其他组织的创伤一样，此时在骨折局部还可见少数中性粒细胞浸润。

（2）纤维性骨痂形成期：大约在骨折后的 2~3 天，从骨内膜和骨外膜增生的纤维母细胞及新生毛细血管侵入血肿，血肿开始机化。这些纤维母细胞多数是软骨母细胞及骨细胞的前身。上述增生的组织逐渐填充并桥接了骨折的断端，继而发生纤维化形成纤维性骨痂，或称暂时性骨痂。肉眼见骨折局部呈梭形肿胀。约经 1 周左右，上述增生的肉芽组织及纤维组织可进一步分化，形成透明软骨。透明软骨的形成一般多见于骨外膜的骨痂区，而较少见于骨髓内骨痂区，可能与前者血液供应较缺乏和骨折断端的活动度及承受应力过大有关。骨痂内有过多的软骨形成时会延长骨折愈合时间。

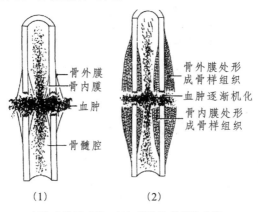

（1）血肿形成期；（2）纤维性骨痂形成期。

图 10-5　骨愈合过程的血肿形成期与纤维性骨痂形成期

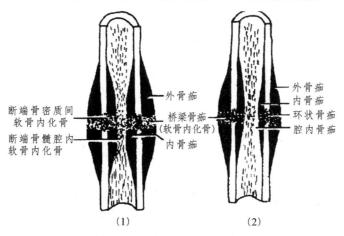

（1）骨性骨痂形成期；（2）骨痂改造塑型期。

图 10-6　骨愈合过程的骨性骨痂形成期与骨痂改造塑型期

（3）骨性骨痂形成期：此期是骨折愈合过程的进一步发展，由骨母细胞产生新生骨质逐渐取代上述纤维性骨痂。开始形成类骨组织，以后发生钙盐沉着，形成编织骨，即骨性骨痂。纤维性骨痂内的软骨组织，发生钙盐沉着而演变为骨组织，参与骨性骨痂的形成。此时所形成的编织骨，由于其结构不够致密，骨小梁排列比较紊乱，因此达不到正常功能需要。

（4）骨痂改造塑型期：新生骨梁排列紧密而规则，随着肢体活动与负重，应力轴线上骨痂不断得到加强，应力轴线以外的骨痂被清除，骨髓腔重新沟通，恢复正常结构。图 10-7 为骨痂结构与正常骨结构示意图。

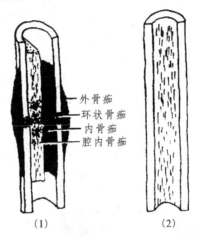

（1）骨痂；（2）正常骨。

图 10-7　骨痂结构与正常骨结构示意图

按照骨痂细胞的来源及骨痂的部位不同，可将骨痂分为外骨痂和内骨痂。

① 外骨痂（External Callus）：由骨外膜的内层细胞增生形成梭形套状，包绕骨折断端。如上所述，以后这些细胞主要分化为骨母细胞，形成骨性骨痂，同时也可分化为软骨母细胞，形成软骨性骨痂。在长骨骨折时以外骨痂形成为主。

② 内骨痂（Internal Callus）：由骨内膜细胞及骨髓未分化间叶细胞演变成为骨母细胞，形成编织骨。内骨痂内也可有软骨形成，但数量比外骨痂少。

2. 影响骨折愈合的因素

（1）全身性因素。① 年龄：儿童骨组织再生能力很强，故骨折愈合快；老年人骨再生能力软弱，故骨折愈合时间也较长。② 营养：重要的生命物质如蛋白质和维生素 C 缺乏可影响骨基质的胶原合成；维生素 D 缺乏可影响骨痂钙化，妨碍骨折愈合。

（2）局部因素。① 局部血液供应：如果骨折部血液供应好则骨折愈合快；反之，骨折愈合则慢。骨折类型也和血液供应有关，如螺旋形或斜形骨折，由于骨折部分与周围组织接触面大，因而有较大的毛细血管分布区域供应血液，愈合过程较横形骨折快。② 骨折断端的状态：骨折断端对位不好或断端之间有软组织嵌入等，都会延缓愈合甚至不能接合。此外，如果骨组织损伤过重（如粉碎性骨折）、尤其是骨膜破坏过多时，则骨折愈合也比较困难。骨折局部如出血过多，血肿巨大，不但影响断面的接触，且血肿机化时间的延长也会影响骨折愈合。③ 骨折断端的固定：骨折断端活动不仅可引起出血及软组织损伤，而且常常只形成纤维性骨痂而难有新骨形成。为了促进骨折愈合，良好的复位及固定是必要的。但长期固定可引起骨及肌肉的失用性萎缩，也会影响骨折愈合。④ 感染：开放性骨折（即骨折处皮肤及软组织均断裂，骨折处暴露）时常合并化脓性感染，会延缓骨折愈合。

骨折愈合障碍者，有时是因新骨形成过多，形成赘生骨痂，愈合后有明显的骨变形，影响功能的恢复。有时是因纤维性骨痂不能变成骨性骨痂并出现裂隙，骨折两端仍能活动，形成假关节，甚至在断端有新生软骨被覆，形成新关节。

二、治疗骨折的原则

治疗骨折有三大原则，即复位、固定和功能锻炼。

1. 复　位

复位是将移位的骨折段恢复正常或近乎正常的解剖关系，重建骨的支架作用。复位是治疗骨折的首要步骤，也是骨折固定和功能锻炼的基础。早期正确的复位，是骨折愈合过程顺利进行的必要条件。

2. 固　定

固定即将骨折维持在复位后的位置，使其在良好对位情况下达到牢固愈合是骨折愈合的关键。

3. 功能锻炼

功能锻炼是在不影响固定的情况下，尽快地恢复患肢肌、肌腱、韧带、关节囊、软组织的舒缩活动。早期合理的功能锻炼，可促进患肢血液循环，消除肿胀；减少肌萎缩、保持肌肉力量；防止骨质疏松、关节僵硬和促进骨折愈合，是恢复患肢功能的重要保证。

中西结合治疗骨折贯彻了固定与活动相结合（动静结合）、骨与软组织并重（筋骨并重）、局部与全身兼治（内外兼治）、医疗措施与病人的主观能动性密切配合（医患合作）等治疗观点，尽可能达到骨折复位不增加软组织损伤，固定骨折而不妨碍肢体活动。因而可促进全身血液循环、增加新陈代谢，加速骨折愈合，还可使骨折愈合与功能恢复同时进行。

三、骨折的复位

（一）复位标准

1.解剖复位

骨折段通过复位，恢复了正常的解剖关系，对位（两骨折端的接触面）和对线（两骨折段在纵轴上的关系）完全良好时，称解剖复位。

2.功能复位

经复位后，两骨折段虽未恢复至正常的解剖关系，但在骨折愈合后对肢体功能无明显影响者，称功能复位。每一部位功能复位的要求均不一样，一般认为功能复位的标准是：① 骨折部位的旋转移位、分离移位必须完全矫正。② 缩短移位在成人下肢骨折不超过1 cm；儿童若无骨骺损伤，下肢缩短在2 cm以内，在生长发育过程中可自行矫正。③ 成角移位：下肢骨折轻微的向前或向后成角，与关节活动方向一致，日后可在骨痂改造期内自行矫正。向侧方成角移位，与关节活动方向垂直，日后不能矫正则必须完全复位，否则关节内、外侧负重不平衡，易引起创伤性关节炎。上肢骨折要求也不一致，肱骨干稍有畸形，对功能影响不大；前臂双骨折则要求对位、对线均好，否则影响前臂旋转功能。④ 长骨干横形骨折，骨折端对位至少达 1/3 左右，干骺端骨折至少应对位 3/4 左右。

（二）复位方法

骨折复位方法有两类，即手法复位（又称闭合复位）和切开复位。

1. 手法复位

应用手法使骨折复位，称为手法复位。大多数骨折均可采用手法复位的方法矫正其移位，获得满意效果。进行手法复位时，其手法必须轻柔，并应争取一次复位成功。粗暴的手法和反复多次的复位，均可增加软组织损伤，影响骨折愈合，且可能引起并发症。因此，对于骨折的复位，应争取达到解剖复位或接近解剖复位。如不易达到时，也不能为了追求解剖复位而反复进行多次复位，达到功能复位即可。

2. 切开复位

即手术切开骨折部位的软组织，暴露骨折段，在直视下将骨折复位称为切开复位。由于大多数骨折可用手法复位治疗，切开复位只在一定的条件下进行。

（1）切开复位的指征：

① 骨折端之间有肌或肌腱组织嵌入，手法复位失败者；

② 关节内骨折，手法复位后对位不良，将影响关节功能者；

③ 手法复位未能达到功能复位的标准，将严重影响患肢功能者；

④ 骨折并发主要血管、神经损伤，修复血管、神经的同时，宜行骨折切开复位；

⑤ 多处骨折，为便于护理和治疗，防止并发症，可选择适当的部位行切开复位。

（2）切开复位的优缺点。

优点：切开复位的最大优点是可使手法复位不能复位的骨折达到解剖复位。有效的内固定，可使病人提前下床活动，减少肌萎缩和关节僵硬；还能方便护理，减少并发症。

缺点：切开复位有不少缺点，应引起重视。主要有：

① 切开复位时分离软组织和骨膜，可减少骨折部位的血液供应，如加用髓内钉固定，可损伤髓腔内血液供应，可能引起骨折延迟愈合或不愈合。

② 增加局部软组织损伤的程度，降低局部抵抗力，若无菌操作不严，易于发生感染，导致化脓性骨髓炎。

③ 切开复位后所用的内固定器材如选择不当，术中可能发生困难或影响效果。质量不佳时，可因氧化和电解作用，发生无菌性炎症，使骨折延迟愈合或不愈合。内固定器材的拔除，大多需再做一次手术。

四、骨折的固定

骨折的固定方法有两类，即外固定——用于身体外部的固定，以及内固定——用于身体内部的固定。

（一）外固定

外固定主要用于骨折手法复位后的患者，也有些骨折经复位内固定术后，需加用外固定。目前常用的外固定方法有小夹板、石膏绷带、外展架、持续牵引和外固定器等。

1.小夹板固定

小夹板固定法是利用具有一定弹性的柳木板、竹板或塑料板制成的长、宽合适的小夹板，在适当部位加固定垫，绑在骨折部肢体的外面，外扎横带，以固定骨折。

1）小夹板固定的指征

（1）四肢闭合性管状骨骨折，但股骨骨折因大腿肌牵拉力强大，需结合持续骨牵引；

（2）四肢开放性骨折，创口小，经处理创口已愈合者；

（3）四肢陈旧性骨折，仍适合于手法复位者。

2）小夹板固定的优缺点

（1）优点：小夹板固定能有效地防止再发生成角、旋转和侧方移位；由于横带和固定垫的压力可使残余的骨折端侧方或成角移位能进一步矫正，而且一般不包括骨折的上、下关节，便于及早进行功能锻炼，促进骨折愈合，防止关节僵硬。因而具有固定可靠、骨折愈合快、功能恢复好、治疗费用低、并发症少等优点。

（2）缺点：小夹板固定必须掌握正确的原则和方法，绑扎太松或固定垫应用不当，易导致骨折再移位；绑扎太紧可产生压迫性溃疡、缺血性肌挛缩，甚至肢体坏疽等严重后果。特别是绑扎过紧引起缺血性肌挛缩，是骨折最严重的并发症，常导致严重的残废，应注意预防。

2. 石膏绷带固定

该方法是用熟石膏（无水硫酸钙）的细粉末撒布在特制的稀孔纱布绷带上，做成石膏绷带，用温水浸泡后，包在病人需要固定的肢体上，5~10 min 即可硬结成型，并逐渐干燥坚固，对患肢起有效的固定作用。

1）石膏绷带固定的指征

（1）开放性骨折清创缝合术后，创口愈合之前不宜使用小夹板固定者；

（2）某些部位的骨折，小夹板难以固定者，如脊柱骨折；

（3）某些骨折切开复位内固定术后，如股骨骨折髓内钉或钢板螺丝钉固定术后，作为辅助性外固定；

（4）畸形矫正后矫形位置的维持和骨关节手术后的固定，如腕关节融合术后；

（5）化脓性关节炎和骨髓炎患肢的固定。

2）石膏绷带固定的优缺点

（1）优点：可根据肢体的形状塑型，固定作用确实可靠，可维持较长时间。

（2）缺点：无弹性，不能调节松紧度，固定范围较大，一般须超过骨折部的上、下关节，无法进行关节活动功能锻炼，易引起关节僵硬。

3. 外展架固定

将用铅丝夹板、铝板或木板制成的外展架用石膏绷带固定于病人胸廓侧方，可将肩、肘、腕关节固定于功能位。患肢处于抬高位，有利于消肿、止痛，且可避免肢体重量牵拉，产生骨折分离移位，如肱骨骨折（图10-8）。

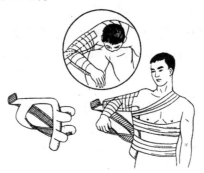

图 10-8　外展架固定示意图

4. 持续牵引

牵引既有复位作用，也是外固定。持续牵引分为皮肤牵引和骨牵引。皮肤牵引是将宽胶布条或乳胶海绵条黏贴在皮肤上或利用四肢尼龙泡沫套进行牵引。骨牵引是用骨圆钉或不锈钢针贯穿骨端松质骨，通过螺旋或滑车装置予以牵引。

持续牵引的方法和牵引重量应根据病人的年龄、性别、肌肉发达程度、软组织损伤情况和骨折的部位来选择。其牵引重量太小，达不到复位和固定的目的；重量过大，可产生骨折分离移位。如股骨干闭合性骨折，胫骨结节骨牵引，其牵引重量一般为体重的1/7~1/8（图10-9）。

5. 外固定器

即将骨圆钉穿过远离骨折处的骨骼，利用夹头和钢管组装成的外固定器固定（图10-10）。利用夹头在钢管上的移动和旋转矫正骨折移位。

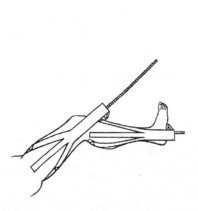
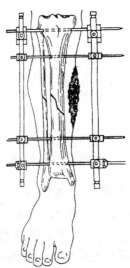

图 10-9　持续牵引示意图　　图 10-10　外固定器固定示意图

（二）内固定

内固定主要用于切开复位后，采用金属内固定物，如接骨板、螺丝钉、髓内钉和加压钢板等将骨折于解剖复位的位置予以固定（图 10-11）。

有些骨折，如股骨颈骨折，可于手法复位后，在 X 线监视下，从股骨大转子下方，向股骨颈穿入三刃钉或钢针作内固定。

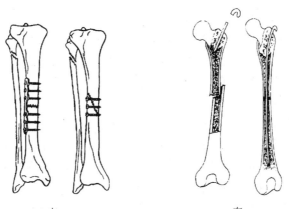

左 右

左：接骨板/螺丝钉内固定示意图；右：髓内钉固定示意图。

图 10-11　内固定

五、功能锻炼

功能锻炼是骨折治疗的重要阶段，是防止发生并发症和及早恢复功能的重要保证。应在医务人员指导下，充分发挥病人的积极性，遵循动静结合、主动与被动运动相结合、循序渐进的原则，鼓励病人早期进行功能锻炼，促进骨折愈合和功能恢复，防止并发症发生。

1. 早期阶段

骨折后 1~2 周内，此期功能锻炼的目的是促进患肢血液循环，消除肿胀，防止肌萎缩。由于患肢肿胀、疼痛、易发生骨折再移位，功能锻炼应以患肢肌主动舒缩活动为主。原则上，骨折上、下关节暂不活动。但身体其他各部关节则应进行功能锻炼。

2. 中期阶段

即骨折 2 周以后，患肢肿胀已消退，局部疼痛减轻，骨折处已有纤维连接，日趋稳定。此时应开始进行骨折上、下关节活动，根据骨折的稳定程度，其活动强度和范围逐渐缓慢增加，并在医务人员指导和健肢的帮助下进行，以防肌萎缩和关节僵硬。

3. 晚期阶段

此期骨折已达临床愈合标准，外固定已拆除。此时是功能锻炼的关键时期，特别是早、中期功能锻炼不足的病人，肢体部分肿胀和关节僵硬应通过锻炼，尽早使之消除。并辅以物理治疗和外用药物熏洗，促进关节活动范围和肌力的恢复，早日恢复正常功能。

第十一章
糖尿病

糖尿病是一组以慢性血中葡萄糖（简称血糖）水平增高为特征的代谢疾病群。高血糖是由于胰岛素分泌缺陷和（或）胰岛素作用缺陷而引起。除碳水化合物外，尚有蛋白质、脂肪代谢异常，久病可引起多系统损害，导致眼、肾、神经、心脏、血管等组织的慢性进行性病变，引起功能缺陷和衰竭。

糖尿病的病因尚未完全阐明。目前公认糖尿病不是单一病因所致的疾病，而是复合病因的综合征，发病与遗传、自身免疫及环境因素等有关。从胰岛 β 细胞合成和分泌胰岛素，经血循环到达体内各组织器官的靶细胞，与特异受体结合，引发细胞内物质代谢的效应，在这整体过程中任何一个环节发生异常均可导致糖尿病。

糖尿病是常见病和多发病，其患病率正随着人民生活水平的提高、人口老化以及生活方式的改变而迅速增加。

一、糖尿病的分类

1999 年 WHO 以美国糖尿病协会为代表提出的关于修改糖尿病诊断和分型标准的建议，公布协商性报告，将糖尿病分为四类：1 型糖尿病、2 型糖尿病、其他特殊类型糖尿病和妊娠期糖尿病。

1. 1 型糖尿病（T_1DM）

1 型糖尿病是由于胰岛 β 细胞被病毒素或自身免疫反应破坏，残留的 β 细胞常不足 10%，体内胰岛素绝对不足，血浆胰岛素明显低于正常，糖负荷后也无明显增加，因此必须依赖外源性胰岛素。本型约占糖尿病人的 5%~10%，多为 16 岁前发病，40 岁以上者少，所以以往又称幼年型糖尿病。临床特点为发病急、病情重、症状典型，常反复发生"酮症"，一旦终止胰岛素治疗可威胁生命，数年后则出现多种慢性并发症，其中约 40% 病人死于肾衰竭。

1 型糖尿病的病因尚未完全阐明，多种因素（如自身免疫、遗传、病毒感染等）都可能导致胰岛 β 细胞被破坏，诱发 1 型糖尿病。

病毒感染：已发现病毒（如柯萨奇 B_4 病毒、腮腺炎病毒、脑心肌炎病毒等）可引起动物实验性糖尿病。病毒感染可引起急慢性胰腺炎，破坏胰岛 β 细胞，导致分泌胰岛素不足。

自身免疫学说认为是自身免疫反应损伤了胰岛 β 细胞，1 型病人或其亲属常伴自身免疫性疾病，病人胰腺组织常有淋巴细胞浸润，病人细胞免疫反应异常，血中常会有较高的抗器官特异性抗体，包括胰岛细胞抗体、胰岛素自身抗体及胰岛 β 细胞膜抗体。由于胰岛细胞在自身免疫反应中被破坏而导致糖尿病，近年来发现糖尿病时病毒感染和自身免疫实际常同时存在。

2.2 型糖尿病（T₂DM）

2 型糖尿病占糖尿病的 80%~90%，多在 40 岁以后发病，体胖者多见，约 80% 病人发病前体重超重，以往称成人型糖尿病。本型起病缓，"三多一少"症状不明显，不易发生"酮症"，可长期无糖尿病症状，疾病进展隐匿，逐渐发生微血管及大血管病变，约 70% 的病人死于心脏或脑血管并发症。除发生"应激状况"（如手术、感染等），一般不需胰岛素治疗，依靠饮食限制、运动疗法及口服降糖药物等即可获满意效果。

本型的病因也有先天和后天两种因素，但先天因素占重要地位。现多认为遗传因素是本型糖尿病的主要病因。有些病人 β 细胞合成胰岛素原后不能裂解成 C 肽以形成胰岛素。少数病人可由于胰岛素受体障碍，但多数为受体后障碍，即细胞膜上外部受体接受胰岛素刺激后将信息传递给膜内部分，后者可促发葡萄糖载体转动，某些病人则缺乏此种葡萄糖载体。肥胖者外周组织靶细胞胰岛素受体少，亲和力也低，对胰岛素敏感下降，是导致高血糖的重要因素。

胰岛素抵抗和 β 细胞的功能缺陷是 2 型糖尿病具体致病机制。胰岛素抵抗（IR）是指机体对一定量胰岛素的生物学反应低于预计正常水平的一种现象，IR 和胰岛素分泌缺陷（包括两者的相互作用）是普通 T₂DM 发病机制的两个要素。另一变化是胰岛素分泌异常，正常人静脉注射葡萄糖所诱导的胰岛素分泌呈双峰。T₂DM 患者胰岛素分泌反应缺陷，第一分泌相缺失和减弱；第二个胰岛素高峰延迟，持续高血糖的刺激促进高胰岛素血症的发展，使胰岛素受体数目下降和（或）亲和力降低，加重胰岛素抵抗。

二、糖尿病的诱因

1. 感 染

1 型糖尿病与病毒有直接关系，2 型糖尿病发病与感染无直接关系，但感染可作为应激原使肾上腺皮质激素分泌增多，使人体对胰岛素需要增加，而诱发糖尿病。感染时胰高血糖素分泌也增加，此激素是胰岛 A 细胞分泌的，主要作用是增加血糖来源，与胰岛素有相互拮抗作用，所以感染可诱发或加重糖尿病。

2. 肥 胖

已证明肥胖者组织细胞胰岛素受体数目少，对胰岛素敏感性下降，需要较多的胰岛素才能促进血中葡萄糖进入肥大的脂肪细胞，因此要使基础血糖及餐后血糖维持稳定，其所需要胰岛素的量常为一般病人的 2~4 倍，胰岛负担加重，终致衰竭而诱发糖尿病。

3. 饮 食

主要是进食多，长期进食多。食物热量超过机体需要而引起肥胖，食量多也会加重胰岛负担，诱发糖尿病。

4. 应 激

应激是指一些异乎寻常的刺激，如创伤、缺氧、中毒、强烈精神刺激等引起机体的一种紧张状态，此时交感神经兴奋，肾上腺素、糖皮质激素、胰高血糖素、生长激素的分泌增加，胰岛素分泌减少。

5. 妊　娠

妊娠诱发糖尿病的机理可能是妊娠后期胎盘分泌多种对抗胰岛素的激素，如泌乳素、雌孕激素、皮质醇等，引起胰岛素相对不足。妊娠后进食增加，活动减少，身体肥胖更易诱发糖尿病。

三、病变特征与临床基础联系

1. 高血糖及其影响

高血糖是糖尿病共同的主要标志，是诊断糖尿病的主要依据，也是判断糖尿病治疗效果的重要指标。高血糖是由于胰岛素绝对或相对不足所引起的，血糖升高超过肾阈（即肾对葡萄糖吸收的能力范围）则随尿排出，肾小管不能把原尿中的糖全部回收，因而出现糖尿。水分重吸收也减少致尿量增加，就是说尿中的糖带走了大量水分，病人就多尿，体内水分丢失激活调节水分饮入的生理机制，病人烦渴多饮。病人尿中每丢失 1 g 糖就丢失 17.22 KJ 热量，为补偿这个损失，病人必须增加食物摄入，临床则表现为饥饿贪食。

有些轻型病人，胰岛功能损伤轻，空腹时分泌的胰岛素能使血糖维持在正常水平，但当一次给予大量葡萄糖后，胰岛 β 细胞不能像正常人那样迅速分泌足量胰岛素使血糖下降，即耐受能力降低。所以当怀疑有糖尿病而空腹血糖又不高时，可口服葡萄糖后看血糖水平（葡萄糖耐量试验）以协助诊断。

人体组织细胞总是优先利用糖来供应几乎全部能量需要，在缺乏足够的糖时，才转而利用脂肪、蛋白质来供能。糖尿病时，细胞内糖缺乏，转而动员脂肪、蛋白质代替，所以脂肪、蛋白质分解增强，机体脂肪日渐消耗，病人体重减轻、消瘦。蛋白质分解亢进，合成不足，儿童生长发育受到影响，抵抗力也下降，容易遭致感染，组织损伤后修复能力也减弱。脂肪分解过盛更严重的后果是产生酮血症和酸中毒，是糖尿病人死亡的重要原因。

长期高血糖与糖尿病慢性并发症发生亦有密切关系。

2. 脂肪代谢紊乱与酮症、酸中毒、昏迷

糖尿病时由于糖代谢不能充分进行，机体便大量利用脂肪以供热能，脂肪分解加强。肝脏是分解脂肪酸的主要场所，脂肪酸经 β 氧化后产生大量乙酰辅酶 A，后者可参加三羧酸循环供给能量，但有一部分转变成乙酰乙酸、β-羟丁酸和丙酮等中间产物，这三者统称为酮体。糖尿病时肝中产生大量酮体超过肝外组织氧化利用能力，就会出现血中酮体含量过多，称为酮血症；糖尿病时血中 H^+ 太多，超过了缓冲能力，血中 pH 下降，导致酸中毒，最后酸中毒和脱水可使病人出现意识障碍，直至昏迷。

四、糖尿病的慢性并发症

1. 大血管病变

大血管病变是指糖尿病时主动脉、冠状动脉、脑动脉、四肢动脉、肾动脉等大、中动脉的粥样硬化。糖尿病人发生大血管病变，往往年龄较小，进展快，病情重。冠状动脉硬化可引起冠心病，脑动脉硬化可导致脑血管意外。据统计我国糖尿病中，大血管病变发病率较非

糖尿病人高约 2~4 倍。糖尿病人中冠心病的患病率可高达 38%。大血管病变已成为糖尿病人死亡的主要原因。

糖尿病人血管病变发生的机制还不太清楚，可能与下列因素有关：① 胰岛素水平异常。血中胰岛素水平无论高低，都有促进动脉粥样硬化的作用。1 型糖尿病人使用外源性胰岛素治疗，血中胰岛素水平被动性高于正常。2 型糖尿病人，虽然胰岛素相对不足，但绝对值仍可高于正常人，尤其肥胖人多有高胰岛素血症，促进了胆固醇和脂质的合成，形成高脂血症，并可能对血管平滑肌细胞有刺激作用，促进其增生，有利于动脉粥样硬化形成。低胰岛素血症可能通过减少脂质清除和降低动脉壁溶酶体活性而加速动脉粥样硬化的发展。② 高血糖时红细胞血红蛋白糖化，形成糖基化血红蛋白，其与氧结合能力大大下降，导致组织缺氧。③ 近年的研究还认为，长期高血糖、血管胶原蛋白糖化与动脉粥样硬化发生有关。

2. 微血管病变

糖尿病性微血管病变是糖尿病的特征性并发症，是糖尿病并发多器官损伤的病理学基础。糖尿病时微血管主要改变是基底膜增厚，其发生机制与血管基底膜胶原蛋白糖化有关，血浆中一些蛋白质如白蛋白、球蛋白等渗入血管外时与胶原层的糖化产物结合并附着在这些糖化胶原蛋白分子上，使血管基底膜不断增厚，导致血管腔变狭窄、阻塞，造成微循环障碍，组织缺氧。这种改变可见于全身各处，但以肾、视网膜等处的微血管最为突出。

肾微血管病变使肾毛细血管通透性增加，可出现蛋白尿，晚期可导致肾小球硬化，出现氮质血症，最后致肾衰竭。

视网膜微血管病变是导致糖尿病人失明的主要原因。糖尿病史大于 10~15 年者，半数以上有视网膜病变，视网膜出血、水肿、渗出、微血栓形成。血管破裂出血，血块机化，纤维组织牵拉致视网膜剥离，病人失明。糖尿病时眼球晶体蛋白亦可糖化，使晶体蛋白的三级结构改变，造成晶体浑浊、棕化、硬化引起白内障。

心脏微血管病变及心肌糖代谢紊乱，可导致心肌广泛灶性坏死、纤维化，可使心肌扩大，心律失常，甚至心衰。有人称之为糖尿病性心肌病。

3. 神经病变

以多发性周围神经性病变最常见，表现为慢性多发性周围神经炎，常为对称性，以下肢最为明显。自觉感觉异常，累及运动神经，出现肌张力下降。颅神经障碍，可出现动眼神经、外展神经麻痹。自主神经障碍可影响胃肠、心血管、泌尿系统、性器官的功能。

糖尿病发生神经方面改变的机制不清楚，研究认为与微血管病变和水代谢紊乱有关系。营养神经的血管病变引起供血不足已得到证实，与神经组织缺氧而发生的肿胀、变性、神经纤维节段性脱髓鞘变化有密切关系。

4. 皮肤及其他病变

因组织缺氧，毛细血管扩张，可见面色红润，毛细血管脆性增加，易出现皮下出血和瘀斑。皮肤小动脉病变可引起皮肤发绀或缺血性溃疡，溃疡多表浅，多见于足部。

糖尿病人容易并发感染，皮肤化脓性感染如疖、痈常见，有时反复发生。皮肤真菌感染如足癣、甲癣、体癣也常见。糖尿病并发肺结核发生率也较非糖尿病人高 2~4 倍，且易形成空洞、播散快。肺炎、泌尿系统感染也容易发生。糖尿病人容易并发感染的机制尚不清楚，可能与下列因素有关：① 高血糖可抑制白细胞吞噬能力，降低机体抵抗力，血糖浓度高对一些细菌生长有利，如某些真菌、革兰阳性菌等。② 胰岛素不足致代谢紊乱，机体抵抗力下降，使防御能力下降。③ 微血管病变，组织血流减少，血液黏滞性升高，微循环障碍等，局部组织抗感染能力下降，也影响白细胞杀菌机制。④ 尿潴留及尿糖升高等有利于细菌生长，易发生泌尿系统感染。

五、实验室检查

1. 尿糖测定

尿糖阳性是诊断糖尿病的重要线索，每日 4 次尿糖定性检查（3 餐前和晚上 9~10 时或分段检查），以及 24 小时尿糖定量可作判断疗效指标，并供调整降血糖药物剂量的参考。

2. 血葡萄糖（血糖）测定

血糖正常范围为 3.9~6.0 mmol/L（70~108 mg/dL）。血糖测定又是判断糖尿病病情和控制情况的主要指标，便携式血糖计采毛细血管全血测定。

3. 葡萄糖耐量测定

口服葡萄糖耐量试验（OGTT）是一种葡萄糖负荷试验，用以了解胰岛 β 细胞功能和机体对血糖的调节能力，是确诊糖尿病的重要指标。OGTT 应在清晨进行，WHO 推荐成人口服 75 g 无水葡萄糖或 82.5 g 含一分子水葡萄糖，溶于 250~300 mL 水中，5 min 饮完，2 h 后再测静脉血浆糖量。

4. 糖化血红蛋白 A$_1$ 和糖化血浆白蛋白测定

糖化血红蛋白 A$_1$（GHb A$_1$）的量与血糖浓度呈正相关。因此 GHb A$_1$ 测定可反映取血前 8~12 周患者血糖的总水平，以补空腹血糖只反映瞬时血糖值之不足，成为糖尿病控制情况的监测指标之一。糖化血红蛋白的临床检测，可反映测定前 2~3 周患者血糖的平均水平。

5. 血浆胰岛素水平和 C-肽测定

血浆胰岛素水平测定对评价胰岛 B 细胞功能有重要意义，由于 C-肽清除率慢，肝对 C-肽摄取率低，周围血中 C-肽/胰岛素比例大于 5，且不受外源性胰岛素影响，故能较准确反映胰岛 B 细胞功能。

六、治 疗

由于对糖尿病的病因和发病机制尚未充分明了，因此临床缺乏针对病因的治疗。目前强调早期治疗、长期治疗、综合治疗、治疗措施个体化的原则。治疗的目标不仅是纠正代谢紊乱，消除糖尿病及其相关问题的症状，防止或延缓并发症的发生，还应把提高患者生活质量作为重要指标。国际糖尿病联盟（IDF）提出了糖尿病现代治疗的 5 个要点，分别为：饮食控制、运动疗法、血糖监测、药物治疗和糖尿病教育。

（一）糖尿病健康教育

传统医学模式已被生物-心理-社会医学模式取代，医疗护理工作从以疾病为中心向以患者为中心转变。良好的健康教育可充分调动患者的主观能动性，积极配合治疗。

（二）饮食治疗

1. 制订总热量

首先按患者性别、年龄和身高表或用简易公式算出理想体重。理想体重（Kg）=身高（cm）－105，成年人休息状态下每日每公斤理想体重给予热量 105~125.5 kJ（25~30 kcal），轻体力劳动者 125.5~146 kJ（30~35 kcal），中度体力劳动者 146~167 kJ（35~40 kcal），重体力劳动者 167 kJ（40 kcal）以上。

2. 碳水化合物

碳水化合物热量约占饮食总热量的 50%~60%，提倡食用粗制米、面和一定量杂粮，忌食用葡萄糖、蔗糖、蜜糖及其制品（各种糖果、甜糕点饼干、冰淇淋、含糖饮料等）。

3. 饮食合理分配

各种富含可溶性食用纤维的食品可延缓食物吸收，降低餐后血糖高峰。每日饮食中纤维素含量以不少于 40 g 为宜，提倡食用绿叶蔬菜、豆类、块根类、粗谷物、含糖成分低的水果等。

（三）体育锻炼

糖尿病患者最好的运动方式，是中等强度的有氧运动和抗阻运动，包括健步走、打太极拳、骑自行车、打乒乓球、游泳以及肌肉的力量和耐力锻炼。

（四）自我监测血糖

自我监测血糖可帮助患者了解糖尿病控制情况，有利于治疗方案的调整。

（五）药物治疗

糖尿病的治疗药物主要包括口服降糖药物和胰岛素两大类。其中口服药物包括：

（1）促进胰岛素分泌剂：如磺脲类，只适用于无急性并发症的 T_2DM，不适用于 T_1DM。

（2）双胍类（biguanides）：该类药主要作用机制包括提高外周组织（如肌肉、脂肪）对葡萄糖的摄取和利用。

（3）α-葡萄糖苷酶抑制剂（AGI）：AGI 可通过抑制 α-葡萄糖苷酶以延迟碳水化合物吸收，降低餐后的高血糖。

（4）胰岛素增敏剂：噻唑烷二酮（TZD）类，促进脂肪细胞和其他细胞的分化，并提高细胞对胰岛素作用的敏感性，减轻胰岛素抵抗。

参考文献

[1] 胡继鹰.基础医学细胞生物学[M].2 版.武汉：武汉大学出版社，2004.

[2] 翟中和，王喜忠，丁明孝.细胞生物学[M].4 版.北京：高等教育出版社，2011.

[3] 成令忠.组织学与胚胎学[M].4 版.北京：人民卫生出版社，1996.

[4] 罗深秋.医用细胞生物学[M].北京：军事医学科学出版社，1998.

[5] 来茂德.医学分子生物学[M].北京：人民卫生出版社，1999.

[6] 徐志凯.图表医学微生物学[M].北京：人民卫生出版社，2010.

[7] 李璞.医用生物学[M].4 版.北京：人民卫生出版社，1995.

[8] 张冬梅.生理学[M].2 版.北京：科学出版社，2008.

[9] 柏树令.系统解剖学[M].7 版.北京：人民卫生出版社，2008.

[10] 吴国忠.综合医学基础（总论部分）[M].上海：复旦大学出版社，2012.

[11] 包牧莹，关洪全，李建春.免疫学基础与医学微生物学[M].沈阳：沈阳出版社，1999.

[12] 周先云，杨家林.病原生物与免疫基础[M].武汉：湖北科学技术出版社，2014.

[13] 北京医轩国际医学研究院.临床综合医学研究[M].南昌：江西科学技术出版社，2019.

[14] 陈季强.基础医学教程[M].北京：科学出版社，2010.

[15] 王建中，贺平泽.病理学基础[M].北京：科学出版社，2007.